中药网络药理学

主　编　郭宏伟　黄　琛
副主编　苏志恒　程　邦　李巧凤　廖韵诺
编　委（按姓名汉语拼音排序）
程　邦　冯　超　郭宏伟　何　萍　黄　琛
黄秋菊　靳荣华　李福森　李巧凤　廖韵诺
卢覃培　苏志恒　王　辉　韦　微　吴　峥
阳　洁　杨　欣　赵太云　朱　博　朱　丹

科学出版社
北　京

内 容 简 介

本书专注于中药网络药理学的基本概念、研究方法和应用实例，旨在为读者提供全面的理论和实践指导。本书共分为五章。第一章为中药网络药理学概论，介绍中药网络药理学的提出背景、发展过程、研究模式、优势和挑战；第二章为中药网络药理学分析常用工具，介绍中药成分分析技术与工具、中药成分靶点检索工具、疾病靶点和常用特定疾病相关数据库、蛋白质相互作用及富集分析数据库、可视化相关工具及分子对接常用软件；第三章为中药网络药理学分析实践教程，详细介绍中药成分采集、成分靶点检索、疾病靶点检索、蛋白质相互作用数据库、基因功能富集分析、网络可视化及分子对接的实践流程；第四章为中药网络药理学模式研究案例，分别从中药网络药理学预测研究和中药网络药理学结合实验验证两个方面介绍中药网络药理学的研究模式；第五章为中药网络药理学应用研究案例，介绍中药网络药理学在中药药性理论、中药质量标志物、中药安全性评价、中药新药研发及中成药二次开发等方面的应用研究。

本书的读者对象为中医药领域的研究人员、学生及爱好者，致力于帮助他们更好地理解并应用中药网络药理学方法，提高他们的研究思路和科研能力。希望本书的出版能够为中药的现代化和国际化进程贡献力量。

图书在版编目（CIP）数据

中药网络药理学 / 郭宏伟，黄琛主编. -- 北京 : 科学出版社，2024. 11. -- ISBN 978-7-03-080199-9

Ⅰ. R285

中国国家版本馆 CIP 数据核字第 20243FJ459 号

责任编辑：张天佐/责任校对：任云峰
责任印制：张　伟/封面设计：陈　敬

科学出版社 出版
北京东黄城根北街 16 号
邮政编码：100717
http://www.sciencep.com

涿州市般润文化传播有限公司印刷

科学出版社发行　各地新华书店经销

*

2024 年 11 月第　一　版　开本：787×1092　1/16
2024 年 11 月第一次印刷　印张：15 1/2
字数：390 000

定价：128.00 元

（如有印装质量问题，我社负责调换）

序

近年来，国家高度重视传统中医药的传承创新，随着现代科学技术的飞速发展，尤其是人工智能大数据时代的到来，中医药学这一古老而又充满活力的医学体系，在新时代背景之下正迎来其现代化进程中的重要转折点。《中药网络药理学》一书，正是在这一历史背景下应运而生，它为我们揭示中药复杂成分与机体相互作用提供了系统网络视角，为中医药的科学研究与临床应用开辟了新的道路。

中药网络药理学，作为一门新兴的交叉学科，以“网络靶标”为核心理论，强调以疾病或证候生物网络为靶标的综合效应来表征中药方剂的整体调节机制，它融合了系统生物学、生物信息学、计算生物学等多个学科的理论与方法，为我们提供了一个全面、系统地认识中药作用机制的新途径。与传统的单一成分、单一靶点的药物研究不同，网络药理学强调从整体上把握中药的多成分、多靶点、多途径的作用特点，这与中医药的整体观和辨证论治原则不谋而合。

该书的作者们凭借其深厚的学术背景和丰富的研究经验，系统地介绍了中药网络药理学的理论基础、方法学发展及其在中药研究中的应用进展。书中不仅详细阐述了网络药理学的基本概念、研究方法和数据分析技术，还通过大量的实例分析，展示了网络药理学在发掘中药药效物质基础、阐释中药作用机制、揭示方剂配伍规律、指导中药新药研发等方面的巨大潜力。

在阅读该书的过程中，我们可以深刻感受到作者们对于中药网络药理学研究的热忱与执着。他们通过跨学科的知识融合与创新思维，为我们呈现了一幅中药作用机制研究的新图景。特别是中药在复杂疾病治疗的研究中，网络药理学的应用展现了中医药在现代医疗体系中的新价值和新活力。该书的出版，对于推动中药现代化、国际化进程具有重要意义。它不仅为中医药科研工作者提供了新的研究工具和思路，更为重要的是，它为中医药与现代生物医学的对话搭建了桥梁，为中医药的全球传播与应用奠定了坚实的基础。

在此，我由衷地推荐《中药网络药理学》一书给所有对中医药现代化研究感兴趣的学者、研究人员以及广大中医药爱好者。让我们共同期待，网络药理学能够为中医药的创新发展带来更加广阔的前景，为人类健康事业做出更大的贡献。

是为序。

清华大学北京市中医药交叉研究所所长
欧洲科学与艺术学院院士
2024 年 6 月 30 日

前　言

传统医药作为优秀传统文化的重要载体，在促进文明互鉴和维护人民健康方面发挥着重要作用，尤其是中医药以其独特优势在疾病预防、治疗和康复等领域得到众多国家民众的广泛认可。习近平总书记强调，中医药是中华民族的瑰宝，一定要保护好、发掘好、发展好、传承好。在党的二十大报告中，习近平总书记明确指出要“促进中医药传承创新发展”，强调在推进健康中国建设中，要遵循中医药发展规律，传承精华、守正创新，加快中医药的现代化和产业化，推动中西医协调发展，促进中医药产业的高质量发展。2023 年国务院办公厅印发《中医药振兴发展重大工程实施方案》进一步加大对中医药发展的支持力度，全面推进中医药的振兴发展。这一系列举措旨在推动中医药走向世界，发挥其防病治病的独特优势，为实现中华民族伟大复兴的中国梦贡献力量。

中医药在我国具有悠久的应用历史和确切的临床疗效，一直以来都备受关注。然而，中药“多成分 - 多靶点 - 多途径”作用模式的复杂性使其药效物质基础及作用机制研究面临着许多挑战。如何将传统中医药复杂体系说清楚、讲明白，是我们中医药人所肩负的时代使命。习近平总书记强调“我们要发展中医药，注重用现代科学技术解读中医药学原理，走中西医结合的道路”。网络药理学是一门蓬勃发展的交叉学科，结合了计算机科学、生物信息学和药学等多个领域的知识与技术，为中药药效物质基础发掘与药理作用机制阐明提供了全新的视角和方法。

本书旨在探讨中药药理学研究中的网络药理学方法与应用，为读者系统梳理中药网络药理学的研究思路和工具。本书将介绍网络药理学的基本原理、研究思路、研究方法以及在中药研究中的应用案例。通过系统性的介绍和综述，我们希望能够揭示中药多成分、多靶点的作用机制，从而为中药的合理应用和新药研发提供理论支持。本书共分为五章。第一章为中药网络药理学概论，介绍中药网络药理学的提出背景、发展过程、现状、研究模式、优势和挑战；第二章为中药网络药理学分析常用工具，介绍中药网络药理学研究的中药成分分析技术与工具、中药成分靶点检索工具、疾病靶点相关数据库、常用特定疾病相关数据库、常用蛋白质相互作用数据库、富集分析数据库、可视化相关工具及分子对接常用软件；第三章为中药网络药理学分析实践教程，介绍中药成分采集实践流程、中药成分靶点检索实践案例、疾病靶点相关数据库使用实践流程、蛋白质相互作用数据库使用实践流程、基因功能富集分析实践流程、网络可视化实践流程及分子对接实践流程；第四章为中药网络药理学模式研究案例，分别从中药网络药理学预测研究和中药网络药理学结合实验验证两个方面介绍中药网络药理学的研究模式；第五章为中药网络药理学应用研究案例，介绍中药网络药理学在中药药性理论、中药质量标志物、中药安全性评价、中药新药研发及中成药二次开发等方面的应用研究。

本书的编写得益于众多学者和研究人员在中药网络药理学领域的努力和贡献。我们衷心感谢他们的支持和帮助。同时，我们也希望通过本书的出版，使读者能够从本书中获得有关中药网络药理学研究的基本方法、最新进展和应用案例，进一步拓宽研究视野，提高科研能力，进一步促进中药网络药理学研究的交流与合作，推动中药现代化和国际化进程，使我们的民族瑰宝能在新时代“健康中国”的建设中大放异彩。

衷心感谢清华大学李梢教授拨冗为本书撰写序言！李梢教授为网络药理学的领军人物，在中药网络药理学方面做出了开拓性工作并取得重大成果。前辈的指引，既高屋建瓴、着眼长远，又切中肯綮，令人深受鼓舞和启发。还要感谢对本书编写给予协助的课题组同学们，如李小兰、赵凯丽、马可、张秋萍、崔殿鑫、陈信、肖洋、刘首诗、郝杰、蒋琳、刘一名等。感谢科学出版社对本书的支持。感谢广西瑶光乘黄生物科技有限公司对本书实验操作给予的支持。

由于中药网络药理学研究方法与技术的发展日新月异，而编者水平有限，书中不妥之处在所难免，敬请各位专家、读者批评指正，并真诚地欢迎广大读者提出宝贵的意见和建议，以便我们进一步完善和修订。

编　者

2024 年 10 月 3 日

目　录

第一章　中药网络药理学概论

1.1　中药网络药理学的提出与发展

1.1.1　提出背景

中医药是中华民族基于几千年来对于疾病诊治的经验和理论的总结，并逐渐形成了以“整体观”和“辨证论治”为核心的中医药理论体系。随着中医药在抗击重大疫情中发挥出独特的药效作用，对于中医药的药效物质基础及其药理机制的探究和明确也成为了研究的热点。如何将古老的中医药理论说清楚、讲明白，从而使中医药真正成为一门世界的医学，成为各个国家和民族都能使用的医学体系，是我们中医药人所肩负的时代使命。在党的二十大报告中，习近平总书记明确提出要“推进健康中国建设……促进中医药传承创新发展。”这体现了国家对中医药事业的高度重视和未来发展的坚定决心。

上世纪 80 年代以来，我国投入了大量资源开展中医药的现代化研究，在还原论思想的指导下，运用西医的药理学、药物化学等知识和还原论方法，对中药进行有效成分研究，并从有效成分来阐明中药的功效，希望能够利用现代的科技方法和仪器设备来阐释传统中医药理论，给古老的中医药注入现代的气息。经过近几十年的现代化研究之后，我们取得了一些研究成果，并且在临床上也有很好的应用效果，如麻黄素、青蒿素、丹参酮、黄连素、延胡索乙素（四氢帕马丁）等，但在中药现代化的发展进程中也逐渐出现用现代科学理论难以阐释传统中药内涵的问题，现代科学强调微观的分析，却削弱了中药的整体综合性。近年来，随着基因组学、转录组学、蛋白质组学、代谢组学以及微生物组学等技术的快速发展及生物医学大数据的不断涌现，医学研究模式也从“还原论”逐渐转变为“系统论”，从对中药中某一特定化学成分的探究发展为借助高通量组学数据、分子网络等研究方法挖掘中药方剂整体的药效性能和物质基础，中药现代化的发展更加强调了其性味和功效的发挥取决于中药的整体水平，体现为中药多成分、多靶点的特点，强调“整体不等于部分之和”的规律。

药物研发过程中，以往的研究理念认为，药物和药物靶点是“钥匙”和“锁”的关系，一把钥匙配一把锁。在以“one disease-one drug-one target”为研究模式的药物研发过程中，成功率低以及临床上出现的毒副作用较大是新药研发中的两大问题。高选择性的药物只能对部分患者起效，比如靶向表皮生长因子受体（epidermal growth factor receptor，EGFR）的药物——吉非替尼在临床上只对十分之一的肺癌患者产生了较好的疗效。精准定位到某一靶点往往会造成生物体出现通过另外的途径恢复被药物抑制的蛋白活性，出现“冗余”（redundancy）现象，或造成更严重的毒副反应。这种“局部”的观点随着组学技术的发展、网络生物学、多向药理学概念的提出和药物-靶点网络、人类蛋白质相互作用网络的构建等而发生改变。2007 年，科学家们构建出药物-靶点网络和疾病基因网络，评估了药物及其靶点、疾病及其靶点的网络属性，量化药物靶点和疾病基因之间的相互作用，回答了药物靶点的性质是什么，药物靶点是如何与疾病基因产物相关的问题。单一作用靶点限制了我们对药物作用过程和效果的评估，无法还原体内真实的生物过程。因此，在药物设计的策略上正在转变为在更大的网络中考虑靶点的上下游关系，基于网络评估药物及其靶点的关系，发现药物分子同时调节疾病网络系统的多个靶点，根据药物靶点网络的特性以进一步研发新药。

1.1.2 发展过程

中药具有多成分、多靶点的作用特点，其研究模式从还原论到系统论的转变，已逐渐重视从中药的整体性角度出发揭示中药的科学内涵。李梢课题组在形成以“网络靶标”为中药作用机制模型的中药网络药理学过程中作出了开拓性的探索。1999 年，在中国科学技术协会首届学术年会上，李梢教授以“中医证候与分子网络调节机制的可能关联”为题，首次提出中医药与网络有关的假说。2002 年，李梢教授在对风湿病患者疼痛节律变化的调查和寒热方剂干预胶原性关节炎大鼠的时序作用等研究中，探究了证候发生、演变和方剂配伍的复杂性，提出在生物体和中医药的系统中，证候发生、演变和方剂配伍呈现出“多因微效”的特点，疾病的发生发展和中药的疗效发挥可能是基于微小变动的基础上表现为系统“涌动”的结果。2007 年 1 月，通过生物信息学方法，李梢课题组首次构建出基于神经性内分泌免疫系统（neuro-endocrine-immune system，NEI）相互作用的寒热证网络，并发现了由不同的 NEI 网络调节模式调控中医寒热证候。同年 9 月，根据多靶点的治疗趋势和中药方剂的特点，还提出了基于生物网络调控的方剂研究模式。2011 年，区别于以往的单靶标、多靶标，李梢课题组提出了“网络靶标”概念，即以病症生物网络为靶标的系统性精准诊疗。在以“网络靶标”为中心的研究模式下，构建中药方剂、疾病病症生物分子网络，以网络为基础建立二者相关联机制，以寻求中医药的科学理论依据，由此设计或预测最佳药物干预方式。至 2013 年，已初步形成中药网络药理学体系（图 1-1）。

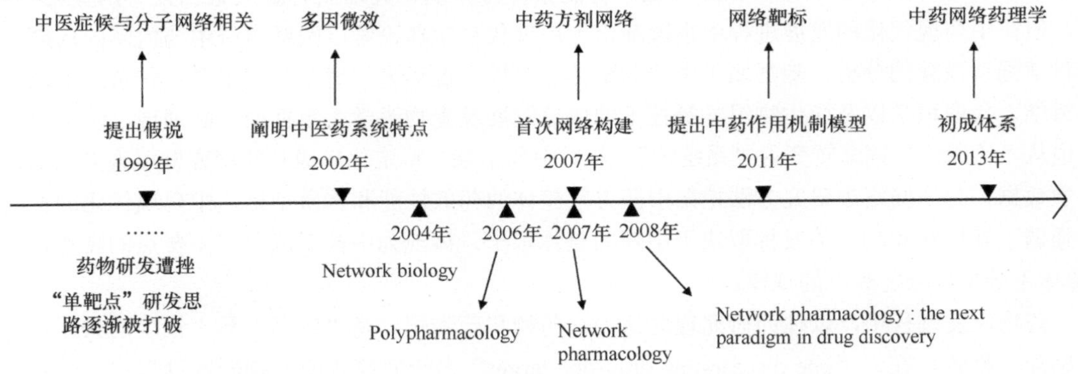

图 1-1 中药网络药理学的发展

单靶点药物的研发过程中出现投入时间长、金钱成本高、缺乏疗效、安全性低的问题，由于药物分子的脱靶效应导致药物毒副作用大，患者出现不同的不良反应。此外，疾病在本质上是复杂和多因素的，低估了其复杂性可能是单靶点药物疗效低的原因。事实上，科学家们已经认识到许多药物发挥作用依赖于多个靶点而不是单一靶点，由此提出多靶点的药物设计策略，并认为多向药理学（polypharmacology）在药效发挥上起到了重要作用。2006 年，英国邓迪大学霍普金斯（Hopkins）教授绘制了人类蛋白质的多向药理学相互作用网络，揭示了蛋白靶点之间的多向药理学关系。同年，他提出杂泛性（promiscuity）的概念，即一个药物分子可以与多个靶点结合从而发生多种生物过程，可以通过平衡药物分子的杂泛性设计多靶点药物。网络生物学（network biology）也可能在药物靶点识别中发挥作用。通过将药物靶点映射到人类蛋白质相互作用数据上，在生物网络中的位置来识别它们，发现药物靶点往往位于生物网络的基本枢纽和多余的外围节点之间。基于以上背景，Hopkins 教授在 2007 年提出了“网络药理学”（network pharmacology）的概念，是一种包括系统生物学、网络分析、连通性、冗余性和多效性的药物设计方法，旨在提高药物临床疗效和了解其毒副作用。2008 年，Hopkins 教授撰文认为网络药理学是“下一代药物的研究模式”，提示网络药理学在药物研发过程中发挥着重要作用（图 1-1）。

1.1.3　发展现状

多组学技术的发展和人工智能、大数据分析的兴起，有效促进了网络药理学方法的发展和广泛应用。同时，网络药理学是符合中医药整体特色的、具有原创性的新学科，越来越多的研究人员利用网络药理学的方法研究中药发挥作用的活性成分、靶点和分子机制。在中国知网（China National Knowledge Infrastructure，CNKI）和 Web of Science（WOS）数据库以主题为“网络药理学”和“中药”进行检索发现，近十年以中药网络药理学为研究主体的发文量和被引次数呈逐年递增的趋势，但在 2023 年出现回落趋势（图 1-2A、B）。近三年，已有 7756 篇文章被收录在 CNKI 和 WOS 数据库（图 1-2A），其被引次数在近三年中也达到 46,000 次以上，在 2022 年更是达到了 18003 次引用（图 1-2B），可见网络药理学的相关研究已进入到快速发展的阶段。

对 WOS 数据库上收录的中药网络药理学研究文献进行分析发现，作者单位包含中国的文献占比为 88.14%，其次是美国（2.90%）、韩国（1.10%）、英国（0.87%）、澳大利亚（0.87%），可见在研究中药网络药理学的学者中大部分为来自中国的科研团队（图 1-2C）。对于发文单位的统计，排名前十位的分别是北京中医药大学、中国中医科学院、广州中医药大学、上海中医药大学、南京中医药大学、成都中医药大学、山东中医药大学、天津中医药大学、中国科学院和浙

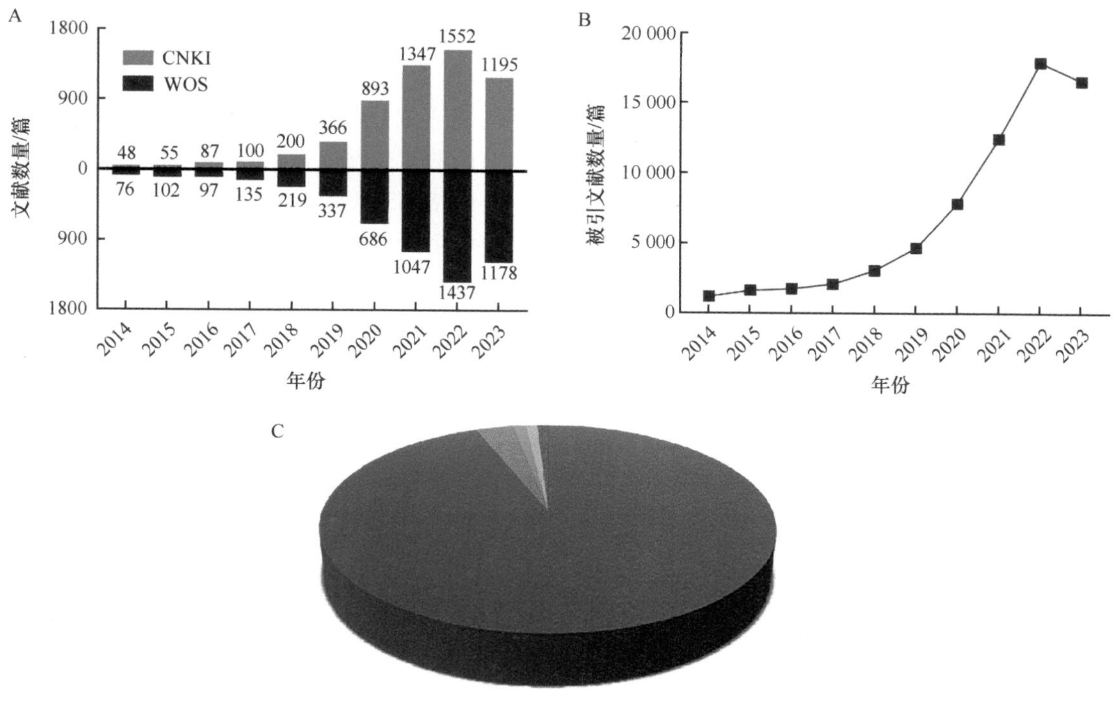

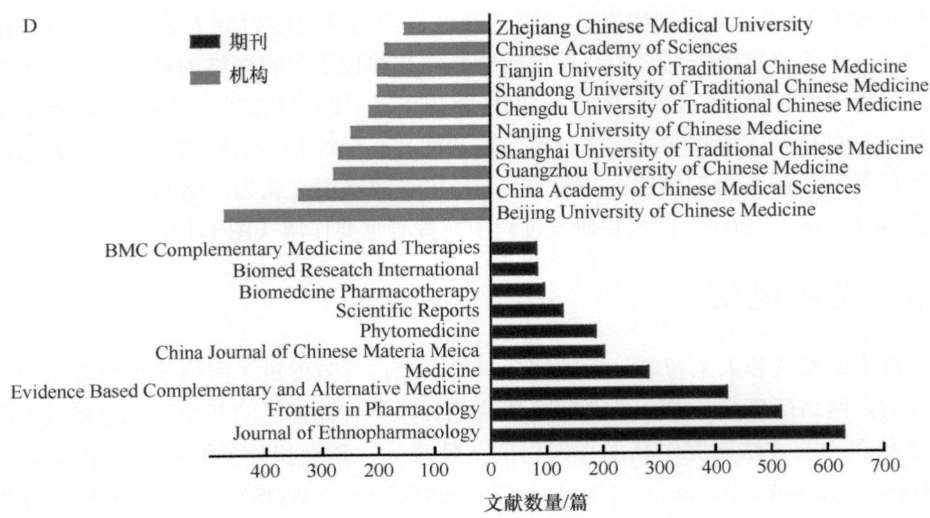

图 1-2 中药网络药理学发展现状

A. 中药网络药理学在 CNKI 和 WOS 数据库中的发文数统计；B. WOS 数据库中中药网络药理学文献被引数统计；C. 中药网络药理学发文国家类别统计；D. 中药网络药理学发文期刊和机构统计

江中医药大学（图 1-2D）。对发文期刊的统计中发现：Journal of Ethnopharmacology、Frontiers in pharmacology、Evidence Based Complementary and Alternative Medicine、Medicine 等期刊发表了较多中药网络药理学相关文章（图 1-2D）。

1.2 中药网络药理学研究模式

中药在以“整体观念”为核心的中医理论指导下，通常遵循“君臣佐使”的原则组成中药方剂，各药味之间相辅相成、相反相成和相互协调，共奏增效减毒之功，因此中药方剂具有整体性、系统性和网络性的特点。网络药理学方法被用于研究“成分-靶点-疾病”之间的关系，能够从系统和网络的整体层面阐释生物系统、药物和疾病之间的复杂性，具有与中医药相似的整体观和系统论的特点，因此中药网络药理学应运而生。中药网络药理学应用系统生物学方法，在研究中药的活性成分、作用靶点及分子机制等方面起到重要作用，使得中医药的科学内涵从基于经验转变为基于证据，对现代中药研究和开发具有重要意义。中药网络药理学的研究模式主要包括四个方面：网络构建、网络可视化、网络分析和网络验证。其中，网络构建包括：构建“疾病-靶点”网络、“中药-成分”网络、“成分-靶点”网络、“蛋白质-蛋白质相互作用（protein-protein interaction，PPI）”网络；网络分析包括：网络结构分析、网络功能分析；网络验证包括：细胞层面实验验证、动物层面实验验证、临床试验验证（图 1-3）。

1.2.1 网络构建

中药网络药理学以计算机辅助分析中药成分靶点、疾病靶点、蛋白互作靶点，建立数学模型来描述系统的结构，分析蛋白质-蛋白质相互作用。通过分析网络中节点的性质、节点之间的距离、说明中药对生物网络的影响，预测中药治疗疾病的靶点和通路等，为阐明中药发挥作用的分子机制提供新的视角和解释。由此可知，中药网络药理学的研究需要依靠各个生物信息库和分析平台。

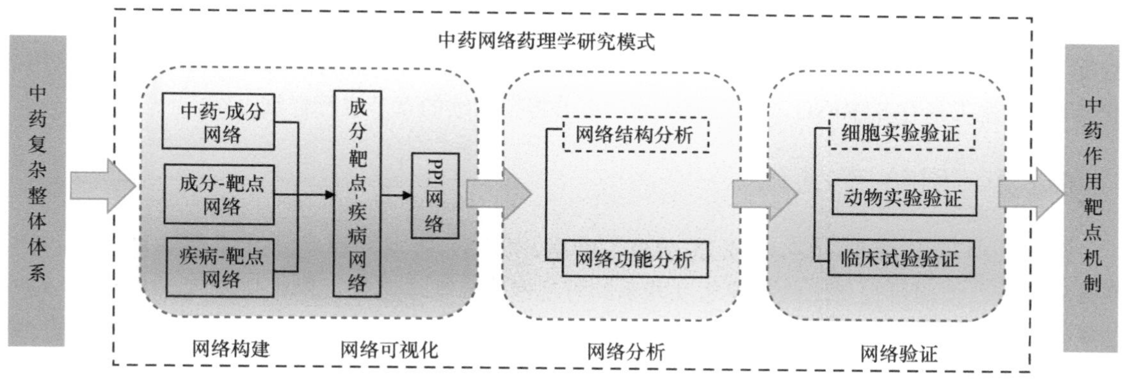

图 1-3　中药网络药理学研究模式

（1）"中药-成分"网络

中药中的化学成分是复方和单味中药发挥药效的物质基础，随着质谱、色谱、光谱等检测技术的发展，中药成分的分析逐渐得到明确。中药成分数据库通过收集、整合、分析大量文献、著作中的中药成分原始数据而建立起来，为研究人员提供了准确、全面的中药成分信息。不同的中药成分数据库包含了不同的中药成分相关信息，如毒理学数据、化合物三维结构、成分的作用靶点等。常用的中药成分查询数据库有 TCMSP、TCMID、TCM@TAIWAN、HIT、ETCM 等，本书将在后续的章节进行详细介绍。

（2）"成分-靶点"网络

中药网络药理学的研究是基于明确中药化学成分后，根据化学成分结构推测其作用靶点，进而构建"成分-靶点"网络，因此中药成分靶点数据库对于中药网络药理学的开展至关重要。目前获取药物靶点关系的方法有数据库查询法、分子对接仿真法、反向分子对接仿真法、计算预测法。数据库查询法是通过对数据库和公开发表的已有数据进行目标数据检索的方法。分子对接仿真法是基于已知疾病靶点蛋白的三维结构，对其进行多种虚拟筛选，筛选其候选配体化合物。反向分子对接仿真法是以小分子化合物为探针，在已知蛋白质结构的候选靶标数据库中进行空间和能量匹配，预测出化合物的潜在作用靶点。计算预测法基于药物分子和靶标蛋白之间的相似性，通过数学算法计算预测出药物靶点。其中，数据库查询法由于其数据量大、可操作性强的特点成为中药网络药理学研究中常用方法。常用的药物靶点查询数据库有 SwissTargetPredicition、PharmMapper、ChemMapper、HIT 等，本书将在后续的章节进行详细介绍。

（3）"疾病-靶点"网络

中药网络药理学研究需要找到特定疾病的作用靶点，与中药复方、单味中药化学成分的作用靶点进行联合分析得出中药治疗疾病的作用靶点，进而构建"疾病-靶点"网络。数据库查询为中药网络药理学研究中常用的一种疾病靶点预测的方法。常用的疾病靶点查询数据库有 OMIM、GeneCards、DrugBank、TTD 等，本书将在后续的章节进行详细介绍。

（4）"蛋白质-蛋白质相互作用"网络

"蛋白质-蛋白质相互作用"网络是由蛋白质通过彼此之间的相互作用构成，参与调控生物信号传递、基因表达调节、能量物质代谢等生命过程的各个环节。分析蛋白质互作网络，对了解生物系统中蛋白质的工作原理及蛋白质之间的功能联系等具有重要意义。中药网络药理学利用疾病-靶点、药物-靶点共同构建“疾病-靶点-药物”网络，得到交集靶点，通过分析工具构建“蛋白质-蛋白质相互作用”网络，进一步预测和揭示了中药发挥治疗疾病作用的生物学基础。常用的PPI网络构建工具有STRING、BioGRID等，本书将在后续的章节进行详细介绍。

1.2.2 网络可视化

得到“中药-成分”网络、“成分-靶点”网络、“疾病-靶点”和“蛋白质-蛋白质相互作用”网络后，需要使用可视化工具构建相互联系的可视网络。在未进行可视化处理前，由于网络信息过多显得混乱，一般难以从中获得有用的信息。网络可视化一般包括丰富网络属性和添加网络描述。丰富网络属性的手段可以是通过导入数据库信息对原始网络进行节点、连接的生物学功能属性的说明或者拓扑学信息。另外，可以通过对网络的节点、连接进行颜色、大小和形状上的美化更直观地表现网络中各节点的连接关系，突出核心靶点的重要作用等。常用的网络可视化工具有Cytoscape、Gephi等，本书将在后续的章节进行详细介绍。

1.2.3 网络分析

“中药-成分”网络、“成分-靶点”网络、“疾病-靶点”网络和“蛋白质-蛋白质相互作用”网络提供了丰富的信息，如何从中提取出关键信息是中药网络药理学研究的关键。网络分析的目的是找到中药发挥作用的核心靶点或靶点组合，以此通过计算预测出中药所涉及的生物学功能和作用机制。根据不同的研究目的，网络分析可以分为网络拓扑学信息计算、随机网络生成和比较、网络分层和聚类三类。网络药理学研究中常用的网络分析技术包括：网络节点中心性分析、网络模块分析、网络全局拓扑属性分析、网络比对、相似性分析和网络的动态分析。总的来说，中药网络药理学中的网络分析主要为网络结构分析和网络功能分析。

（1）网络结构分析

网络结构分析主要是网络拓扑学分析，通过计算节点的拓扑学属性，如度值（degree）、紧密度（closeness）、介数（betweenness）等参数，来实现节点的归类、聚簇、排序等功能，可以客观、准确地找出具有特定生物功能的关键节点、亚结构，明确药物干预的主要靶点、次要靶点和协同靶点，为预测干预药物提供理论计算的参考。常用的网络拓扑学概念归纳总结见表1-1。

表1-1 常用的网络拓扑学概念

名称	概念
节点（node）	基因、蛋白、代谢物或其他生物分子
边（edge）	生物分子间的相互作用
度值（degree）	网络中直接与节点相连边的数目
度中心性（degree centrality）	衡量一个节点控制范围大小的指标，节点的度中心性越高，表示其在网络中与较多节点有关联
紧密中心性（closeness centrality，CC）	一个给定节点到其他各节点最短路径的总和的倒数。CC通过点与其他点的距离来测量，给定节点越容易与其他节点发生联系，其路径距离越短，该节点的CC值越高
介数中心性（betweenness centrality，BC）	所有节点对通过该节点的最短路径条数，即该点有多大程度处在其他点之间。BC高的节点说明流经它的数据分组越多，称为瓶颈蛋白

（2）网络功能分析

经过网络拓扑分析后，复杂网络中的中心节点、亚网络会被暴露，利用节点之间的关系和相互作用可以从中进行功能模块富集分析，以研究网络与已知生物过程的相关性，如基因本体（gene ontology，GO）富集分析，进行分子功能（molecular function，MF）、生物过程（biological process，BP）、细胞组分（cell component，CC）分析；京都基因与基因组百科全书（Kyoto encyclopedia of genes and genomes，KEGG）通路富集分析。常用的富集分析工具有 DAVID、Metascape 等，本书将在后续的章节进行详细介绍。

1.2.4 网络验证

经过网络构建、网络可视化和网络分析后，得到预测的中药作用靶点和信号通路，但实际上中药是否通过预测得到的靶点和通路发挥作用还有待进一步验证。目前对于中药网络药理学预测结果的验证方法主要包括细胞实验验证、动物实验验证和临床试验验证。其中细胞、动物实验验证一般通过使用疾病对应的细胞系或以此构建动物疾病模型，以验证中药网络药理学的结果；临床试验验证需要对中药治疗组患者与对照组患者进行作用靶点相关指标表达情况的对比，反映中药在人体内发挥作用的真实过程。表 1-2 至表 1-5 列举了近年来已发表文献中对中药网络药理学结果进行验证的方法。

表 1-2 细胞实验验证网络药理学结果举例

中药名称	疾病	中药网络药理学预测结果	实验验证结果
荔枝核	前列腺癌	核心靶点：MAOA、MAOB、PLA2G2A、SQLE，ACHE、ALDH2、AMD1、ARG1、FDFT1、PLA2G1B、PLA2G5、PLA2G10	荔枝核总黄酮处理前列腺癌细胞 PC3 和 DU145 后，发现荔枝核总黄酮显著改变 MAOA、SQLE，ACHE、ALDH2、AMD1、ARG1、FDFT1、PLA2G1B、PLA2G10 的基因水平
柴胡疏肝散	阿尔茨海默病	（1）靶蛋白大多数富集在基因转录和表达、信号转导、细胞增殖和凋亡、血管生成等各种生物学过程； （2）KEGG 通路富集包括 PI3K-Akt 信号通路、TNF 信号通路、MAPK 信号通路、HIF-1 信号通路、Ras 信号通路等	（1）使用 Aβ 诱导的分化 PC12 细胞验证了柴胡疏肝散对神经细胞死亡的保护作用并减少凋亡细胞； （2）柴胡疏肝散处理后，Akt 磷酸化增加伴随着 Bax 表达降低，表明 Akt 信号通路参与了柴胡疏肝散对神经细胞死亡的保护作用
补阳还五汤	心肌纤维化	（1）核心靶点：JUN、Akt1、TNF、IL6、CASP3、PTGS2、VEGFA IL1β、MMP9、TP53； （2）KEGG 通路富集：IL-17 信号通路、TNF 信号通路、C 型凝集素受体信号通路、癌症通路等	（1）使用大鼠心肌成纤维细胞给予补阳还五汤含药血清处理进行实验验证； （2）补阳还五汤下调 IL-6、IL-1β 和 MMP9 的基因和蛋白表达，调控 IL-17 信号通路
化肝汤	反流性食管炎	（1）核心成分：槲皮素、栀子苷； （2）核心靶点：IL-6、IL-1β、PTGS2、Akt1、TNF-α、MAPK1、IL-8、IL-10、CCL2 和 MAPK3	（1）盐酸诱导的人食管上皮细胞 HET-1A 的炎症模型分别给予槲皮素、栀子苷处理进行实验验证； （2）通过 ELISA、RT-qPCR 实验发现化肝汤下调 IL-6、IL-8、TNF-α、IL-1β 的表达

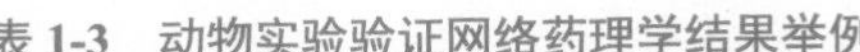

表 1-3　动物实验验证网络药理学结果举例

中药名称	疾病	中药网络药理学预测结果	实验验证结果
复方雷公根颗粒	高血压	（1）核心靶点：PTGS2、NGF、VEGFA、EGF、NOS3、SRC 等 12 个； （2）KEGG 通路富集：PI3K-Akt 信号通路、HIF-1 信号通路、Rap1 信号通路、VEGF 信号通路等	（1）复方雷公根颗粒可以上调自发性高血压大鼠胸主动脉中 NOS3 和 SRC 的 mRNA 和蛋白表达； （2）复方雷公根颗粒激活 PI3K-Akt 信号通路以降低高血压
壮骨补髓汤	骨质疏松	（1）核心靶点：Caspase3、BCL2L1、TP53、IL-1β、Akt1、ESR1 等 20 个； （2）KEGG 通路富集：PI3K-Akt 信号通路、IL-17 信号通路、TNF 信号通路、凋亡等	（1）C57BL/6J 雌性小鼠切除卵巢诱导骨质疏松模型，给予壮骨补髓汤治疗； （2）壮骨补髓汤抑制小鼠股骨组织中成骨细胞的凋亡，下调 Caspase3、PARP、Bax 的表达，上调 Bcl-2 的表达，逆转骨质疏松模型中的 PI3K、p-Akt1/t-Akt1 的表达下降
柴芍六君汤	慢性萎缩性胃炎	（1）核心成分：槲皮素、山柰酚、黄芩苷、柚皮素、川芷素、甘草查耳酮 A、β-谷甾醇、异鼠李素、刺芒柄花素、人参皂苷 Rh2； （2）疾病-靶点与药物-靶点的交集涉及 IL-1β、IL-6、IL-4 等靶点； （3）KEGG 通路富集：JAK/STAT 信号通路、PI3K/Akt 信号通路、Hedgehog 信号通路等	（1）Wistar 雄性大鼠给予氨溶液和脱氧胆酸钠溶液结合异常饥饿饱腹法构建慢性萎缩性胃炎模型； （2）柴芍六君汤和山柰酚治疗后，大鼠血清中 IL-1β、IL-6 表达水平下降，大鼠胃组织中 Hedgehog 信号通路中关键靶点 Shh、Ptch1 和 Gli1 的蛋白和基因水平下降
桃红四物汤	缺血性脑卒中	（1）核心靶点：Plau、Fabp4、Mmp9、Mmp12、Cfd、Lcn2、Trem1、Lgals3、Hmox1、Selp、Slc6a4； （2）KEGG 通路富集结合转录组通路富集：黏着斑、补体和凝血级联、金黄色葡萄球菌感染、疟疾，癌症的转录失调、黄体酮介导卵母细胞成熟和 PI3K-Akt 信号通路	（1）SD 雄性大鼠通过线栓法构建大鼠脑缺血模型； （2）RT-qPCR、Western blotting 实验证实桃红四物汤下调补体和凝血系统级联信号通路关键靶点的表达； （3）桃红四物汤下调大鼠脑组织中 Plau、Fabp4、Mmp9、Mmp12、Cfd、Lcn2、Trem1、Lgals3、Hmox1、Selp 的基因表达，上调 Slc6a4 的基因表达

表 1-4　细胞实验结合动物实验验证网络药理学结果举例

中药名称	疾病	中药网络药理学预测结果	实验验证结果
通关藤注射液	前列腺癌	核心靶点：ERBB2、GRB2、HIF1A	（1）体外实验验证了通关藤注射液通过调控 ErbB2-GSK3β-HIF1α 信号通路发挥抑制前列腺癌的作用； （2）体内实验通过构建前列腺癌 PC3 裸鼠皮下瘤模型，验证了通关藤注射液在体内抑制了前列腺癌的生长，并抑制 ErbB2-GSK3β-HIF1α 信号通路活性
愈风宁心片	偏头痛	（1）核心成分：刺芒柄花素、β-谷甾醇、3′-甲氧基大豆黄素、葛根素、胡萝卜苷、7,8,4′-三羟基异黄酮、大豆苷元-4,7-二葡萄糖苷； （2）核心靶点：Akt1、CASP3、JUN、PTGS2 MMP9、FOS、IL-4、NOS3 等 20 个；	（1）脂多糖诱导的小胶质细胞 BV2 炎症模型进行体外实验；磷酸甘油诱导雄性 SD 大鼠偏头痛模型进行体内实验； （2）体外试验验证了愈风宁心片改善脂多糖诱导的炎症反应，促进 BV2 细胞增殖，并抑制了脂多糖诱导的 NF-κB 核转位；

续表

中药名称	疾病	中药网络药理学预测结果	实验验证结果
愈风宁心片	偏头痛	（3）KEGG 富集通路：TNF 信号通路、NF-κB 信号通路、神经活性配体-受体相互作用、钙信号通路等	（3）体内实验验证了愈风宁心片影响 5 个核心靶点（5-HT、CGRP、NF-κB、IL-1β、c-fos）的表达和 NF-κB 的核转位；采用 LC-MS/MS 技术，在愈风宁心片治疗后的大鼠血清中检测到 5 个核心成分（3′-甲氧基大豆黄素、7,8,4′-三羟基异黄酮、大豆苷元-4,7-二葡萄糖苷、葛根素、刺芒柄花素）
左金胶囊	结直肠癌	（1）核心靶点：CDKN1A、Bcl-2、E2F1、PRKCB、MYC、CDK2、MMP9； （2）GO 分析：调控细胞周期、激酶激活，蛋白质结合、激酶复合物、质膜和胶原纤维酶活化； （3）KEGG 通路富集：P53 信号通路、细胞衰老、细胞周期、IL-17 信号通路	（1）结直肠癌细胞 HCT116、HT29、SW480 进行体外实验；雌性 BALB/c 裸鼠皮下注射 HCT116 细胞构建异种移植瘤模型进行体内实验； （2）体外实验检测左金胶囊对结直肠癌细胞周期和凋亡的影响； （3）体内体外试验验证左金胶囊影响了 CDKN1A、Bcl-2、E2F1、PRKCB、MYC、CDK2、MMP9 的蛋白和基因的表达
补肾除湿方	绝经后血脂异常症	（1）核心靶点：IL-6、ALB、Akt1、MAPK3、VEGF、TNF、TP53、CXCL8、MAPK1、PTGS2、PPARG 等 20 个； （2）GO 分析：类固醇代谢过程、脂质代谢过程调节、脂质定位调节、PI3K 信号转导、一氧化氮生物合成过程、对活性氧的反应、对细菌来源分子的反应、血管直径维持、凝血和上皮细胞迁移的调节； （3）KEGG 通路富集：PIK3CA、PIK3R1、Akt1、MAPK3、MAPK1 为富集通路的前五个相关基因	（1）棕榈酸诱导小鼠正常肝细胞 AML-12 模拟脂毒性肝损伤进行体外实验；卵巢切除术和高脂肪饮食模型诱导雌性 SD 大鼠绝经后血脂异常进行体内实验； （2）体内试验中验证了补肾除湿方可以影响大鼠血清中 IL-6、TNF-α 和 VEGFA 的表达、血脂水平的下降和肝组织中 ERK1/2、Akt、PI3K p110α 和 PPARγ 蛋白表达； （3）体外实验中验证了补肾除湿方可以影响脂质代谢基因的 mRNA 水平和 PI3K/Akt 信号通路、MAPK 级联反应中的 PI3K p110α、Akt 和 ERK1/2 的蛋白表达

表 1-5　临床试验验证网络药理学结果举例

中药名称	疾病	中药网络药理学预测结果	实验验证结果
前列消汤	慢性前列腺炎	KEGG 通路富集：前列消汤改善慢性前列腺炎的作用机制可能与 IL-17 信号通路、内分泌抵抗、PD-L1 和 PD-1 检查点、Th1 和 Th2 细胞分化等有关	经前列消汤治疗后，慢性前列腺炎患者的 IL-17 表达明显下降和 Foxp3 的表达明显上升
化湿行瘀清热方	口腔扁平苔藓	（1）核心成分：槲皮素、木犀草素、槐花素、山柰酚、β-胡萝卜素和黄芩素； （2）核心靶点：ALB、IL-6、Akt1、VEGFA、EGF、CASP3、JUN、MMP-9、MYC 和 EGFR； （3）KEGG 通路富集：AGE-RAGE、TNF、IL-17、内分泌抵抗、Toll 样受体、PI3K-Akt 信号通路等	经化湿行瘀清热方治疗后，治疗组患者的血清中与 TNF 信号通路相关的 IL-6、MMP9 和 ICAM-1 表达水平明显下降

1.3　中药网络药理学的优势和挑战

1.3.1　优势和应用

中药复方是一个多成分、多靶点的复杂系统，在中医理论的指导下，遵循君臣佐使的配伍原则，注重药味间相互作用，因此中药复方在临床疾病治疗上具有其独特的优势。然而，也正是由于中药成分不清、机制不明、缺乏科学有效实验研究支撑，极大限制了中药现代化的发展和国际化临床推广应用。网络药理学从整体和系统层面将药物的作用靶点相关联，这与中药整体观的理念相吻合。中药网络药理学作为一门从系统层面揭示中药与机体关系的新兴学科，通过构建“药物-靶点-疾病”网络，将依据中医理论和经验为主的中药“翻译”成现代药理学理论，为传统中药与现代药理学之间搭建了桥梁，以探究中药的物质基础、作用靶点和分子机制，有利于中药的现代化发展。相较于传统大范围地进行中药分子机制的筛选研究，中药网络药理学的预测结果则为科学研究提供了方向，使研究过程得以更高效、更准确地进行，并在此基础上进一步验证、阐明中药的药效物质基础和分子作用机制。

目前，中药网络药理学的应用主要集中在：中药作用靶点和分子机制的探究、中药药效物质基础研究、中药药性研究、中药新药研发、中药安全性评价和中药质量标志物（quality marker，Q-Marker）研究等。

（1）中药作用靶点和分子机制的探究

对于中药的作用靶点和分子机制的探究是中药网络药理学首要的研究目标。通过网络构建、网络分析、网络验证，中药网络药理学揭示中药的多靶点、多途径的作用模式，解释中药发挥药效的作用靶点和分子机制。比如通过中药网络药理学对中药治疗缺血性心脏病的核心靶点和作用机制进行了深入挖掘，发现肝细胞生长因子、胎盘生长因子（placental growth factor，PGF）、基质金属蛋白酶 3（matrix metallopeptidase 3，MMP3）、胰岛素受体、磷脂酰肌醇-3-激酶（phosphatidylinositol-3-kinase，PI3K）、丝裂原活化蛋白激酶 1（mitogen-activated protein kinase 1，MAPK1）、肉瘤基因、血管内皮生长因子（vascular endothelial growth factor，VEGF）、VEGF 受体 1、白细胞介素-6（interleukin-6，IL-6）等是芹菜素、人参皂苷、秋水仙碱、干姜附子汤、速效心痛滴丸、人参、丹参等中药及活性成分改善缺血性心脏病的主要靶点，可通过延缓心室重塑、减少心肌纤维化、减少活性氧、调节心肌能量代谢、改善炎症、减轻细胞凋亡等方面治疗缺血性心脏病。

在中医辨证论治原则的指导下，临床常常出现“同病异治”和“异病同治”的现象，而其中的科学依据尚未阐明，利用中药网络药理学则可以探究中医药特色治疗模式的科学性及其共性机制。李鸿等通过中药网络药理学预测并验证四君子汤与痛泻要方抗溃疡性结肠炎的作用靶点及相关信号通路，结果证明低氧诱导因子-1（hypoxia inducible factor-1，HIF-1）通路及相关靶标可能为两种复方发挥“同病异治”作用的共性靶点。张翔宇等基于发表的网络药理学研究探讨四逆散对肝癌、慢性肝炎、脂肪肝、桥本甲状腺炎等疾病“异病同治”的作用机制，发现四逆散可通过 IL-6、表皮生长因子受体、细胞周期蛋白 D1（cyclin D1）、半胱氨酸天冬氨酸蛋白酶-3、信号转导和转录激活因子 3 等关键靶点调控肿瘤坏死因子信号通路、Toll 样受体信号通路、PI3K 蛋白激酶 B（protein kinase B，Akt）及 HIF-1 信号通路等来发挥作用。

中药复方具有多成分、多靶点的作用特点，网络药理学因其具有整体性、系统性的研究特点在探究中药复方配伍的机制方面发挥出独特的优势，为阐明中药复方的配伍规律提供理论依据。李新等将痹祺胶囊中 10 味中药按照功能药味分组后，通过网络药理学探究不同功能药味组治疗类风湿性关节炎的作用靶点和机制。研究发现痹祺胶囊中益气养血组、活血通络组和抗炎镇痛组之间的作用靶点和通路互有交叉，又各有侧重，发挥协同作用，初步阐明了痹祺胶囊的配伍用药规律。

综上所述，中药网络药理学在探究中药作用靶点和机制方面不仅与中医的整体观、辨证论治相吻合，也为阐释中药复方的配伍理论提供了科学依据。

（2）中药药效物质基础的研究

中药药效物质基础研究是中药网络药理学的重要研究内容之一。在中药化学成分分析技术的基础上，通过生物信息学手段，构建“成分-靶点”网络，对已经鉴定出的中药化学成分进行靶点和作用通路的预测分析，阐明中药复杂的体系，让中药药效物质基础的研究从以实验为主的化学成分活性筛选转变为结合计算机模拟和数据库智能分析及预测的高效方式。采用网络药理学结合分子对接技术探究通关藤注射液治疗前列腺癌的药效物质基础，结果揭示通关藤注射液中的 8 个皂苷类化合物为主要药效物质；利用超高效液相色谱-串联四级杆飞行时间质谱结合网络药理学、分子对接技术探究宽叶山蒿抗炎的物质基础和作用机制，结果显示宽叶山蒿乙酸乙酯组分中黄酮类成分与关键靶点亲和力强，可能为宽叶山蒿的主要作用成分。采用同样的方法证实对羟基苯甲酸、雪松酸、莽草酸、水杨酸、烟酸、芳樟醇及组氨酸 7 种成分与关键靶点亲和力强，可能为复方雷公根颗粒降血压的主要物质基础。通过中药网络药理学确定中药的药效物质基础不仅能够对中药中的活性成分进行筛选和鉴定，还可以为后续中药创新药物研发提供候选物质。

（3）中药药性研究

中药的四气五味是中药药性理论的核心内容之一，是指导中医临床组方用药的重要依据。四气是指“寒、热、温、凉”四种属性，又称“四性”，是从中药的作用性质上对其多种功效的高度概括。五味是指“辛、甘、酸、苦、咸”，是人体味觉感知的真实滋味，也是中药实际功效的体现，不同味的中药具有不同的功能。利用中药网络药理学方法可以阐明不同性味中药的物质基础及分子机制，为中药药性理论研究提供科学依据。比如通过对典型寒、热性中药的化学成分进行网络药理学分析，发现寒性中药主要是通过糖原合酶激酶 3、MAPK、G 蛋白偶联受体、周期蛋白依赖性激酶调控糖原合成、自主神经、炎症反应、细胞凋亡等生物学过程；热性中药主要通过作用 MMP-2、MMP-9、γ-氨基丁酸，调节中枢神经系统、心血管系统等生物过程发挥其药物学功能。同时，以上靶点也可以作为区分寒性、热性中药的潜在靶点。通过对中药治疗消渴的药性理论进行网络药理学整合分析，发现苦、甘是治疗消渴病的常用药味。甘味中的皂苷类成分主要作用于胰岛素及其分泌等通路，涉及调控葡萄糖利用和胰岛素抵抗等生物过程；苦味中的黄酮和生物碱等成分主要作用于 MAPK、PI3K-Akt、过氧化物酶体增殖物激活受体等通路，参与调控炎症因子分泌、糖脂代谢等生理过程。姜淼等探讨了从药物生物学效应角度构建寒热药性分类模型的研究策略与框架，表明基于系统生物学、网络药理学、模式识别技术等的多学科交叉合作研究，可望成为构建中药寒热属性生物效应表征体系的有效途径。陈健等提出“性味网络药理学”，结合中药性味理论，将中药复方分为多个性味模块后再进行网络药理学研究，并通过性味网络药理学探究了如金解毒散治疗病毒性肺炎的有效成分和作用机制。但目前利用网络药理学对中药药性的研究还主要集中于中药性味的探讨，对中药药性理论中归经及升降浮沉的研究还偏少。因此，利用网络药理学方法全面分析典型升降浮沉类药物的生物学效应，将有助于其科学内涵的阐释。

（4）中药新药的研发

中药网络药理学通过对现有名医名方或中药数据库中具有某种功效的中药进行生物信息学分析，能够预测出靶向特定疾病、特定作用机制的中药，运用中医理论进行筛选并组方或对原方剂进行加减，以增效减毒。李艳等通过基于网络靶标的药物网络药理学智能和定量分析方法与系统（using network target for intelligent and quantitative analysis on drug actions，UNIQ）预测出靶向类风湿性关节炎的炎症和血管新生通路的中药，在“清络饮”的基础上对原组方进行进一步优化，开发出一种靶向类风湿性关节炎血管增生的新处方“加味清络饮”。通过临床评价和动物实验的验证，加味清络饮的临床疗效优于清络饮，主要是通过抑制炎症反应、血管生成从而发挥药效。李梢等基于距离的交互信息模型构建中药网络，识别中药复方中各味中药的相互作用，预测并通过实验验证了六味地黄丸中多组具有抗血管新生作用的新药对，拓展了中药的组方配对。

以网络药理学为导向的中药大品种二次开发是中药创新研究的重要技术手段，通过网络分析结合实验验证揭示中药的作用机制，尤其适用于中药注射剂或组方较为复杂的中成药品种再开发。目前，已有不少中成药通过网络药理学分析阐明了作用机制以进行二次开发，如：丹红化瘀口服液、六经头痛片、疏风解毒胶囊等，为其他中药大品种的二次开发研究提供了可参考的思路与模式。

（5）中药安全性的评价研究

中药安全性的评价研究是对中药毒性和中药安全体系进行评价。网络毒理学的研究概念由刘昌孝院士于2011年提出，即通过构建网络模型来描述研究对象的毒理学性质，通过对所建立网络模型因果关系的分析，认识药物对机体的毒副作用并探讨其毒性机制等。中药网络毒理学主要应用在寻找单味中药或方剂中的潜在致毒成分和致毒机制，诠释中药配伍禁忌理论科学内涵和中西药相互作用。通过在“毒性-基因-靶点-药物”相互作用网络的基础上，推测分析药物的毒副作用，评价中药的生物安全性（图1-4）。如在利用空间代谢组学和网络毒理学方法开展何首乌组分的肝毒性研究中，通过网络药理学预测出何首乌诱导肝毒性的潜在关键靶点。其毒性机制可能与氧化应激、线粒体损伤有关，引起胆汁酸代谢、嘌呤代谢、能量代谢和脂质代谢紊乱；基于斑马鱼胚胎模型，证实了二蒽酮可能是何首乌引起肝毒性的成分。据统计，在CNKI数据库中，利用中药网络药理学探究中药潜在毒性物质，揭示中药致毒机制的发文量也呈逐年上升的趋势（以“网络毒理学”为主题检索），在2023年已有25篇相关文章，可见中药网络药理学在中药安全性评价方面的应用也日渐成熟，并形成了“中药网络毒理学”的新理念。

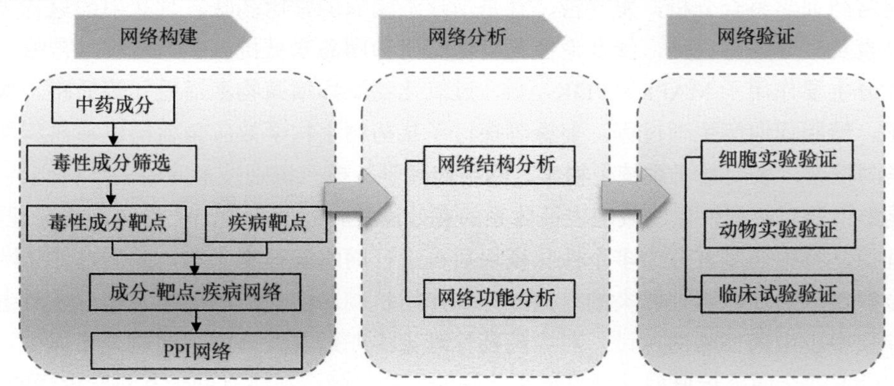

图1-4　中药网络毒理学的研究流程

（6）中药 Q-Marker 研究

中药 Q-Marker 的发现是中药网络药理学的应用之一。Q-Marker 的概念由刘昌孝院士于2016年提出，以提升中药及产品质量标准、规范中药质量研究为目的，其定义是中药材和中药产品中固有的或加工制备过程中形成的，与中药的功能属性密切相关的化学成分，不包括经过生物体内过程被吸收的化学成分和所产生的化学成分。利用网络药理学技术可以寻找影响中药质量的相关化合物，同时了解其分子机制，更高效安全地对中药进行质量控制（图 1-5）。Wang 等提出一种由药物代谢和药动学、网络药理学和生物活性评价相结合的三步法来发现 Q-Marker，并用于临床上治疗冠心病的中药方剂丹蒌片的 Q-Marker 发掘。通过构建“药动学标志物-冠心病靶点-通路-治疗效果”网络，筛选出丹蒌片治疗冠心病的关键药动学标志物，并最终选择具有较强心肌保护作用的 5 种成分作为候选 Q-Marker，构成新的组合物并验证其抗冠心病活性。据统计，2023 年收录在 CNKI 中对 Q-Marker 研究的 45 篇文章中（以“中药质量标志物”为主题检索），利用中药网络药理学进行分析的文章数为 17 篇，占比达 37.8%，说明随着中药网络药理学的发展，促进了 Q-Marker 的研究，有助于提高中药有效性-物质基础-质量控制标志性成分的关联度。

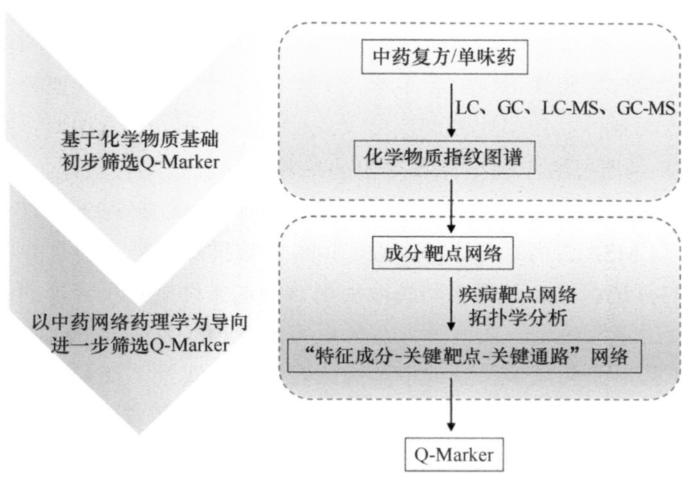

图 1-5　中药网络药理学对中药 Q-Marker 的研究流程

1.3.2　面临的挑战

虽然中药网络药理学在中药药理、毒理和物质基础等研究中表现出其独特的优势，与中药的整体观相符，以网络的形式探究中药复杂的作用体系，但在实际运用中仍面临着一些挑战，主要表现在以下几个方面：

（1）数据库资源局限

中药网络药理学的研究是基于大数据的获取，包括疾病靶点数据库、中药成分数据库、成分靶点数据库、蛋白质-蛋白质相互作用数据库等。但是这些数据库的数据质量和数据规模仍处于不断更新和完善阶段，因此对于所挖掘数据的完整性和准确性还需要进一步验证。如同一数据库更新前后或使用不同版本所搜集的信息不尽相同；而不同数据库之间由于数据规模的差异，即使使用相同的筛选策略，所筛选得到的成分、靶点等信息也不尽相同，这就导致了中药网络药理学在网络构建中存在信息偏差的问题。此外，利用不同数据库和方法进行功能分析也会出现不同的结果，如通过不同数据库对当归补血汤治疗贫血的作用机制预测分析中，选用 Metascape 数据库、DAVID 数据库、Cytoscape 软件的 GlueGO 插件及 R 语言的“clusterProfiler”程序包对核心靶点进行京都基因与基因组百科全书（KEGG）通路富集分析发现：前 20 条通路中，9 条通路是 4 个数据库富集的共有通路，6 条通路是 3 个数据库富集的共有通路，8 条通路是 2 个数据库富集的共有通路，其余 10 条通路均为单一方法富集得到的通路。各个数据库进行 KEGG 富集分析的算法不尽相同可能是造成出现不同结果的原因之一。如 Metascape 数据库在富集分析过程中对用户输入的文本进行了处理以消除输入文本可能产生的混淆数据问题，最后以条形图和热图形式表示聚类；clusterProfiler 软件包提供了一种基因分类方法，根据基因在基因本体（GO）数据库特定水平上的投影对基因进行分类，并提供函数分析基于超几何分布的 GO 功能富集和 KEGG 通路富集。另外，每个数据库是否使用最新的 KEGG 数据进行富集分析也存在疑义。在最新版 clusterProfiler 4.0 中已使用网络应用程序接口查询最新的在线 KEGG 数据库进行富集分析，但在其他数据库的最新版本中尚未提及。

（2）数据建模预测与生物真实系统存在差异

中药网络药理学通过数学算法利用网络拓扑性质反映中药在生物体内的相互作用关系，但中药进入生物系统内发挥药效的真正物质并不都是原型成分，可能是其代谢物。同时，中药网络药理学中常用的成分筛选条件：口服生物利用度（oral bioavailability，OB）≥30%，类药性（drug-likeness，DL）≥0.18 是通过数学模型计算得出的参数，尚没有实验验证。另外，基于 OB≥30% 的条件筛选缺乏精准性，导致具有良好药理活性成分如芦丁（OB=3.2%，TCMSP 查询）、三七皂苷 R_1（OB=4.27%，TCMSP 查询）等因 OB 值＜30% 常被排除在外。而且并不是所有的中药成分都适用于 OB、DL 的筛选，比如外用中药洗液使用该筛选条件则是不合理的。随着分析技术的发展，血清药物化学利用液相色谱、质谱等方法分析鉴定中药入血成分进而确认中药在体内的作用物质，有助于提高中药网络药理学在获取中药成分靶点的真实性。如利用 UPLC-Q-TOF-MS 技术结合血清药物化学对大青龙汤入血成分进行分析鉴定出 21 个原型成分和 7 个代谢产物，进而利用网络药理学分析出大青龙汤治疗炎症性疾病的 5 个核心成分和 9 个核心靶点。因此，中药网络药理学在中药成分获取的过程中需要考虑中药的临床应用剂型、中药成分的复杂性及其进入生物系统中的可变性，需结合药物血清化学、药动学等相关学科知识，对中药成分进行细化分析。另外，中药成分靶点的获取通常基于以文献验证为来源的数据库和网络服务器的预测。不同网络服务器的计算方式不同，如利用分子相似性或通过分子对接技术预测中药成分靶点，尽管网络服务器的计算速度快且能够批量处理，但其真实性和准确率尚未得到验证，并且网络服务器预测出成分靶点往往缺少其在生物真实系统中的作用形式，这也是导致数据建模预测与生物真实系统存在差异的原因之一。王伽伯等提出中药的作用机制可以不局限于病灶靶点的直接对抗作用，还包括通过调控中间媒介物质如细胞因子、内源性代谢物、细胞外囊泡（extracellular vesicles，EVs）等来发挥跨器官、跨系统、远程的间接调控作用，但中药网络药理学对于中药作用靶点的预测并不涵盖 EVs，这也将成为中药网络药理学在日后的发展方向之一。

（3）筛选出的活性成分同质化

目前采用网络药理学方法筛选出的中药活性成分存在较为严重同质化现象：即采用不同方药治疗不同疾病总能筛选到相同的关键成分，如槲皮素、山柰酚、谷甾醇等。由于这些成分具有多种药理活性，且广泛存在于不同的中药中，因此，经网络药理学分析后均被筛选为活性成分，容易造成“包治百病”的误区。例如，在槐花散（槐花、枳壳、荆芥穗、侧柏叶）治疗溃疡性结肠炎的网络药理学研究中，槲皮素、木犀草素和川芷素可能是潜在的候选药物；在补肺方（黄芪、党参、核桃、贝母、当归、紫苏籽、百部、紫菀、矮地茶、陈皮、桔梗）治疗慢性阻塞性肺疾病的网络药理学研究中，槲皮素、木犀草素和川芷素同样被认为是关键成分调控细胞凋亡以抑制慢性阻塞性肺疾病。网络药理学对于中药成分的筛选标准与真实生物系统不相符也常会导致含量最高的活性成分被忽视，并且在分析过程中可能会忽略中药中复杂成分的相互作用，包括协同效应和拮抗效应。因此，利用高通量筛选技术，如化学指纹图谱分析评估中药活性成分并对已知活性成分进行分型、含量测定和药效团分析，根据其化学结构、含量大小、药理特性进行分类有助于挖掘新的活性成分。

（4）忽略了中药的量效关系

中药方剂以“君臣佐使”为配伍原则，说明中药复方中各味药的作用和用量不同，而同味中药在不同的复方和不同病证中的作用和用量也不尽相同。但是中药网络药理学往往忽略了中药的量效关系，对于中药成分的收集和成分-靶点网络的构建都没有把药物用量作为筛选标准之一。另外，即使药味相同，但由于用量配比不同结果也会有不同的功效，如通过调整黄连与吴茱萸的比例就会得到产生清热或祛寒两种不同效应的中药复方，包括甘露散、茱萸丸、左金丸、反左金丸等。研究表明在干酵母致热大鼠模型中，只有左金丸、甘露散可以起到解热的功效；在大鼠寒热胃黏膜损伤模型中同样也得到了相关药效的验证：左金丸可以显著减轻热模型中大鼠的急性胃黏膜损伤，而反左金丸则无此功效。倘若使用中药网络药理学分析，由于药味相同会得到相同的药物成分、成分-靶点网络，后续的网络分析很容易出现相同结果，这就不利于探究这类药味相同而配比、功效不同的中药复方的作用机制。量效加权网络药理学整合了各药味在中药复方的配伍比例及活性成分与关联靶点的作用程度，因此在一定程度上解决了上述问题。张凯月等使用量效加权网络药理学方法，参照中药复方配伍理论对传统网络药理学方法中 PPI 网络进行量效加权分析后发现，传统网络与量效加权网络均包含君臣佐使各个药味，但加权网络中属于君臣药味的成分比传统网络中的高出 4 倍，这在一定程度上能够使中药网络药理学的结果与中药复方配伍的药味用量差异性的特点相符合。

（5）预测核心靶点和通路富集结果相似

KEGG 通路富集分析是探究中药药效机制的方法之一，是中药网络药理学重要的分析步骤。然而，经过拓扑分析从 PPI 网络中筛选核心靶点进行 KEGG 通路富集分析出现了不同中药对于不同疾病的作用机制相似的问题。例如，PI3K/Akt/哺乳动物雷帕霉素靶蛋白（mammalian target of the rapamycin，mTOR）信号通路为调控肿瘤发生发展的经典信号通路，在以牛黄为主要成分的西黄丸治疗前列腺癌的研究中，通过中药网络药理学分析和实验验证，证实 PI3K/Akt/mTOR 信号通路为西黄丸抑制前列腺癌的作用机制。在另一项关于解毒通络保肾方（由黄芪、人参、山萸肉、大黄、绵萆薢、石韦、芡实、丹参、水蛭组成）改善糖尿病肾病的研究中，通过中药网络药理学分析和实验验证，同样证实了解毒通络保肾方通过抑制 PI3K/Akt/mTOR 信号通路增强足细胞自噬从而改善糖尿病肾病。两项研究中尽管都对中药的成分进行了鉴定，但在获取药物成分及其靶点的途径上还是以数据库检索为主，而通过数据库获取的成分与真实情况不尽相同可能也是造成两种药方在预测核心靶点和通路富集结果相似的原因之一。另外，目前对于“明星”靶点、通路的研究较为透彻，并且生理功能广泛，因此在富集过程中常常被优先富集出来，导致潜在新靶点和新机制被忽视。在今后的发展中，可以通过利用更广泛的生物信息数据库和文献资源，开发或优化现有的中药网络药理学模型和算法，提高数据的多样性和覆盖范围及分析的敏感性和特异性，以发现更多潜在靶点和通路。

（6）研究效果待深入验证

利用网络药理学对中药进行作用靶点和分子机制的预测后，对预测结果进行实验验证的研究仍占中药网络药理学总体研究的少数。对 2023 年收录在 CNKI 中的中药网络药理学文章进行统计分析，在以主题为“网络药理学”和“中药”的 1195 篇文献中，只有 353 篇运用了实验验证（主题为“网络药理学”“中药”和“实验”），占比为 29.5%。由此可见，大部分中药网络药理学的分析尚未通过实验验证，在一定程度上降低了中药网络药理学研究结果的可靠性。因此，需要在预测的基础上，通过体内外实验手段结合临床数据验证经中药网络药理学筛选出的靶点和通路。同时可以运用多种不同的生物信息学方法如基因表达分析、蛋白质组学等从不同角度验证预测结果。

1.3.3 发展的方向

随着中药网络药理学研究中所涉及的数据越来越多，人工智能在数据处理方面显示出了强大优势，将人工智能算法与网络药理学相结合已成为中药网络药理学发展的趋势。基于“网络靶标”原创理论，李梢等自主研发了首个人工智能赋能中西医药研发的网络药理学智能系统——中西医药分子网络导航系统（UNIQ 系统），实现病证生物网络基础的系统解析和中药多成分整体调节机制的整体解析，形成了中医名方验方挖掘、中药作用机制整体解析、中药精准质控和中药临床精准定位 4 项关键功能。许海玉等构建了中医药整合药理学研究平台，具备数据库检索、查询；靶标预测、分析；网络构建、分析、可视化；基因功能分析、通路分析功能，在阐明中药分子机制、明确药效物质、研发中药新药等方面可发挥重要作用。刘思鸿提出一种以群体协同为核心的网络模块划分方法，同时参照中医君臣佐使理论对药理网络进行加权处理，以痰瘀同治方为例，构建其治疗心肌缺血再灌注的药理网络，寻找网络中的群体协同模块，并结合网络拓扑分析，对比加权前后的网络变化，探索寻找网络核心节点的新方法，与传统方法相比能更清晰地发现网络中的关键靶点和关系。Zeng 等开发了一种深度学习方法——deepDTnet，包含 15 种化学、基因组、表型和细胞网络图谱的异质药物-基因-疾病网络用于药物新靶点识别和药物再利用的开发。通过实验验证 deepDTnet 预测的拓扑替康（拓扑异构酶抑制剂）是一种新的人视黄酸受体相关孤儿受体 γt 的直接抑制剂。

相较于传统大范围地进行中药分子机制的筛选研究，中药网络药理学的预测结果为科学研究提供了方向，使研究过程得以更高效、更准确地进行。但中药网络药理学研究在未来需要对数据库的数据纳入标准、更新、获取等问题进一步规范，对其关键的靶点、机制分析技术需要发展原创算法，发现中药的多层次物质基础和整体关联特征。近期世界中医药学会联合会发布了《网络药理学评价方法指南》，是国际上第一个专门用于网络药理学评价的标准，其针对网络药理学研究过程的可靠性、规范性和合理性等问题都提出了相应的评价指标，以进一步促使广大科研人员规范科学地使用网络药理学。另外，需要紧密结合实验验证及临床应用，进行充分的科学检验，阐明中药辨证论治理论的科学内涵，指导中药临床应用。

参考文献

陈健, 汤琛琛, 赵堃鹏, 等, 2021. 基于中药药性理论探索“性味网络药理学”的合理性与可行性——以如金解毒散干预病毒性肺炎的性味网络药理学研究为例 [J]. 上海中医药大学学报, 35(06): 1-11.

陈乐, 朱芸芸, 康利平, 等, 2023. 基于 UPLC-Q-TOF-MS 联合网络药理学及分子对接研究宽叶山蒿抗炎药效物质基础和作用机制 [J]. 中国中药杂志, 48(14): 3701-3714.

陈艳芬, 陈蔚文, 李茹柳, 等, 2002.“左金丸”与“反左金”的药效学反应比较研究 [J]. 中国中医基础医学杂志, 8(10): 67-69.

范骁辉, 赵筱萍, 金烨成, 等, 2011. 论建立网络毒理学及中药网络毒理学研究思路 [J]. 中国中药杂志, 36(21): 2920-2922.

郭宏伟, 2015. 从中医系统论再认识中药现代化发展之路 [J]. 世界科学技术-中医药现代化, 17(08): 1623-1627.

韩森, 王佃勋, 魏佩煌, 等, 2021. 基于网络药理学方法的中药寒 / 热性药物特异性作用分子机制研究 [J]. 辽宁中医杂志, 48(08): 186-189.

贾颖, 王佳敏, 杨大伟, 等, 2019. 基于网络药理学探讨秦柏洗液对寻常型银屑病抗炎作用的研究 [J]. 中医外治杂志, 28(06): 3-6.

姜淼, 吕爱平, 2014. 基于药物生物效应的中药寒热属性分类研究策略 [J]. 中国中药杂志, 39(11): 2149-2152.

李鸿, 于官正, 胡雪黎, 等, 2023. 基于网络药理学与实验验证探讨四君子汤与痛泻要方“同病异治”溃疡性结肠炎的作用机制 [J]. 中国实验方剂学杂志, 29(03): 52-60.

李梢, 1999. 中医证候与分子网络调节机制的可能关联 [C]. 中国科学技术协会, 浙江省人民政府. 面向 21 世纪的科技进步与社会经济发展 (上册). 中国科学技术出版社: 519.

李梢, 2007. 基于生物网络调控的方剂研究模式与实践 [J]. 中西医结合学报, (05): 489-493.

李梢, 2011. 网络靶标: 中药方剂网络药理学研究的一个切入点 [J]. 中国中药杂志, 36(15): 2017-2020.

李梢, 王永炎, 季梁, 等, 2002. 复杂系统意义下的中医药学及其案例研究 [J]. 系统仿真学报, (11): 1429-1431, 1442.

李梢, 张鹏, 王鑫, 等, 2022. 网络靶标理论、关键技术与中医药应用 [J]. 世界科学技术-中医药现代化, 24(09): 3261-3269.

李新, 韩彦琪, 张祥麒, 等, 2023. 基于网络药理学的痹祺胶囊治疗类风湿性关节炎的配伍规律研究 [J]. 中草药, 54(23): 7607-7617.

李艳, 王鑫, 杨哲, 等, 2022. 基于网络靶标建立名医验方优化的新方法: 以“清络饮”优化开发为例 [J]. 中国中药杂志, 47(19): 5264-5273.

廖韵诺, 赵凯丽, 郭宏伟, 2024. 中药网络药理学的研究应用与挑战 [J]. 中草药, [J/OL]. 中草药, 1-10[2024-06-09].

刘昌孝, 2016. 对中药现代化及中药国际化发展的思考 [J]. 中国药房, 27(11): 1441-1444.

刘昌孝, 陈士林, 肖小河, 等, 2016. 中药质量标志物 (Q-Marker): 中药产品质量控制的新概念 [J]. 中草药, 47(09): 1443-1457.

刘睿, 李新宇, 李亚卓, 等, 2018. 网络毒理学及其在中药毒性成分预测中的应用研究 [J]. 药物评价研究, 41(05): 709-715.

刘思鸿, 2023. 基于群体协同算法的中药复方优化方法研究及应用 [D]. 北京: 中国中医科学院.

牛明, 张斯琴, 张博, 等, 2021.《网络药理学评价方法指南》解读 [J]. 中草药, 52(14): 4119-4129.

汝锦龙, 2015. 中药系统药理学数据库和分析平台的构建和应用 [D]. 西北农林科技大学.

陶瑾, 姜民, 陈露莹, 等, 2017. 基于中药性味理论和网络药理学方法的治疗消渴方药作用机制研究 [J]. 药学学报, 52(02): 236-244.

王伽伯, 肖小河, 2021. 中药的间接调控作用与间接作用型中药的创新发展 [J]. 中国中药杂志, 46(21): 5443-5449.

王颖, 台安宁, 吴国泰, 等, 2022. 网络药理学常见不同富集方法比较研究——以当归补血汤治疗贫血为例 [J]. 中国医药导刊, 24(04): 398-405.

吴磊宏, 王毅, 范骁辉, 2011. 网络药理学技术工具: 网络可视化及网络分析 [J]. 中国中药杂志, 36(21): 2923-2925.

许海玉, 刘振明, 付岩, 等, 2017. 中药整合药理学计算平台的开发与应用 [J]. 中国中药杂志, 42(18): 3633-3638.

许浚, 张铁军, 王文倩, 等, 2022. 丹红化瘀口服液的二次开发研究 [J]. 中草药, 53(06): 1609-1615.

袁梦, 孙国东, 刘华石, 等, 2022. 基于血清药物化学及网络药理学探究大青龙汤药效物质基础 [J]. 中国中药杂志, 47(14): 3876-3886.

曾鹏, 周航, 2022. 网络药理学“异病 - 异方”关键成分筛选同质化现象思考 [J]. 中国实验方剂学杂志, 28(18): 177-191.

张柏娥, 张琳, 孙敏, 等, 2017. 黄连与吴茱萸经典配伍系列解热作用研究 [J]. 云南中医学院学报, 40(04): 43-46.

张伯礼, 程翼宇, 瞿海斌, 等, 2015. 中成药二次开发核心技术体系创研及其产业化 [J]. 天津中医药, 32(1): 1-3.

张凯月, 张楠茜, 吕经纬, 等, 2023. 基于中药复方配伍理论探索量效加权在网络药理学研究中的应用: 以补肾壮骨汤抗骨质疏松的药效物质和作用机制分析为例 [J]. 中国医院药学杂志, 43(7): 738-747.

张铁军, 申秀萍, 王磊, 等, 2017. 六经头痛片的二次开发研究 [J]. 中草药, 48(20): 4145-4150.

张铁军, 朱强, 许浚, 等, 2019. 疏风解毒胶囊二次开发的系统研究 [J]. 中草药, 50(15): 3517-3525.

张翔宇, 余子悦, 李苗博, 等, 2023. 四逆散“异病同治”的网络药理学作用机制文献综述 [J]. 医学新知, 33(02): 100-109.

张泽朝, 朱闽, 林泽森, 等, 2021. 基于网络药理学和临床试验探讨前列消汤对Ⅲ A 型前列腺炎 IL-17 与 Foxp3 表达影响研究 [J]. 世界科学技术 - 中医药现代化, 23(12): 4519-4529.

周文霞, 程肖蕊, 张永祥, 2012. 网络药理学: 认识药物及发现药物的新理念 [J]. 中国药理学与毒理学杂志, 26(01): 4-9.

周文霞, 王同兴, 程肖蕊, 等, 2016a. 网络药理学研究中的网络分析技术 [J]. 国际药学研究杂志, 43(03): 399-409.

周文霞, 王同兴, 程肖蕊, 等, 2016b. 网络药理学研究中的网络构建技术 [J]. 国际药学研究杂志, 43(05): 797-812.

ABBASI K, RAZZAGHI P, POSO A, et al., 2021. Deep learning in drug target interaction prediction: current and future perspectives[J]. Curr Med Chem, 28(11): 2100-2113.

BARABÁSI A L, OLTVAI Z N, 2004. Network biology: understanding the cell’s functional organization[J]. Nat Rev Genet, 5(2): 101-113.

BRANDES U, 2001. A faster algorithm for betweenness centrality[J]. J Math Sociol, 25: 163-177.

CHEN X, LUO Z, LIU X, et al., 2022. Marsdeniatenacissima (Roxb.) Moon injection exerts a potential anti-tumor effect in prostate cancer through inhibiting ErbB2-GSK3β-HIF1α signaling axis[J]. J Ethnopharmacol, 295: 115381.

CUI D, LUO Z, LIU X, et al., 2023. Combination of metabolomics and network pharmacology analysis to decipher the mechanisms of total flavonoids of Litchi seed against prostate cancer[J]. J Pharm Pharmacol, 75(7): 951-968.

DENG Q, LU Y, YAN L, et al., 2022. Mechanism of HuashiXingyuQingre recipe in treating oral lichen planus based on network pharmacology and clinical trial verification[J]. J Tradit Chin Med, 42(2): 304-313.

FAN J, XU M, ZHOU L, et al., 2022. Integrating network pharmacology deciphers the action mechanism of Zuojin capsule in suppressing colorectal cancer[J]. Phytomedicine, 96: 153881.

FRANTZ S, 2005. Drug discovery: playing dirty[J]. Nature, 437(7061): 942-943.

GOH K I, CUSICK M E, VALLE D, et al., 2007. The human disease network[J]. Proc Natl Acad Sci USA, 104(21): 8685-8690.

HOPKINS A L, 2007. Network pharmacology[J]. Nat Biotechnol, 25(10): 1110-1111.

HOPKINS A L, 2008. Network pharmacology: the next paradigm in drug discovery[J]. Nat Chem Biol, 4(11): 682-690.

HOPKINS A L, MASON J S, OVERINGTON J P, 2006. Can we rationally design promiscuous drugs?[J]. CurrOpin Struct Biol, 16(1): 127-136.

JIANG H, GAO H, LI J, et al., 2022. Integrated spatially resolved metabolomics and network toxicology to investigate the hepatotoxicity mechanisms of component D of *Polygonum multiflorum* Thunb[J]. J Ethnopharmacol, 298: 115630.

JIN D, LIU F, YU M, et al., 2022. JieduTongluoBaoshen formula enhances podocyte autophagy and reduces proteinuria in diabetic kidney disease by inhibiting PI3K/Akt/mTOR signaling pathway[J]. J Ethnopharmacol, 293: 115246.

LI G, LI M, WANG J, et al., 2020. United neighborhood closeness centrality and orthology for predicting essential proteins[J]. IEEE/ACM Trans Comput Biol Bioinform, 17(4): 1451-1458.

LI Q F, LAN T J, HE S H, et al., 2021. A network pharmacology-based approach to explore the active ingredients and molecular mechanism of Lei-Gong-Gen Formula granule on a spontaneously hypertensive rat model[J]. Chin Med, 16(1): 99.

LI Q, LAN T, HE S, et al., 2021. A network pharmacology-based approach to explore the active ingredients and molecular mechanism of Lei-gong-gen formula granule on a spontaneously hypertensive rat model[J]. Chin Med, 16(1): 99.

LI S, ZHANG B, JIANG D, et al., 2010. Herb network construction and co-module analysis for uncovering the combination rule of traditional Chinese herbal formulae[J]. BMC Bioinformatics, Suppl 11: S6.

LI S, ZHANG B, 2013. Traditional Chinese medicine network pharmacology: theory, methodology and application[J]. Chin J Nat Med, 11(2): 110-120.

LI S, ZHANG Z Q, WU L J, et al., 2007. Understanding ZHENG in traditional Chinese medicine in the context of neuro-endocrine-immune network[J]. IET Syst Biol, 1(1): 51-60.

LI X, CHEN H, YANG H, et al., 2022. Study on the potential mechanism of tonifying kidney and removing dampness formula in the treatment of postmenopausal dyslipidemia based on network pharmacology, molecular docking and experimental evidence[J]. Front Endocrinol (Lausanne), 13: 918469.

LI X, HE S, LIANG W, et al., 2023. Marsdenia tenacissima injection induces the apoptosis of prostate cancer by regulating the Akt/GSK3β/STAT3 signaling axis[J]. Chin J Nat Med, 21(2): 113-126.

LIU J, LIU J, TONG X, et al., 2021. Network pharmacology prediction and molecular docking-based strategy to discover the potential pharmacological mechanism of Huai Hua San against ulcerative colitis[J]. Drug Des Devel Ther, 15: 3255-3276.

MORPHY R, KAY C, RANKOVIC Z, 2004. From magic bullets to designed multiple ligands[J]. Drug Discov Today, 9(15): 641-651.

PAN L, PENG C, WANG L, et al., 2022. Network pharmacology and experimental validation-based approach to understand the effect and mechanism of TaohongSiwu Decoction against ischemic stroke[J]. J Ethnopharmacol, 294: 115339.

PAOLINI G V, SHAPLAND R H, van HOORN W P, et al., 2006. Global mapping of pharmacological space[J]. Nat Biotechnol, 24(7): 805-815.

ROTH B L, SHEFFLER D J, KROEZE W K, 2004. Magic shotguns versus magic bullets: selectively non-selective drugs for mood disorders and schizophrenia[J]. Nat Rev Drug Discov, 3(4): 353-359.

TU W, HONG Y, HUANG M, et al., 2022. Effect of kaempferol on hedgehog signaling pathway in rats with—chronic atrophic gastritis-Based on network pharmacological screening and experimental verification[J]. Biomed Pharmacother, 145: 112451.

WANG J C, CHU P Y, CHEN C M, et al., 2012. idTarget: A web server for identifying protein targets of small chemical molecules with robust scoring functions and a divide-and-conquer docking approach[J]. Nucleic Acids Res, 40(Web Server issue): W393-W399.

WANG Q, CHEN G, CHEN X, et al., 2023. Development of a three-step-based novel strategy integrating DMPK with network pharmacology and bioactivity evaluation for the discovery of Q-markers of traditional Chinese medicine prescriptions: Danlou tablet as an example[J]. Phytomedicine, 108: 154511.

WANG T, JIANG X, RUAN Y, et al., 2022. Based on network pharmacology and in vitro experiments to prove the effective inhibition of myocardial fibrosis by Buyang Huanwu decoction[J]. Bioengineered, 13(5): 13767-13783.

WANG X, SHEN Y H, WANG S W, et al., 2017. PharmMapper 2017 update: A web server for potential drug target identification with a comprehensive target pharmacophore database[J]. Nucleic Acids Res, 45(W1): W356-W360.

WERMUTH C G, 2004. Multitargeted drugs: the end of the "one-target-one-disease" philosophy?[J]. Drug Discov Today, 9(19): 826-827.

WU T Z, HU E Q, XU S B, et al., 2021. ClusterProfiler 4. 0: A universal enrichment tool for interpreting omics data[J]. Innovation, 2(3): 100141.

WU Y, YOU X, LIN Q, et al., 2022. Exploring the pharmacological mechanisms of Xihuang pills against prostate cancer via integrating network pharmacology and experimental validation in vitro and in vivo[J]. Front Pharmacol, 12: 791269.

YANG H, LIU M, LUO P, et al., 2022. Network pharmacology provides a systematic approach to understanding the treatment of ischemic heart diseases with traditional Chinese medicine[J]. Phytomedicine, 104: 154268.

YILDIRIM M A, GOH K I, CUSICK M E, et al., 2007. Drug-target network[J]. Nat Biotechnol, 25(10): 1119-1126.

YU G C, WANG L G, HAN Y Y, et al., 2012. clusterProfiler: an R package for comparing biological themes among gene clusters [J]. OMICS, 16(5): 284-287.

YU S, FAN C, LI Y, et al., 2023. Network pharmacology and experimental verification to explore the anti-migraine mechanism of Yufeng Ningxin Tablet[J]. J Ethnopharmacol, 310: 116384.

ZENG Q, LI L, SIU W, et al., 2019. A combined molecular biology and network pharmacology approach to investigate the multi-target mechanisms of ChaihuShugan San on Alzheimer’s disease[J]. Biomed Pharmacother, 120: 109370.

ZENG X, ZHU S, LU W, et al., 2020. Target identification among known drugs by deep learning from heterogeneous networks[J]. Chem Sci, 11(7): 1775-1797.

ZHANG H, ZHOU C, ZHANG Z, et al., 2022. Integration of network pharmacology and experimental validation to explore the pharmacological mechanisms of Zhuanggu Busui formula against osteoporosis[J]. Front Endocrinol (Lausanne), 12: 841668.

ZHANG L, TIAN Y, ZHAO P, et al., 2022. Network pharmacology analysis uncovers the effect on apoptotic pathway by Bu-Fei formula for COPD treatment[J]. J Ethnopharmacol, 289: 115022.

ZHAO Y, CAO Y, YANG X, et al., 2022. Network pharmacology-based prediction and verification of the active ingredients and potential targets of Huagan Decoction for reflux esophagitis[J]. J Ethnopharmacol, 298: 115629.

ZHOU Y Y, ZHOU B, PACHE L, et al., 2019. Metascape provides a biologist-oriented resource for the analysis of systems-level datasets[J]. Nat Commun, 10(1): 1523.

第二章　中药网络药理学分析常用工具

2.1　中药成分分析技术与工具

2.1.1　中药成分采集技术

中药是一个多成分的复杂系统，如何全面解析中药的复杂成分并进一步明确中药起效的物质基础，是破解中药为什么有效的关键问题。中药成分分析技术和工具有很多种，现就网络药理学研究中常用的中药成分采集技术作简要列举。

（1）液质联用技术

液质联用技术具有分离能力强、检测灵敏度高和专属性强等特点，在中药研究中发挥重要作用。其液相色谱部分由高效液相色谱（high performance liquid chromatography，HPLC）发展到超高效液相色谱（ultra performance liquid chromatography，UPLC）/超高压液相色谱（ultra high pressure liquid chromatography，UHPLC），由一维液相色谱（1D-LC）发展到二维液相色谱（2D-LC）。质谱部分多为高分辨质谱，如飞行时间质谱（time of flight，TOF）、四极杆-飞行时间质谱（quadrupole-time of flight，Q-TOF）、傅里叶变换离子回旋共振质谱（Fourier transform ion cyclotron resonance，FT-ICR）和轨道离子阱质谱（orbitrap mass spectrometry）。超高效液相色谱与高效液相色谱相比，分离效率更高、分析速度更快，与高分辨质谱联用后，在中药成分分析和鉴定方面优势明显。

Yanping Jiang 等运用液质联用的分析方法结合代谢组学和网络药理学技术对身痛逐瘀汤（shentong zhuyu decoction，STZYD）治疗类风湿性关节炎（rheumatoid arthritis，RA）的作用机制进行了研究。如图 2-1 所示，在该研究中液质联用分析技术一方面可以帮助鉴定 STZYD 中的活性成分，筛选对 RA 具有治疗作用的化合物；另一方面可以帮助鉴定机体内的代谢产物，通过分析给药前后代谢产物的变化，进而探索 STZYD 治疗 RA 的代谢分子机制。

（2）气质联用技术

气相色谱-质谱联用技术（gaschromatography-mass spectrometry，GC-MS）是中药挥发油成分分析和鉴定的重要手段，并有 NIST 和 Wiley 标准谱库提供化合物的质谱信息，可实现快速、准确鉴定。气相色谱由一维发展到二维，峰容量显著提高，增强了对成分的分离能力。气相色谱-质谱联用技术由气相色谱-四极杆质谱联用发展到气相色谱-三重四极杆质谱联用和气相色谱-飞行时间质谱联用，提高了质谱数据的质量精度和准确性以及检测灵敏度。

Annadurai 等基于 GC-MS 和网络药理学技术对印度传统草药发酵药物 Chandanasava 抗慢性肾病和心血管疾病进行了研究。如图 2-2 所示，研究人员使用 GC-MS 对 Chandanasava 的化学成分进行了分析，通过与已知化合物数据库进行比对和质谱图谱分析，鉴定出 Chandanasava 中的 61 种化学成分。同时作者利用网络药理学方法，构建药物-靶点网络，将 Chandanasava 中的化学成分与相关疾病的靶点关联起来。利用公开可获取的数据库（如 TCMSP、DisGeNET 和 GeneCards

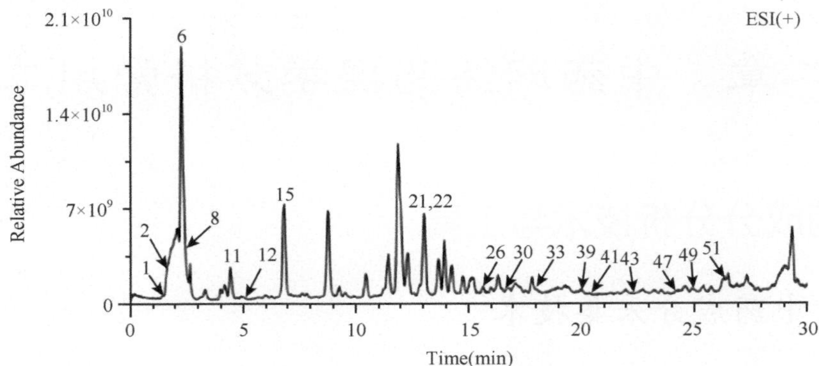

No.	Compound	tR (min)	Formula	Measured	Predictived	Error (ppm)	Model	MS²	source	reference
43	Kaempferol*·*	22.28	$C_{15}H_{10}O_6$	287.0564	287.0550	5.0	[M+H]⁺		HH, XF, QJ, GC, TR	(Wang et al., 2015)
				285.04108	285.0405	2.0	[M-H]⁻			
44	Isoliquiritigenin*·*	22.46	$C_{15}H_{12}O_4$	255.0665	255.0663	0.8	[M-H]⁻	119.0491	GC	(Xiang et al., 2016)
45	p-Hydroxyphenethyl trans-ferulate	22.66	$C_{18}H_{18}O_5$	313.1086	313.1082	1.3	[M-H]⁻	149.0602,134.0365,117.0337	QH	(Ma et al., 2020)
46	Formononetin	23.06	$C_{16}H_{12}O_4$	269.0805	269.0808	-1.1	[M+H]⁺	253.0494,213.0908,197.0597,137.0233	GC	(Fan et al., 2016; Liu et al., 2019; Wang et al., 2014; Xiang et al., 2016a; Yin et al., 2013)
				267.0665	267.0663	0.7	[M-H]⁻	252.0428,223.0399		
47	Amentoflavone*·*	24.36	$C_{30}H_{18}O_{10}$	539.0968	539.0973	-0.9	[M+H]⁺		WLZ	
				537.0833	537.0827	1.1	[M-H]⁻			
48	Glyasperins C	24.44	$C_{21}H_{24}O_5$	357.1692	357.1697	-1.4	[M+H]⁺		GC	(Liu et al., 2019)
				355.1564	355.1551	3.7	[M-H]⁻	301.1068,221.1170		
49	E-Ligustilide*·*	24.98	$C_{12}H_{14}O_2$	191.1065	191.1067	-1.0	[M+H]⁺	173.0961,145.1011,131.0487	CX, DG	(Liu et al., 2019)
50	Kaempferide*·*	25.51	$C_{16}H_{12}O_6$	299.0564	299.0561	1.0	[M-H]⁻		WLZ, HH	
51	Isoimperatorin*·*	26.28	$C_{16}H_{14}O_4$	271.0963	271.0965	-0.4	[M+H]⁺		QH, DG	(Ma et al., 2020; Su et al., 2019)
				269.0821	269.0819	0.7	[M-H]⁻			
52	Licoricesaponin A3	26.68	$C_{48}H_{72}O_{21}$	985.4633	985.4639	-0.6	[M+H]⁺	809.4302,647.3790,615.3886,471.3463,453.3358	GC	(Liu et al., 2019; Xiang et al., 2016)
				983.4508	983.4493	1.5	[M-H]⁻	821.3975,351.0572		
53	Licorice saponin E2	26.68	$C_{42}H_{60}O_{16}$	819.3820	819.3809	1.3	[M-H]⁻	351.05730	GC	(Xiang et al., 2016)
54	Licoisoflavone B	26.78	$C_{20}H_{16}O_6$	351.0877	351.0874	0.9	[M-H]⁻	199.0762, 151.0031	GC	(Liu et al., 2019)
55	Levistolide A*	27.31	$C_{24}H_{28}O_4$	381.2056	381.2060	-1.0	[M+H]⁺	191.1065,173.0960	CX, DG	(Zhang et al., 2019; Zhu et al., 2014)
56	Z-Ligustilide*	27.38	$C_{12}H_{14}O_2$	191.1065	191.1067	-1.0	[M+H]⁺	173.0939,117.0700	CX, DG	(Zhang et al., 2019)
57	Licoricesaponin G2	27.69	$C_{42}H_{62}O_{17}$	839.4053	839.4060	-0.8	[M+H]⁺		GC	(Liu et al., 2019; Ma et al., 2016)
				837.3922	837.3914	1.0	[M-H]⁻	351.0570,193.0349		
58	Ginsenoside Ro	28.04	$C_{48}H_{76}O_{19}$	955.4921	955.4908	1.4	[M-H]⁻	731.4369,569.3870,455.3575	NX	(Li et al., 2010)
59	Zingibroside R1	29.06	$C_{42}H_{66}O_{14}$	793.4390	793.4380	1.3	[M-H]⁻	631.3861,613.3746,587.3928,569.3853,455.3543	NX	(Li et al., 2010)

Annotation: QJ: *Gentiana straminea* Maxim. (Qinjiao), CX: *Ligusticum chuanxiong* Hort. (Chuanxiong), TR: *Prunus davidiana* (Carr.) Franch. (Taoren), HH: *Carthamus tinctorius* L. (Honghua), GC: *Glycyrrhiza uralensis* Fisch. (Gancao), QH: *Notopterygium incisum* Ting ex H. T. Chang (Qianghuo), MY: *Commiphora molmol* Engl. (Moyao), DG: *Angelica sinensis* (Oliv.) Diels (Danggui), WLZ: *Trogopterus xanthipes* Milne-Edwards (Wulingzhi), XF: *Cyperus rotundus* L. (Xiangfu), NX: *Achyranthes bidentata* Blume (Niuxi), DL: *Pheretima aspergillum* (E. Perrier) (Dilong)

*Identified by comparing with the standards

图 2-1 液质联用技术分析 STZYD 中的化学成分

A

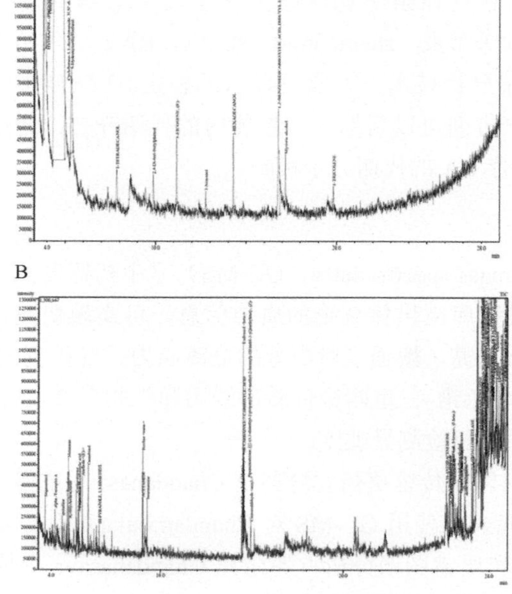

MOL ID	Molecule name	Molecular formula	CAS No.	MW (g/mol)	OB%	BBB	DL	HL	Structural formula
MOL000449	Stigmasterol	$C_{29}H_{48}O$	83-48-7	412.77	43.83	1.00	0.76	5.57	
MOL003064	Quinoline	C_9H_7N	91-22-5	129.17	35.25	1.71	0.03	11.89	
MOL004067	Nootkatone	$C_{15}H_{22}O$	4674-50-4	218.37	33.04	1.51	0.10	4.39	
MOL001431	Melatonin	$C_{13}H_{16}N_2O_2$	73-31-4	232.31	52.96	0.49	0.11	-1.27	
MOL003353	9(10H)-Anthracenone, 1,3,8-trihydroxy-6-methyl-	$C_{15}H_{12}O_4$	491-60-1	256.27	24.72	0.24	0.21	N/A	
MOL009594	Isonipecotic acid, 1-methyl-4-phenyl-, ethyl ester	$C_{15}H_{21}NO_2$	57-42-1	247.37	77.48	1.36	0.10	3.78	
MOL008475	Formosanan-16-carboxylic acid, 19-methyl-2-oxo-, (19alpha)-	$C_{20}H_{22}N_2O_4$	10126-00-8	354.44	31.70	-0.17	0.70	10.40	
MOL000475	Anethole <(E)->	$C_{10}H_{12}O$	104-46-1	148.22	32.49	1.81	0.03	1.68	
MOL005028	Cannabinol	$C_{21}H_{26}O_2$	521-35-7	310.47	22.04	1.05	0.32	N/A	
MOL010749	1H-Pyrazole, 1,3-dimethyl-	$C_5H_8N_2$	694-48-4	96.15	50.33	1.77	0.01	4.17	
MOL008670	Fluoroacetamide	C_2H_4FNO	640-19-7	77.07	49.07	0.27	0.00	12.04	
MOL007580	Picoline <meta->	C_6H_7N	108-99-6	93.14	73.75	1.88	0.01	11.95	
MOL007197	Benzenamine, N-phenyl-	$C_{12}H_{11}N$	122-39-4	169.24	31.13	1.87	0.05	7.72	
MOL006767	2,6-Pyridinedicarboxylic acid, 4-(((4-amino-1-carboxy-4-oxobutyl)imino)ethylidene)-1,2,3,4-tetrahydro-	$C_{14}H_{17}N_3O_7$	904-62-1	339.34	56.14	-2.19	0.26	37.55	
MOL000032	Eudesmol <beta->	$C_{15}H_{26}O$	473-15-4	222.41	26.09	1.38	0.10	N/A	
MOL000991	Cinnamaldehyde	C_9H_8O	104-55-2	132.17	31.99	1.48	0.02	4.73	
MOL006469	9,10-Anthracenedione	$C_{14}H_8O_2$	84-65-1	208.22	56.10	0.29	0.14	33.53	
MOL001580	Piperonyl aldehyde	$C_8H_6O_3$	120-57-0	150.14	32.74	0.64	0.04	3.73	
MOL003050	Pelargonic acid	$C_9H_{18}O_2$	112-05-0	158.27	40.51	1.08	0.02	4.15	

图 2-2 印度草药发酵药物 Chandanasava 的 GC-MS 分析结果

等）获取药物和靶点的信息。分析和评估 Chandanasava 中化合物与慢性肾病/心血管疾病相关靶点的互作关系。使用网络分析工具对网络进行可视化分析，以帮助识别关键的化合物和靶点，通过富集分析以确定 Chandanasava 中潜在的生物学过程和途径。最后，分子对接结果表明，胡椒碱和褪黑素是 Chandanasava 中治疗慢性肾病和心血管疾病的关键有效抑制剂/调节因子。

伴随着计算机等信息技术的不断发展以及仪器分析性能的不断提高，不同厂家也在竞相建立并不断优化完善成分数据库。近年来，基于高分辨液质联用数据结合数据谱库实现中药成分解析的技术已经广泛应用于中药的研究过程中。如 Waters 公司推出的 Masslynx、UNIFI 科学信息系统、SCIEX 公司的中药质谱数据库、赛默飞中药成分高分辨质谱数据库 OTCML、安捷伦 Masshunter 中药成分快速匹配以及 NIST 不断更新的质谱化学指纹数据库等。基于碎片树策略设计的代表性化合物鉴定软件 SIRIUS，目前已更新至 4.0 版本（SIRIUS 4），其能够广泛地对药物、天然产物、代谢物等小分子化合物进行结构预测。全球自然产品社交分子网络（GNPS）平台基于二级碎片相似度建立分子网络，挖掘未知成分，自 2014 年建立以来，颇受关注。本书后续选取 Waters 公司的 Masslynx 软件结合 NIST 公司发布的质谱数据库（NIST/EPA/NIH Mass Spectral Library）进行使用介绍。

2.1.2 中药成分检索工具

（1）NIST MS Search 软件

NIST（National Institute of Standards and Technology）是美国的一个科研机构，致力于提供标准、测量和技术支持。NIST 建立了一个广泛使用的质谱库即 NIST 质谱库（NIST Mass Spectral Library），用于识别和鉴定化学物质。该质谱库是一个包含了大量有机和无机化合物的质谱数据库。这些数据是通过质谱分析仪器获取的，并由 NIST 专家进行鉴定和整理。库中的每个化合物都有一个唯一的质谱图谱，其中包含其质子化分子离子峰（$[M+H]^+$）以及断裂离子的峰。质谱图谱可以用于比对样品的质谱数据，从而确定化合物的身份。NIST 质谱库应用广泛，包括毒理学、药物研发、环境监测、食品安全等领域。科学家和研究人员可以通过比对自己的样品质谱数据与 NIST 质谱库中的数据，快速准确地鉴定化合物。这对于研究分析未知物质的组成以及化合物的结构非常有帮助。NIST 质谱库不断更新和完善，以适应新的质谱技术和化合物的发现。用户可以通过订阅或购买方式获取更新的质谱库，以保持与最新的科学进展同步。总而言之，NIST 质谱库是一个权威、可靠的数据库，为科学家和研究人员提供了一个有效的工具，用于鉴定和分析化合物，如图 2-3 所示。

（2）GNPS：全球天然产物社会分子网络数据库

全球天然产物社会分子网络（GNPS）数据库是一个面向全球的开放式社交分子网络数据库，旨在整合和分享自然产物的质谱数据。该数据库由美国加州大学圣地亚哥分校与众多国际合作伙伴共同维护和开发。GNPS 的目标是促进自然产物的发现和分析，为研究人员提供一个共享数据、合作研究的平台。该数据库接收来自全球各地的质谱数据，包括质谱图、化合物注释和其他相关信息。使用 GNPS，研究人员可以进行以下操作：①数据上传：将自己的质谱数据上传到数据库中，便于与其他研究人员共享数据；②数据共享：浏览和搜索其他研究人员上传的质谱数据，寻找可能的化合物以及相关信息；③分子网络：GNPS 利用数据中的多样性和相似性信息，将类似结构的化合物连接在一起形成分子网络，帮助研究人员发现新的天然产物；④化合物注释：GNPS

使用开放式化合物数据库和其他工具对质谱数据进行注释和标识，帮助研究人员确定化合物的身份；⑤数据分析：GNPS 提供数据分析工具和算法，帮助研究人员对质谱数据进行分析、可视化和解释，如图 2-4 所示。

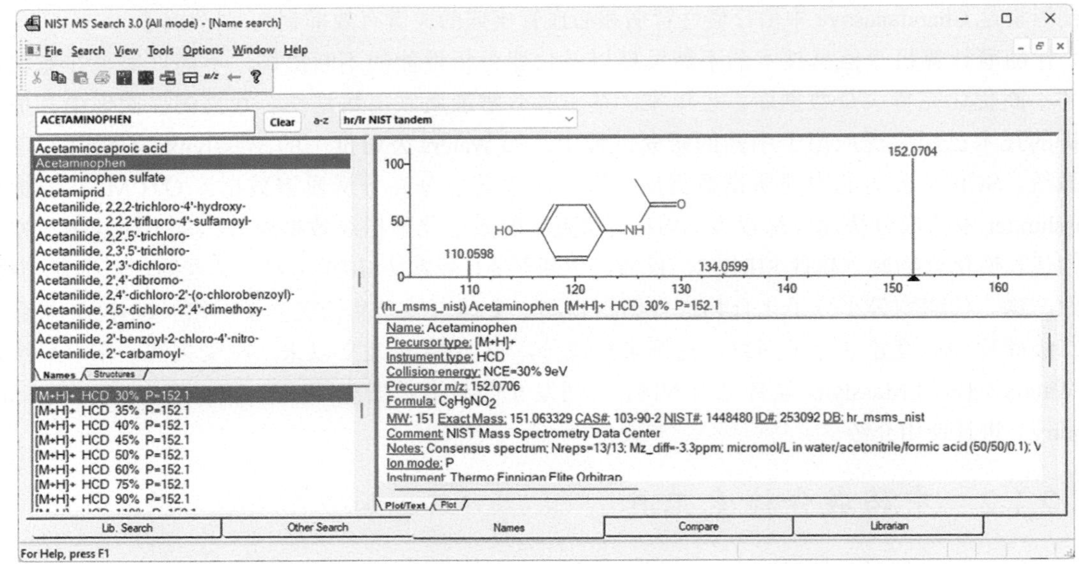

图 2-3 NIST 搜索页面

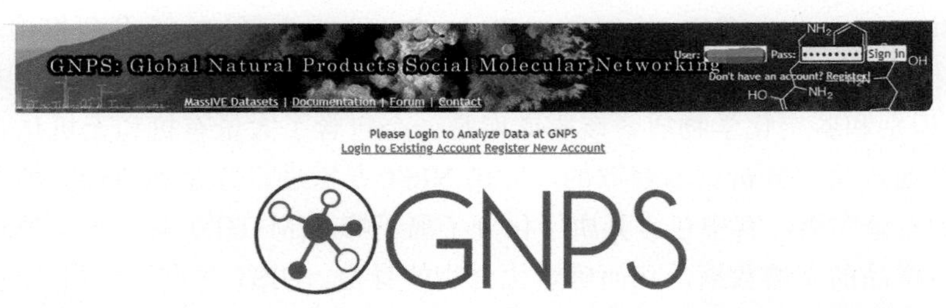

图 2-4 GNPS 数据库网站首页

总的来说，GNPS 是一个有助于天然产物研究和发现的开放式数据库，它通过整合和共享质谱数据，促进了全球研究人员之间的合作和知识交流。

（3）TCMSP：中药系统药理学数据库与分析平台

中药系统药理学数据库与分析平台（Traditional Chinese Medicine Systems Pharmacology Database and Analysis Platform，TCMSP）是由西北农林科技大学王永华教授课题组研发的一个独特的中草药系统药理平台，能够捕获药物、靶标以及疾病之间的关系，是目前国内较完善的中药成分靶点数据库，其数据源于医学文献以及中国科技出版物，为系统地研究中药的作用机理提供了一个新平台。该数据库包括化学物质、靶标、药物-靶标网络以及相关的药物-靶标-疾病网络，同时针对每个化合物提供了其吸收（absorption）、分布（distribution）、代谢（metabolism）、排泄（excretion）评价数据，如口服生物利用度（oral bioavailability，OB）、类药性（drug-Likeness，DL）、血脑屏障（blood-Brain-Barrier，BBB）、Caco-2 细胞渗透性（Caco-2）等天然化合物的药代动力学特性，用于药物的筛选与评估。该数据库包含《中华人民共和国药典》注册的 499 味中药，

29384 种化合物成分，3311 个靶标和 837 种相关疾病。其搜索界面如图 2-5 所示。

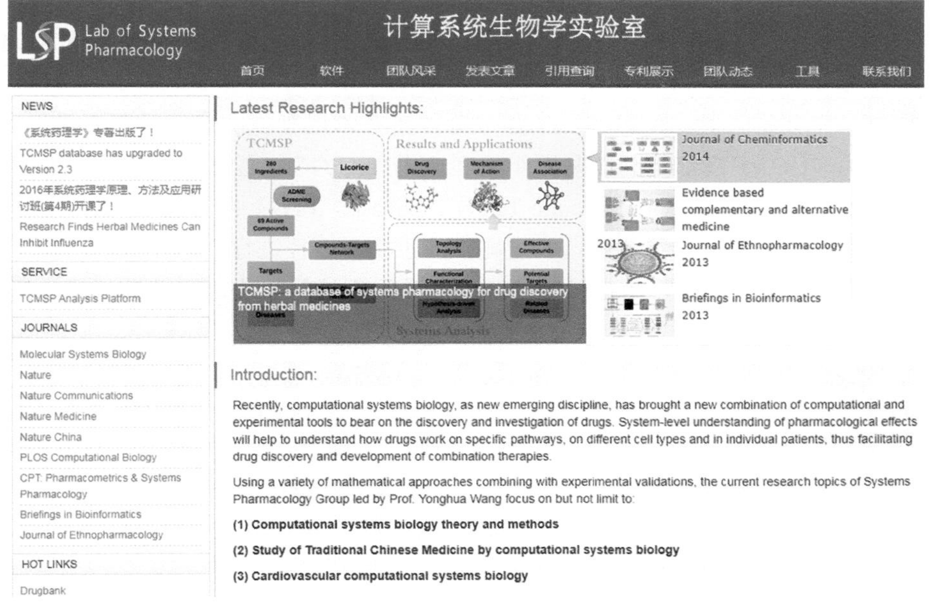

图 2-5　TCMSP 搜索界面

（4）TCMID：中医药综合数据库

中医药综合数据库（Traditional Chinese Medicine Integrated Database，TCMID）是一个致力于整合和提供传统中药相关信息的数据库，该数据库由华东师范大学石铁流教授团队和浙江中医药大学温成平教授团队共同建立。该数据库整合了来自多个可靠来源的数据，包括中药文献、药理学研究、临床试验和传统中医知识等。这些数据通过详细的筛选和验证程序保证其准确性和可靠性。TCMID 涵盖了大量传统中药的信息，包括中药材的名称、来源、性味、功效、用途、配伍规律等。此外，它还提供了中药化学成分的结构信息、药理作用、毒副作用等相关数据。TCMID 提供了一系列强大的功能和工具，以帮助用户进行中药相关研究和应用。这些功能包括中药化学成分检索、中药相似性比较、中药与疾病关联分析、中药药理作用预测等。同时，作为一个综合性数据库，TCMID 还提供了数据可视化的功能，通过图形界面展示中药关系网络、中药分子结构等，使用户可以更直观地理解中药之间的关联和作用方式。

TCMID 为中药研究人员、医生和学者提供了丰富的中药相关信息和实用工具，有助于推动传统中药的研究和应用。该数据库目前包含了 10846 味中药、43413 种中药成分、4633 种疾病以及 99582 种医药处方信息。其搜索界面如图 2-6 所示。

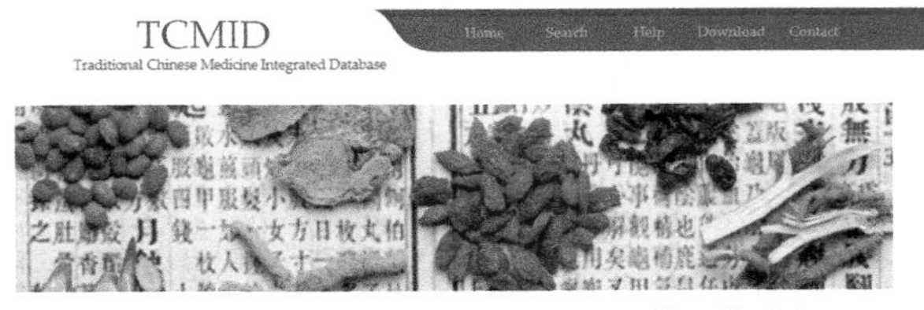

Introduction

Traditional Chinese Medicine Integrated Database (TCMID) is a comprehensive database to provide information and bridge the gap between Traditional Chinese Medicine and modern life sciences. We have collected information on all respects of TCM including formulae, herbs and herbal ingredients. We have also collected information for drugs, diseases which are deeply studied by modern pharmacology and biomedical sciences. We bridge the two separate sets of knowledge with drug targets or disease genes/proteins.

It is well known that Traditional Chinese Medicine and conventional medicine are based on different philosophies. but they both can treat human diseases. Their common aspect is that they all treat diseases by chemical molecules which interact with dysfunctional proteins related to the diseases. Bridging the two sets of knowledge will not only promote the modernization of Traditional Chinese Medicine, but also help researchers in conventional medicine fields to uncover potential new drugs and the mechanisms of drug interactions.

Data Statistics

	NO. of original data	No. of present data
Prescriptions	46,929	99,582
Herbs	8,159	10,846
Total ingredients	43,413	43,413
TCM disease	0	2,679
TCM disease syndrome	0	1,010
TCM disease symptom	0	3,488
Drugs	8,182	8,182
Diseases	4,633	4,633
Prescription ingredients	1,045	1,045
Herbal mass spectra	778	778
Mass spectrometry of ingredients	3,895	3,895

图 2-6　TCMID 搜索界面

（5）BATMAN-TCM：中药分子机制在线生物信息学分析工具

中药分子机制在线生物信息学分析工具（Bioinformatics Analysis Tool for Molecular Mechanism of Traditional Chinese Medicine，BATMAN-TCM）是第一个为了研究中药分子机制而设计的一个在线生物信息学分析工具，可以预测中药成分的潜在作用靶标，然后对靶标进行功能分析，包括基因本体论（GO）、京都基因与基因组百科全书（KEGG）通路、在线孟德尔遗传数据库（OMIM）与治疗靶点数据库（Therapeutic Target Database，TTD）疾病富集分析。同时也对中药成分-靶点-通路/疾病相关网络和中药关键靶点的生物学途径进行展示。这些功能旨在促进中药“多成分、多靶点、多通路”治疗机制的理解，并为后续的实验验证提供证据。其搜索界面如图 2-7 所示。

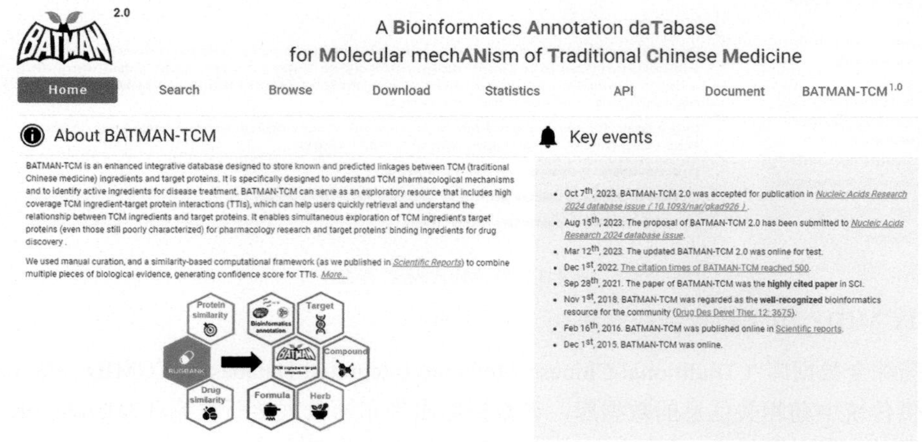

图 2-7　BATMAN-TCM 搜索界面

（6）TCM Database@Taiwan：台湾中医药资料库

台湾中医药资料库（TCM Database@Taiwan）是目前较为全面的非商业中医药数据库。目前，该数据库包含 352 种不同草药、动物产品和矿物质的成分。这个数据库的一些主要特性包括：该数据库包含 352 种中药成分中的 37170 种（32364 种非重复成分）中药化合物。用户可根据化学名称、中药名称、分子性质、分子结构等不同条件进行检索。数据库中的分子以 cdx（2D 结构）和 mol2（3D 结构）文件格式可供下载，可以用于对接程序。不同于其他传统医药网站或数据库，台湾中医药资料库提供了各种中药成分的全面结构信息。此外，在参考文献部分还可以找到每种成分的原始研究文章。用户可下载整个数据库、中药子集或所需中药成分。台湾中医药资料库是基于一个开放的中医药网络愿景而创建的，研究人员可以免费分享他们的数据。因此，用户可以自由上传他们自己的分子和相关的参考著作。通过这种方式，台湾中医药资料库可以继续发展，并使数据库信息保持最新。其搜索界面如图 2-8 所示。

（7）TCM-Mesh：中药制剂网络药理学分析平台

中药制剂网络药理学分析平台（TCM-Mesh）平台被设计为数据库和数据挖掘系统的集成，用于中药制剂的网络药理学分析。TCM-Mesh 系统实现了全面、一站式的网络药理学分析。因此，它可以很好地用于网络药理学分析，特别是用于中药制剂。TCM-Mesh 记录了 6235 种草药，383840 种化合物，14298 个基因，6204 种疾病，144723 个基因-疾病关联，3440231 对基因互作，

163221 个副作用记录和 71 个毒性记录。通过 TCM-Mesh 门户网站提供的在线界面，用户可以从多个角度进行查询，促进 TCM 的信息挖掘，并下载这些信息以在本地进行进一步分析。数据库处理流程如图 2-9 所示。

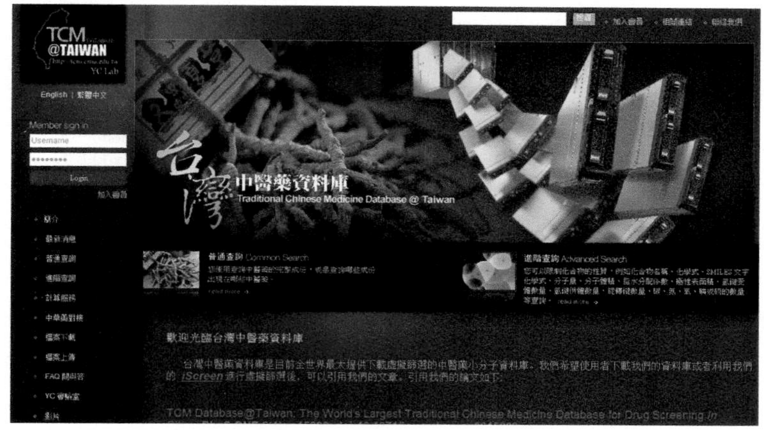

图 2-8 台湾中医药资料库搜索界面

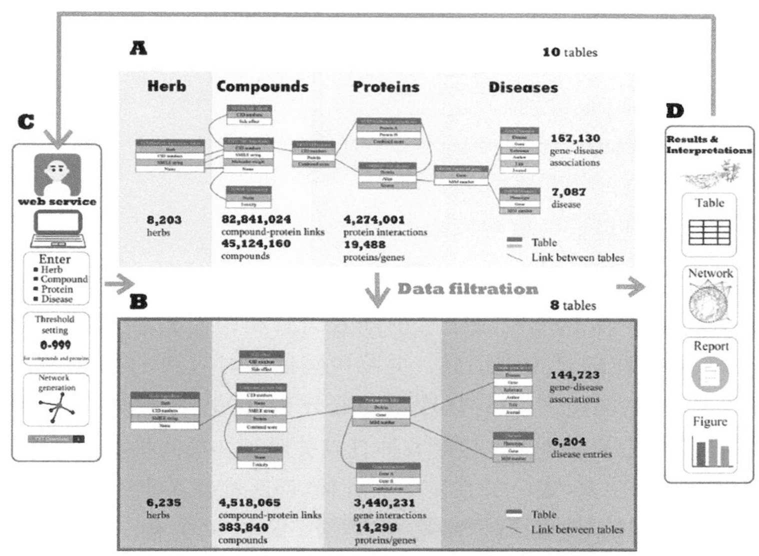

图 2-9 TCM-Mesh 数据库处理流程

（8）TCMGeneDIT：中医和现代生物医学研究一站式平台

TCMGeneDIT 数据库提供大量生物医学文献中有关中药、基因、疾病、功效和成分的关联，以及中药功效和功效之间的关系。关于蛋白质-蛋白质相互作用和生物途径的信息也可从公共数据库获得。TCMGeneDIT 提供了基于搭配分析从大量文献中挖掘和提取的中药关联信息，将中药与生物医学研究和现代生命科学，特别是基因组学和蛋白质组学结合起来。通过中药成分和信息整合可以推断出中药与基因和/或疾病之间的传递关系。此外，整合蛋白质-蛋白质相互作用和生物通路有助于揭示中药潜在的治疗机制。TCMGeneDIT 中集成的基因组学、蛋白质组学和文本挖掘数据，以及用户友好的网络界面，使其成为中医和现代生物医学研究人员的一站式网站。因此，该数据库将有助于临床研究，并为中医药和基因调控相关治疗机制的研究人员提供更好的理解。其工作流程如图 2-10 所示。

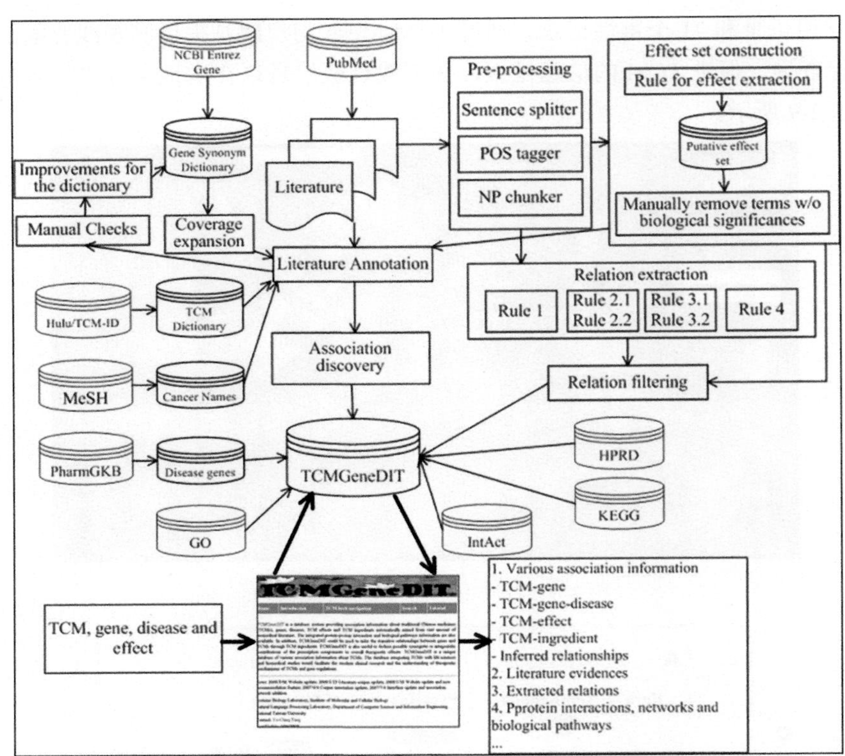

图 2-10　TCMGeneDIT 数据库工作流程

（9）SymMap：中医药证候关联数据库

SymMap 是一个中医药证候关联数据库，该数据库于 2019 年 1 月发表于核酸研究杂志（NucleicAcids Research）。该数据库收录了《中华人民共和国药典》（简称《中国药典》）包含的 698 种中药以及对应的 2518 个中医证候，并将中医证候对应到 1148 个西医症状，同时收录了 14086 个与这些证候关联的疾病、25975 个中药成分和 20965 个药物靶点。同时，SymMap 还提供了六种类型数据之间的关联关系，包括 6 种直接关联和 9 种间接关联关系及其数量，例如，中药-中医证候关联关系、中药-成分关系、中医证候-西医症状关联关系、成分-靶标关系、靶标-疾病关系、西医症状-疾病关系等等。SymMap 通过这种方式将中国传统医学与现代医学从表型到分子层面加以关联。

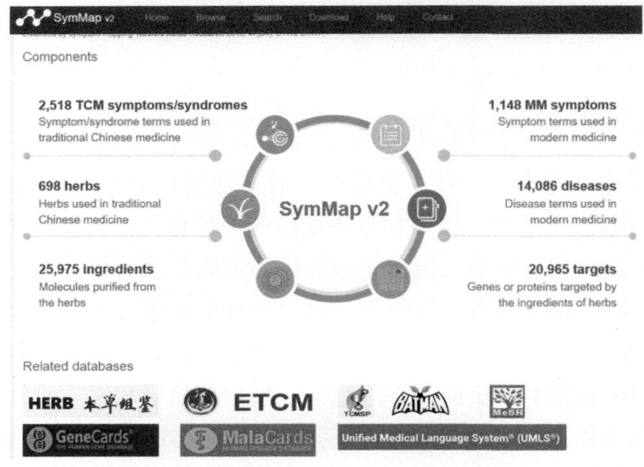

图 2-11　SymMap 网页界面

在过去的十年里，已经发布了几个专注于中医知识不同方面的数据库，然而关于证候和表型的信息从未被策划、标准化，也从未与中药和疾病及其潜在的分子机制联系起来。SymMap 填补了这一空白，并提供了证候-机制映射，可以进一步分析多种疾病的共同证候和靶点，以加速药物重新定位研究，其搜索界面如图 2-11 所示。

（10）ETCM：中医百科全书

中医百科全书（the Encyclopedia of Traditional Chinese Medicine，ETCM）是 2019 年上线的一个中药综合资源数据库。ETCM 收集了 402 味中药、3959 首中药复方、7284 种中药化学成分、2266 个药物靶标以及 4323 种相关疾病的信息。其中中药包含产地、药味、药性、归经、适应证、所含成分、质量控制标准等信息；复方包含名称、剂型、组成、适用证、所含成分等信息；化学成分包含化合物的分子式、分子量、多种理化指标、ADME 参数、类药性等级等信息。

2022 年，中国中医科学院中药研究所许海玉研究员等合作构建了更新版 ETCM 数据库——ETCM v2.0。该数据库对 48442 首古代方剂和 9872 种中成药中所涉及到的方剂名称、药材组成、主治疾病、证候、症状等中医术语进行了结构化、规范化工作，同时提供相似性中药方剂/中成药/中药材/化学成分列表、中药材图片、产地信息、指标性成分限度等特色数据资源。相较于现有同类型数据库，ETCM v2.0 在数据总量、数据质量、数据类型、可视化方式等方面均具有明显优势。ETCM v2.0 是一个权威算法集成、智能网络关联的分析平台：创建了中药成分靶点预测方法（D3CARP）、处方药物相似性评价方法（FDSE）、多维智能化关联网络可视化等方法，提供“方剂→中草药→成分→靶标基因→功能/通路→疾病”多维智能化关联分析及图形化呈现，全面解析中药复杂系统与机体分子网络之间的相互作用关系，其搜索界面如图 2-12 所示。

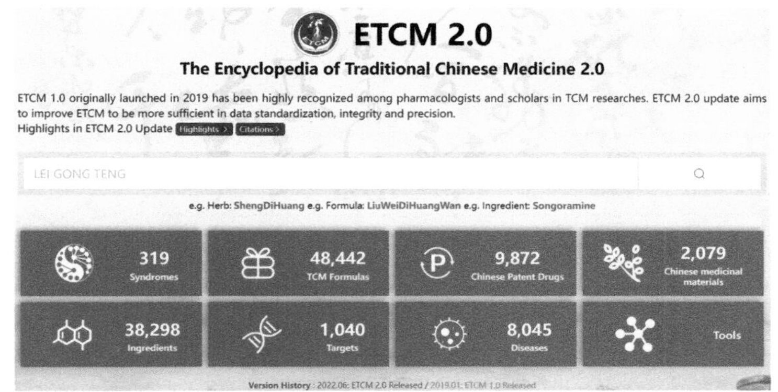

图 2-12　ETCM 2.0 网页界面

（11）NPASS：天然产物活性和物种来源数据库

天然产物活性和物种来源数据库（NATURAL PRODUCT ACTIVITY & SPECIES SOURCE DATABASE，NPASS）提供了天然产物的物种来源和生物活性方面的详细信息。该数据库收录了从 32287 种来源生物中分离出的 96481 种独特的天然产物，以及 7753 个靶标的 958866 种活性记录。NPASS 数据库可通过物质特征（天然产物名称、分子量范围、氢键供体数量、可旋转键的数量）、分子结构、天然产物的来源生物、靶点等进行检索，其搜索界面如图 2-13 所示。

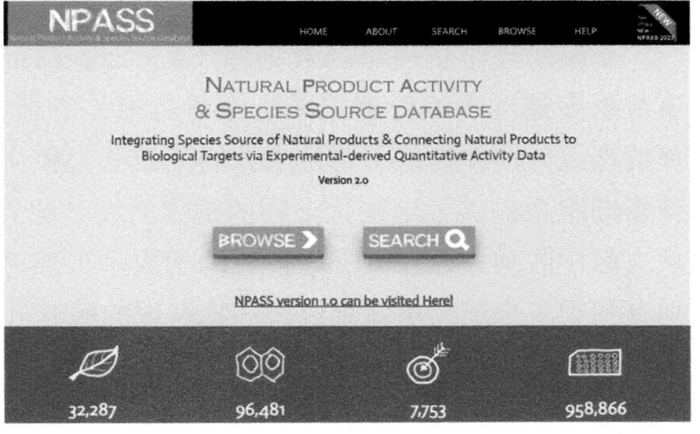

图 2-13　NPASS 网页界面

（12）NPACT：天然存在植物抗癌化合物活性目标数据库

天然存在植物抗癌化合物活性目标数据库（Naturally occuring Plant based Anticancerous Compound-Activity-Target DataBase，NPACT）是一个具有抗癌活性的植物衍生天然化合物的数据库。它收集了与实验验证的具有抗癌活性（体内外）的植物衍生天然化合物相关的信息，包含 1574 个条目，每条记录都提供了化合物的结构、性质、癌症类型、细胞系、抑制值（IC_{50}、ED_{50}、EC_{50}、GI_{50}）、分子靶标、商业供应商和药物相似性等信息。NPACT 专注于仅在植物中发现的抗癌天然化合物。NPACT 在提供这些天然化合物对不同癌症细胞系及其分子靶点的生物活性方面是独一无二的。它包括从 PubMed 提取的数据，目前提供了 353 个癌症细胞系的详细信息，这些细胞系对应于 5214 个化合物-细胞系相互作用。它还提供了在癌症细胞系中被这些天然化合物抑制的蛋白质靶点的信息。NPACT 网站可以使用各种选项轻松浏览或查询，并提供了在线相似性工具。此外，为了便于检索现有数据，每个记录都被超链接到类似的数据库，如 SuperNatural、Herbal Ingredients' Targets、比较毒理基因组学数据库、PubChem 和 NCI-60 GI_{50} 数据库，其搜索界面如图 2-14 所示。

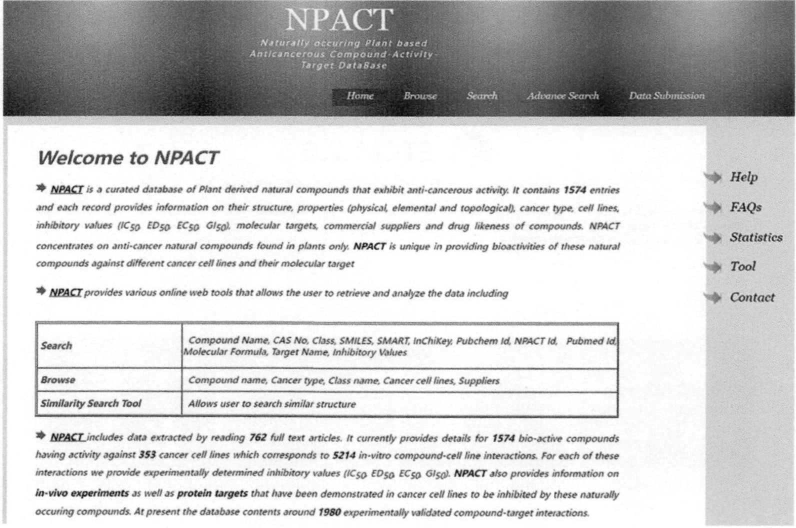

图 2-14　NPACT 网页界面

（13）CancerHSP：系统药理学抗癌草药数据库

系统药理学抗癌草药数据库（Anticancer Herbs database of Systems Pharmacology，CancerHSP），该数据库通过手动管理记录抗癌草药相关信息。目前，CancerHSP 含有 2439 种抗癌草药和 3575 种抗癌成分，并提供了每种成分的分子结构和 9 个关键的 ADME 参数。同时，根据 492 种不同的肿瘤细胞系提供了这些化合物的抗癌活性。此外，化合物的蛋白质靶标是通过先进的计算预测或从文献中收集。CancerHSP 将有助于揭示天然产物抗肿瘤的分子机制，加速抗癌药物的开发，特别有利于未来药物重新定位和药物发现的研究，其搜索界面如图 2-15 所示。

（14）INPUT：专门为中医药设计的智能网络药理学平台

INPUT（Intelligent Network Pharmacology Platform Unique for Traditional Chinese Medicine）是一个专门为中医药设计的智能网络药理学平台。它由成都中医药大学和天津大学的研究团队开发，旨在通过整合和重组多种资源的数据，自动执行网络药理学分析。INPUT 数据库在网络药理学研

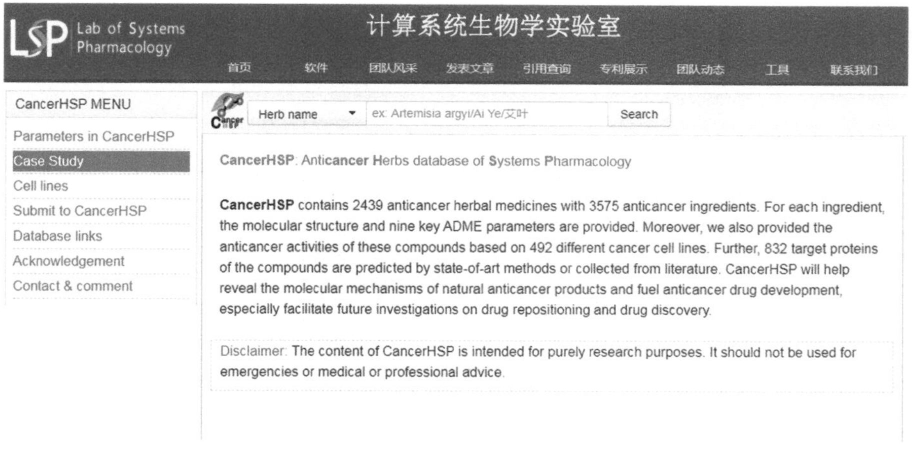

图 2-15　CancerHSP 网页界面

究中起到了重要的作用，主要体现在以下几个方面：① INPUT 数据库整合了大量的中医药相关数据，包括草药、成分、靶点和疾病信息，并以标准化格式进行组织。这使得研究人员能够方便地获取和利用这些数据，进行网络药理学分析。② INPUT 平台能够自动执行网络药理学分析，生成“中药-成分-靶点-疾病”网络图，并进行 KEGG 和 GO 富集分析。这种自动化分析大大提高了研究效率，减少了手动操作的复杂性。③ INPUT 提供了富集分析模块，支持基因信息的输入或上传，利用 R 语言进行 KEGG 和 GO 代谢通路富集分析，并进行 PPI（蛋白质-蛋白质相互作用）网络分析。这些分析有助于揭示中药成分的分子作用机制。④研究人员可以通过 INPUT 平台查询中草药、成分、靶点和疾病的信息，并浏览所有的疾病、基因、中草药和化学成分信息。这种便捷的查询和浏览功能使得数据的获取和分析更加高效。⑤ INPUT 还提供成药性预测功能，通过输入 SMILES 或 Canonical SMILES 文件，预测化合物的成药性。这对于新药开发具有重要意义，其网页界面如图 2-16 所示。

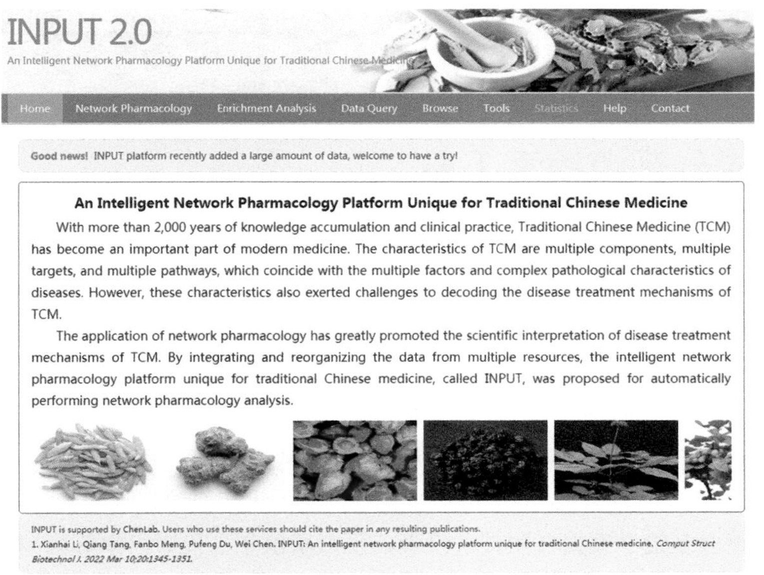

图 2-16　INPUT 网页界面

（15）TCMBank：系统性、高质量的中医药信息数据库

TCMBank是一个综合性、系统性、高质量的中医药信息数据库，旨在为现代药物发现提供强有力的支持，它由中山大学智能工程学院陈语谦教授研究团队研究开发。TCMBank在网络药理学中起到了重要的作用，主要体现在：① TCMBank整合了大量的中医药相关数据，包括草药、成分、靶点和疾病信息，并以标准化格式进行组织。这使得研究人员能够方便地获取和利用这些数据，进行网络药理学分析。② TCMBank的智能文档识别模块能够定期下载最新文献，并智能检索其中的中医药信息。这确保了数据库中的信息是最新的，并且经过人工验证，保证了数据的可靠性。③提供了中药、成分、靶点和疾病之间的关系网络，研究人员可以通过这些网络图了解成分的分子作用机制，并确定新的潜在有效治疗方法。例如，通过分析“中药-成分-靶点-疾病”网络，可以发现某些成分对特定疾病的潜在治疗作用。④利用深度学习和人工智能技术进行中西药物互斥反应预测，并提供基于因果学习的中西药物相互作用网络。这些技术的应用大大提高了药物发现的效率和准确性。⑤ TCMBank为新药分子的开发、活性成分和靶标作用机制的研究提供了强有力的支持。研究人员可以利用TCMBank的数据进行虚拟筛选、分子对接、分子动力学模拟等，从而加速药物发现过程。通过这些功能，TCMBank在中药网络药理学中起到了桥梁作用，连接了传统中医药与现代药物发现，为研究人员提供了一个强大的工具平台，其网页界面如图2-17所示。

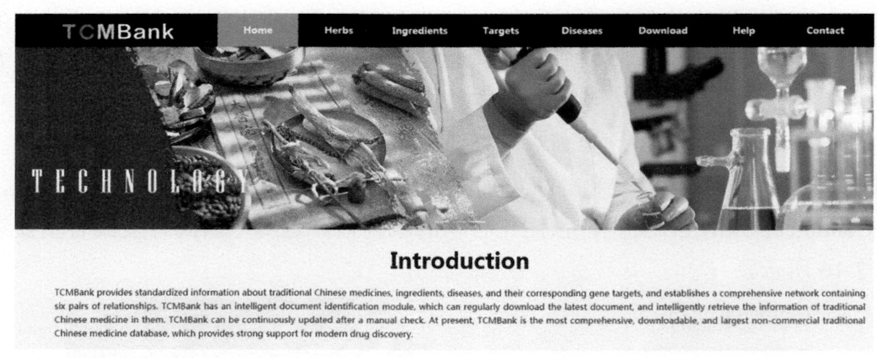

图2-17 TCMBank网页界面

2.2 中药成分靶点检索工具

中药成分复杂，所关联的作用靶点众多。获取中药作用靶点的方式主要包括：①生物活性筛选法：通过对中药提取物或活性成分进行生物活性筛选，例如抗肿瘤、抗炎、抗氧化等活性评估，通过比对活性与已知药物的作用靶点数据库，推测中药的作用靶点。②分子识别技术：利用分子识别技术，如表面等离子共振技术、荧光共振能量转移、分子靶点“钩钓”技术等，筛选中药与靶点之间的相互作用。这种方法可以直接检测中药与靶点的结合情况，从而确定作用靶点。③基于计算的方法：通过计算化学和生物信息学方法，预测中药与潜在作用靶点之间的相互作用。这种方法基于靶点结构、配体结构和分子对接等理论，可以大规模筛选潜在的作用靶点。④系统生物学方法：通过整合多组学数据（如转录组学、蛋白质组学、代谢组学等），利用网络分析等方法，揭示中药与靶点之间的相互作用网络，这种方法可以从全局角度分析中药的多靶点作用机制。基于本书所述内容，选择基于计算的方法对药物靶点获取所需工具作列举。

2.2.1　SwissTargetPrediction：生物活性小分子靶点检索网站

SwissTargetPrediction 是根据已知配体的二维和三维相似值来推断生物活性小分子靶点的网站。具体种属包括人类、家鼠、大鼠、黄牛和马。SwissTargetPrediction 为每个预测靶标提供一个分数，以评估预测正确的可能性。它还通过不同物种之间的同源性映射进行预测，并提供正确可能性得分。该网站界面简洁，可通过已知 SMILES 或网站绘制结构图进行检索，如图 2-18 所示。

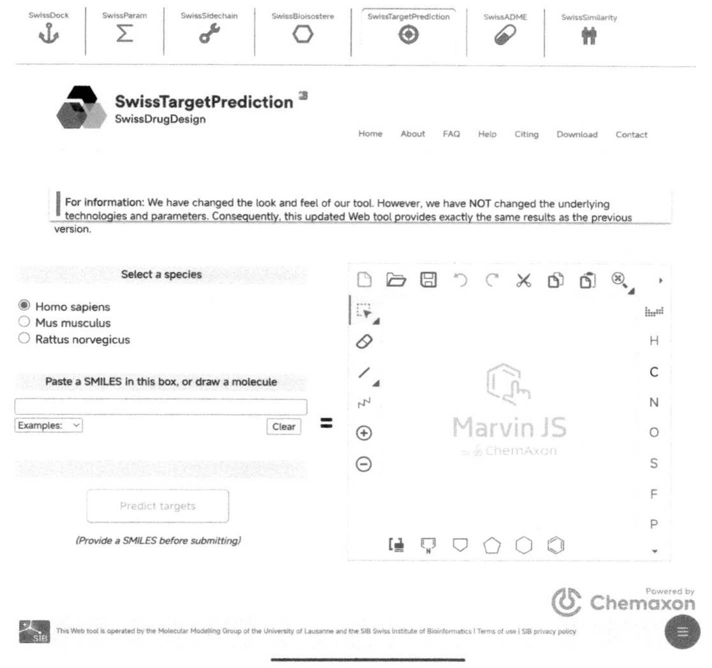

图 2-18　SwissTargetPrediction 网页界面

2.2.2　PharmMapper：药效团模型分子垂钓数据库

PharmMapper 是由华东理工大学开发与维护的药效团匹配与潜在识别靶点平台，它通过将所查询化合物的药效团与内部药效团模型数据库匹配来执行预测。PharmMapper 拥有一个庞大的内部药效团数据库，该数据库从 TargetBank、DrugBank、BindingDB 和 PDTD中提取了所有靶标的药效团数据。PharmMapper 存储了超过 7000 个基于受体的药效团模型（涵盖 1627 个药物靶点信息，其中 459 个是人类蛋白质靶点），并可以对其进行检索和访问，如图 2-19 所示。

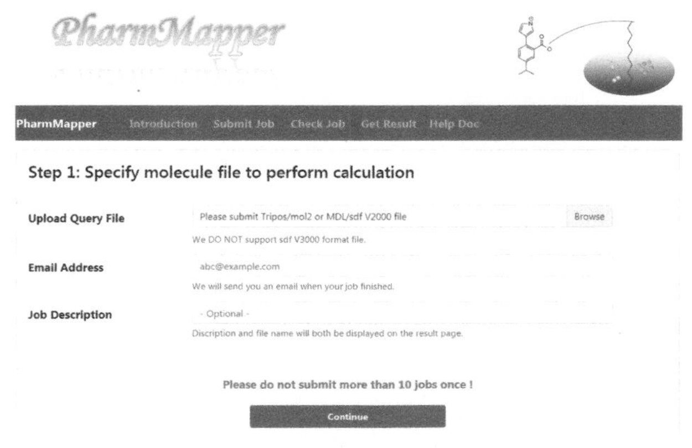

图 2-19　PharmMapper 网页界面

2.2.3 ChemMapper：靶点预测及化学关系研究平台

ChemMapper 是由华东理工大学药学院李洪林课题组开发的多功能免费 Web 计算平台，通过三维分子相似性搜索方法 SHAFTS 进行靶点预测以及化学关系的发现。该平台搜集了 350000 多种具有生物活性的化学结构及相关的靶点注释（以及超过 3000000 种未注释的化合物用于虚拟筛选。用户只需提供一个化学结构作为查询，ChemMapper 就会提供与之在 3D 结构上最相似的化合物及其相关的药理学注释。该平台在化学基因组学、药物重定位、多向药理学、新型活性化合物的鉴定以及骨架跃迁等研究方面具有广阔应用，如图 2-20 所示。

图 2-20 ChemMapper 网页界面

2.2.4 HIT 2.0：草药成分靶标平台

HIT 2.0（Herbal Ingredients' Targets Platform）是由复旦大学曹志伟教授课题组开发的草药成分和靶标数据库。该数据库的信息全部来自 PubMed（2000～2020 年）收录文献，包含 1250 种草药、1237 种成分、2208 个生物靶点，10031 个成分-靶点活性对，1231 个疗效靶点，56 个 MicroRNA 靶点。靶点包括那些被直接/间接激活或抑制的基因/蛋白、蛋白质结合物、酶底物或产物，也包括药物干预后被调控的基因。HIT 2.0 同时与 TTD、DrugBank、KEGG、PDB、UniProt、Pfam、NCBI、TCM-ID 等数据库进行了关联。更重要的是，HIT 能够从每日发布的 PubMed 文献中自动挖掘靶点并进行管理。因此，用户可以检索和下载最新的摘要，其中包含感兴趣化合物的潜在靶点。此外，用户可以登录“我的目标”系统，在线检索和管理个人查阅的化合物-靶点相关信息，如图 2-21 所示。

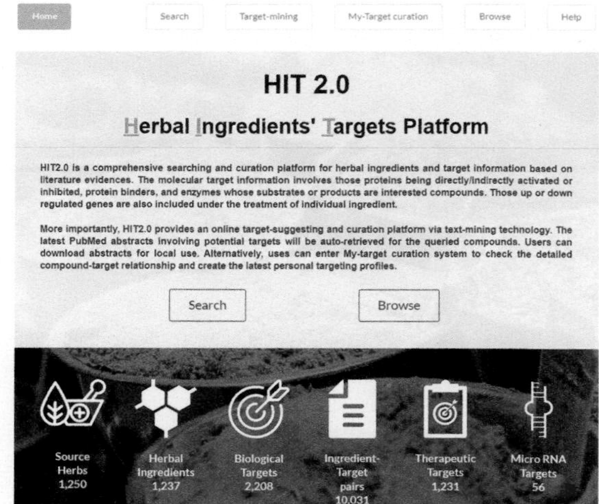

图 2-21 HIT 2.0 网页界面

2.2.5　Bingding DB：药物靶点和小分子互作数据库

Binding DB（Binding Database）由加州大学圣地亚哥分校 Michael K.Gilson 实验室发布，是一个收集药物靶点蛋白质和类药小分子之间相互作用亲和力的数据库。该数据库的主要目的在于使研究者能够通过网络获取有关分子的非共价结合数据，从而推进药物研发以及结合预测模型的构建。BindingDB 的数据来源主要包括 PDB 相关文献报道数据、专利信息、PubChem BioAssays 数据和 ChEMBL 记录数据。亲和力数据来自多种测量技术，包括酶抑制活性和酶动力学、等温滴定量热法、核磁共振以及放射性配体竞争测定法等，数据的类型包括 Ki、IC_{50}、Kd、EC_{50} 等。数据库当前包含 1243034 个化合物与 9311 个靶点之间的 2882970 个相互作用数据，用户可以通过靶点名称、靶点序列、药物名称、药物结构和通路信息等多种方式进行检索，能够获得化合物相关靶点以及靶点相关化合物等信息，可用于虚拟筛选、药物设计等，如图 2-22 所示。

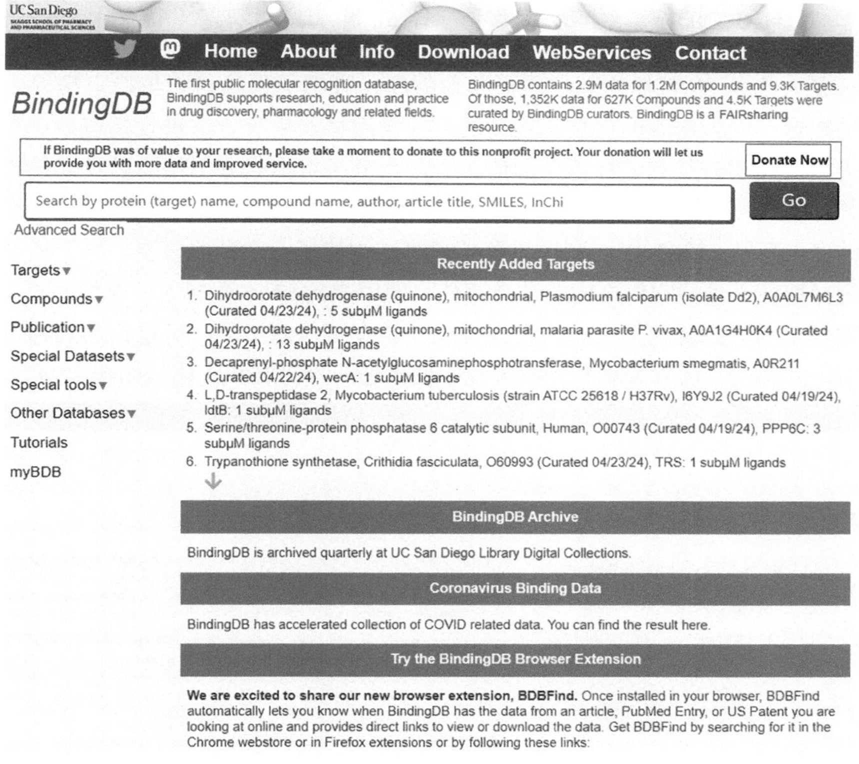

图 2-22　Bingding DB 网页界面

2.2.6　SEA：相似集成方法数据库

SEA（similarity ensemble approach）数据库由加利福尼亚大学旧金山分校药物化学系的 Shoichet 实验室构建。SEA 基于结合配体之间的化学相似性将蛋白质相互关联。该数据库整合了 ChEMBL 和 MDDR（MDL Drug Data Report）等数据库的化合物和靶点信息，利用 Daylight 分子指纹计算化合物的相似性，并将相似化合物的靶点进行聚类。它可通过输入小分子的 SMILES 代码进行匹配，获得潜在靶点结果。SEA 界面如图 2-23 所示。

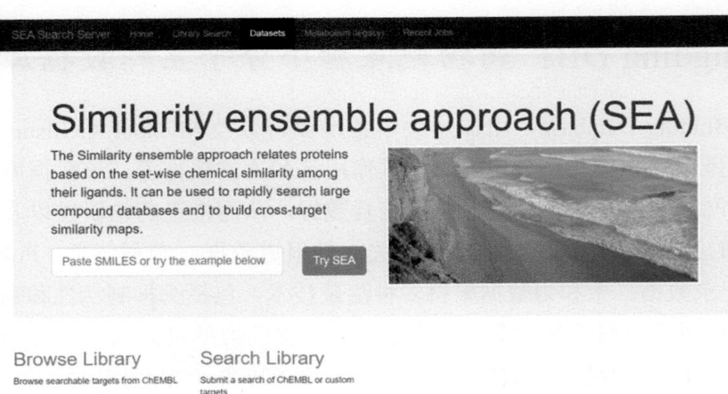

图 2-23　SEA 网页界面

2.2.7　TargetNet：药物-靶标相互作用预测数据库

TargetNet 是一个药物-靶标相互作用预测数据库，可用于预测药物与特定靶标之间的结合活性。它是通过整合不同数据源的信息来构建的，并采用机器学习方法进行模型训练和预测。该数据库中包含大量的药物分子和靶标蛋白的信息。药物分子可由其分子结构以及其他相关的化学性质来表示。靶标蛋白则可以通过其氨基酸序列、结构信息和功能特征来描述。通过综合分析药物与靶标之间的多种特征，TargetNet 利用机器学习算法构建了一个预测模型。这个模型能够根据给定的药物和靶标特征，预测它们之间的结合活性。使用 TargetNet 数据库可以帮助研究人员更好地理解药物与靶标之间的相互作用。该数据库提供了一个可靠的工具，可以预测药物是否与特定的靶标相互作用，并有助于药物发现和开发过程中的候选药物筛选和优化，如图 2-24 所示。

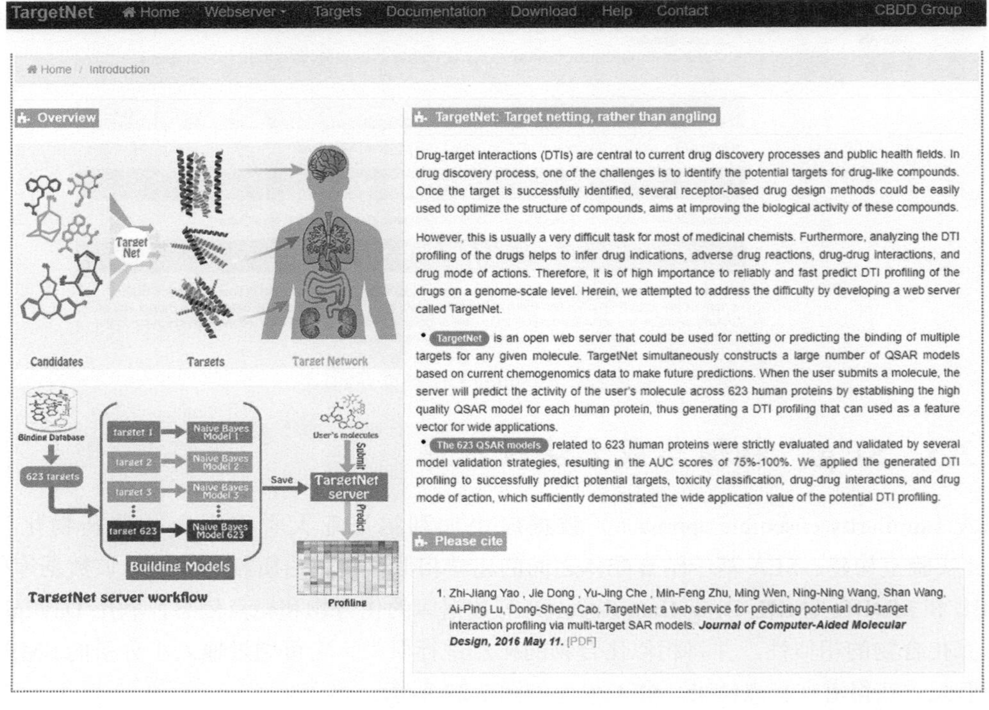

图 2-24　TargetNet 网页界面

2.2.8 ChEMBL：药物化学数据库

ChEMBL是欧洲生物信息研究所（European Bioinformatics Institute，EBI）开发的一个靶点与生物活性药物数据库，旨在从大量文献中收集各种靶点及化合物的生物活性数据，为研究人员提供一个查询靶点或化合物的生物活性数据的平台。通过该数据库，用户可以快速查询到某个靶点目前已报道的化合物及其活性信息，也可以查询某个化合物在哪些靶点做了生物活性测试及其数据。这些数据都来源于各种已报道的文献，数据较为可靠，且能够溯源，查询到数据的出处。

ChEMBL是化学信息学中最全面的数据库之一，其数据来源主要包括文献、专利和药物注册机构。该数据库提供了广泛的生物活性数据和结构信息，包括潜在的可药用化合物、小分子及其生物活性信息，并结合了获批药物和临床开发候选药物的数据，如作用机制和治疗适应证。因此，可用于搜索临床试验药物和批准药物的治疗靶标和适应证。生物活性数据也与其他数据库进行交换，如PubChem BioAssay和BindingDB，允许用户从更大的信息体中受益。该数据库具有广泛的实际应用，包括识别感兴趣靶点的化学工具，评估化合物选择性，训练机器学习模型（例如用于靶点预测），协助生成药物再利用假设，评估靶标可追溯性并整合到其他药物发现资源中，是药物发现、靶点预测和药效学研究的重要工具，如图2-25所示。

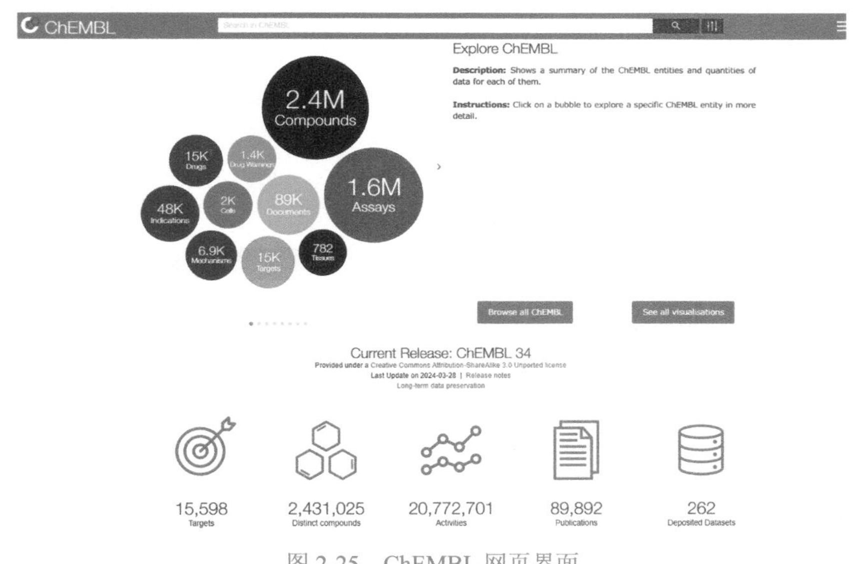

图2-25 ChEMBL网页界面

2.2.9 STITCH：化学品相互作用网络

化学品相互作用网络（Search Tool for Interacting Chemicals，STITCH）是一个用于检索已知的以及被预测的化合物和蛋白质之间互作关系的数据库。STITCH收集了多个数据库的信息，例如PubChem、DrugBank、KEGG等，整合了有关代谢途径、晶体结构、结合实验和药物-靶标关系的相互作用的信息，将43万种化学品的相互作用的多个数据源整合到一个易于使用的单一资源中。STITCH允许探索化学关系网络，也可以在相关结合蛋白的背景下进行探索，并且每个建议的交互都可以追溯到原始数据源。当前版本涵盖了来自2031个物种的43万个小分子化合物和9643763个蛋白之间的相互作用，其搜索界面如图2-26所示。

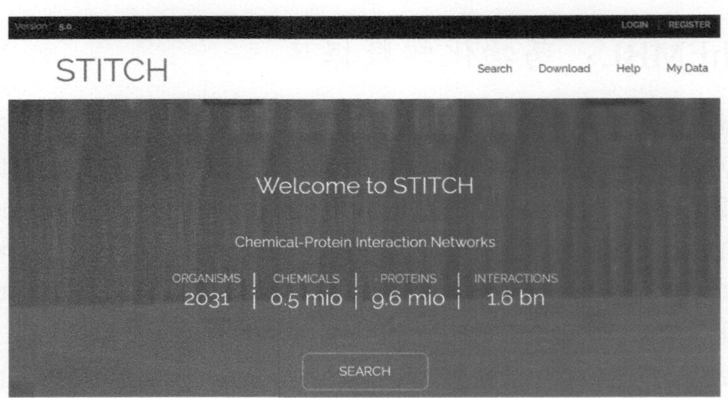

图 2-26 STITCH 搜索界面

2.2.10 ZINC 虚拟筛选市售化合物数据库

ZINC 由加州大学旧金山分校药物化学系的 Irwin 和 Shoichet 实验室提供和维护支持，是一个免费的商业化合物虚拟筛选数据库，汇集了商业上可买到的和有注释的化合物。ZINC 提供可下载的二维和三维版本以及一个可快速查找分子和搜索类似物的网站。该网站支持按结构、生物活性、物理特性、供应商、目录号、名称和 CAS 号进行搜索。ZINC 的最新版本为 ZINC 20，已从 2005 年的不到 100 万种化合物发展到现在的近 20 亿种。该数据库具有两大新功能：数十亿个新分子和搜索这些分子的新方法。ZINC 可以使用明确的原子级图谱方法进行精确搜索，如用于相似性搜索的 SmallWorld 和用于模式和亚结构搜索的 Arthor，以及对接等三维方法，其网页界面如图 2-27 所示。

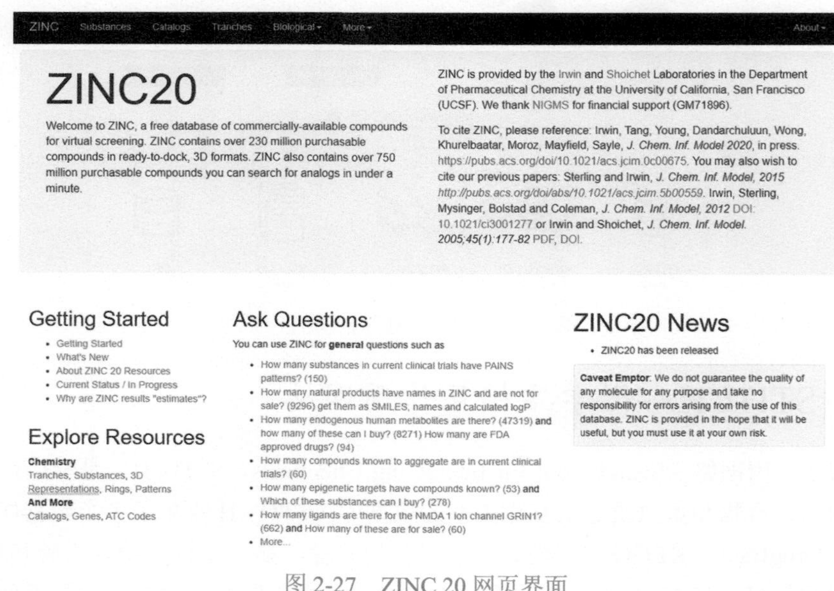

图 2-27 ZINC 20 网页界面

2.2.11 PDTD：潜在药物靶标库

潜在药物靶标库（Potential Drug Target Database，PDTD）是一个可通过网络访问的蛋白质数据库，用于计算机靶标鉴定。目前，它包含超过1,100个蛋白质条目，其3D结构显示在蛋白质数据库中。数据摘自文献和几个在线数据库，如TTD、DrugBank和Thomson Pharma。该数据库涵盖了超过830个已知或潜在药物靶标的各种信息，包括PDB和mol2格式的蛋白质和活性位点结构、相关疾病、生物学功能以及相关的调节（信号传导）通路。每个靶点都按病理学和生化功能进行分类。PDTD支持关键词搜索功能，如PDB ID、靶点名称、疾病名称等。PDTD生成的数据集可以通过分子可视化工具的插件进行查看，也可以免费下载。值得注意的是，PDTD是专门为目标识别而设计的。PDTD具有查询药物靶点信息和利用反向对接方法识别活性化合物或现有药物的潜在结合蛋白的双重功能。因此，PDTD包含两种子数据库类型，一种是结构子数据库，另一种是信息学子数据库。所有数据都与使用MySQL实现的关系数据库相关联，并且可以通过Web界面进行查询。通过搜索引擎、可视化引擎和TarFisDock三个计算引擎，用户可以与PDTD实现交互式查询和计算。与TarFisDock（Target Fishing Docking）结合使用，PDTD可用于鉴定小分子的结合蛋白。结果可以以mol2文件的形式下载，其中包含探针化合物的结合姿态和根据其排名分数的潜在结合靶标列表。其潜在应用包括计算机药物靶点识别、虚拟筛选以及发现旧药（即新的药理学用途）或现有靶点（即新的药理学或毒性相关性）的次要作用，因此它可能是药物研究人员的重要参考平台，其系统架构如图2-28所示。

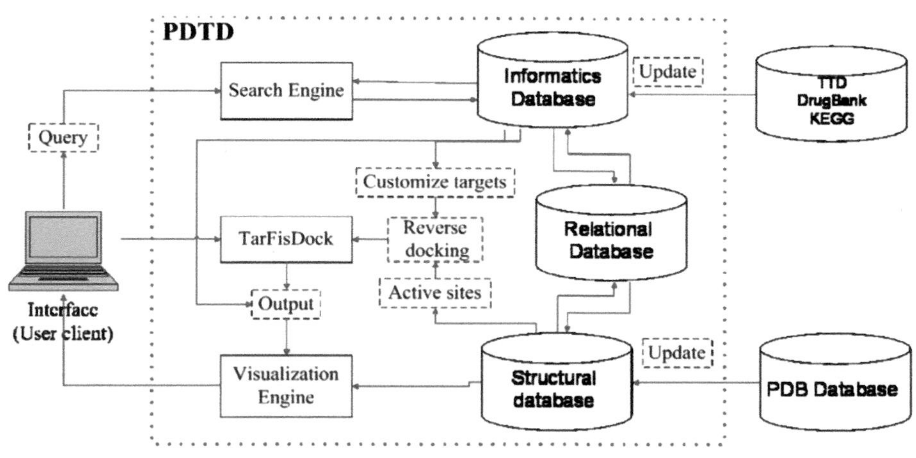

图2-28 PDTD系统架构

2.2.12 SuperPred：化合物-靶标相互作用数据库

SuperPred是一个用于药品的解剖学、治疗学及化学分类系统（Anatomical Therapeutic Chemical Classification System，ATC）编码和化合物靶标预测的网络服务器。该网络服务器的ATC预测和小分子靶标预测是基于一个机器学习模型，通过预测ATC编码或小分子的靶标，从而获取有关化合物的信息，帮助药物研发过程。SuperPred是从SuperTarget、ChEMBL和BindingDB中提取化合物-靶标相互作用数据而构建的，并且去掉了其中一些结合较弱（比如Ki、IC_{50}值大于10μM）的化合物-蛋白质相互作用，该数据库包含了约341000个化合物、1800个靶标和665000个化合物-靶标相互作用。SuperPred采取ECFP分子指纹计算结构相似性，支持化合物名称，SMILES以及用户自定义结构的查询，其网页界面如图2-29所示。

About SuperPred

Here, we present SuperPred, which is a prediction webserver for ATC code and target predicition of compounds. Predicting ATC codes or targets of small molecules and thus gaining information about the compounds offers assistance in the drug development process. The webserver's ATC predicition as well as target prediction is based on a machine learning model, using logistic regression and Morgan fingerprints of length 2048.

The drug classification for a compound can be performed at the Drug Classification site. Target prediction for an input compound can be executed at the Target-Prediction site.

The ATC-Tree offers a browsable overview over all ATC categories and codes from the WHO, including a ChEMBL mapping and linking for all contained small molecule drugs.

Information to data filtering and training sets can be found on the statistics page.

CSV files containing the training dataset for the ATC prediction and an overview over the most important performance metrics can be downloaded at their respective FAQ categories.

If you have any questions please see the FAQs or feel free to contact us!

ATC

The Anatomical Therapeutic Chemical (ATC) classification system is used for the classification of drugs. It is published by the World Health Organization (WHO). The classification is based on therapeutic and chemical characteristics of the drugs. Each ATC code is divided into 5 levels:

1. level: Anatomical main group
2. level: Therapeutic main group
3. level: Therapeutic/pharmacological subgroup
4. level: Chemical/therapeutic/pharmacological subgroup
5. level: Chemical substance

Substances or combination of substances in the 5th level refer to a single indication. Drugs having more than one indication belong to more than one ATC code. Aspirine for example has 3 ATC codes assigned.

A01AD05

OH

O

O

O

B01AC06

图 2-29 SuperPred 网页界面

2.2.13 DGIdb：药物-基因相互作用数据库

DGIdb 数据库（Drug-Gene Interaction database），是一个药物-基因相互作用数据库，提供了基因与其已知或潜在药物关联信息，目前已经更新到 5.0 版本。该数据库里面的基因主要是癌基因，但也有一些其他疾病（例如阿尔茨海默病、心脏病、糖尿病等）的相关基因。DGIdb 一共有超过 50000 种药物-基因的相互作用，涉及超过 10000 个基因和 15000 种靶向这些基因的药物。用户可通过直接搜索界面、应用编程界面和 TSV 数据下载获得该资源中包含的信息，其网页界面如图 2-30 所示。

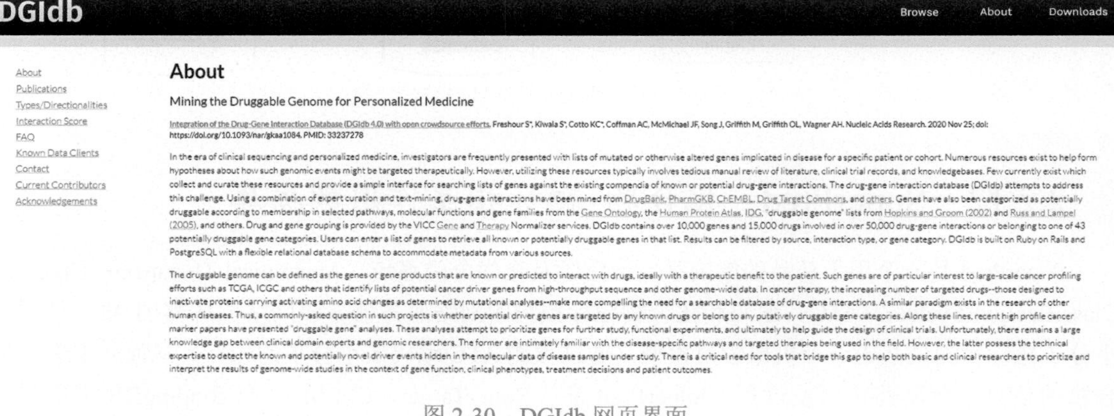

图 2-30 DGIdb 网页界面

2.2.14 HERB：中药高通量实验和参考指南数据库

HERB 是一个中药高通量实验和参考指南数据库（中文名“本草组鉴”），它集成了多个中药数据库，包含了迄今为止最全面的中药和成分列表。HERB 重新分析了来自 1037 个高通量中药/成分评价实验的 6164 个基因表达谱，通过将 HERB 的综合药物转录组数据集映射到现代药物最大的 CMap 数据集，建立了中药/成分与 2837 种现代药物之间的联系。并且从 1966 篇最近发表的文献中手动整理了 473 种中药/成分的 1241 个基因靶点和 494 种现代疾病，并将这些新信息与包含药物数据的数据库进行了交叉引用。结合数据库挖掘和统计推理，将 12933 个靶标和 28212 种疾病与 7263 种中药和 49258 种成分相关联，并在 HERB 中提供了它们之间的 6 种配对关系。HERB 将为中医药现代药物发现的药理研究提供有力的数据支持。其网页搜索界面如图 2-31 所示。

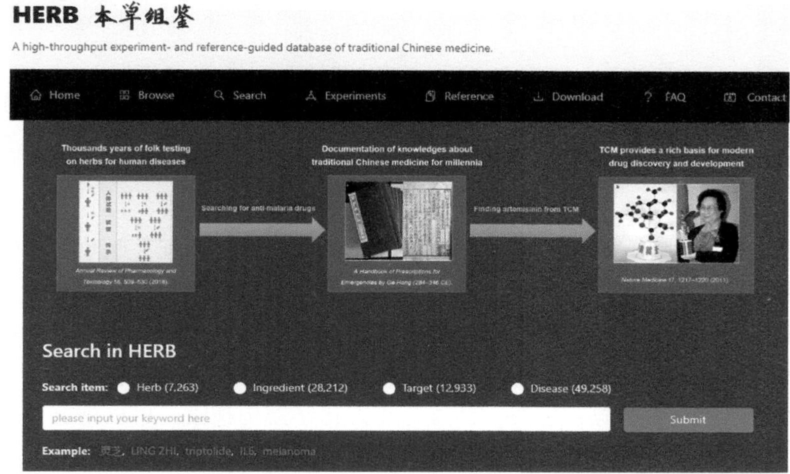

图 2-31　HERB 搜索界面

2.2.15　ACNPD：抗肿瘤天然产物数据库

抗肿瘤天然产物数据库（Anti-Cancer Natural Product Database，ACNPD）是西南交通大学生命科学与工程学院符雷蕾团队基于多种整合大数据的方法，构建一个在线数据库，该数据库收录了文献报道的具有抗肿瘤活性的化合物及它们的作用机制。数据库目前包含 521 种来自中草药的天然化合物、1593 种作用机制/信号通路和 10 种癌症类型。值得注意的是，考虑到天然产物的多样性和复杂性，数据库中化合物的药理机制不仅有系统的体内和体外研究支持，如靶点、信号通路、动物模型验证等，还包括必不可少的体外细胞毒性实验。这些信息和数据来自相关网络数据库和已发表文章的文本挖掘。天然产物的名称、IUPAC 名称、SMILES 和 CAS 号主要通过 PubChem 获得，并通过 ChemicalBook 和 Reaxys 进行补充和验证。利用 TCMSP 数据库、中国天然产物化学成分数据库检索和收集天然抗癌产品的中草药来源，从 PubMed、SciFinder 和 Web of Science 等一系列数据库中检索并整理了化合物的药理信息，最终将其整合为抑制增殖、促进凋亡、自噬、坏死、抑制侵袭和分子机制六大类。简而言之，ACNPD 是一个全面、高质量、可免费获取的抗肿瘤天然产物数据库，其网页搜索界面如图 2-32 所示。

2.2.16　TCMIO：中药肿瘤免疫数据库

TCMIO 数据库（Traditional Chinese Medicine on Immuno-Oncology）由广东省科学院广东微生物研究所谢黎炜研究员团队联合广州中医药大学方坚松教授团队构建，该数据库包括从文献中收集的 400 个肿瘤免疫靶点以及对应的 126972 个配体分子，来自《中国药典》的 618 味中药和

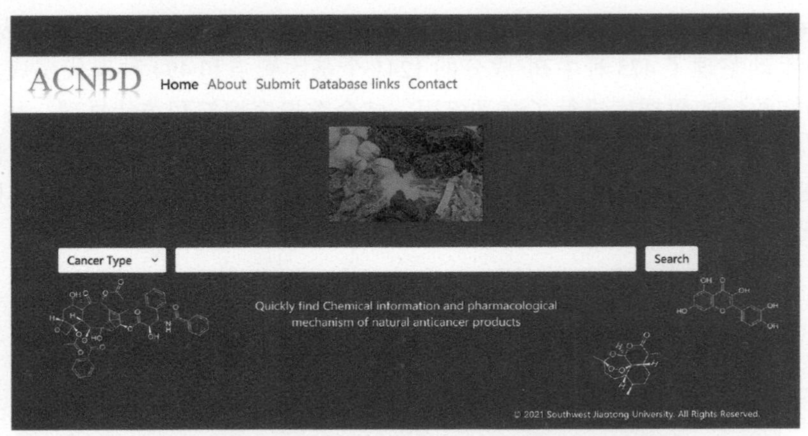

图 2-32 ACNPD 搜索界面

1493 味复方制剂，中药对应的 16437 个化学成分。这些数据及其相互关联数据存储在 PostgreSQL 数据库中，并做成在线网站提供在线浏览和下载。除此之外，网站提供 Structure 和 MOA 两个核心功能，Structure 模块主要是针对配体和化学成分进行化学结构搜索，包括子结构、全结构和相似度搜索。针对配体库的化学结构搜索，可以把特定化学结构特征的配体分子查询出来，并找出对应的肿瘤免疫靶点的活性数据；针对中药成分库的化学结构搜索，可以把含有特定化学结构特征某一类化学成分以及来源中药找出。对于 MOA 模块，主要是针对中药和复方制剂进行网络药理学机制阐释，通过输入中药或者复方名称，建立中药-成分-靶点网络，这里的靶点是数据库中的抗肿瘤免疫靶点，同时这些靶点会利用 DAVID 进行 KEGG 通路富集。数据库中所有数据供全球科研工作者免费下载使用，也可以通过 API 形式访问获取。通过这些功能，TCMIO 数据库为中药在肿瘤免疫治疗领域的研究提供了强有力的支持，有助于推动中药的现代化和国际化发展。它不仅有助于科学家们更好地理解中药的作用机制，还为开发新的免疫治疗药物提供了可能性，其网页界面如图 2-33 所示。

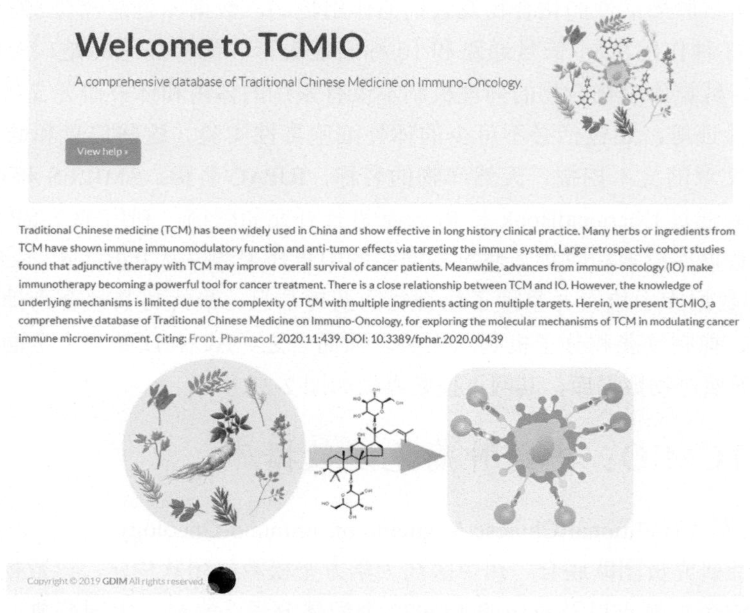

图 2-33 TCMIO 数据库界面

2.3 疾病靶点相关数据库

2.3.1 OMIM：在线孟德尔人类遗传数据库

在线孟德尔人类遗传数据库（Online Mendelian Inheritance in Man，OMIM）提供所有已知遗传性疾病的遗传成分和相关基因的信息，它是一个全面的、权威的人类基因、遗传表型以及它们之间的关系的数据库，旨在为研究人员、医生和遗传咨询师提供有关遗传疾病的准确和及时的信息，促进遗传疾病的诊断、治疗和研究。OMIM 的信息来自公开发表的生物医学文献，该数据库每天更新，涉及超过 16000 个基因，26200 个等位基因变体和 7800 种遗传表型。OMIM 中的一个常见疾病的页面，包含的内容有：表型与基因的关系、临床简介、疾病基本信息与描述、临床特征、诊断、临床管理、发病机制、分子遗传、群体遗传、动物模型、背景历史、研究进展和参考文献等，其网页搜索界面如图 2-34 所示。

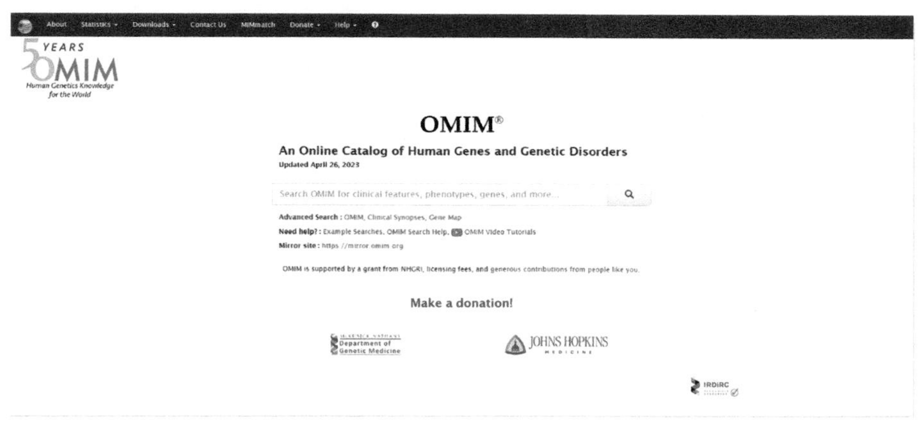

图 2-34 OMIM 网页界面

2.3.2 TTD：治疗靶标数据库

TTD（Therapeutic Target Database）是全球第一个提供免费药物靶标信息的在线数据库，是药物靶标发现和新药开发领域具有国际影响力的数据平台，它提供了有关药物靶标及其与疾病之间相互关系的详细信息。TTD 汇集了来自公共数据库、科学文献以及药物研发公司的大量信息。其中包括已知药物、潜在药物靶标、相关疾病以及药物与靶标之间的相互作用等内容。TTD 数据库提供了广泛的药物靶标信息，包括靶标蛋白的命名和编号、结构信息、生理功能以及在疾病中的作用等。这些靶标可以是蛋白质、酶、受体等多种类型。TTD 数据库详细描述了药物与靶标之间的关联关系。它提供了药物与靶标的亲和性、选择性和活性等信息。这些数据对于研究人员在药物开发过程中进行靶向筛选和药物优化具有重要意义。TTD 数据库还提供了与药物靶标相关的疾病信息。它列出了与特定靶标相关的疾病名称、病理机制以及药物治疗该疾病的潜在可能性。TTD 通过其用户友好的界面，提供了用于数据搜索、可视化和分析的工具。研究人员可以使用这些工具来发现新的药物靶标和疾病关联、预测药物的副作用以及研究药物的作用机制等，其网页搜索界面如图 2-35 所示。

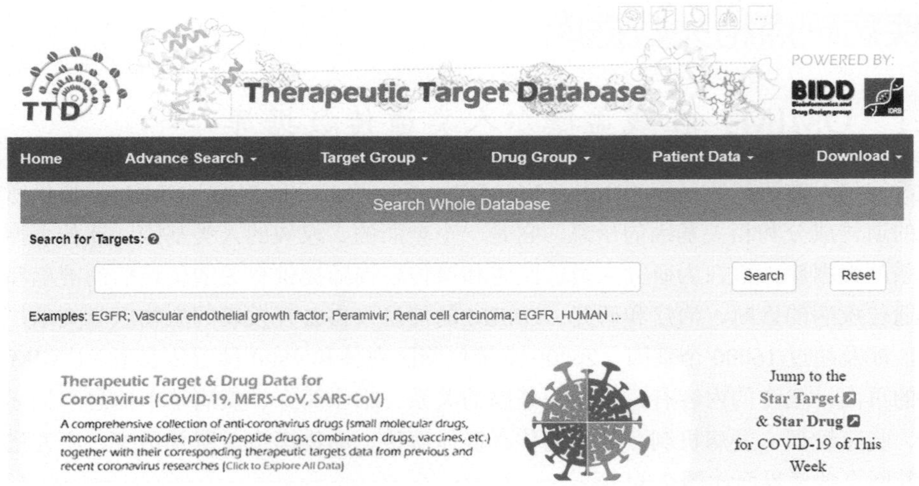

图 2-35 TTD 网页界面

2.3.3 DRUGBANK：药物和药物靶标数据库

DRUGBANK 数据库是一个整合了生物信息学和化学信息学的资源，并提供详细的药物数据和全面的药物靶点信息，包括药物化学、药理学、药代动力学及其相互作用信息等，并且这些都是经过实验验证过的真实可靠数据。目前该数据库包含了 13791 种药物和 4900 种蛋白靶标的信息。这些药物包括 2653 种 FDA 批准的小分子药物、1417 种经批准的生物技术（蛋白质/肽）药物、131 种营养药物和 6451 种实验药物。2006 年，DRUGBANK 数据库被首次报道，其将药物分子的结构和药理数据与其药物靶点的蛋白序列，结构和作用模式相结合，同时整合了大量相关数据链接到 PDB 数据库和 KEGG 数据库来分析药物的详细信息。DRUGBANK 提供了很详细的搜索界面，支持根据小分子相似性检索靶点，通过靶点序列搜索药物小分子，同时还有药物所属的药品分类信息，目前该数据库已被广泛应用于计算机检索药物结构数据，药物对接或筛选，药物代谢预测，药物靶点预测等方面，其网页界面如图 2-36 所示。

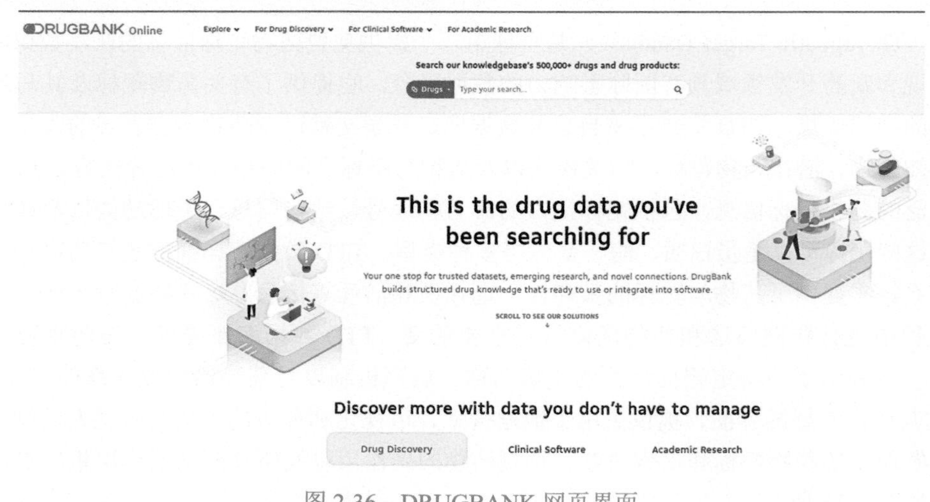

图 2-36 DRUGBANK 网页界面

2.3.4　DisGeNET：疾病综合信息查询平台

DisGeNET 是一个知识管理平台，它整合和标准化来自多个来源（包括科学文献）的疾病相关基因和变异数据，旨在允许轻松地探索和分析人类疾病的遗传基础。当前版本的 DisGeNET（v7.0）包含 1134942 个基因-疾病关联（GDAs），涉及 21671 个基因和 30170 种疾病、特征以及临床或异常人类表型，以及 369554 个变异-疾病关联（VDAs），涉及 194515 个变异体和 14155 种疾病、特征和表型。其主要特点包括：①详细的基因-疾病关联信息：提供跨多种数据源的综合数据，包括专家注释的数据库、文献挖掘工具、动物模型和突变数据库等；②对于基因和疾病的混合系统分类：支持更全面地理解基因与疾病之间的复杂关系；③强大的搜索和浏览功能：用户可根据基因名称、疾病名称或关联的证据类型进行搜索。DisGeNET 可以广泛应用于生物医学研究、制药研发、精准医疗以及教育等领域，如用于预测疾病相关基因，疾病分类、分型和新药发现等，其网页界面如图 2-37 所示。

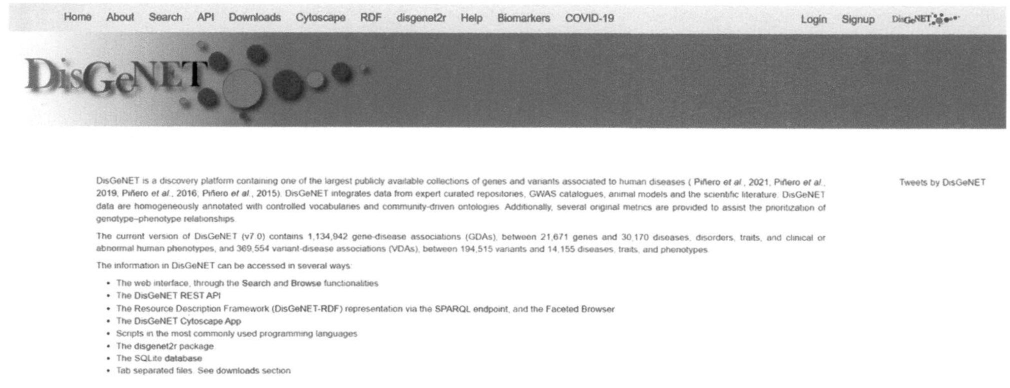

图 2-37　DisGeNET 网页界面

2.3.5　GeneCards：人类基因综合数据库

GeneCards 是一个可搜索的人类基因综合数据库，自动整合了 150 个网络来源的以基因为中心的数据，包括基因组学、转录组学、蛋白质组学、遗传学、临床和功能等方面的信息，根据位置和交叉引用注释统一不同名称和不同来源的基因。GeneCards 中的功能信息包括指向疾病的关系、突变和多态性、基因表达、基因功能、途径、蛋白质-蛋白质相互作用等。通过该数据库，用户可以快速获取目的基因的全面信息，其网页界面如图 2-38 所示。

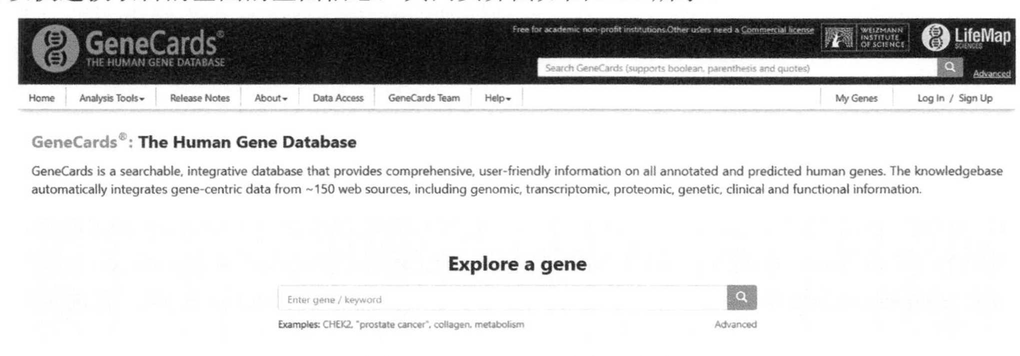

图 2-38　GeneCards 网页界面

2.3.6 GEO：基因表达综合数据库

GEO（Gene Expression Omnibus）由美国国立生物技术信息中心创建并维护的基因表达数据库，是一个国际公共存储库，可存档和自由分发高通量基因表达和其他功能基因组学数据集。GEO 创建于 2000 年，是全球范围内收集基因表达研究的资源，其技术发展日新月异，接收来自各种技术的高通量数据，包括 DNA 微阵列、蛋白质或组织阵列、高通量核酸测序、SAGE 和 RT-PCR 等。虽然 GEO 中的大多数（约 90%）数据确实是基因表达数据，但其应用也已扩展到包括基因组甲基化、基因组结合/占用、蛋白质谱、染色体构象研究和基因组变异/拷贝数的研究。该数据库不仅提供对数以万计的研究数据的访问，而且还提供各种基于 web 的工具和策略，使用户能够定位与他们的特定兴趣相关的数据，并对数据进行可视化和分析，其网页界面如图 2-39 所示。

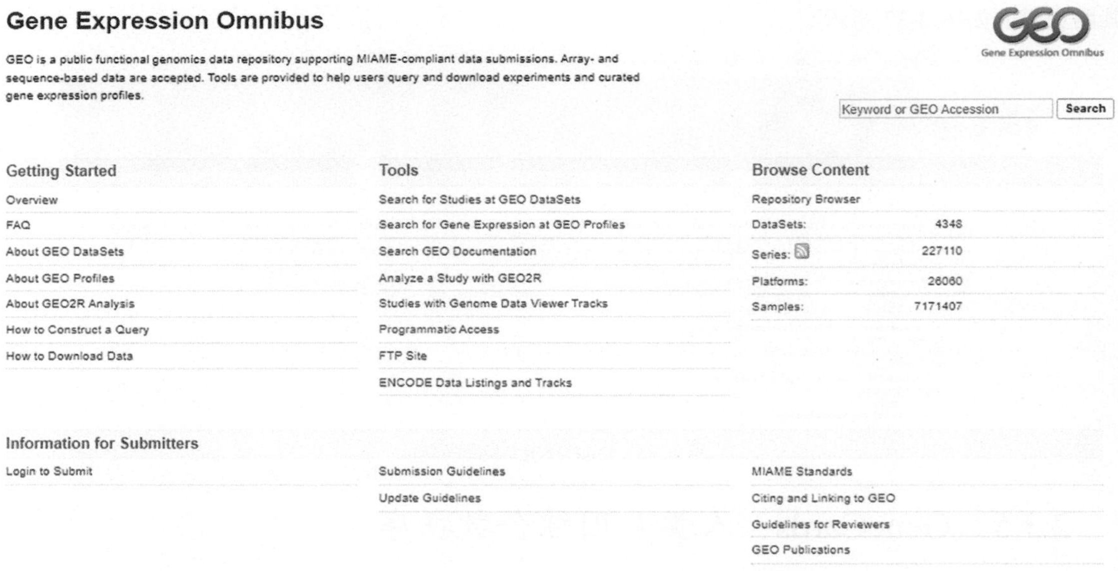

图 2-39 GEO 网页界面

2.3.7 MalaCards：人类疾病数据库

MalaCards 人类疾病数据库是人类疾病及其注释的综合汇编。当前版本包括来自 75 个来源的 22,666 种疾病的信息。对于每一种疾病，数据库都会显示一张带有关于该疾病的各种注释信息的“疾病卡”，集成了该疾病的各种已知信息，这些信息来自 GeneCards 数据库、搜索和 GeneAnalytics 基因集分析工具。该数据库使用一个自动计算信息检索引擎，通过利用远程数据以及 GeneCards 平台收集的信息，整理和填充疾病卡。数据库整合了专门疾病和一般疾病列表，包括罕见疾病、遗传病、复杂疾病等。疾病卡包含的内容有：疾病别名和分类、疾病状态差异表达的基因、疾病基因富集的 GO、相关疾病、症状与表型、疾病的解剖学背景、疾病相关基因、疾病相关通路、信息来源、疾病相关的基因变异、治疗疾病的药物、遗传试验、论文、疾病概要。MalaCards 中每种疾病的相关基因的平均数多于 OMIM 少于 DisGeNET，其网页界面如图 2-40 所示。

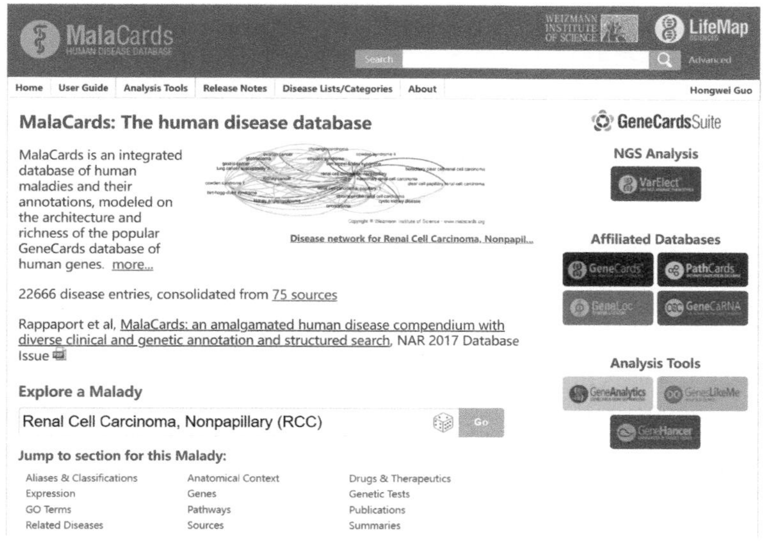

图 2-40　MalaCards 网页界面

2.3.8　GEPIA2：基于基因表达水平值的交互式分析平台

基于基因表达水平值的交互式分析平台（Gene Expression Profiling Interactive Analysis，GEPIA）是一个交互式网络应用程序，能够对 TCGA 和 GTEx 数据库中的 9736 个肿瘤样本、8587 个正常样本的 RNA-seq 表达数据进行分析。GEPIA2 是 GEPIA 的更新和增强版本，拥有 198619 个 isoforms 和 84 种癌症亚型，将基因表达量化从基因水平扩展到转录水平，支持对特定癌症亚型的分析以及不同亚型的比较。此外，GEPIA2 采用了受单细胞测序研究启发的新的基因特征量化分析技术，提供定制分析，用户可以上传自己的 RNA-seq数据，并与 TCGA 和 GTEx 样本进行比较。总而言之，GEPIA2 不仅能够针对单基因的功能信息，同时还可以展示其在不同组织中的表达情况，以散点图和箱式图的形式提供所有肿瘤样本和配对正常组织的基因表达谱，以及该基因的 isoforms 信息和识别与其相似的基因。除此之外，还能对配对基因进行相关性分析，对基因基于表达值分组进行生存分析。用户也可以上传自己的数据进行分析，其网页界面如图 2-41 所示。

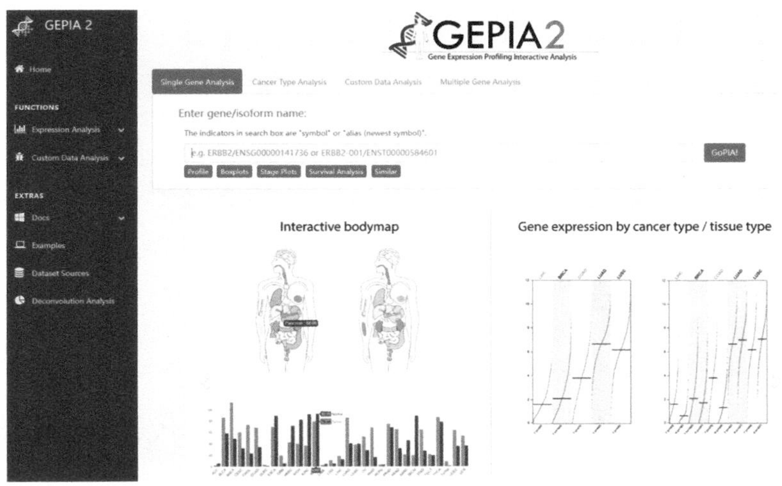

图 2-41　GEPIA2 网页界面

2.4 常用特定疾病相关数据库

建立特定疾病相关数据库的意义，一是便于疾病诊断和研究，因为数据库可以收集到不同类型和来源的数据，包括患者的基本信息、病理特征、遗传变异、治疗方法和结果。这些数据能够帮助医学研究人员和临床医生更好地理解疾病，从而进行准确的诊断和治疗。二是便于进行流行病学研究，通过收集的数据，可以追踪疾病的发病规律和趋势，进行疾病的预测和预防。三是指导临床决策和政策制定，基于数据，可以发展和优化治疗策略，提供治疗和预防的指导原则，有助于公共卫生决策和资源分配。四是提供个性化诊疗。具体表现在数据库中的病例数据可用于分析疾病与特定人群或个体的关系，从而实现个性化的疾病预防和治疗。最后，有助于促进研究协作，特定疾病数据库为研究人员提供了共享和利用数据的平台，有助于全球的合作和跨学科的研究。现就常用特定疾病数据库作简要列举。

2.4.1 HAGR：人类衰老基因组资源

HAGR（Human Ageing Genomic Resources）是用于研究人类衰老生物学的在线资源的集合。HAGR 中有几个工具和数据库可用，其中较为关键的数据库有 GenAge（衰老基因数据库）、GenDR（饮食限制基因数据库）、LongevityMap（人类长寿基因变异）和 AnAge（动物衰老和长寿数据库）。GenAge 是与人类衰老有关的基因的精选数据库，主要基于动物模型和人类疾病中的遗传扰动以及广泛的文献综述来选择条目。AnAge 是一个综合数据库，描述了几种生物体的衰老过程，并具有最大寿命、分类法、发育时间表和代谢率的特征，这使 AnAge 成为了衰老比较生物学的独特资源。GenDR 是一个基于基因操作实验和基因表达谱的与饮食限制相关的基因数据库，包括一个人工整理的饮食限制必需基因列表（“基因操作”），以及一个由哺乳动物 DR 差异表达基因荟萃分析生成的饮食限制保守分子特征（“基因表达”）。LongevityMap 是一个与长寿相关的人类基因变异数据库，收录了超过 2,000 个先前研究过的与长寿相关的基因和变异。HAGR 网页界面如图 2-42 所示。

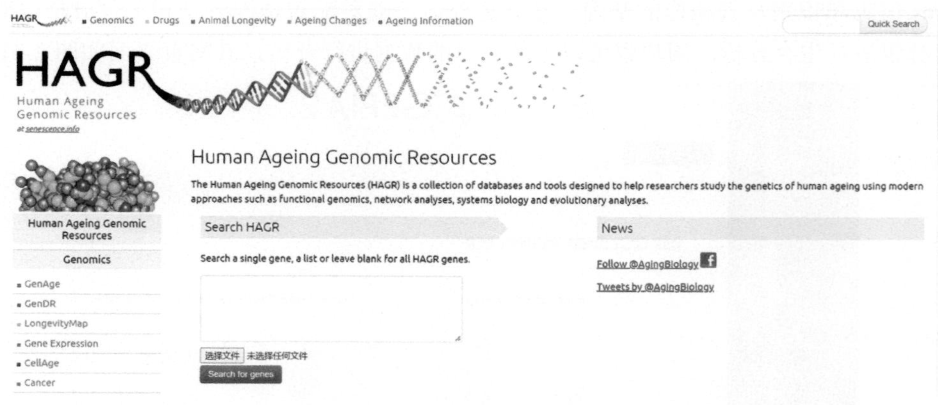

图 2-42 HAGR 网页界面

2.4.2 ProMENDA：抑郁症相关蛋白质和代谢物网络数据库

ProMENDA（Protein and Metabolite Network of Depression Database）是一个综合数据库，包

含抑郁症相关的所有可用代谢组学和蛋白质组学知识。此前版本为MENDA，它是从5个文献数据库和5个代谢组学数据库中筛选出了10000多条引文，并手动整理了464项研究中的5675个代谢物条目，5675个代谢物条目中有1347个来自人类，3127个来自大鼠，1105个来自小鼠，96个来自非人类灵长类动物。ProMENDA为MENDA数据库的更新版本，在这个数据库中，提供了与抑郁症及其治疗相关的代谢组学和蛋白质组学研究。ProMENDA包含从1018项研究中收集的18164个差异代谢物条目，以及从207项研究中采集的19553个差异蛋白质条目。ProMENDA网页界面如图2-43所示。

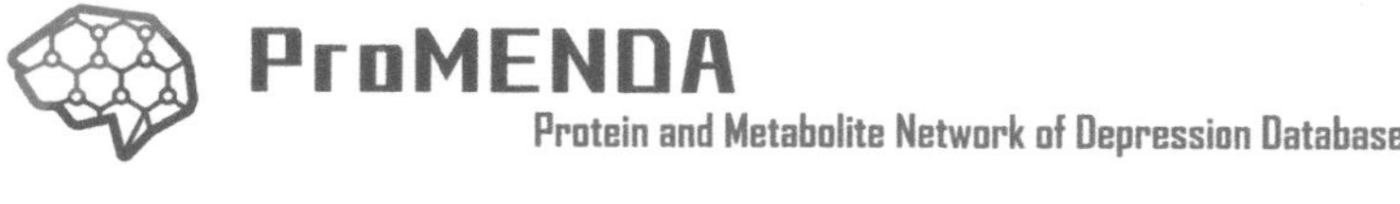

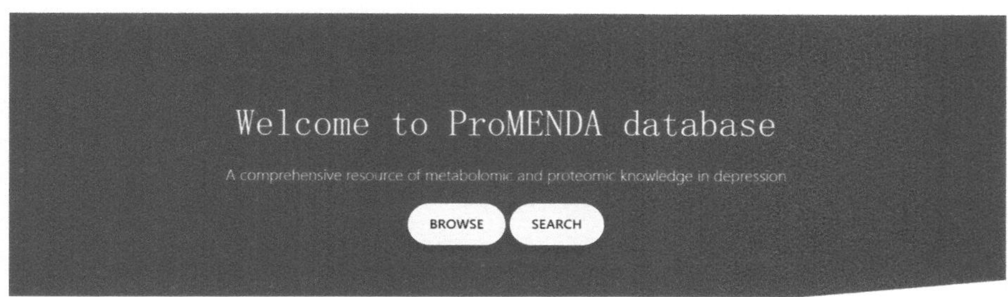

图2-43 ProMENDA网页界面

2.4.3 CTD：比较毒理基因组学数据库

比较毒理基因组学数据库（Comparative Toxicogenomics Database，CTD）是一个强大的、公开的研究资源，是用于描述化学物质、基因和人类疾病之间关系的科学数据。这些数据与功能和通路数据相结合，以帮助建立关于环境影响疾病的机制的假说，其主要目标是促进对环境化学品对人类健康影响的理解。CTD收录了许多描述跨物种化学基因/蛋白质相互作用和化学-疾病关系以及基因-疾病关系的精确数据，这些研究结果有助于了解潜在、可变的易感性和环境影响疾病的分子机理，还有助于了解化学基因和蛋白质之间复杂的相互作用网络。CTD数据库中的数据类别包括化学、基因、疾病、暴露、通路和表型。CTD提供了17100种化学物质、54300个基因、6100种表型、7270种疾病和202000份暴露事件的信息。通过CTD疾病页面上的新数据选项卡（帮助填补环境健康方面的知识空白）和新的表型搜索参数（用于批量查询和维恩分析工具），增加了化学表型内容的功能。此外，该数据库还将解剖学及其相关表型与环境化学物质联系起来，使它们可计算用于荟萃分析，并使CTD中化学和表型景观的解剖学视角成为可能。最后，用新的基于文献的化学同义词增强了CTD化学页面（以改进查询），并添加了1600个基于氨基酸的化合物（以增加化学景观）。同时数据库还包含CTD四聚体工具，可以通过计算生成连接化学物质、基因、表型和疾病的四个单元信息块，以构建潜在的分子机制途径。CTD是一个创新的数字生态系统，它将化学品、基因、表型、疾病和暴露的毒理学信息联系起来，以促进对人类健康的了解，其网页界面如图2-44所示。

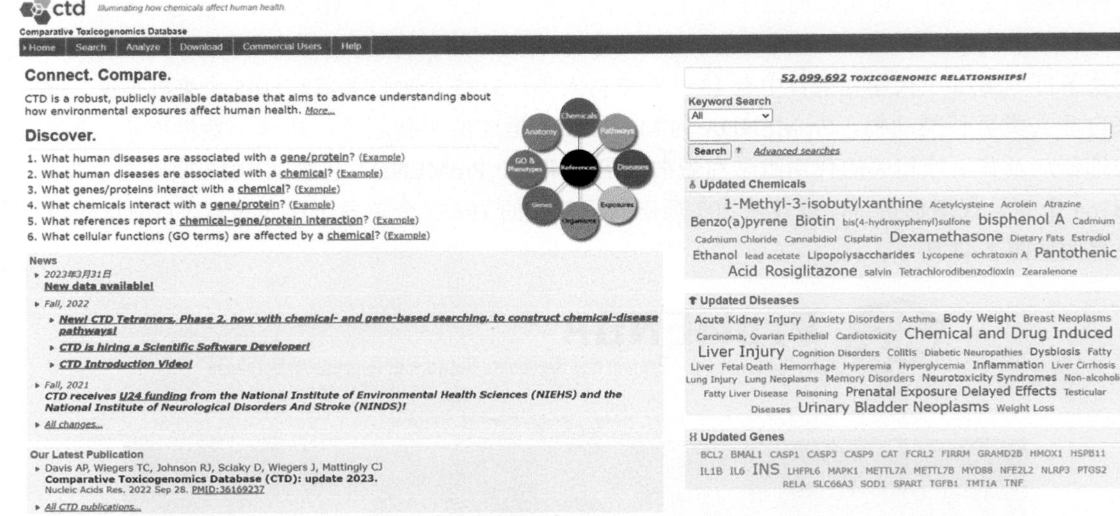

图 2-44 CTD 网页界面

2.5 常用蛋白质相互作用数据库

蛋白质是生物功能最直接的执行者，虽然一些蛋白质可以独立地完成它的使命，但是大部分蛋白质都是需要一些伴侣分子的协助一起完成任务或者形成复合物之后才能充分发挥功能。了解蛋白质与蛋白质之间的相互作用，能够帮助我们更好地了解细胞的生命活性，揭示隐藏在表象下的调控机理。现已有多个数据库可提供蛋白质相互作用关系研究，如 STRING、BioGRI、InTACT、MINT、DIP、IMEx、HPRD、Reactome 等。本书选取研究者熟知且最常用的 STRING 数据库、BioGRI 数据库和 InTACT 数据库进行介绍。

2.5.1 STRING：互作基因/蛋白质检索工具

STRING（Search Tool for the Retrieval of Interaction Gene/Proteins）是欧洲分子生物实验室 Peer Bork 团队开发的一个基于公共数据库和文献信息的蛋白质相互作用网络数据库。它收集了多个公共数据库，包括 UniProt、KEGG、NCBI 和 Gene Ontology 等，整合了这些数据并生成一个全面的蛋白质相互作用网络数据库。该数据库是目前数据量最丰富、应用最广泛的研究蛋白质相互作用的数据库之一。目前，STRING 数据库已更新到 Version 12.0 版本。收录了 12535 个物种、近 6 千万种蛋白、200 多亿个相互作用的信息。这些蛋白质相互作用既包括直接的物理作用，也包括间接的功能相关性。通过 STRING 数据库，我们可以很方便地检索已知蛋白质间的互作关系，有助于更好地理解生物体中复杂的调控网络，其网页界面如图 2-45 所示。

2.5.2 BioGRID：交互数据集生物通用存储库

BioGRID（Biological General Repository for Interaction Datasets）是一个开放访问的数据库资源，包含来自酵母、线虫、果蝇、小鼠和人类等多个物种的蛋白质和基因间的相互作用。BioGRID 数据库包含了分子相互作用信息以及分子的基本生物学数据，如基因表达、蛋白质介导的信号转导、

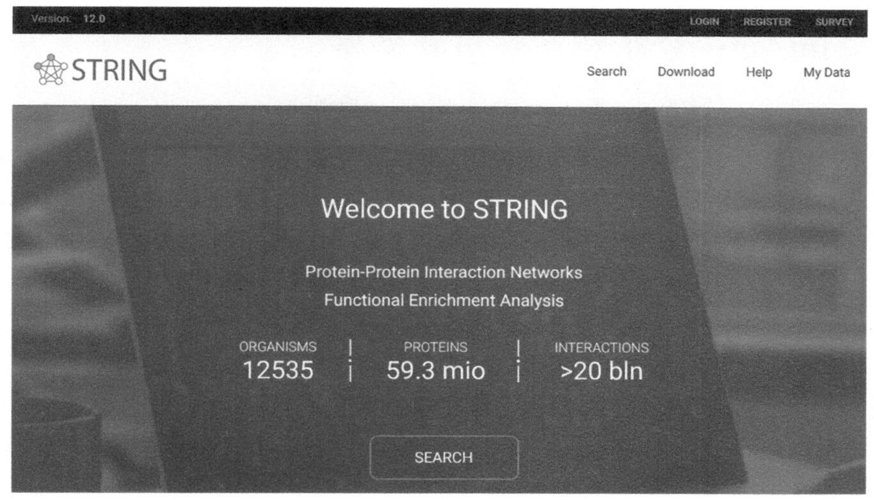

图 2-45　STRING 网页界面

蛋白质结构等。此外，还提供蛋白质翻译后修饰以及蛋白质或基因与生物活性小分子（包括许多已知药物）的相互作用，并通过网络可视化工具生成蛋白质、基因和化合物相互作用的网络图。这些数据来源于多种文献和实验，包括高通量筛选、蛋白质互作、定量蛋白质组学和基因组学实验等。

BioGRID 中的信息被解释和标记以描述相关分子的结构、功能和位置。BioGRID 为每个分子提供了一个独一无二的标识符，使研究人员能够轻松地查询和使用这些数据。BioGRID 网站的主页使用起来也比较简单，只需要输入一个基因 ID、关键词或基因名，选择物种，点击搜索即可获得基因互作的结果，其网页界面如图 2-46 所示。

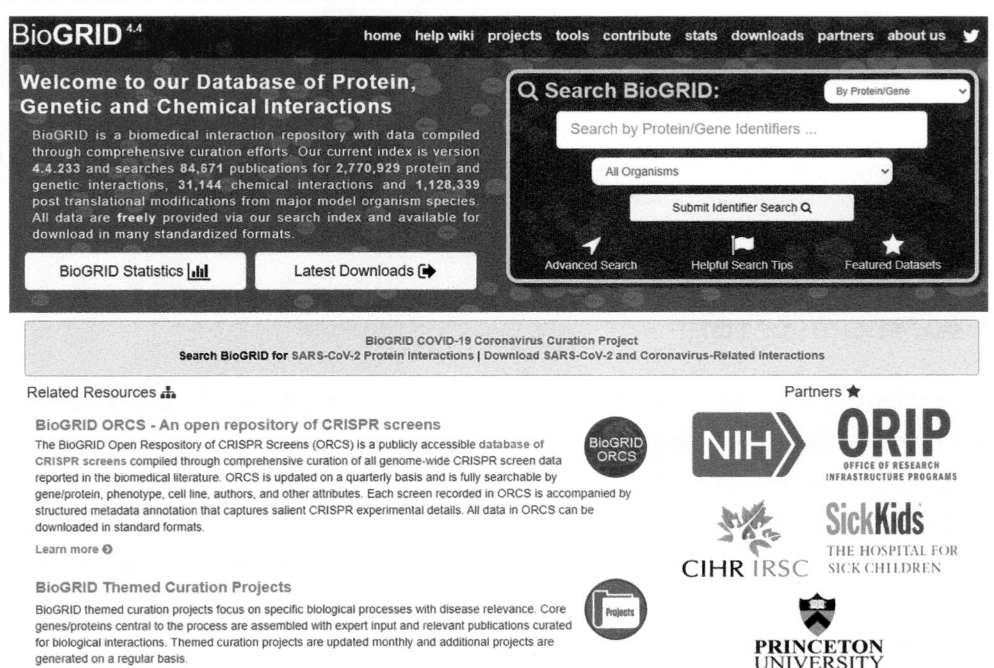

图 2-46　BioGRID 网页界面

2.5.3 IntAct：分子相互作用数据库

IntAct（Integrative Test for Associations via Cauchy Transformation）是一个开放访问的分子相互作用数据库，由来源于文献和实验数据组成。IntAct 提供了一个开源数据库和工具包进行蛋白质相互作用的存储、描述和分析。网络界面提供了蛋白质相互作用的文本描述和图形化描述，并允许在相互作用的蛋白质的基因本体论注释背景下浏览相互作用网络。目前，IntAct 提供了 100 多万个二元相互作用，这些相互作用由国际分子交换联盟的 12 个全球合作伙伴策划，IntAct 数据库为其提供了一个共享的策划和传播平台，可提供高效、用户友好的 IntAct 数据内容访问，重点是过滤和显示功能，使详细的相互作用数据可以通过用户界面访问并发挥作用。快速搜索提供自动完成功能，便于根据基因名称、蛋白质名称和登录号选择感兴趣的分子。批量搜索支持多个查询条件同时进行，并可随后对结果进行细化。搜索结果以图形和表格形式显示，可通过全面的过滤和可视化选项进行修改，并以表格和图形格式导出，其网页界面如图 2-47 所示。

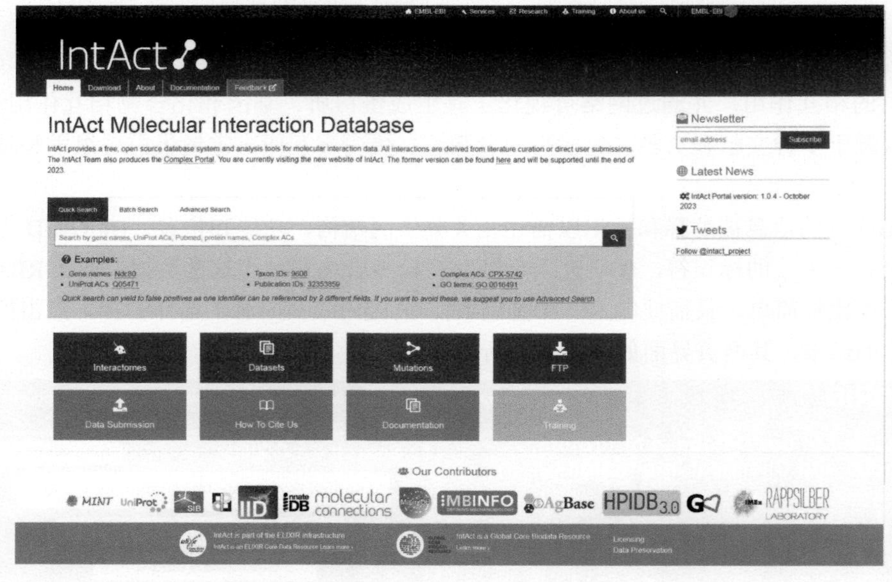

图 2-47　IntAct 网页界面

2.6　富集分析数据库

不同的生物过程不是由单一的基因完成的，其通常是由一组固定的基因协同参与完成。基因富集分析（gene set enrichment analysis，GSEA）是在一组基因中找到具有一定基因功能特征和生物过程的基因集。富集分析原理可以由单个基因的简单注释扩展到多个基因集合的成组分析。一组基因直接注释的结果是得到大量的功能节点，这些功能具有概念上的交叠现象，导致分析结果冗余，不利于进一步地精细分析，所以研究人员希望对得到的功能节点加以过滤和筛选，以便获得更有意义的功能信息。目前最常用的方法是基于基因本体（GO）和京都基因与基因组百科全书（KEGG）的富集分析。随着网络和信息技术的不断发展，整合 GO 富集和 KEGG 通路富集分析的工具已达上百种，本书选择在研究领域内常用的一些富集分析工具进行介绍。

2.6.1 DAVID：生物信息整合富集分析功能数据库

DAVID（The Database for Annotation，Visualization and Integrated Discovery）是一个生物信息数据库，整合了生物学数据和分析工具，为大规模的基因或蛋白质列表提供系统综合的生物功能注释信息，帮助用户从中提取生物学信息。该数据库主要用于差异基因的功能和通路富集分析，目前 DAVID 可实现的功能有：识别富集的生物条目，尤其是 GO 条目；发现功能相关的基因组；聚类冗余的注释条目；可视化基因的 BioCarta 与 KEGG 通路图；2-D 视图展示相关的多基因对多条目关系；搜索其它未在列表中的功能相关基因；列出相互作用蛋白质；批量浏览基因名称；连接基因与疾病的关系；高亮蛋白质功能结构域和模体；重定向到相关文献；转换基因标识等。其网页界面如图 2-48 所示。

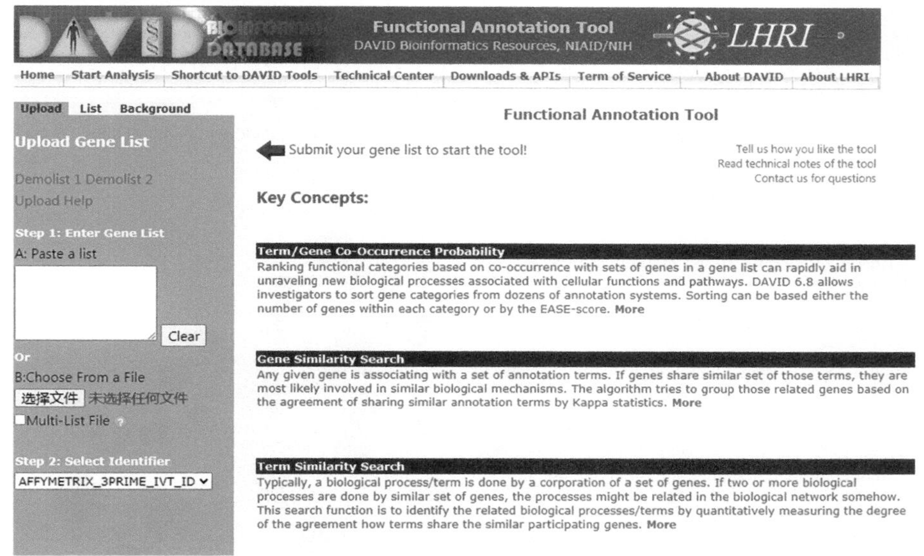

图 2-48 DAVID 网页界面

2.6.2 Metascape：基因功能分析数据库

Metascape 数据库是一个功能强大的基因功能注释分析工具，能帮助用户将当前流行的生物信息学分析方法应用到批量基因和蛋白质的分析中，以实现对基因或蛋白质功能的认知。Metascape 集成了 40 多个生物信息数据库，通过一键快速分析的简洁界面让研究人员能够轻松获得全面的数据解析。其不仅在内容上包含了生物通路富集分析，蛋白质相互作用网络结构分析以及丰富的基因注释功能，而且将结果以分析报告形式呈现，图文并茂，便于研究人员下载分析。Metascape 具有操作简单，数据库更新快，可以对大批量的基因或蛋白质进行注释、富集分析以及构建蛋白质互作网络、操作简单易上手的特点，其网页界面如图 2-49 所示。

2.6.3 ClueGO：Cytoscape 富集分析插件

ClueGO 是一个用户友好型的 Cytoscape 插件，用于分析生物网络中 terms 和 functional groups 的相互关系。ClueGO 网络使用 kappa 统计数据创建，并根据相关基因的相似性反映术语之间的关系。该工具个性化能力强，用户可根据自己的习惯与喜好调整节点间展示情况及配色，各种方便灵活的参数调整允许用户对注释网络中的基因簇进行深入探索，其数据分析界面如图 2-50 所示。

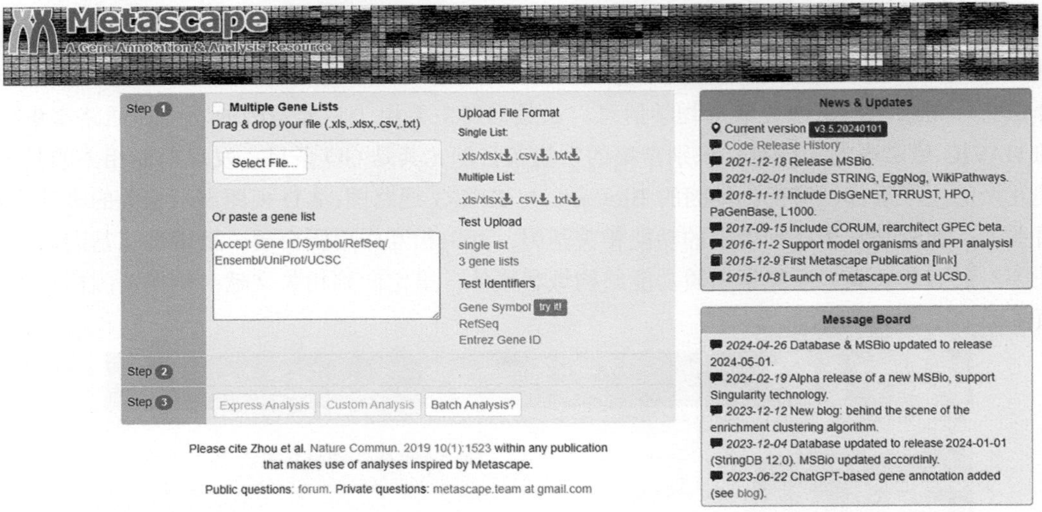

图 2-49　Metascape 输入数据页面展示

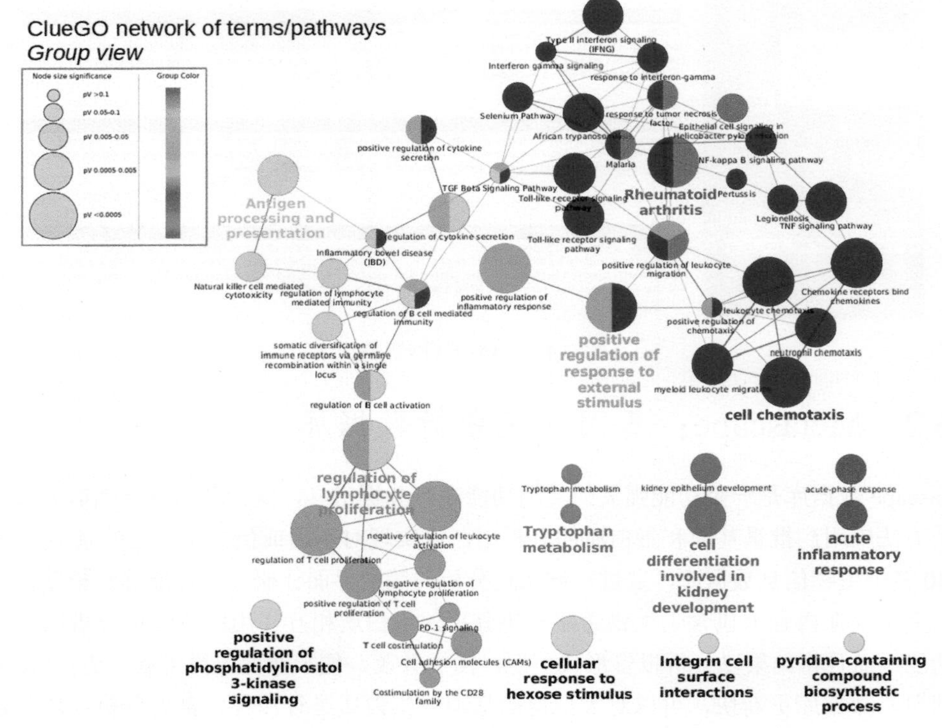

图 2-50　ClueGO 数据分析页面展示

2.6.4　FunRich：功能富集和网络分析工具

FunRich（Functional Enrichment analysis tool）是一个主要用于基因和蛋白质的功能富集和相互作用网络分析的工具，分析结果可以维恩（Venn）图、柱状图、饼状图和热图等图表形式呈现。用户可以对从异质基因组和蛋白质组资源（>150 万个注释）中整合的背景数据库进行功能富集分析。除了默认的人类特定的 FunRich 数据库，用户可以从 UniProt 数据库下载数据或加载自定义数据库，并进行功能富集分析。除了蛋白质组学数据集，自定义数据库允许该工具用于基因组学、脂质组学和代谢组学数据集。因此，FunRich 允许完整的数据库定制，从而允许该工具被用作富集分析的骨架，而不考虑使用的数据类型或生物体，其网页界面如图 2-51 所示。

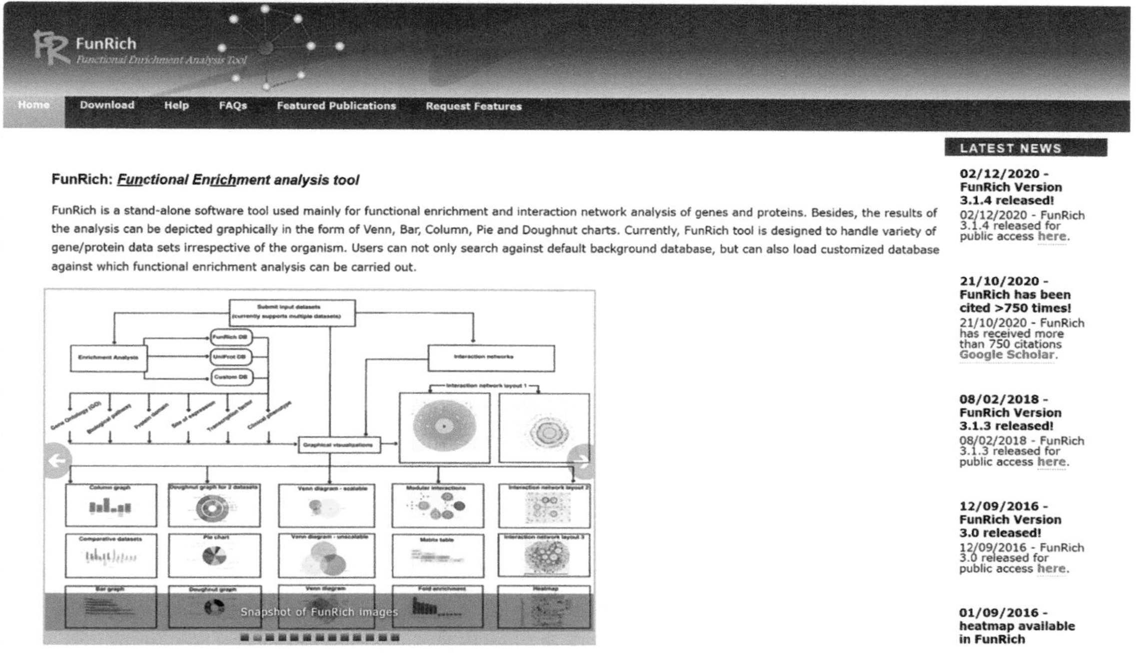

图 2-51　FunRich 网页界面

2.6.5 Reactome：生物过程知识库

生物过程知识库（Reactome Knowledgebase，Reactome）是一个开源的、基于网络的生物通路数据库，它提供了大量的生物通路信息，包括代谢、信号转导、基因表达调控等各种生物过程。该数据库的目的是提供一个全面的、详细的、高质量的生物通路知识库，以支持生物信息学和系统生物学的研究。Reactome 数据库引用了 100 多个不同的在线生物信息学资源库，包括 NCBI 基因、Ensembl 和 UniProt、UCSC 基因组浏览器，ChEBI 小分子数据库和 PubMed 文献数据库等。除了人类之外，Reactome 数据库还可以对其他物种（如小鼠、大鼠、鸡、线虫、果蝇、酵母、大米和拟南芥等）进行通路功能的富集分析。Reactome 数据模型的核心单元是反应。参与反应的实体（核酸、蛋白质、复合物、疫苗、抗癌治疗药物和小分子）形成了生物相互作用网络，并被分组到生物途径中。Reactome 中生物途径的例子包括经典中间代谢、信号转导、转录调控、细胞凋亡和疾病。Reactome 目前已经更新到 V88 版本，该版包括 15212 种人类反应，分为 2698 条通路，涉及 30585 种蛋白质和由 11226 种不同人类基因编码的修饰形式的蛋白质、14789 种复合物、2128 种小分子和 1047 种药物。这些注释得到 38549 篇参考文献的支持。我们已经将这些反应投射到 79407 个同源蛋白上，在 14 个非人类物种中创建了 19520 个同源通路。版本 88 有 4944 个蛋白质变体及其翻译后修饰形式的注释，来自 359 个蛋白质，这些蛋白质对 1802 种疾病特异性反应和 725 条通路的注释做出了贡献。Reactome 网页界面如图 2-52 所示。

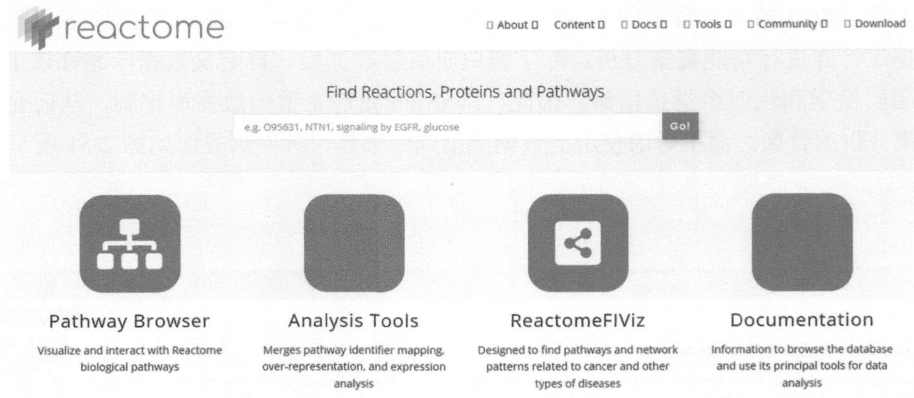

图 2-52 Reactome 网页界面

2.6.6 GeneMANIA：基因功能分析数据库

GeneMANIA 是一个可生成有关基因功能的假设、分析基因列表和根据功能分析基因优先级的数据库。给定一个查询基因列表，GeneMANIA 利用丰富的基因组学和蛋白质组学数据找到功能相似的基因，并根据预测值对其进行加权。GeneMANIA 的另一个用途是基因功能预测，只要给定一个查询基因，GeneMANIA 根据相互作用，找到可能与它共享功能的基因。

GeneMANIA 目前支持 9 种生物（拟南芥、线虫、斑马鱼、果蝇、大肠杆菌、人、小鼠、大鼠和酵母）。已从 GEO、BioGRID、IRefIndex 和 I2D 以及生物体特定的功能基因组学数据集中收集了数百个数据集和数以亿计的相互作用。用户可以选择特定的数据集进行查询，也可以上传自己的数据集进行分析，从而定制自己的搜索，其网页搜索界面如图 2-53 所示。

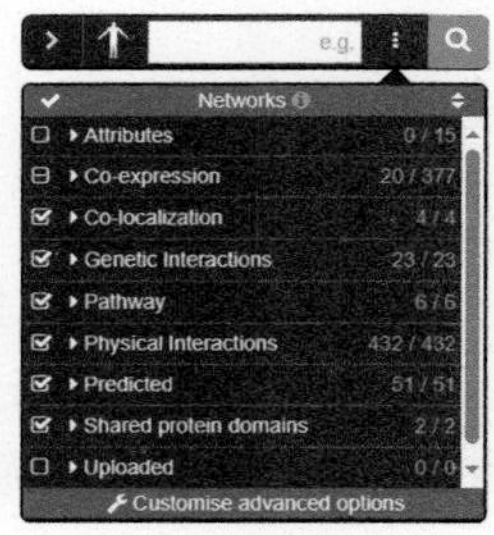

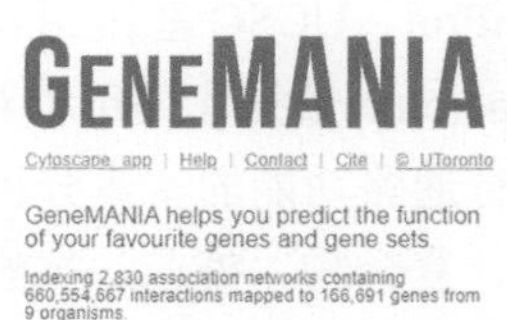

图 2-53 GeneMANIA 网页搜索界面

2.7 中药-成分-靶点-疾病可视化相关工具

网络是一种数据，也是一种信息和知识。在信息时代，网络无处不在。例如，人与人之间的关系、城市与城市之间交通关系、论文引证关系、基因之间的关系、信号之间的关系、蛋白质间的互作关系等等，都可以构成错综复杂的网络数据。对于网络而言，主要分为有向、无向和混合（包含有向和无向）三种类型。有向网络内节点之间具有方向性，而无向网络内节点之间没有方向性。将复杂的网络关系进行展示并渲染，为研究者理解网络数据关系提供了一个有效途径，尤其在药物靶点关系、药物相互作用和组合分析以及靶点相互作用分析方面至关重要。

2.7.1 Cytoscape

Cytoscape 是一款图形化显示网络并进行分析和编辑的软件，它支持多种网络描述格式，也可以用以 Tab 制表符分隔的文本文档或 Microsoft Excel 文件作为输入，或者利用软件本身的编辑器模块直接构建网络，还能够为网络添加丰富的注释信息，并且可以利用自身以及第三方开发的大量功能插件，针对网络问题进行深入分析。另外，软件也支持更多的拓展功能，包括网络结构分析功能 APP 和数据库连接 APP 等，该软件基于 Java 运行，其软件界面如图 2-54 所示。

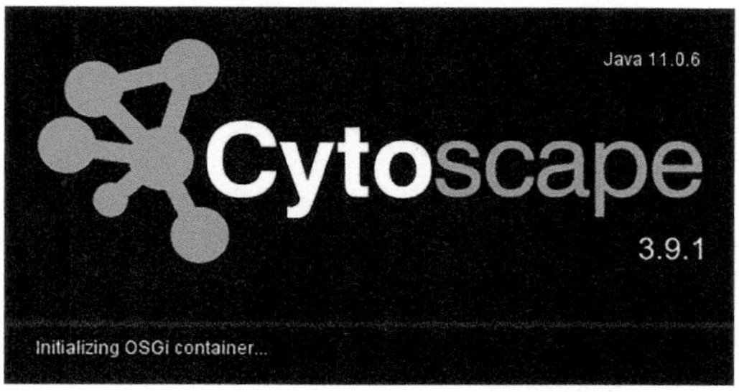

图 2-54　Cytoscape 软件界面

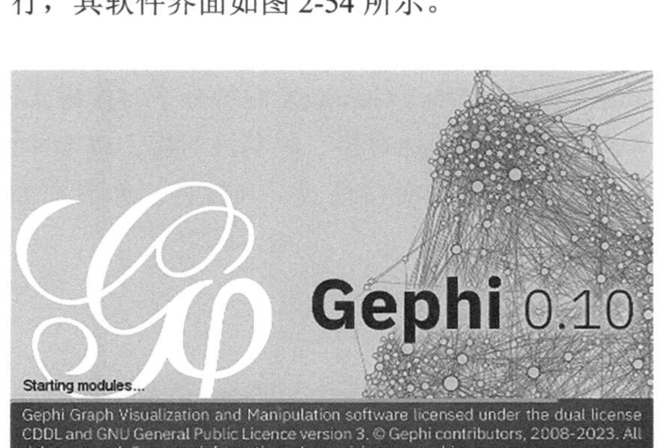

图 2-55　软件启动页面展示

2.7.2 Gephi

Gephi 是一款开源、免费软件，可用于各种图形和网络的可视化和探索，是最受欢迎的网络可视化软件之一。在生物科学领域，常用于基因共表达网络、蛋白质互作网络、微生物相互关系网络等类似的网络图形绘制。官方网站提供免费下载，可在 Windows、Mac OS X 和 Linux 系统上运行，进入后选择适合自己的操作系统下载即可，其软件界面如图 2-55 所示。

2.8 分子对接常用软件

分子对接是通过受体的特征以及受体和药物分子之间的相互作用方式来进行药物设计的方法。主要研究分子间相互作用，并预测其结合模式和亲和力的一种理论模拟方法。近年来，分子对接方法已成为计算机辅助药物研究领域的一项重要技术。在网络药理学研究中，以分子对接的方式对蛋白质互作网络筛选到的核心靶点与核心药物成分之间的相互作用程度进行评价，可为后期实验验证工作提供参考和指导。目前常用的分子对接软件包括商业收费软件，如药物小分子和生物大分子科学领域的 SYBYL 综合分子模拟软件；基于受体和配体结构的诱导契合和柔性对接等不同模式的 Schrodinger 分子模拟软件；由英国剑桥大学晶体数据中心开发，在药物设计和分子模拟领域得到了广泛的认可和应用的 GOLD 分子对接软件。常用的免费软件有由 Scripps 研究所的 Olson 实验室开发与维护的 AutoDock、采用基于原子对接触势的打分函数的 MDock 分子对接软件、具有高效、优美和极简功能的 SeeSAR 软件以及免费在线分子对接工具 SwissDock 等，计算机技术的进步为药物虚拟筛选提供了强大的技术支撑。本书后续以 AutoDock 软件为例，介绍分子对接的基本过程。现对部分常用软件介绍如下。

2.8.1 SYBYL：综合分子模拟软件

SYBYL 是美国 Trepos 公司研发的一款用于药物小分子和生物大分子科学领域的综合分子模拟软件，可以用 SYBYL 软件对受体和小分子的对接情况进行模拟和打分，其中 SYBYL 软件自带打分函数 Total-Score，可以利用自带的打分函数评估每一次分子对接的结果。分子对接与分子形状相似性是目前最常用的两种虚拟筛选方法，SYBYL-X 的 Surflex-Dock 与 Surflex-Sim 分别是广泛应用的分子对接与分子形状相似性虚拟筛选软件，它采用独特的经验打分函数和基于分子相似性的搜索引擎，将配体分子对接至蛋白质的结合位点。Surflex-Dock 引入了 Surflex-Dock Normal、Surflex-Dock Screen、Surflex-Dock Geom、Surflex-Dock GenomX 四种分子对接模式，可以实现蛋白质柔性对接、限制性对接、以 DNA 为靶的对接等特殊对接模式，其软件工作界面如图 2-56 所示。

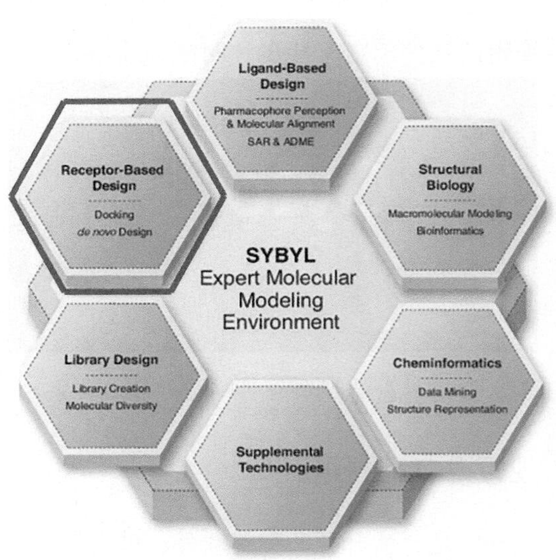

图 2-56 SYBYL 功能组件页面展示

2.8.2 Schrodinger：分子模拟软件

Schrodinger 是一款广泛使用的药物发现和设计软件，它整合了多种模块，覆盖了从同源建模、分子对接、蛋白质-蛋白质对接、QSAR 分析、虚拟筛选到 ADME 性质预测等多个研究领域。Schrodinger 软件的主要功能包括：① Glide：用于精确的配体和受体的对接（docking），提供标准精度（SP）和额外精度（XP）两种方式；② Maestro：Schrodinger 软件的统一界面，具有超强的图像显示功能；③ Prime：用于精确的蛋白质结构预测，包括 Loop 区域的模建；④ Liaison：精确计算配体-受体结合能的程序；⑤ SiteMap：用于精确认证蛋白活性位点的工具；⑥ CombiGlide：设计富集组合库，并进行虚拟筛选；⑦ Epik：快速精确预测 pKa 值；⑧ MacroModel：基于力场模建的黄金标准，处理有机化合物、糖、核酸、小肽、蛋白等；⑨ Qsite：高性能的 QM/MM 计算程序，适用于涉及电子转移的酶催化反应及含金属的蛋白活性中心；⑩ Phase：精确的药效团模建工具包；⑪ Strike：用于统计模型和 QSAR 分析的工具；⑫ QikProp：快速精确预测 ADME 性质的工具；⑬ LigPrep：精确的 2D 到 3D 结构转换工具；⑭ PrimeX：蛋白质 X-ray 晶体结构精修工具；⑮ Jaguar：快速的电子结构计算软件包。Schrodinger 软件的图形用户界面友好，易于操作，同时提供了虚拟筛选流程模块，使得复杂的筛选工作变得更加高效，其软件界面如图 2-57 所示。

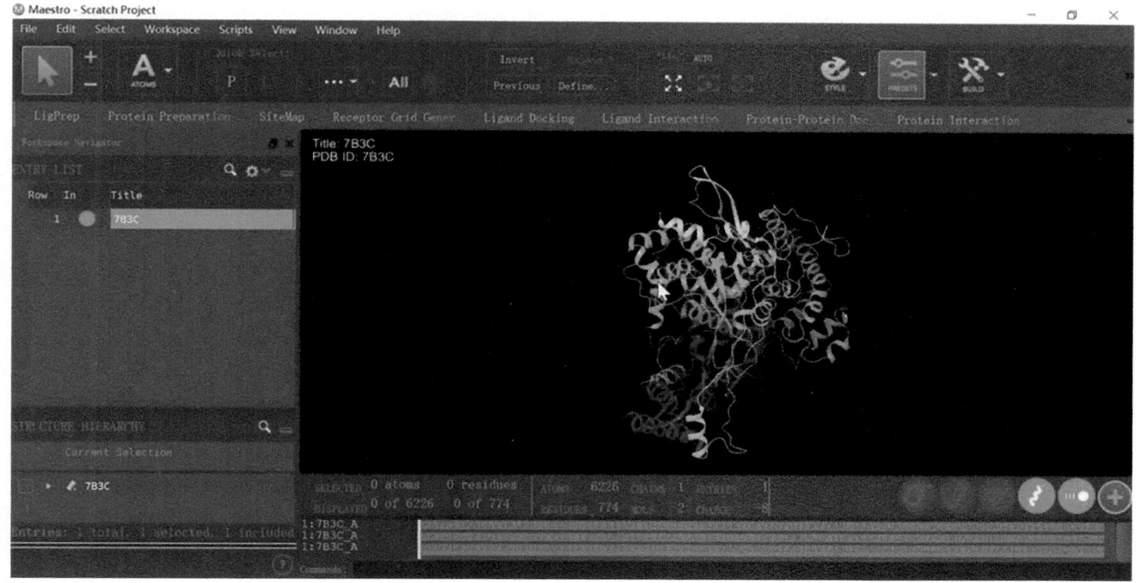

图 2-57　Schrodinger 基于 Maestro 工作流的页面展示

2.8.3　AutoDock：开源免费分子模拟软件

Autodock 是一款免费开源的分子模拟软件，最主要应用于执行配体-蛋白分子对接。它由 Scripps 研究所的 Olson 实验室开发与维护。该软件采用基于力场和蒙特卡洛法的搜索算法，用于预测小分子与蛋白质靶标之间的结合模式。作为更新版本，AutoDock/Vina 具有高效的搜索速度和较高的准确性，可进行具有灵活性的蛋白质-小分子对接，适用于药物研发等领域，其软件界面如图 2-58 所示。

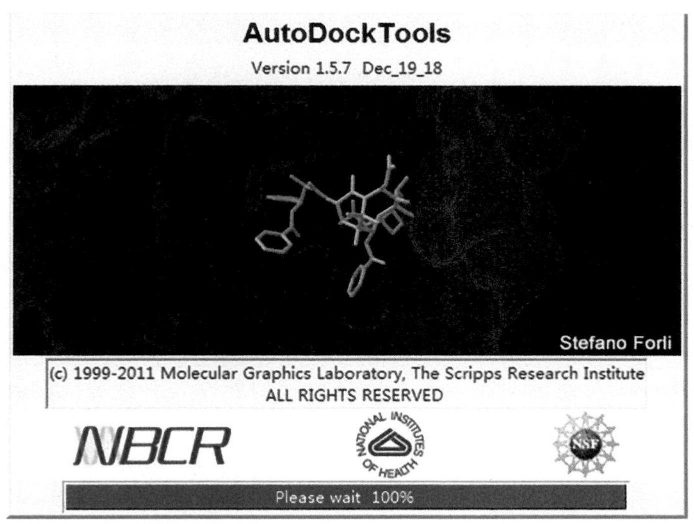

图 2-58　Autodock 启动页面展示

2.8.4 SeeSAR：药物设计软件

SeeSAR 是一款专业的药物设计软件，它提供了一系列的功能来帮助科研工作者在药物发现过程中进行虚拟筛选、分子设计和分析。其核心特点和功能包括：① 3D 分子设计体验：SeeSAR 提供了蛋白-分子的三维可视化视图，帮助用户鉴别产生亲和力的关键相互作用；② HYDE 打分方法：使用 HYDE 打分方法来评估化合物的结合亲和力；③ Docking Mode：探究最优结合模式、虚拟筛选和共价对接；④ Molecule Editor Mode：优化分子结构，改善药物分子的类药性能；⑤ Analyzer Mode：探究类药性参数，平衡安全性和有效性；⑥ Inspirator Mode：探寻骨架替换、片段生长或连接获得全新结构；⑦ Protein Mode：导入蛋白质结构，叠合结合位点；⑧ Protein Editor Mode：突变蛋白质残基，搜索类似结合位点；⑨ Binding Site Mode：高效预测并探索所有的可能性结合位点。

此外，SeeSAR 还集成了多个组件，如 ReCore-3D 骨架跃迁、Visual torsions 药物分子扭转角计算与分析、Pocket detection 靶标结合口袋的三维展示等，以提高药物设计的效率和准确性。其软件界面如图 2-59 所示。

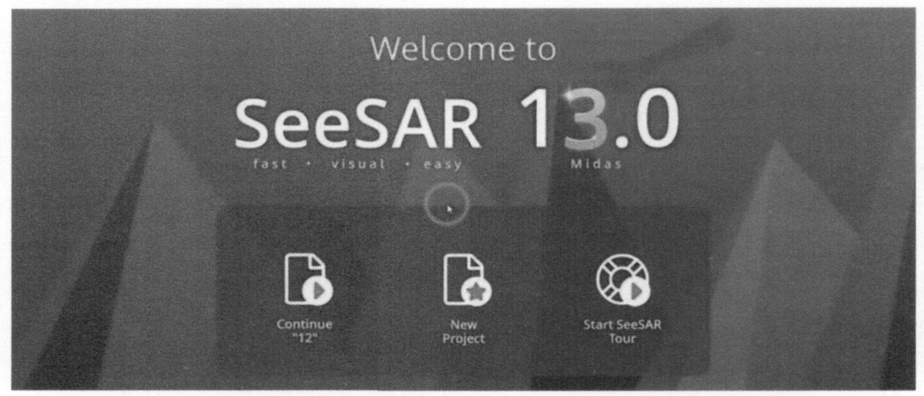

图 2-59 SeeSAR 软件启动页面展示

2.8.5 GOLD：计算大小分子结合模式的分子对接程序

GOLD 是一款由英国剑桥大学晶体数据中心开发的分子对接软件。它是一个计算大分子与小分子结合模式的程序，由 Sheffield 大学、GlaxoSmithKline 公司和 CCDC 共同协作开发的。GOLD 软件被广泛用于药物发现过程中的虚拟筛选和导向优化。该软件的特点包括：①高度可配置：用户可以根据已知特征或行为来定制约束，引导结果；②多重评分函数：提供多种评分函数，用于姿态预测和虚拟筛选；③灵活的对接：支持集合对接和处理具有软势能的灵活侧链；④水分子处理：评估结构水分子对结合的影响，以及配体是否排除水分子或在对接过程中介导相互作用；⑤虚拟筛选：通过云端或集群（HPC）进行无限制的虚拟筛选；⑥ Python API 访问：允许用户以编程方式运行对接，适用于参数优化和工作流程整合；⑦ KNIME 组件：在 KNIME 界面中进行蛋白质-配体对接，便于集成到工作流程中；⑧共价对接：通过共价对接理解不可逆绑定，探索癌症、免疫学和传染病目标；GOLD 软件在药物设计和分子模拟领域得到了广泛的认可和应用，是生物制药领域科学信息整体解决方案的重要组成部分。其软件界面如图 2-60 所示。

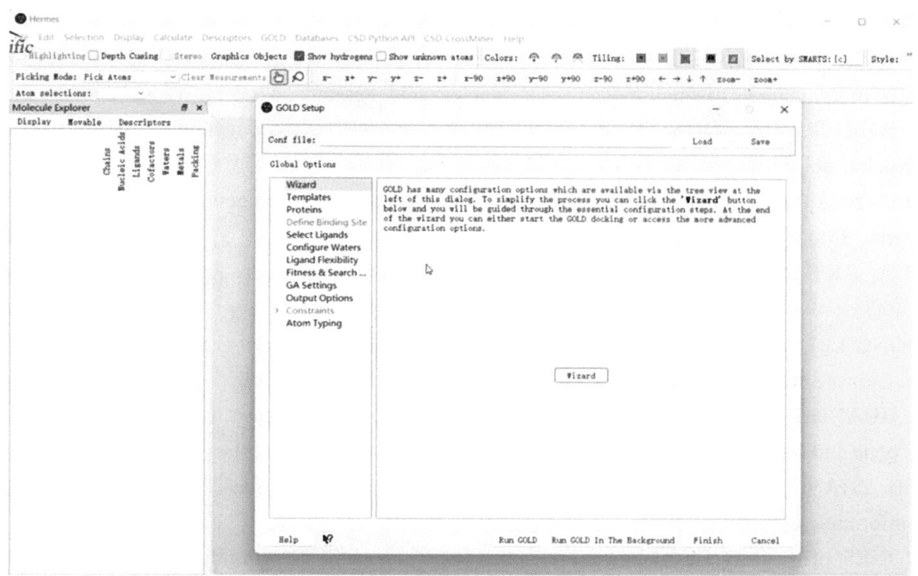

图 2-60　GOLD 软件启动页面展示

参考文献

马聪玉, 生宁, 李元元, 等, 2021. 中药成分质谱分析新技术和新策略进展 [J]. 质谱学报, 42(05): 709-717.

孙燕, 冯峰, 黄特辉, 等, 2019. 基于 UPLC-Q-Exactive 技术结合 OTCML 数据库快速分析沙棘的功效成分 [J]. 天然产物研究与开发, 31(7): 1192-1202.

闫小妮, 田国祥, 贺海蓉, 等, 2019. CTD 数据库架构及数据获取查询与提取方法 [J]. 中国循证心血管医学杂志, 11(08): 905-909.

袁付丽, 刘传鑫, 王强, 等, 2020. UPLC-Q-TOF/MSE 结合 UNIFI 信息学平台快速检测与鉴别九味镇心颗粒中的化学成分 [J]. 中文科技资料目录 - 中草药, 043(010): 1997-2008.

AMBERGER J S, HAMOSH A, 2017. Searching Online Mendelian Inheritance in Man (OMIM): a knowledgebase of human genes and genetic phenotypes[J]. Current Protocols in Bioinformatics, 58: 1.2.1-1.2.12.

BAE Y E, WU L, WU C, 2021. InTACT: An adaptive and powerful framework for joint-tissue transcriptome-wide association studies[J]. Genetic epidemiology, 45(8): 848-859.

BINDEA G, MLECNIK B, HACKL H, et al., 2009. ClueGO: a Cytoscape plug-in to decipher functionally grouped gene ontology and pathway annotation networks[J]. Bioinformatics, 25(8): 1091-1093.

BLAKE J A, HARRIS M A, 2008. The gene ontology (GO) project: structured vocabularies for molecular biology and their application to genome and expression analysis[J]. Current protocols in bioinformatics, Chapter 7(1): 7.2.1-7.2.9.

CANNON M, STEVENSON J, STAHL K, et al., 2024. DGIdb 5. 0: rebuilding the drug-gene interaction database for precision medicine and drug discovery platforms[J]. Nucleic acids research, 52(D1): D1227-D1235.

CHEN X, LIN Y, LIU M, et al., 2002. The Binding Database: data management and interface design[J]. Bioinformatics, 18(1): 130-139.

CHEN Y C, 2011. TCM Database@Taiwan: The World's Largest traditional Chinese medicine database for drug screening in silico[J]. PLoS ONE, 6(1): e15939.

CLOUGH E, BARRETT T, 2016. The Gene Expression Omnibus Database[J]. Methods in molecular biology (Clifton, NJ), 1418: 93-110.

DAI L, ZHAO T, BISTEAU X, et al., 2018. Modulation of protein-interaction states through the cell cycle[J]. Cell,

173(6): 1481-1494.

DAINA A, MICHIELIN O, ZOETE V, 2019. SwissTargetPrediction: updated data and new features for efficient prediction of protein targets of small molecules[J]. Nucleic acids research, 47(W1): W357-W364.

DAVIS A P, WIEGERS T C, JOHNSON R J, et al., 2023. Comparative Toxicogenomics Database (CTD): update 2023[J]. Nucleic acids research, 51(D1): D1257-D1262.

DE MAGALHÃES J P, COSTA J, TOUSSAINT O, 2005. HAGR: the human ageing genomic resources[J]. Nucleic acids research, 33: D537-543.

FABREGAT A, JUPE S, MATTHEWS L, et al., 2018. The Reactome Pathway Knowledgebase[J]. Nucleic acids research, 46(1): 649-655.

FANG S, DONG L, LIU L, et al., 2021. HERB: a high-throughput experiment- and reference-guided database of traditional Chinese medicine[J]. Nucleic acids research, 49(D1): D1197-D1206.

FANG Y C, HUANG H C, CHEN H H, et al., 2008. TCMGeneDIT: a database for associated traditional Chinese medicine, gene and disease information using text mining[J]. Bmc Complementary & Alternative Medicine, 8: 58.

GAO Z, LI H, ZHANG H, et al., 2008. PDTD: a web-accessible protein database for drug target identification[J]. BMC bioinformatics, 9: 104.

GARETH, JONES, et al., 1997. Development and validation of a genetic algorithm for flexible docking[J]. Journal of Molecular Biology, DOI: 10. 1006/jmbi. 1996. 0897.

GILLESPIE M, JASSAL B, STEPHAN R, et al., 2022. The reactome pathway knowledgebase 2022[J]. Nucleic acids research, 50(D1): D687-D692.

GOEL R, HARSHA H C, PANDEY A, et al., 2012. Human Protein Reference Database and Human Proteinpedia as resources for phosphoproteome analysis[J]. Molecular bioSystems, 8(2): 453-463.

GONG J, CAI C, LIU X, et al., 2013. ChemMapper: a versatile web server for exploring pharmacology and chemical structure association based on molecular 3D similarity method[J]. Bioinformatics, 29(14): 1827-1829.

GROSDIDIER A, ZOETE V, MICHIELIN O, 2011. SwissDock, a protein-small molecule docking web service based on EADock DSS[J]. Nucleic acids research, 39: W270-W277.

GUNDIMEDA S, 2016. Identification of compound classes using the filter results by fragment feature of Agilent MassHunter software[J]. 2016.

HUANG S Y, ZOU X, 2006. An iterative knowledge-based scoring function to predict protein-ligand interactions: I. Derivation of interaction potentials[J]. Journal of computational chemistry, 27(15): 1866-1875.

HÜGLE M, REGENASS P, WARSTAT R, et al., 2020. 4-Acyl Pyrroles as Dual BET-BRD7/9 Bromodomain Inhibitors Address BETi Insensitive Human Cancer Cell Lines[J]. Journal of medicinal chemistry, 63(24): 15603-15620.

IRWIN J J, TANG K G, YOUNG J, et al., 2020. ZINC20-A Free Ultralarge-Scale Chemical Database for Ligand Discovery[J]. Journal of chemical information and modeling, 60(12): 6065-6073.

JIANG Y, ZHENG Y, DONG Q, et al., 2022. Metabolomics combined with network pharmacology to study the mechanism of Shentong Zhuyu decoction in the treatment of rheumatoid arthritis[J]. J Ethnopharmacol, 285: 114846.

KAI DÜHRKOP, FLEISCHAUER M, LUDWIG M, et al., 2019 SIRIUS 4: a rapid tool for turning tandem mass spectra into metabolite structure information[J]. Nature Methods, 16(4): 299-302.

KANEHISA M, GOTO S, 2000. KEGG: kyoto encyclopedia of genes and genomes[J]. Nucleic acids research, 28(1): 27-30.

KEISER M J, ROTH B L, ARMBRUSTER B N, et al., 2007. Relating protein pharmacology by ligand chemistry[J]. Nat Biotech, 25(2): 197-206.

KUHN M, VON MERING C, CAMPILLOS M, et al., 2008. STITCH: interaction networks of chemicals and proteins[J]. Nucleic acids research, 36: D684-D688.

LI X, TANG Q, MENG F, et al., 2022. INPUT: An intelligent network pharmacology platform unique for traditional Chinese medicine[J]. Computational and structural biotechnology journal, 20: 1345-1351.

LICATA L, BRIGANTI L, PELUSO D, et al., 2012. MINT, the molecular interaction database: 2012 update[J]. Nucleic acids research, 40: 857-861.

LIU Z, CAI C, DU J, et al., 2020. TCMIO: A Comprehensive Database of Traditional Chinese Medicine on Immuno-Oncology[J]. Frontiers in Pharmacology, 11: 439.

LIU Z, GUO F, WANG Y, et al., 2016. BATMAN-TCM: a Bioinformatics Analysis Tool for Molecular mechANism of Traditional Chinese Medicine[J]. Scientific Reports, 6: 21146.

LV Q, CHEN G, HE H, et al., 2023. TCMBank—the largest TCM database provides deep learning-based Chinese-Western medicine exclusion prediction. Signal Transduct Target Ther, Mar 31;8(1): 127.

MANU M, PARUL S, HARINDER S, et al., 2013. NPACT: Naturally Occurring Plant-based Anti-cancer Compound-Activity-Target database[J]. Nucleic acids research, 41: D1124-D1129.

MENDEZ D, GAULTON A, BENTO A P, et al., 2019. ChEMBL: towards direct deposition of bioassay data[J]. Nucleic acids research, 47(D1): D930-D940.

MIRYALA S K, BASU S, NAHA A, et al., 2022. Datasets comprising the quality validations of simulated protein-ligand complexes and SYBYL docking scores of bioactive natural compounds as inhibitors of Mycobacterium tuberculosis protein-targets[J]. Data in Brief, 42: 108146.

MORRIS G M, HUEY R, LINDSTROM W, et al., 2009. AutoDock4 and AutoDockTools4: Automated docking with selective receptor flexibility[J]. Journal of computational chemistry, 30(16): 2785-2791.

NICKEL J, GOHLKE BO, EREHMAN J, et al., 2014. SuperPred: update on drug classification and target prediction[J]. Nucleic acids research, 42(Web Server issue): W26-W31.

OBERACHER H, WHITLEY G, BERGER B, 2013. Evaluation of the sensitivity of the 'Wiley registry of tandem mass spectral data, MSforID' with MS/MS data of the 'NIST/NIH/EPA mass spectral library'[J]. Journal of Mass Spectrometry, 48(4): 487-496.

OUGHTRED R, RUST J, CHANG C, et al., 2021. The BioGRID database: a comprehensive biomedical resource of curated protein, genetic, and chemical interactions[J]. Protein science : a publication of the Protein Society, 30(1): 187-200.

PATHAN M, KEERTHIKUMAR S, ANG CS, et al., 2015. FunRich: an open access standalone functional enrichment and interaction network analysis tool[J]. Proteomics, 15(15): 2597-2601.

PIÑERO J, SAÜCH J, SANZ F, et al., 2021. The DisGeNET cytoscape app: exploring and visualizing disease genomics data[J]. Computational and Structural Biotechnology Journal, 19: 2960-2967.

PINZI L, RASTELLI G, 2019. Molecular docking: shifting paradigms in drug discovery[J]. International journal of molecular sciences, 20(18): 4331.

PORRAS P, ORCHARD S, LICATA L, 2022. IMEx Databases: displaying molecular interactions into a single, standards-compliant dataset[J]. Methods in molecular biology (Clifton, NJ), 2449: 27-42.

PU J, YU Y, LIU Y, et al., 2020. MENDA: a comprehensive curated resource of metabolic characterization in depression[J]. Briefings in bioinformatics, 21(4): 1455-1464.

QUINN R A, NOTHIAS L F, VINING O, et al., 2016. Molecular networking as a drug discovery, drug metabolism, and precision medicine strategy[J]. Trends in Pharmacological Sciences: 143-154.

RAPPAPORT N, TWIK M, NATIV N, et al., 2014. MalaCards: a comprehensive automatically-mined database of human diseases[J]. Current protocols in bioinformatics, 47: 1. 24. 1-1. 24. 19.

REBHAN M, CHALIFA-CASPI V, PRILUSKY J, et al., 1997. GeneCards: integrating information about genes, proteins and diseases[J]. Trends in genetics: TIG, 13(4): 163.

RU J, LI P, WANG J, et al., 2014. TCMSP: a database of systems pharmacology for drug discovery from herbal medicines[J]. J Cheminform, 6(1): 13.

SALWINSKI L, MILLER CS, SMITH AJ, et al., 2004. The database of interacting proteins: 2004 update[J]. Nucleic acids research, 32: 449-451.

SHANNON P, MARKIEL A, OZIER O, et al., 2003. Cytoscape: a software environment for integrated models of biomolecular interaction networks[J]. Genome research, 13(11): 2498-2504.

SHERMAN BT, HAO M, QIU J, et al., 2022. DAVID: a web server for functional enrichment analysis and functional annotation of gene lists (2021 update)[J]. Nucleic acids research, 50(W1): W216-W221.

SUBRAMANIAN A, TAMAYO P, MOOTHA V K, et al., 2005. Gene set enrichment analysis: a knowledge-based approach for interpreting genome-wide expression profiles[J]. Proceedings of the National Academy of Sciences of the United States of America, 102(43): 15545-15550.

SZKLARCZYK D, GABLE AL, LYON D, et al., 2019. STRING v11: protein-protein association networks with increased coverage, supporting functional discovery in genome-wide experimental datasets[J]. Nucleic acids research, 47(D1): 607-613.

SZKLARCZYK D, SANTOS A, VON MERING C, et al., 2016. STITCH 5: augmenting protein-chemical interaction networks with tissue and affinity data[J]. Nucleic acids research, 44(D1): D380-D384.

TAN X, FU J, YUAN Z, et al., 2021. ACNPD: The database for elucidating the relationships between natural products, compounds, molecular mechanisms, and cancer types[J]. Frontiers in pharmacology, 12: 746067.

TANG Z, KANG B, LI C, et al., 2019. GEPIA2: an enhanced web server for large-scale expression profiling and interactive analysis[J]. Nucleic acids research, 47(W1): W556-W560.

TAO W, LI B, GAO S, et al., 2015. CancerHSP: anticancer herbs database of systems pharmacology[J]. Scientific Reports, 5: 11481.

VINOTHKANNA A, PRATHIVIRAJ R, SIVAKUMAR T R, et al., 2023. GC-MS and network pharmacology analysis of the ayurvedic fermented medicine, chandanasava, against chronic kidney and cardiovascular diseases[J]. Applied biochemistry and biotechnology, 195(5): 2803-2828.

WANG M, CARVER J J, PHELAN V V, et al., 2016. Sharing and community curation of mass spectrometry data with global natural products social molecular networking[J]. Nature Biotechnology, 4(8): 828-837.

WARDE-FARLEY D, DONALDSON S L, COMES O, et al., 2010. The GeneMANIA prediction server: biological network integration for gene prioritization and predicting gene function[J]. Nucleic acids research, 38: W214-220.

WISHART D S, FEUNANG Y D, GUO A C, et al., 2018. DrugBank 5. 0: a major update to the DrugBank database for 2018[J]. Nucleic acids research, 2018, 46(D1): D1074-D1082.

WU Y, ZHANG F, YANG K, et al., 2019. SymMap: an integrative database of traditional Chinese medicine enhanced by symptom mapping[J]. Nucleic acids research, 47(D1): D1110-D1117.

XIAOFENG L, SISHENG O, BIAO Y, et al., 2010. PharmMapper server: a web server for potential drug target identification using pharmacophore mapping approach[J]. Nucleic acids research, 38: W609-W614.

XU H Y, ZHANG Y Q, LIU Z M, et al., 2019 ETCM: an encyclopaedia of traditional Chinese medicine[J]. Nucleic acids research, 47(D1): D976-D982.

XUE R, FANG Z, ZHANG M, et al., 2013. TCMID: traditional Chinese medicine integrative database for herb molecular mechanism analysis[J]. Nucleic Acids Research, 41(Database issue): D1089-D1095.

YAN D, ZHENG G, WANG C, et al., 2022. HIT 2. 0: an enhanced platform for Herbal Ingredients' Targets[J]. Nucleic acids research, 50(D1): D1238-D1243.

YAO Z J, DONG J, CHE Y J, et al., 2016. TargetNet: a web service for predicting potential drug–target interaction profiling via multi-target SAR models[J]. Journal of Computer-Aided Molecular Design, 30(5): 413-424

ZENG X, ZHANG P, HE W, et al., 2018. NPASS: natural product activity and species source database for natural product research, discovery and tool development[J]. Nucleic acids research, 46(D1): D1217-D1222.

ZHANG R Z, YU S J, BAI H, et al., 2017. TCM-Mesh: The database and analytical system for network pharmacology analysis for TCM preparations[J]. Scientific Reports, 2017, 7(1): 2821.

ZHANG Y, LI X, SHI Y, et al., 2023. ETCM v2. 0: An update with comprehensive resource and rich annotations for traditional Chinese medicine[J]. Acta pharmaceutica Sinica B, 13(6): 2559-2571.

ZHOU Y, ZHANG Y, ZHAO D, et al., 2024. TTD: Therapeutic Target Database describing target druggability information[J]. Nucleic acids research, 52(D1): 1465-1477.

ZHOU Y, ZHOU B, PACHE L, et al., 2019. Metascape provides a biologist-oriented resource for the analysis of systems-level datasets[J]. Nature communications, 10(1): 1523.

ZHU K, DAY T, WARSHAVIAK D, et al., 2014. Antibody structure determination using a combination of homology modeling, energy-based refinement, and loop prediction[J]. Proteins, 82(8): 1646-1655.

第三章 中药网络药理学分析实践教程

3.1 中药成分采集实践流程

3.1.1 数据库检索法：以 TCMSP 数据库为例

TCMSP 数据库是由西北农林科技大学王永华教授课题组研发，是目前中药网络药理学研究检索成分最常用的数据库之一，收录范围较广，涵盖近 500 种中药材并提供了化合物药代动力学性质及每个成分药代动力学参数，包括口服生物利用度、小肠吸收透过性、药物相似度等。其网页界面如图 3-1 所示。

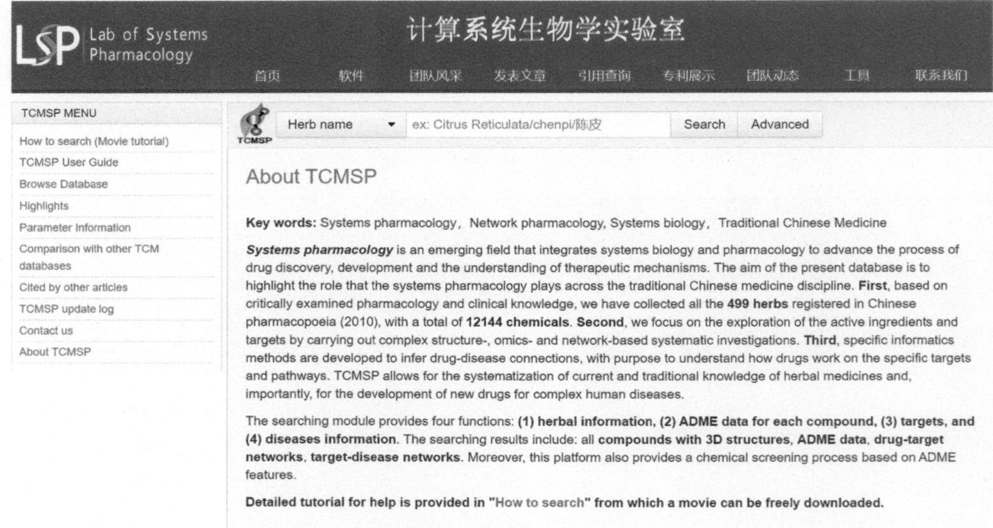

图 3-1 TCMSP 检索界面

以中药“防己”为例，输入检索词，本数据库支持拉丁名、拼音以及中文名检索，此处以中文名检索为例，输入中药名称“防己”，得到搜索结果如图 3-2 所示。

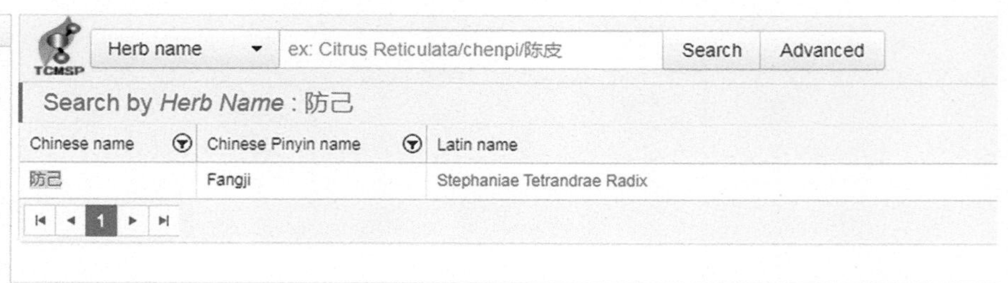

图 3-2 中药防己检索页面

点击“Latin name”，即可得到详细的检索结果如图 3-3 所示，从图的右下角可以看到检索到的防己对应的成分有 50 个。另外，可以通过类药性评价参数，如分子量（molecular weight,

MW）180-500，口服生物利用度（oral bioavailability，OB）大于 30%，类药性（drug-likeness，DL）大于 0.18 等条件进行成分过滤，最终得到成分靶点信息数据，如图 3-3 所示。

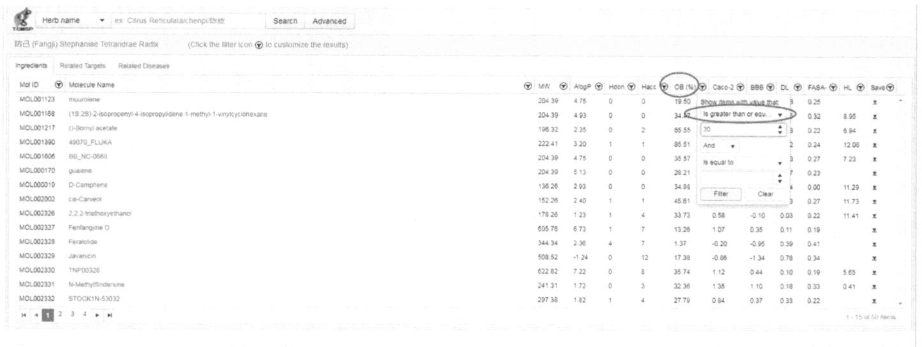

图 3-3 根据药代动力学参数设置筛选条件，筛选类药性成分

通过点击成分名称，可以查看该成分的具体信息，以及数据库预测的与其相关的疾病、靶点和所属中药，如图 3-4 所示。

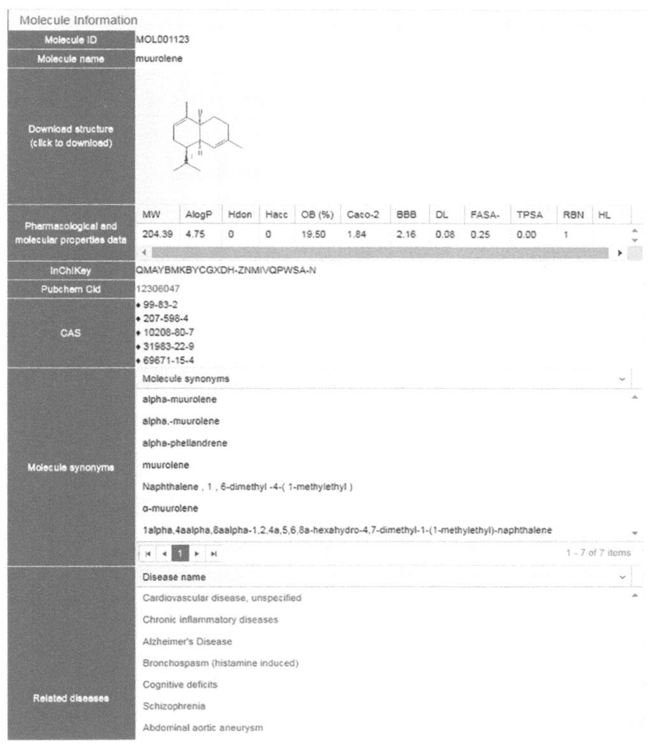

图 3-4 成分详细信息页面

3.1.2 实验数据定性法：高分辨质谱数据结合数据库进行成分表征

直接检索数据库的方法并未将中药炮制、配伍和煎煮中物质与物质间的相互作用考虑进来，物质经过高温煎煮过程可能存在成分变化的情况。因此，可通过分析仪器测试所得的实验数据

进行成分定性。现以中药复方当归四逆汤超高效液相色谱与高分辨质联用测试数据为例，通过Masslynx软件处理结合NIST中药成分数据库表征中药成分进行过程阐述。

首先，通过实验获得正负离子模式下的混合标准品数据和当归四逆汤液质联用样本数据，如图3-5所示。

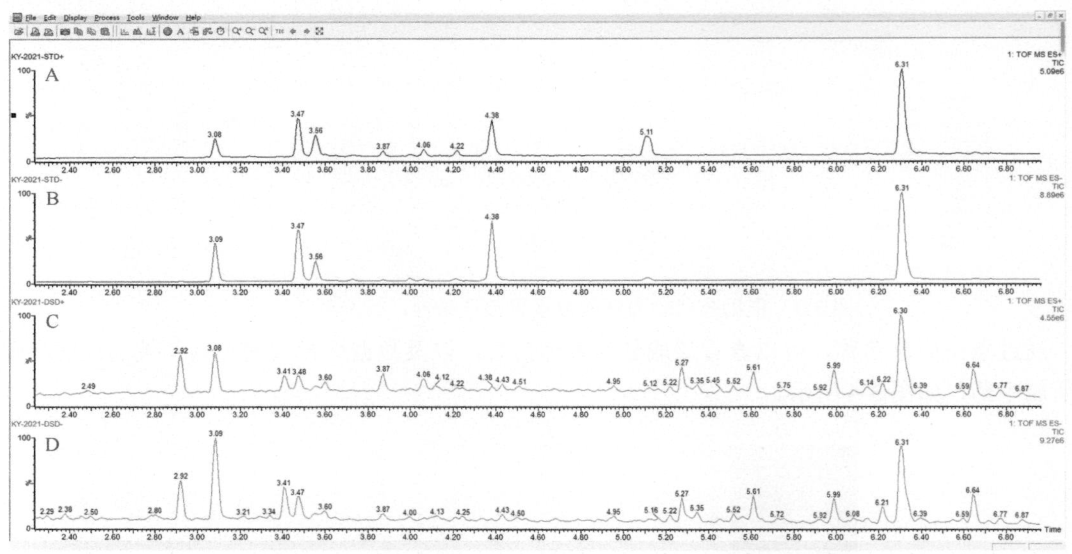

图3-5 Masslynx软件采集图谱

A. 混标正离子模式；B. 混标负离子模式；C. 当归四逆汤正离子模式；D. 当归四逆汤负离子模式

选择负离子模式总离子流，依次打开当归四逆汤样本和混标样本，选择保留时间6.3处峰，双击查看一级质谱图信息，如图3-6所示。

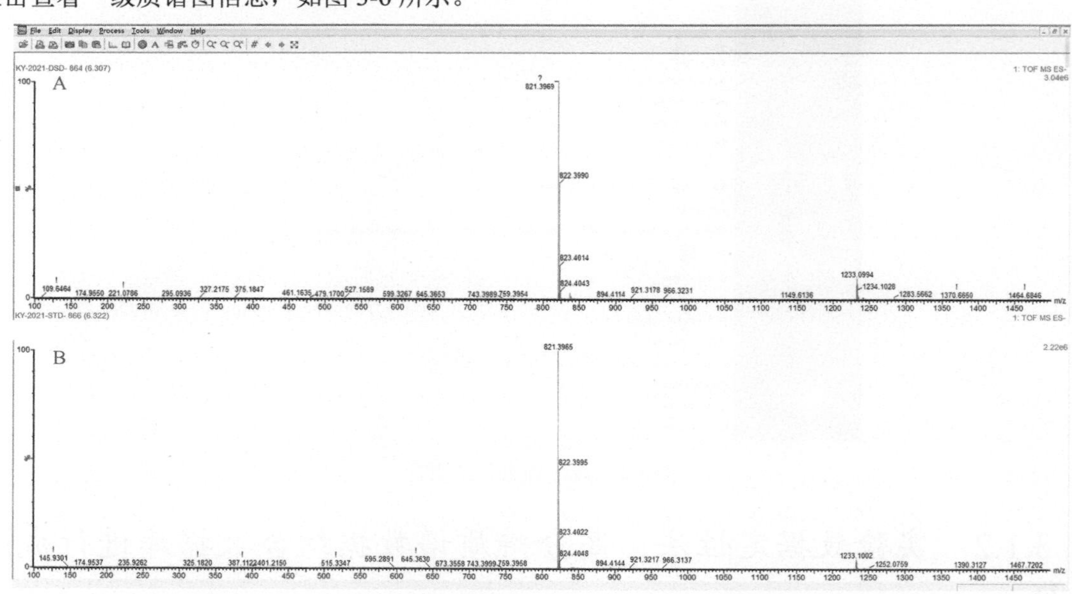

图3-6 当归四逆汤及混合标准品一级质谱图

t=6.3；A. 混标一级质谱图；B. 当归四逆汤一级质谱图

点击“Display-Spectrum-At”选择二级质谱数据，得到更多碎片信息。如图3-7所示。

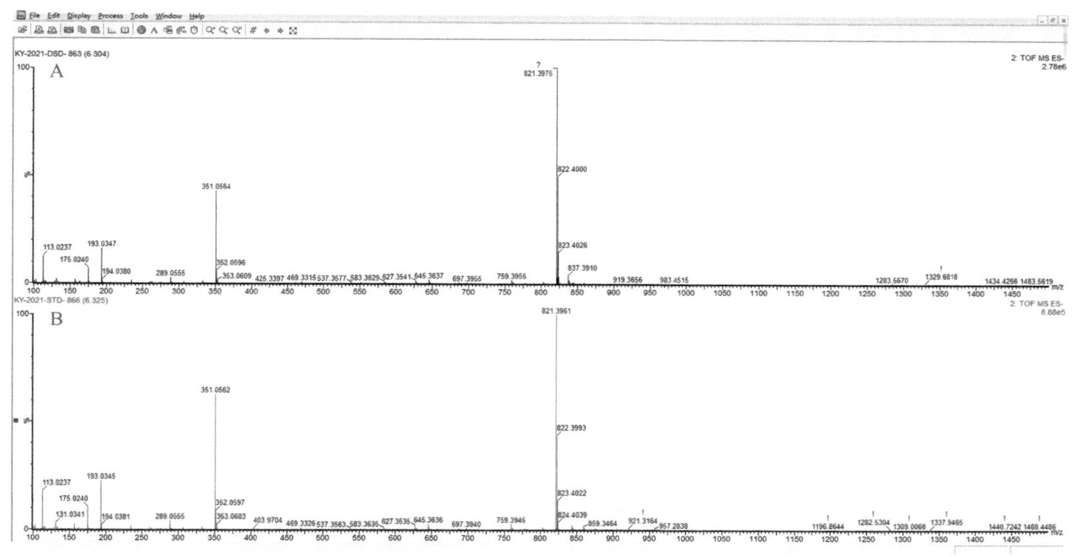

图 3-7　二级质谱碎片图

A. 混标二级质谱；B. 当归四逆汤样品二级质谱

在已安装 NIST 质谱数据库基础上，选择需要定性的图谱，点击左上角“书本”符号，进行物质碎片比对检索。结果概览如图 3-8 所示。

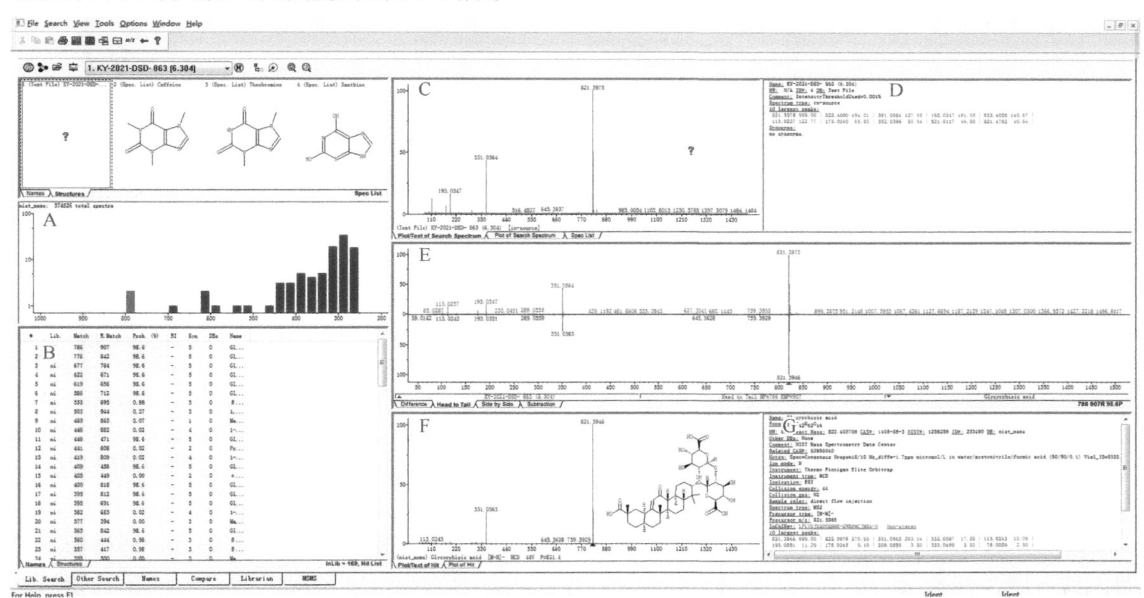

图 3-8　NIST 数据库碎片比对结果图

A. 预测成分匹配度柱状图；B. 匹配数据报表当归四逆汤；C. 样品质谱图；D. 样品质谱图碎片报表；E. 样品碎片与数据库标准碎片比对图；F. 预测成分结构；G. 预测成分数据源及详细数据

3.1.3　GNPS 数据库实践案例

以民族药马缨丹的活性部位 LCE5 和 LCE6 表征为例，首先将采集的 DDA 二级质谱数据进行 mzXML、mzML 和 mgf 格式转换，将转换好的数据上传至 GNPS 数据库中，点击分子网络构建按钮，进行分子网络的构建，如图 3-9 所示。

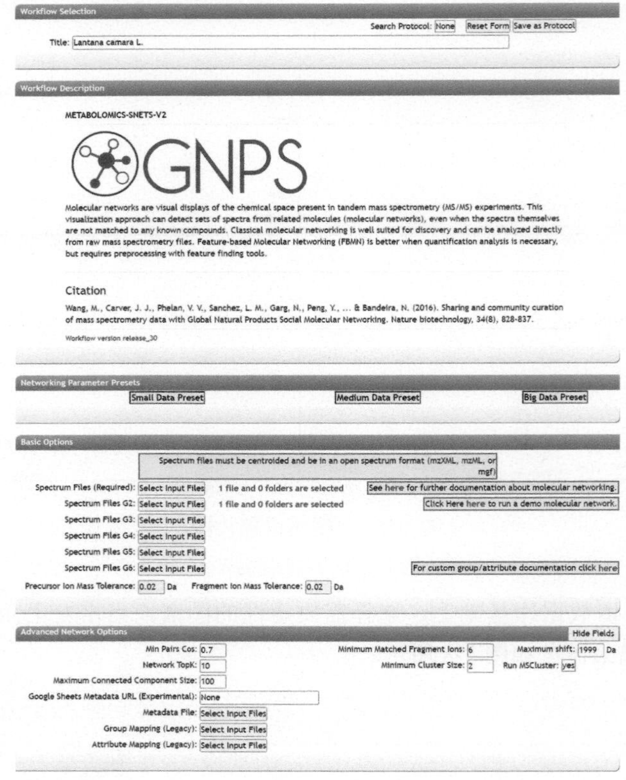

图 3-9　分子网络参数设置

设定参数、填写邮箱，点击“Submit”按钮，进行分子网络分子和数据库化合物鉴定，如图 3-10 所示。

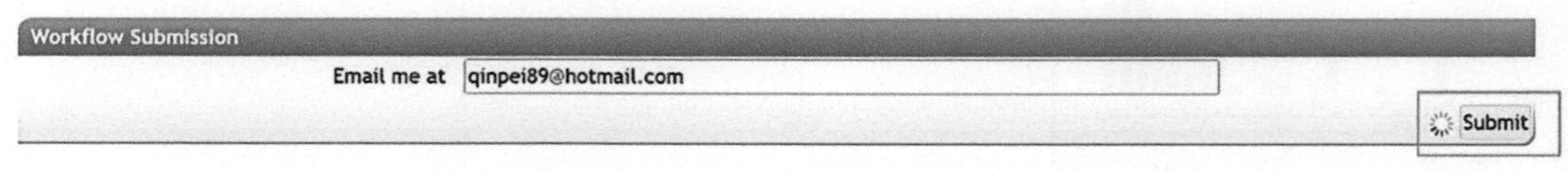

图 3-10　分子网络结果提交

当分析结束 Job Status 显示“Done”时，点击“Done”按钮，即可查看分子网络分析结果，如图 3-11 所示。

另外，可以下载 Cytoscape 格式的数据，在 Cytoscape 软件中查看整个全局的分子网络图，如图 3-12～图 3-14 所示。

最终采用分子网络技术对活性组分 LCE5 和 LCE6 进行分析，该分子网络一共有 755 个节点，形成 902 个连线，其中大于两个节点的簇共有 47 个，且很多成分是活性组分 LCE5 和 LCE6 共有成分。通过数据库、自建库和文献对分子网络中的节点信息进行检索和比对，结果表明，Cluster Ⅰ簇主要为三萜类化合物，包含 Lantanolic acid、Ursoxy acid、3,24-Dioxo-12-ursen-28-oic acid、Pomolic acid 等化合物；Cluster Ⅱ簇主要为黄酮类化合物，包含 Myricetin、Afzelechin、trimethoxyflavone、dimethoxyflavone 等化合物。根据分子网络图分析结果，推测三萜类化合物和黄酮类化合物可能为 LCE5 和 LCE6 活性组分的主要化合物类型。

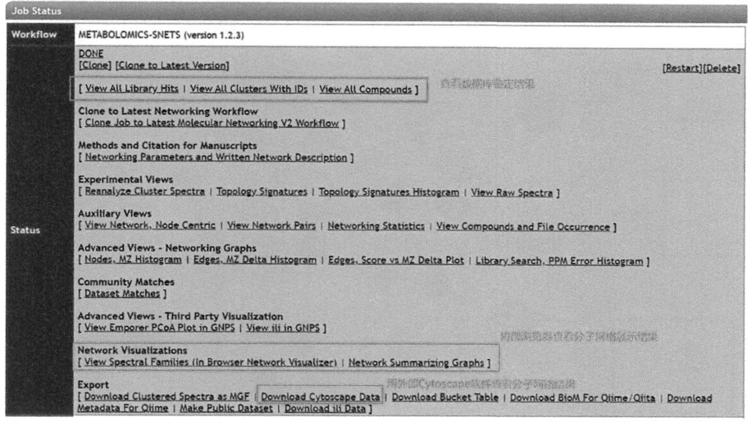

图 3-11 分子网络分析结果

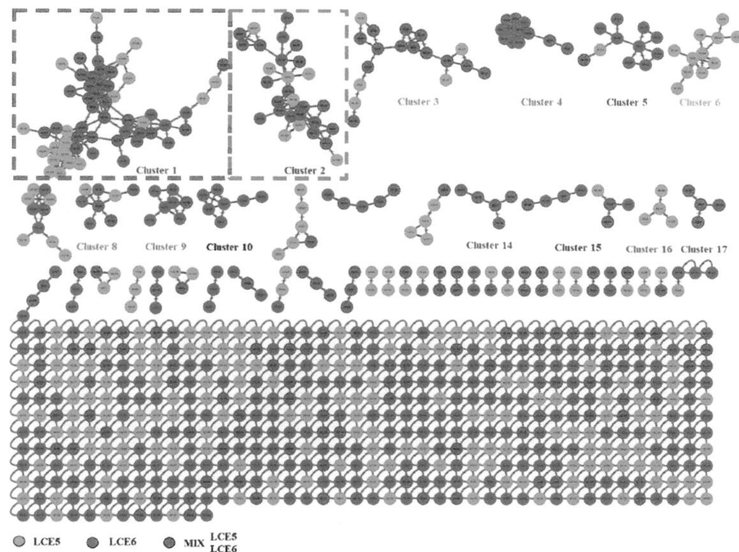

图 3-12 分子网络分析图

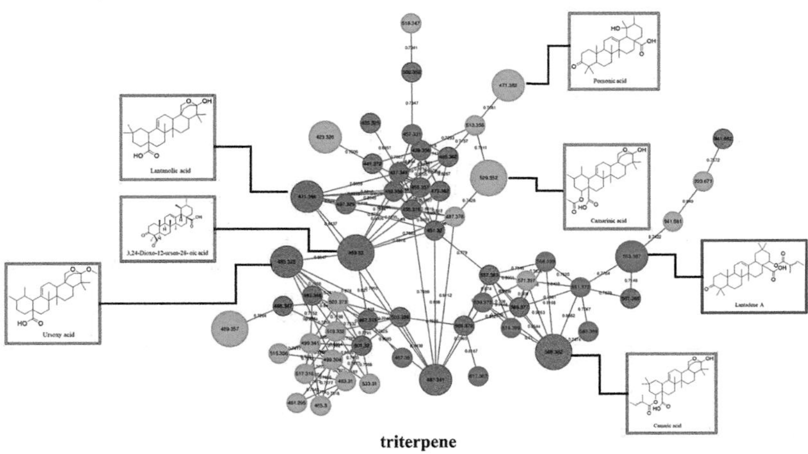

图 3-13 Cluster Ⅰ簇分子网络分析图

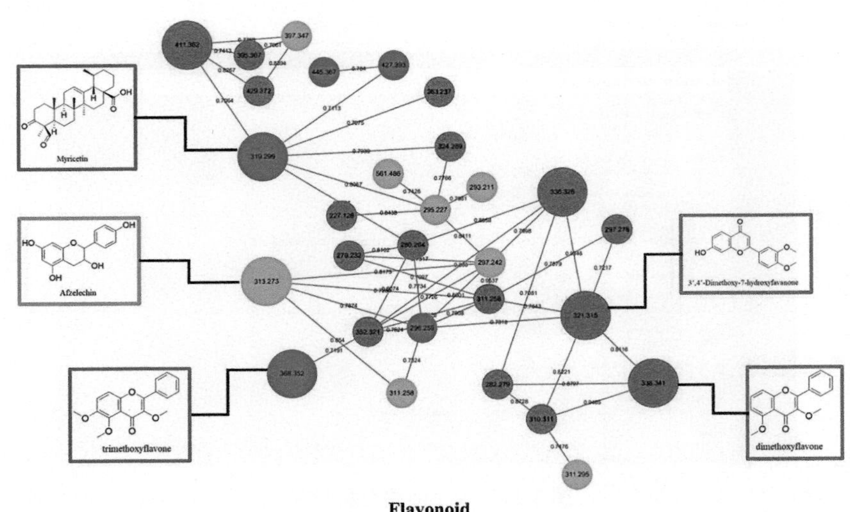

图 3-14　Cluster Ⅱ簇分子网络分析图

3.1.4　TCMID 数据库实践案例

TCMID 数据库是一个旨在实现中医药现代化和标准化的综合性数据库。它最初于 2013 年推出，为中医药研究提供了一个重要的信息资源平台，如图 3-15 所示。

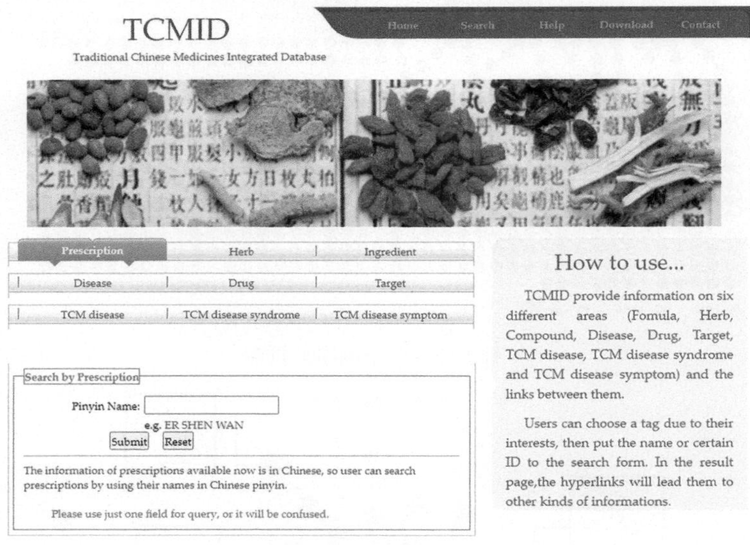

图 3-15　TCMID 数据库检索页面

现以中药穿心莲为例进行使用介绍。首先，输入药物名称（拼音）进行检索，如图 3-16 所示。

检索结果如图 3-17 所示。

在结果页面中，可以通过超链接查找穿心莲相关信息，如其相关成分信息以及相关产地信息等，如图 3-18、图 3-19 所示。

Prescription | Herb | Ingredient

Disease | Drug | Target

TCM disease | TCM disease syndrome | TCM disease symptom

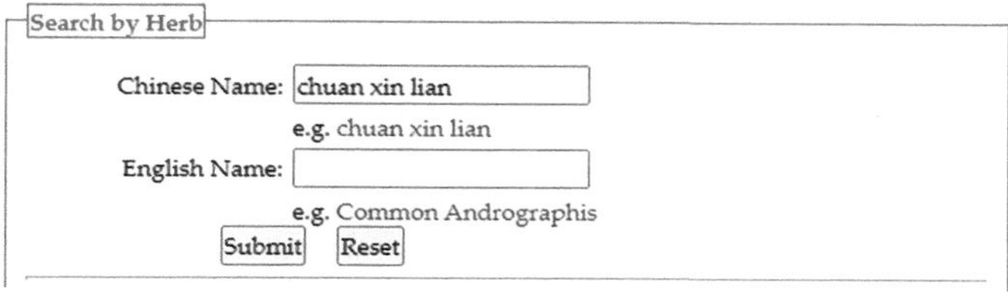

图 3-16 中药穿心莲检索页面

Search Result

Pinyin Name	English Name	Chinese Name
CHUAN XIN LIAN	Common Andrographis	穿心莲
LAN JI CHUAN XIN LIAN	Echiumlike Andrographis	NA
SHEN CHANG CHUAN XIN LIAN	Elongate Andrographis*	NA
TIAO WEN CHUAN XIN LIAN	Linea Andrographis*	NA
CHUAN XIN LIAN YE	Powder of green chiretta leaves	穿心莲叶
NAN YIN DU CHUAN XIN LIAN	South-India Andrographis*	NA

图 3-17 中药穿心莲检索结果

Ingredients

Ingredient Name	Reference
(2s)-5,7,2',3'-tetramethoxyflavanone	Book
12-dideoxyhydro-andrographolide	TCM-ID(116)
14-deoxy-11,12-didehydroandrographolide	Book
14-deoxy-11-oxa-andrographolide	TCM-ID(116)
14-deoxy-11-oxoandrographolide	TCM-ID(116)

图 3-18 穿心莲相关成分信息

Spectrums

move the mouse over the word "pic" to view the MS spectrum

spectrum name	产地	herb origin	spectrum description	source	picture
HPLC	广东(道地药材)	GUANG DONG (AUTHENTIC HERBS)	8.andrographolide	董海娟,张尊建,余静. 不同产地穿心莲药材色谱指纹图谱的比较研究[J]. 中成药,2006,28(03) :321-324.	pic
HPLC	海南	HAI NAN	8.andrographolide	董海娟,张尊建,余静. 不同产地穿心莲药材色谱指纹图谱的比较研究[J]. 中成药,2006,28(03) :321-324.	pic
HPLC	安徽临泉	AN HUI LIN QUAN	8.andrographolide	董海娟,张尊建,余静. 不同产地穿心莲药材色谱指纹图谱的比较研究[J]. 中成药,2006,28(03) :321-324.	pic

图 3-19 穿心莲相关产地信息

3.1.5 BATMAN-TCM 数据库实践案例

BATMAN-TCM 是首个专门为中药分子机制研究而设计的在线生物信息学分析工具。对于用户提交检索的中药，BATMAN-TCM 将首先预测每个查询中药成分的潜在靶点，然后对这些靶点进行功能分析，包括基因本体（GO）术语、KEGG通路和 OMIM/TTD 疾病富集分析。重点展示相关的中药成分-靶点-通路/疾病关联网络和生物通路。此外，BATMAN-TCM 还支持用户同时输入多个中药，通常用于同时分析一个复方的多味中药，有助于从分子和系统层面理解一个复方的组成原理，如图 3-20 所示。

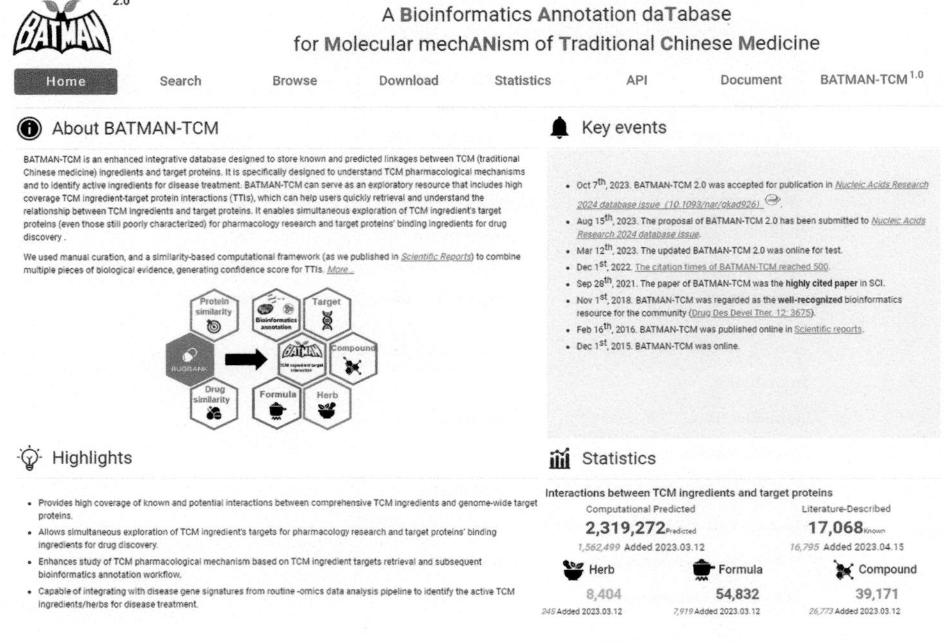

图 3-20 BATMAN-TCM 数据库首页

以中药“麻黄”为例，在搜索框中输入名称（拼音）进行检索，如图 3-21 所示。

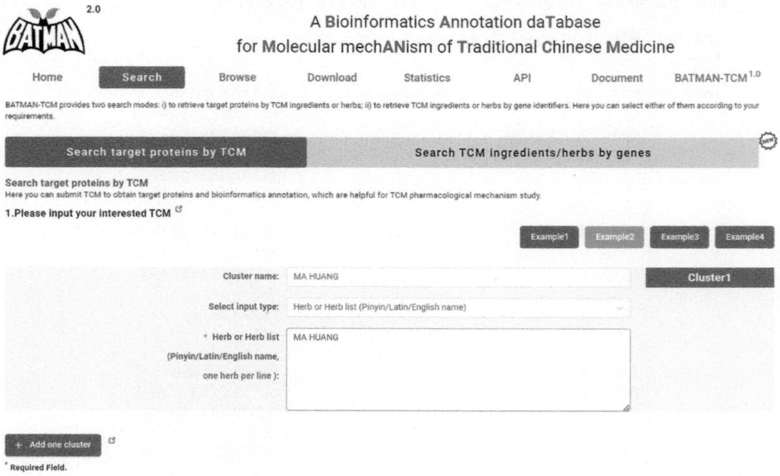

图 3-21 中药麻黄检索页面

在该页面，还能进行靶点预测和靶点分析的参数设置（本案例中均为默认参数）。通过点击 Retrieve 进行结果检索，如图 3-22 所示。

2.Parameters setting

- **Target protein retrieval**

For each compositive compound, both the known targets and the candidate targets whose confidence scores exceed a given cutoff "Score cutoff " will be considered as the potential targets, and further analyzed.

Score cutoff : 0.86 (LR=112.67)

- **Bioinformatics annotation**

The significantly enriched Gene Ontology functional terms, KEGG biological pathways and OMIM/TTD diseases among the potential targets of the query TCM are analyzed. (During the enrichment analyses, we only consider the known targets in DrugBank and the predicted candidate targets with confidence scores as you set above.)

Please set the cutoff of P-value after Benjamin-Hochberg multiple testing correction (Adjusted P-value):

0.05

Remove ingredients with widespread effects and commonly found in various herbs

To ensure accurate and specific results, we have implemented a filtering option that excludes ingredients with widespread effects on human targets and those commonly found in various herbs. This filtering mechanism aims to mitigate homogeneity and enhance the diversity of predicted TCM compound components.

Reset　Retrieve

图 3-22　参数设置

检索结果 1 为中药成分及成分相关的靶点预测，可以看出一共检索到 217 个成分，每个成分都有其对应的靶点，如 Methyleugenol 作用的靶点有 HDAC1、TRPV3、ESR2、AR、ESR1，同时还能够通过右上角的超链接下载靶点预测结果数据，如图 3-23 所示。

Result 1: Searched target proteins　Result 2: Bioinformatics analyses of protein targets　Result 3: Network visualization

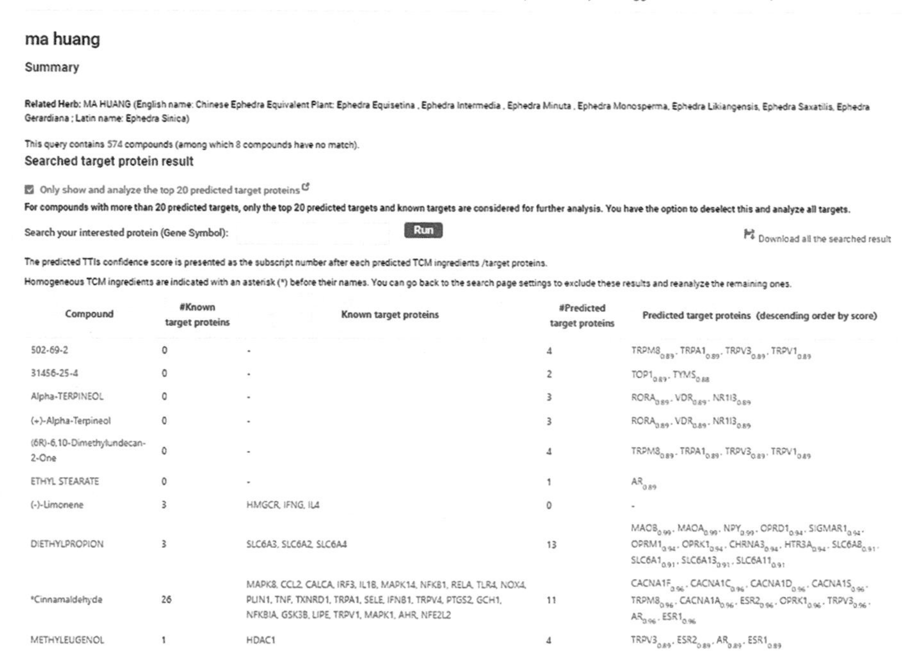

As you set, for each query TCM's ingredients, only the candidate target proteins with Confidence Scores >=0.86 (LR=112.67) and Druggable Scores >= 0.1 are presented.

ma huang

Summary

Related Herb: MA HUANG (English name: Chinese Ephedra Equivalent Plant: Ephedra Equisetina , Ephedra Intermedia , Ephedra Minuta , Ephedra Monosperma, Ephedra Likiangensis, Ephedra Saxatilis, Ephedra Gerardiana ; Latin name: Ephedra Sinica)

This query contains 574 compounds (among which 8 compounds have no match).

Searched target protein result

☑ Only show and analyze the top 20 predicted target proteins

For compounds with more than 20 predicted targets, only the top 20 predicted targets and known targets are considered for further analysis. You have the option to deselect this and analyze all targets.

Search your interested protein (Gene Symbol):　Run　Download all the searched result

The predicted TTIs confidence score is presented as the subscript number after each predicted TCM ingredients /target proteins.

Homogeneous TCM ingredients are indicated with an asterisk (*) before their names. You can go back to the search page settings to exclude these results and reanalyze the remaining ones.

Compound	#Known target proteins	Known target proteins	#Predicted target proteins	Predicted target proteins (descending order by score)
502-69-2	0	-	4	$TRPM8_{0.89}$, $TRPA1_{0.89}$, $TRPV3_{0.89}$, $TRPV1_{0.89}$
31456-25-4	0	-	2	$TOP1_{0.89}$, $TYMS_{0.88}$
Alpha-TERPINEOL	0	-	3	$RORA_{0.89}$, $VDR_{0.89}$, $NR1I3_{0.89}$
(+)-Alpha-Terpineol	0	-	3	$RORA_{0.89}$, $VDR_{0.89}$, $NR1I3_{0.89}$
(6R)-6,10-Dimethylundecan-2-One	0	-	4	$TRPM8_{0.89}$, $TRPA1_{0.89}$, $TRPV3_{0.89}$, $TRPV1_{0.89}$
ETHYL STEARATE	0	-	1	$AR_{0.89}$
(-)-Limonene	3	HMGCR, IFNG, IL4	0	-
DIETHYLPROPION	3	SLC6A3, SLC6A2, SLC6A4	13	$MAOB_{0.99}$, $MAOA_{0.99}$, $NPY_{0.99}$, $OPRD1_{0.94}$, $SIGMAR1_{0.94}$, $OPRM1_{0.94}$, $OPRK1_{0.94}$, $CHRNA3_{0.94}$, $HTR3A_{0.94}$, $SLC6A8_{0.91}$, $SLC6A1_{0.91}$, $SLC6A13_{0.91}$, $SLC6A11_{0.91}$
*Cinnamaldehyde	26	MAPK8, CCL2, CALCA, IRF3, IL1B, MAPK14, NFKB1, RELA, TLR4, NOX4, PLIN1, TNF, TXNRD1, TRPA1, SELE, IFNB1, TRPV4, PTGS2, GCH1, NFKBIA, GSK3B, LIPE, TRPV1, MAPK1, AHR, NFE2L2	11	$CACNA1F_{0.96}$, $CACNA1C_{0.96}$, $CACNA1D_{0.96}$, $CACNA1S_{0.96}$, $TRPM8_{0.96}$, $CACNA1A_{0.96}$, $ESR2_{0.96}$, $OPRK1_{0.96}$, $TRPV3_{0.96}$, $AR_{0.96}$, $ESR1_{0.96}$
METHYLEUGENOL	1	HDAC1	4	$TRPV3_{0.89}$, $ESR2_{0.89}$, $AR_{0.89}$, $ESR1_{0.89}$

Go to: 1　1 2 3 4 5　10　Total: 217

图 3-23　中药“麻黄”检索结果 1

检索结果 2 为靶点生物信息学分析，相关数据也可通过下载获得，如图 3-24 所示。

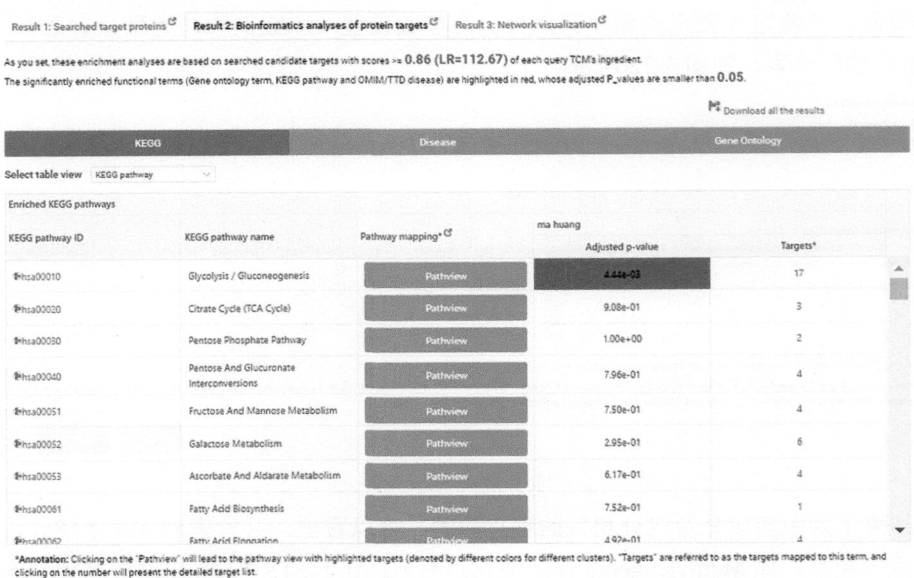

KEGG pathway ID	KEGG pathway name	Pathway mapping*	ma huang Adjusted p-value	Targets*
hsa00010	Glycolysis / Gluconeogenesis	Pathview	4.44e-03	17
hsa00020	Citrate Cycle (TCA Cycle)	Pathview	9.08e-01	3
hsa00030	Pentose Phosphate Pathway	Pathview	1.00e+00	2
hsa00040	Pentose And Glucuronate Interconversions	Pathview	7.96e-01	4
hsa00051	Fructose And Mannose Metabolism	Pathview	7.50e-01	4
hsa00052	Galactose Metabolism	Pathview	2.95e-01	6
hsa00053	Ascorbate And Aldarate Metabolism	Pathview	6.17e-01	4
hsa00061	Fatty Acid Biosynthesis	Pathview	7.52e-01	1
hsa00062	Fatty Acid Elongation	Pathview	4.92e-01	4

图 3-24 中药“麻黄”检索结果 2

检索结果 3 为网络可视化，所获得的网络图可以直接在网页中导出，如图 3-25 所示。

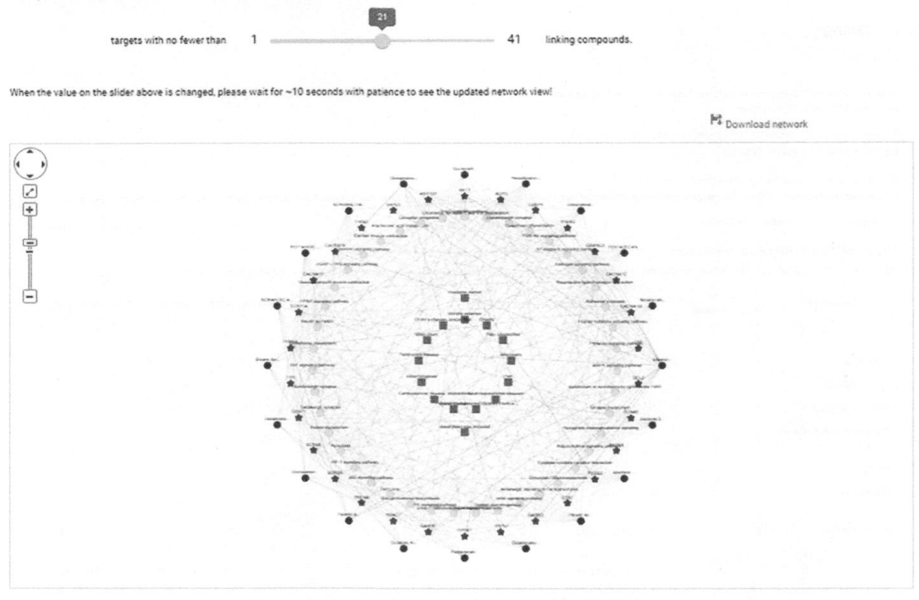

图 3-25 中药“麻黄”检索结果 3

3.2 中药成分靶点检索实践案例

3.2.1 SwissTargetPrediction 实践案例

SwissTargetPrediction 是基于与已知化合物的二维和三维结构的相似性来预测化合物靶标的数

据库。本数据库支持输入 SMILES 或上传化合物结构文件的方式进行检索。此处以甘草酸为例，其 SMILES 与结构可以通过 PubChem 数据库获得，如图 3-26 所示。

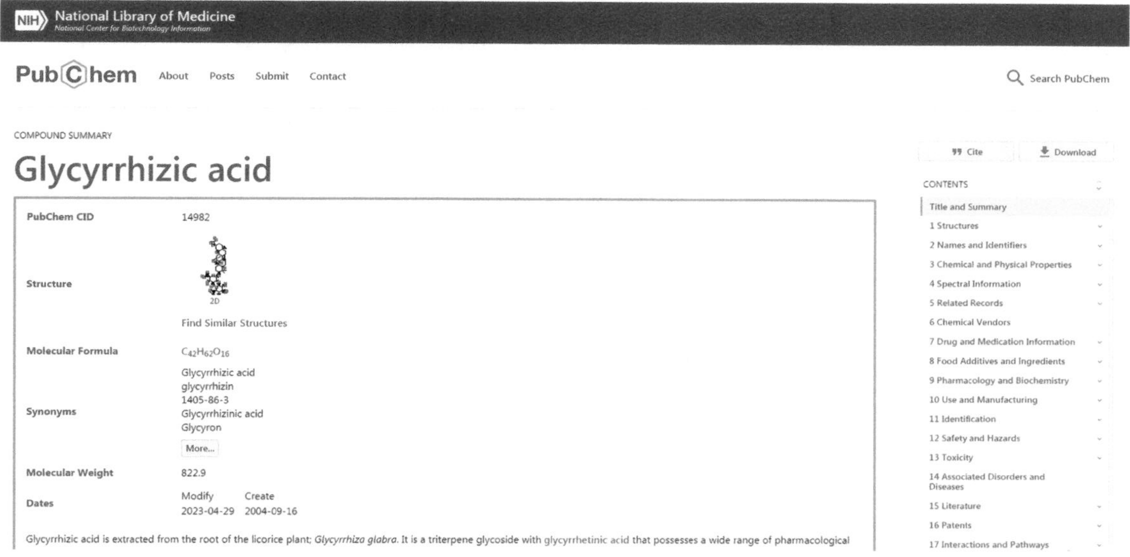

图 3-26　PubChem 中检索成分信息

在 SwissTargetPrediction 检索界面，先选择相对应的种属，然后导入甘草酸结构，再点击 Predict targets 进行检索，如图 3-27 所示。

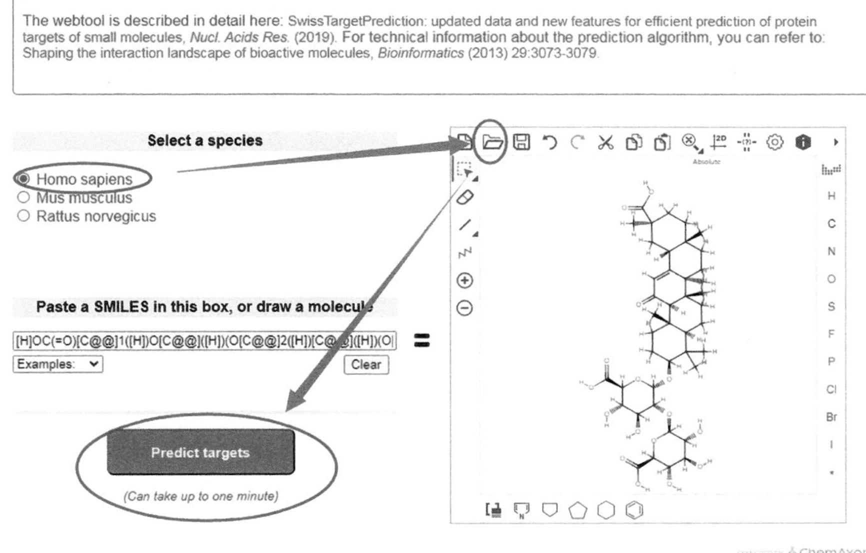

图 3-27　SwissTargetPrediction 检索界面

检索结果如图 3-28 所示，可以获得甘草酸作用的靶点信息，包括 Uniprot ID 以及 Probability 参数，其中 Probability 值越高，说明成分与靶点的关联性越强。一般情况下，保留 Probability＞0 的靶点。同时，检索结果也可以通过左上角进行下载。

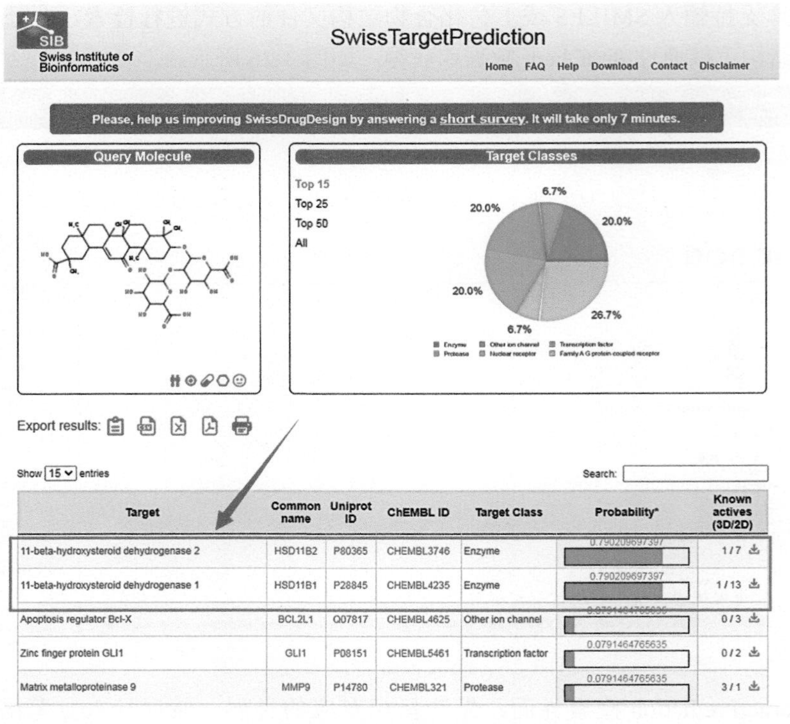

图 3-28 得到相关靶点

3.2.2 PharmMapper 实践案例

PharmMapper 是一个由华东理工大学开发与维护的非常知名的药效团匹配与潜在识别靶点平台，它通过将所查询化合物的药效团与内部药效团模型数据库匹配来执行预测。图 3-29 为数据库界面，通过点击“Submit Job”可以打开任务提交界面。

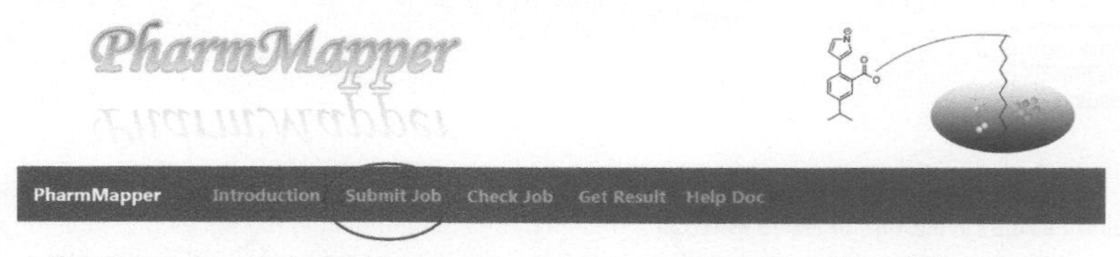

图 3-29 PharmMapper 网站页面

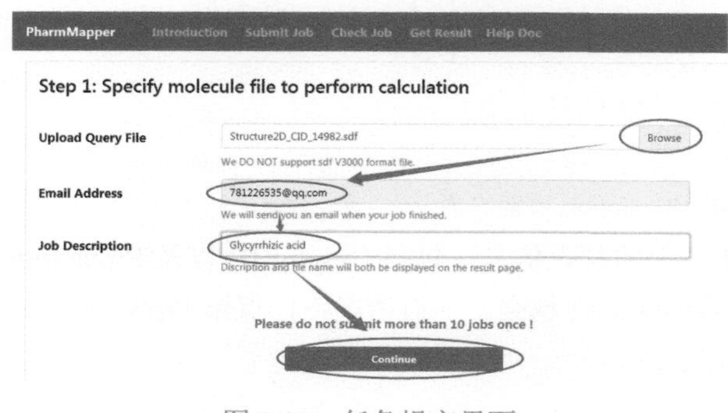

图 3-30 任务提交界面

此处以甘草酸为例，根据提示，上传甘草酸结构文件（mol2 或 sdf 格式），该结构文件可以在 PubChem 数据库中下载获得，然后填写结果接收邮箱，命名任务名称后提交，如图 3-30 所示。

结果将在分析完成后发送至对应邮箱，通过邮件提供的链接，查询甘草酸对应的靶点，如图 3-31 所示。

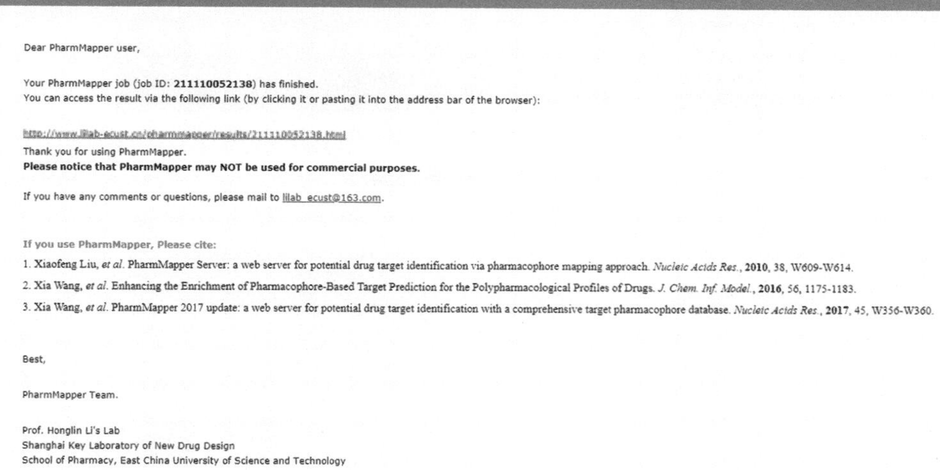

Dear PharmMapper user,

Your PharmMapper job (job ID: **211110052138**) has finished.
You can access the result via the following link (by clicking it or pasting it into the address bar of the browser):

http://www.lilab-ecust.cn/pharmmapper/results/211110052138.html
Thank you for using PharmMapper.
Please notice that PharmMapper may NOT be used for commercial purposes.

If you have any comments or questions, please mail to lilab_ecust@163.com.

If you use PharmMapper, Please cite:
1. Xiaofeng Liu, *et al.* PharmMapper Server: a web server for potential drug target identification via pharmacophore mapping approach. *Nucleic Acids Res.*, **2010**, 38, W609-W614.
2. Xia Wang, *et al.* Enhancing the Enrichment of Pharmacophore-Based Target Prediction for the Polypharmacological Profiles of Drugs. *J. Chem. Inf. Model.*, **2016**, 56, 1175-1183.
3. Xia Wang, *et al.* PharmMapper 2017 update: a web server for potential drug target identification with a comprehensive target pharmacophore database. *Nucleic Acids Res.*, **2017**, 45, W356-W360.

Best,

PharmMapper Team.

Prof. Honglin Li's Lab
Shanghai Key Laboratory of New Drug Design
School of Pharmacy, East China University of Science and Technology

图 3-31 结果查收邮件截图

从图 3-31 中可以看出，PharmMapper 提供了前 300 个预测的靶点，靶点信息包括蛋白 PDB ID、靶点名称、标准化匹配得分等。得分越高，说明该蛋白是甘草酸靶点的可能性越大。另外，也可以通过设定阈值，收缩目标靶点范围，如图 3-32 所示。

PharmMapper Introduction Submit Job Check Job Get Result Help Doc

Result of 211110052138
Top 300 targets ranked by normalized fit score in descending order
Structure2D_CID_14982.sdf - gancaosuan

Ligand: 14982						
Rank	PDB ID	Target Name	Number of Features	Fit Score	Normalized Fit Score	z'-score
+ 1	3BMP	Bone morphogenetic protein 2	3	3	1	-0.0574552
+ 2	9JDW	Glycine amidinotransferase, mitochondrial	4	3.998	0.9996	1.16741
+ 3	1E7I	Serum albumin	5	4.996	0.9993	1.97153
+ 4	1DCY	Phospholipase A2, membrane associated	5	4.994	0.9989	2.50043
+ 5	1XQ0	Carbonic anhydrase 2	4	3.992	0.9981	1.52259
+ 6	1P49	Steryl-sulfatase	3	2.994	0.998	0.0991778
+ 7	1O4F	Proto-oncogene tyrosine-protein kinase Src	4	3.99	0.9976	1.14756
+ 8	1EFK	NAD-dependent malic enzyme, mitochondrial	4	3.982	0.9956	1.24739
+ 9	2ANG	Angiogenin	3	2.985	0.9951	0.50236

图 3-32 结果截图

3.2.3 ChemMapper 实践案例

ChemMapper 是一个免费的网络服务器，用于计算药物发现。ChemMapper 采用内部 SHAFTS 方法，结合分子形状叠加和化学特征匹配的强度，进行 3D 相似性搜索和排序。以用户提供的化学结构作为参考，SHAFTS 将数据库中的每个目标化合物进行匹配查询，计算 3D 相似度得分，并返回最相似的结构。基于这些最相似的结构（其药理学注释可用），构建了一个化学蛋白质网络，并采用随机游走算法来计算查询结构以及与命中化合物相关的蛋白质之间相互作用的概率。这些潜在的蛋白质靶标按照概率的标准得分进行排序。ChemMapper 可用于多向药理学、药物重定位、化学靶标关联和虚拟筛选的研究，如图 3-33 所示。

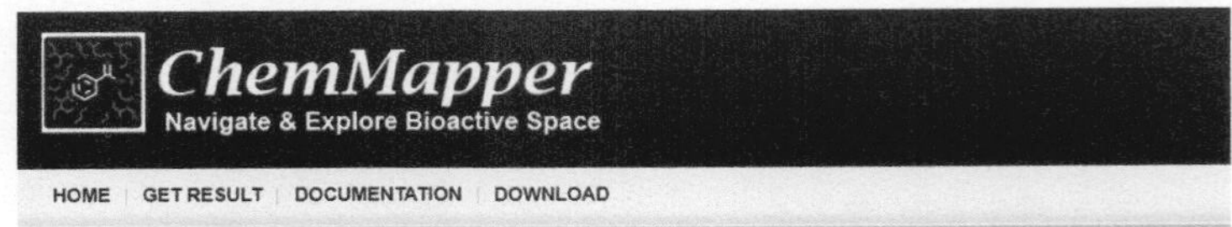

Welcome to ChemMapper

ChemMapper is a free web server for computational drug discovery based on the concept that compounds sharing high 3D similarities may have relatively similar target association profile. ChemMapper integrates nearly 300 000 chemical structures from various sources with pharmacology annotations and over 3 000 000 compounds from commercial and public chemical catalogues. In-house SHAFTS method which combines the strength of molecular shape superposition and chemical feature matching is used in ChemMapper to perform the 3D similarity searching, ranking, and superposition. Taking the user-provided chemical structure as the query, SHAFTS aligns each target compound in the database onto the query and calculates the 3D similarity scores and the top most similar structures are returned. Base on these top most similar structures whose pharmacology annotation is available, a chemical-protein network is constructed and a random walk algorithm is taken to compute the probabilities of the interaction between the query structure and proteins which associated with hit compounds. These potential protein targets ranked by the standard score of the probabilities. ChemMapper can be useful in a variety of polypharmacology, drug repurposing, chemical-target association, virtual screening, and scaffold hopping studies.

To use ChemMapper, simply draw a chemical structure in the JSME window below (or upload a file containing single molecular information in SMI, SDF, or MOL2 format) and Click "Submit". To view the result, here is an **Example** of polypharmacology effect of the marketed selective HIV Reverse transcriptase inhibitor **Rescriptor**, which were experimentally found to be binding **Histamine H4 receptor** (doi:10.1038/nature08506) and predicted successfully by ChemMapper (rank 6). For detail information of ChemMapper, please follow the instructions in the **Documentation**.

Please do not submit more than 10 jobs once.

图 3-33　ChemMapper 数据库首页

使用 ChemMapper，可通过以下三种方式：绘制化学结构、输入化合物 SMILES 号或上传包含 SMI、SDF 或 MOL2 格式的单个分子信息的文件，然后单击“提交”。此处以输入“SMILES”为例，参数设置保持默认，点击“Submit”进行检索。现以咖啡因为例，进行具体使用介绍。首先，使用 PubChem 数据库进行咖啡因 SMILES 号的查找，粘贴进输入框，如图 3-34 所示。

Job Submission

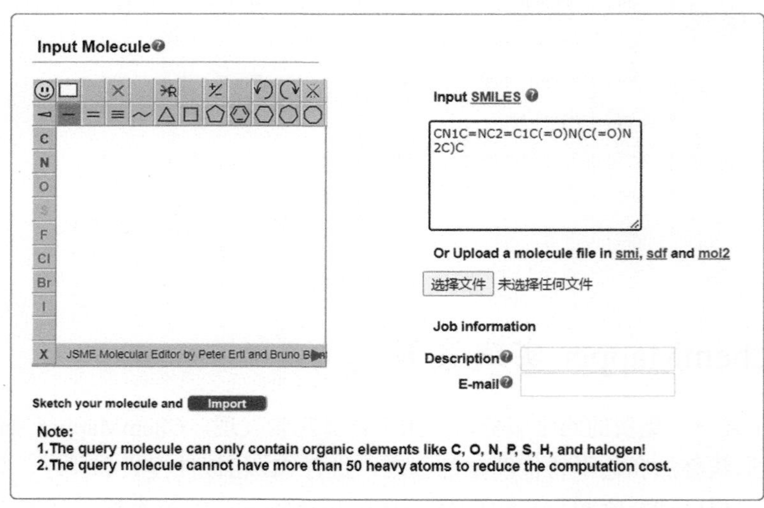

图 3-34　SMILES 输入

进行检索模式设置，可选择 3D 或 2D 模式检索，并可选择检索数据库，具体如图 3-35 所示。

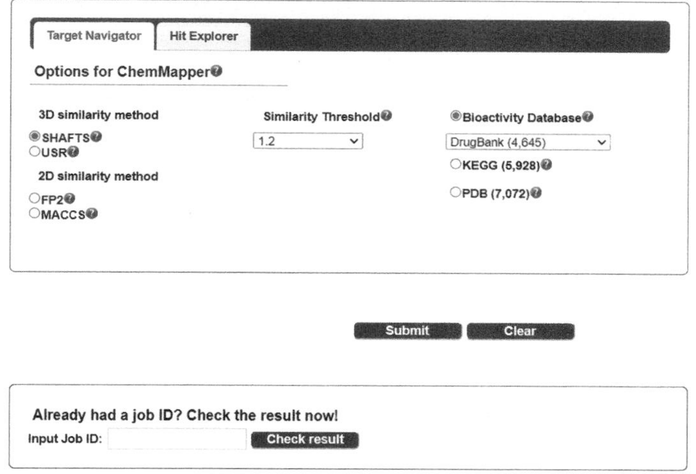

图 3-35　参数设置与工作提交

检索结果如下图所示，包括靶点名称、Swiss-Prot 号及链接、物种以及得分等。其中，得分越高，表明该靶点可能性越大。此外，结果也可通过右上角 Download 进行下载，如图 3-36 所示。

Result of 109205

Note: Target name in GREEN means confirmed target in corresponding database.

Sort By: Score

Filter Data　Show Statistics　Group by Species　Group by Molecular Function　Group by Biological Process　Reset　Download

Show 25 entries　First　Previous　1　2　3　Next　Last

	Index	Target Name	Ref. Link	Species	Simi. Score	Score	Rank
+	1	Adenosine A1 receptor	Swiss-Prot:P30542	Homo sapiens	2	1.0	1
+	2	Adenosine A2a receptor	Swiss-Prot:P29274	Homo sapiens	2	1.0	1
+	3	cAMP-specific 3',5'-cyclic phosphodiesterase 4B	Swiss-Prot:Q07343	Homo sapiens	2	0.822	2
+	4	cGMP-specific 3',5'-cyclic phosphodiesterase	Swiss-Prot:O76074	Homo sapiens	1.87	0.462	3
+	5	Adenosine A2b receptor	Swiss-Prot:P29275	Homo sapiens	1.87	0.117	4
+	6	cAMP-specific 3',5'-cyclic phosphodiesterase 4A	Swiss-Prot:P27815	Homo sapiens	1.87	0.822	5
+	7	cGMP-inhibited 3',5'-cyclic phosphodiesterase A	Swiss-Prot:Q14432	Homo sapiens	1.87	0.297	6
+	8	Xanthosine phosphorylase	Swiss-Prot:P45563	Escherichia coli	1.667	0.621	7
+	9	High-affinity cAMP-specific 3',5'-cyclic phosphodiesterase 7A	Swiss-Prot:Q13946	Homo sapiens	1.576	0.285	8
+	10	cAMP-specific 3',5'-cyclic phosphodiesterase 4C	Swiss-Prot:Q08493	Homo sapiens	1.576	0.116	9
+	11	cAMP-specific 3',5'-cyclic phosphodiesterase 4D	Swiss-Prot:Q08499	Homo sapiens	1.576	0.285	10
+	12	High-affinity cGMP-specific 3',5'-cyclic phosphodiesterase 9A	Swiss-Prot:O76083	Homo sapiens	1.505	0.11	11
+	13	High affinity cAMP-specific and IBMX-insensitive 3',5'-cyclic phosphodiesterase 8A	Swiss-Prot:O60658	Homo sapiens	1.505	0.11	11
+	14	cGMP-inhibited 3',5'-cyclic phosphodiesterase B	Swiss-Prot:Q13370	Homo sapiens	1.505	0.11	11
+	15	cGMP-dependent 3',5'-cyclic phosphodiesterase	Swiss-Prot:O00408	Homo sapiens	1.505	0.11	11

图 3-36　检索结果

3.2.4　SEA 实践案例

SEA 数据库是基于配体之间的化学相似性来关联蛋白质的。该方法可用于大型复合数据库的快速检索和跨目标相似度图的构建。该数据库整合了 ChEMBL 和 MDDR 等数据库的化合物和靶点信息，利用 Daylight 分子指纹计算化合物的相似性，并将相似化合物的靶点进行聚类，如图 3-37 所示。

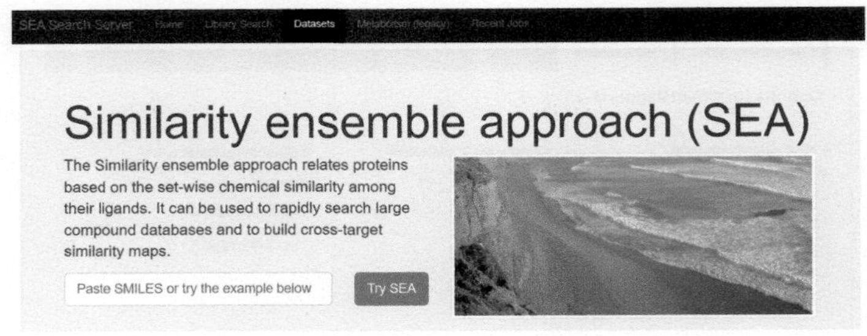

图 3-37 SEA 数据库首页

只需输入小分子的 SMILES 号即可进行匹配，获得潜在靶点结果。此处同样以咖啡因为例，输入 SMILES 号 CN1C=NC2=C1C(=O)N(C(=O)N2C)C 得到具体数据。结果中 *P*-Value 越小，潜在靶标的可能性越大。MaxTC 值表示数据库中和查询分子的相似程度。该结果也可通过右上角按钮进行下载，如图 3-38 所示。

Results of Job: search_e8ef69fe-eb87-459d-8f1f-c27454654d70

Query	Target Key	Target Name	Description	P-Value	MaxTC
compound_1	ACES_HUMAN	ACHE	Acetylcholinesterase	0.5264	1.00
	AA2AR_CAVPO	ADORA2A	Adenosine receptor A2a	8.282e-121	0.67
	CHIB1_ASPFM	chiB1	Endochitinase B1	5.807e-115	0.70
	AOFB_MOUSE	Maob	Amine oxidase [flavin-containing] B	1.461e-45	0.35
	AA2AR_RAT	Adora2a	Adenosine receptor A2a	2.089e-44	0.59
	AA1R_RAT	Adora1	Adenosine receptor A1	7.244e-37	0.59
	CNOT7_HUMAN	CNOT7	CCR4-NOT transcription complex subunit 7	4.732e-33	0.39
	AOFB_HUMAN	MAOB	Amine oxidase [flavin-containing] B	6.343e-29	0.43
	AA1R_BOVIN	ADORA1	Adenosine receptor A1	2.531e-28	0.47
	AA1R_CAVPO	ADORA1	Adenosine receptor A1	1.026e-24	0.51
	PORCN_HUMAN	PORCN	Protein-serine O-palmitoleoyltransferase porcupine	1.675e-19	0.38
	AL1A1_HUMAN	ALDH1A1	Retinal dehydrogenase 1	6.901e-19	0.32
	AOFA_HUMAN	MAOA	Amine oxidase [flavin-containing] A	1.349e-18	0.43
	AA2BR_RAT	Adora2b	Adenosine receptor A2b	1.11e-16	0.59
	GUAD_HUMAN	GDA	Guanine deaminase	2.986e-14	0.39

图 3-38 检索结果

3.3 疾病靶点相关数据库使用实践流程

3.3.1 OMIM 数据库使用实践流程

OMIM 是关于人类基因和遗传紊乱的持续更新的数据库（图 3-39），提供的信息主要包括疾病信息及基因信息两大板块。在检索框中输入临床特征、表型、基因名称、基因定位等均可以对目标信息进行搜索，如图 3-39 所示。

此处以“高血压”为例，在搜索框输入“hypertension”，点击搜索，如图 3-40 所示。

检索结果如图 3-41 所示，其中编号前面的符号代表了不同的含义。“*”表示这个条目是一个基因。“#”表示是一个描述性的条目，通常是表型。“+”表示这个条目包含了已知序列的基因以及表型的描述。“%”表示该条目描述了已经确定的孟德尔表型或含有未知的分子基础的表型位点。编号前无符号表明这是一个表型的描述，但它的孟德尔遗传情况还未被清楚地证实，或该表型与其他记录的区别尚不清晰。“^”表示这个条目已经从数据库中移除或移至其他条目中，如图 3-41 所示。

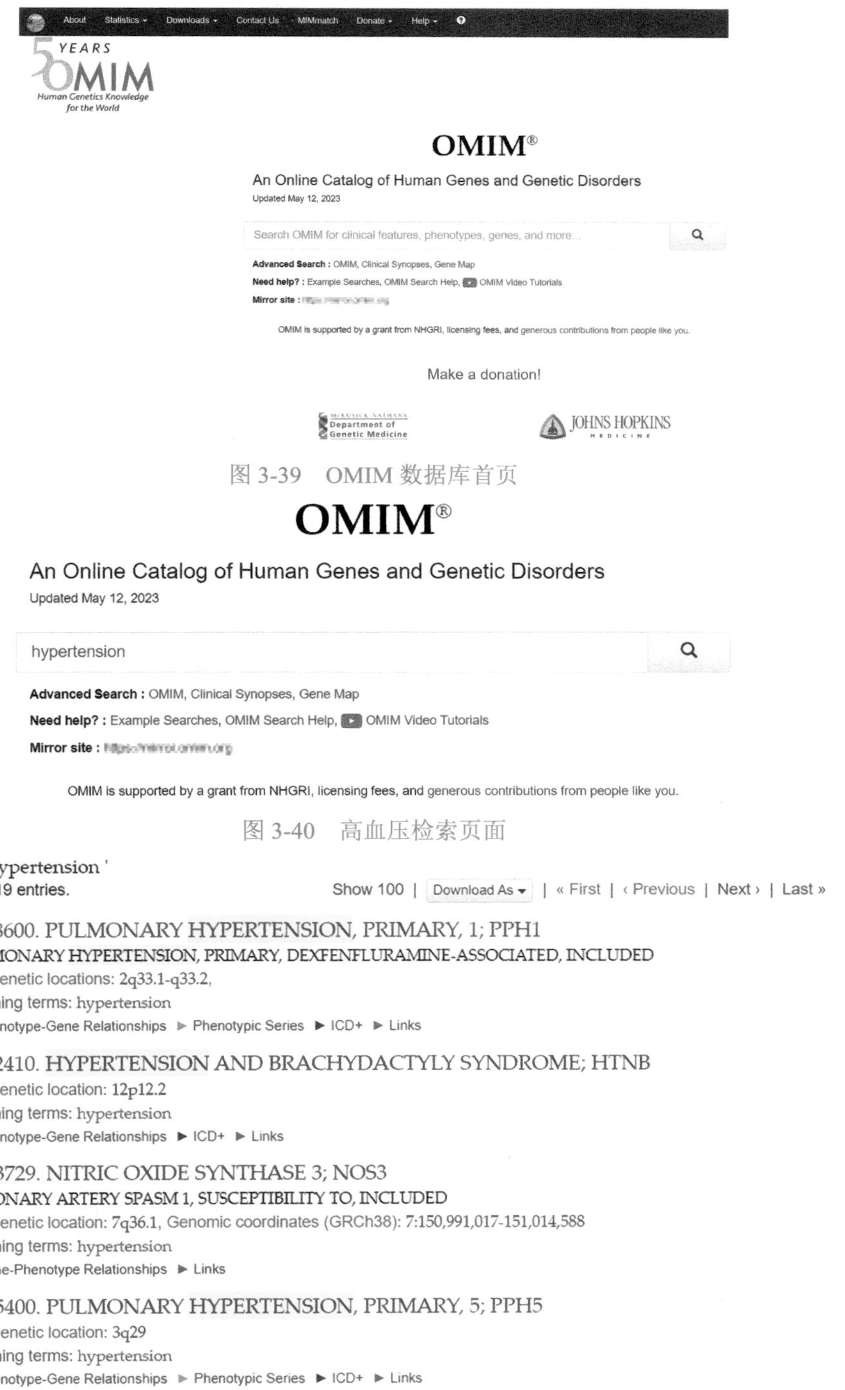

图 3-39　OMIM 数据库首页

图 3-40　高血压检索页面

图 3-41　高血压靶点预测结果

3.3.2　TTD 数据库使用实践流程

TTD 数据库旨在提供有关文献中描述的已知治疗性蛋白和核酸靶点的信息、靶向疾病状况、通路信息以及针对每个靶标的相应药物/配体。还引入了与其他数据库的交叉链接，以方便获取每个靶标的序列、3D 结构、功能、术语、药物/配体结合特性、药物使用和作用以及相关文献的信息，如图 3-42 所示。

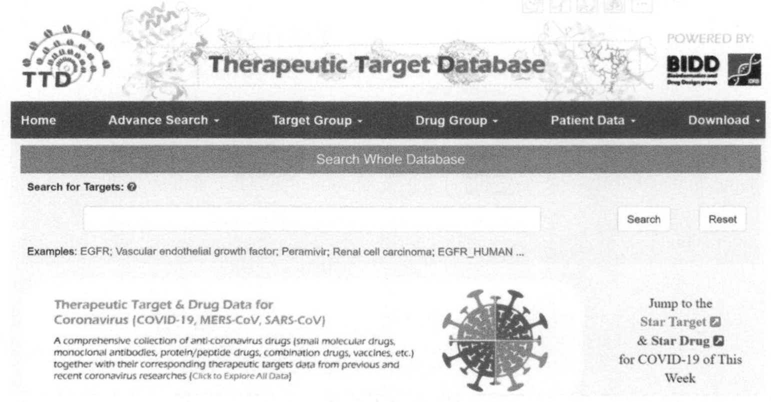

图 3-42 TTD 数据库首页

以“Parkinson disease”为例，进行疾病相关信息检索，如图 3-43 所示。

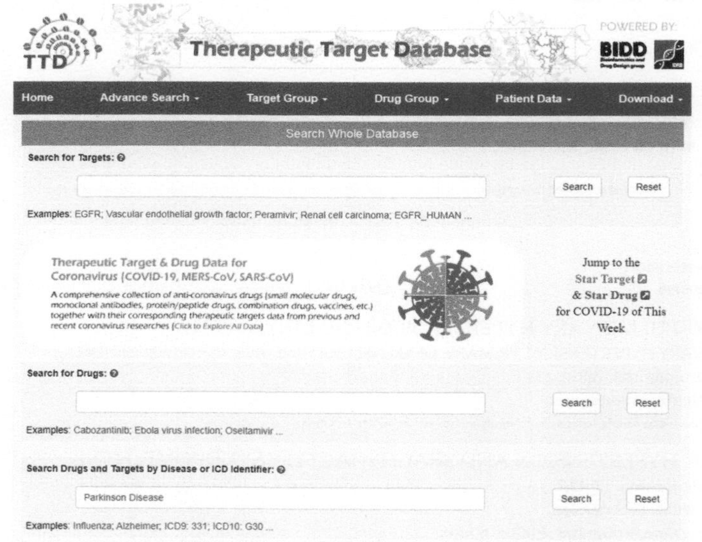

图 3-43 进行疾病靶点信息检索

得到帕金森病（Parkinson disease）相关靶点，如图 3-44。

最后，将结果进行保存和筛选。选中所有“Target”所在行结果，右键点击复制，新建空白 txt 文本，将结果粘贴进文本文档中，再用 Excel 打开文本文档，对“Target”所在行进行筛选，即得帕金森病相关靶点结果，如图 3-45 所示。

3.3.3 DrugBank 数据库使用实践流程

DrugBank 数据库是一种独特的生物信息学和化学信息学资源，它将详细的药物数据和全面的药物靶点信息结合起来。其最大的特点是提供了很详细的搜索界面，目前该数据库已被广泛应用于计算机检索药物结构数据、药物对接或筛选、药物代谢预测、药物靶点预测等方面，如图 3-46 所示。

Search drugs and targets

You are searching for: Parkinson disease

Disease Entry	Parkinson disease		
ICD9	ICD-9: 332		
ICD10	ICD-10: F02.3, G20		
Target	Dopamine D2 receptor (D2R)	Target Info	Successful
	Pardoprunox	Drug Info	Phase 2
Target	Aromatic-L-amino-acid decarboxylase (DDC)	Target Info	Successful
	VY-AADC	Drug Info	Phase 2
	OXB-102	Drug Info	Phase 1/2
Target	Adenosine A2a receptor (ADORA2A)	Target Info	Successful
	Istradefylline	Drug Info	Approved
Target	Catechol-O-methyl-transferase (COMT)	Target Info	Successful
	Opicapone	Drug Info	Approved
Target	Metabotropic glutamate receptor 4 (mGluR4)	Target Info	Literature-reported
	DT-1687	Drug Info	Phase 2
Target	Phosphodiesterase 1 (PDE1)	Target Info	Successful
	ITI-214	Drug Info	Phase 1/2
Target	Metabotropic glutamate receptor 5 (mGluR5)	Target Info	Clinical trial
	ADX-48621	Drug Info	Phase 2/3
Target	Phosphodiesterase 9 (PDE9)	Target Info	Clinical trial
	E2027	Drug Info	Phase 2

图 3-44 帕金森病相关靶点信息一览表

A 靶点	B 名称	C 靶点信息	D 其它
Target	Dopamine D2 receptor (D2R)	Target Info	Successful
Target	Aromatic-L-amino-acid decarboxylase (DDC)	Target Info	Successful
Target	Adenosine A2a receptor (ADORA2A)	Target Info	Successful
Target	Catechol-O-methyl-transferase (COMT)	Target Info	Successful
Target	Metabotropic glutamate receptor 4 (mGluR4)	Target Info	Literature-reported
Target	Phosphodiesterase 1 (PDE1)	Target Info	Successful
Target	Metabotropic glutamate receptor 5 (mGluR5)	Target Info	Clinical trial
Target	Phosphodiesterase 9 (PDE9)	Target Info	Clinical trial
Target	Toll-like receptor 9 (TLR9)	Target Info	Clinical trial
Target	FAS-associated factor 1 (FAF1)	Target Info	Clinical trial
Target	Synuclein alpha (SNCA)	Target Info	Clinical trial
Target	GTP cyclohydrolase-I (GCH1)	Target Info	Clinical trial
Target	Tyrosine 3-monooxygenase (TH)	Target Info	Successful
Target	5-HT 6 receptor (HTR6)	Target Info	Clinical trial
Target	5-HT 2A receptor (HTR2A)	Target Info	Successful
Target	N-methyl-D-aspartate receptor (NMDAR)	Target Info	Successful
Target	Dopamine receptor (DR)	Target Info	Clinical trial
Target	Insulin-like growth factor I receptor (IGF1R)	Target Info	Successful
Target	at serine/threonine-protein kinase 2 messenger RNA	Target Info	Clinical trial
Target	Leucine-rich repeat kinase 2 (LRRK2)	Target Info	Clinical trial
Target	SNCA messenger RNA (SNCA mRNA)	Target Info	Clinical trial
Target	Dopamine D1 receptor (D1R)	Target Info	Successful
Target	Tyrosine-protein kinase ABL1 (ABL)	Target Info	Successful

图 3-45 帕金森病相关靶点结果导出报表

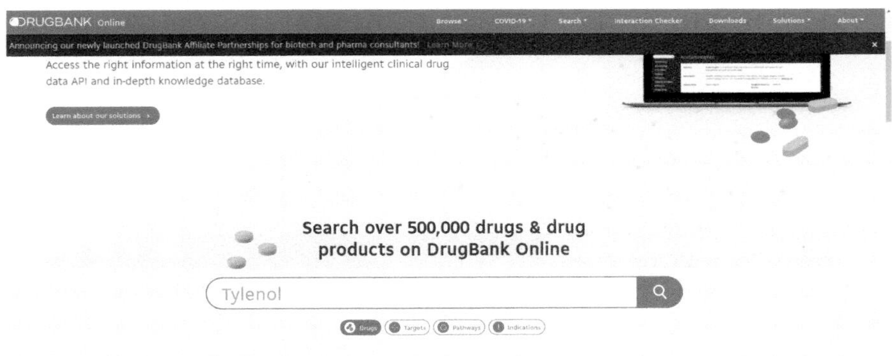

图 3-46 DrugBank 数据库首页

以“帕金森病”为例。进行相关靶点的检索，如图 3-47 所示。

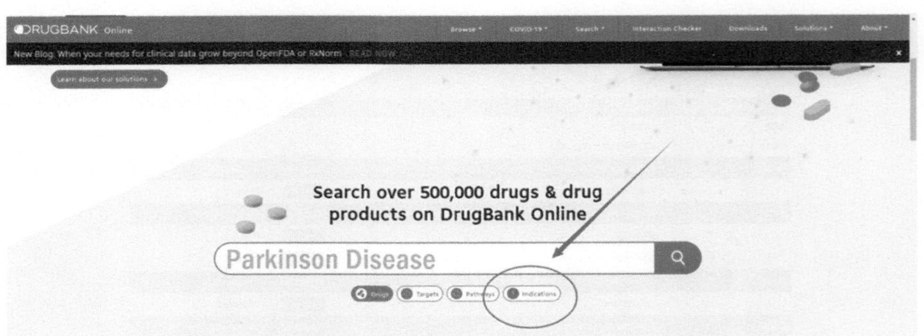

图 3-47　疾病检索界面

进行疾病确认勾选，如图 3-48 所示。

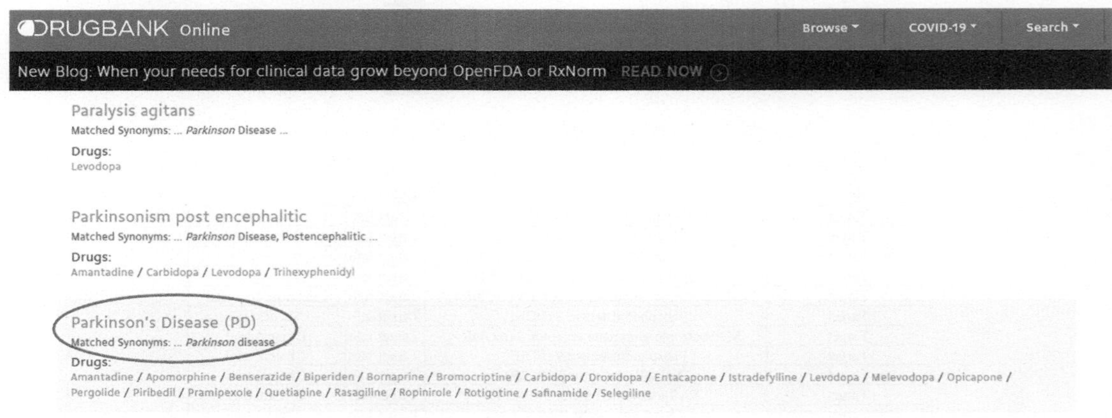

图 3-48　疾病检索信息页面

根据对应疾病，选择“DRUGS AND TARGETS”页面，如图 3-49 所示。

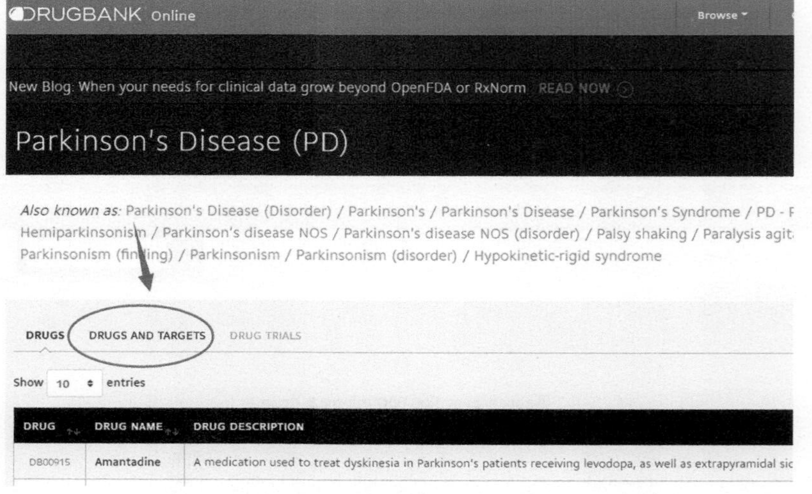

图 3-49　疾病详细信息查询

点击“UNIPROT ID”，进行靶点信息收集，如图 3-50、图 3-51 所示。

在电子表格中进行统计、分类，如图 3-52 所示。

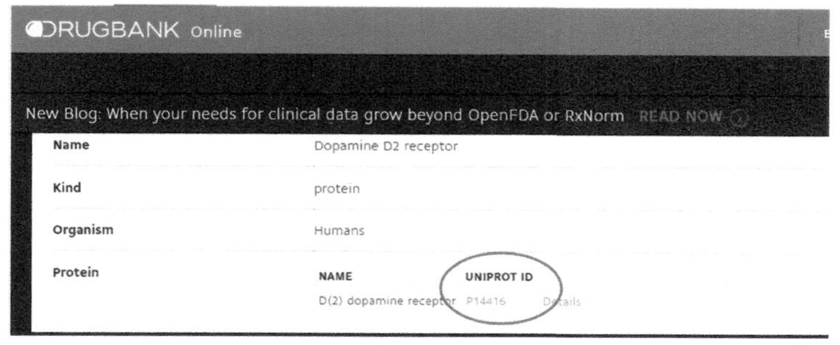

图 3-50 相关靶点详细信息检索

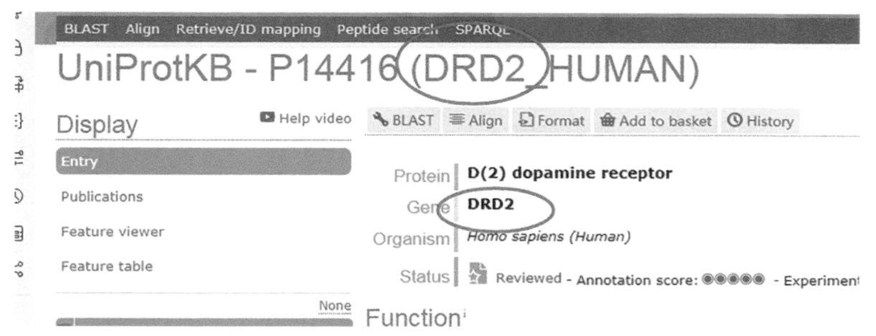

图 3-51 靶点详细信息

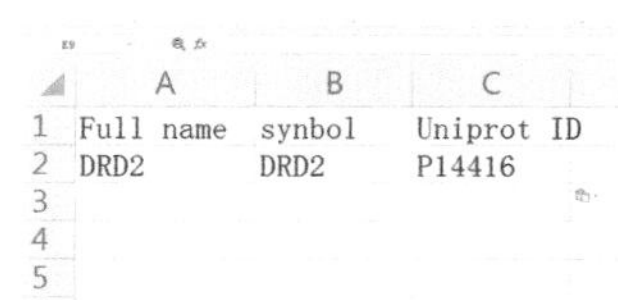

	A	B	C
1	Full name	synbol	Uniprot ID
2	DRD2	DRD2	P14416
3			
4			
5			

图 3-52 靶点信息统计

3.3.4 DisGeNET 数据库使用实践流程

DisGeNET 数据库是一个知识管理平台，它整合和标准化来自多个来源的疾病相关基因和变异数据，旨在探索和分析人类疾病的遗传基础。该数据库可以广泛应用于生物医学研究、制药研发、精准医疗以及教育等领域，如用于预测疾病相关基因，疾病分类、分型和新药发现等，如图 3-53 所示。

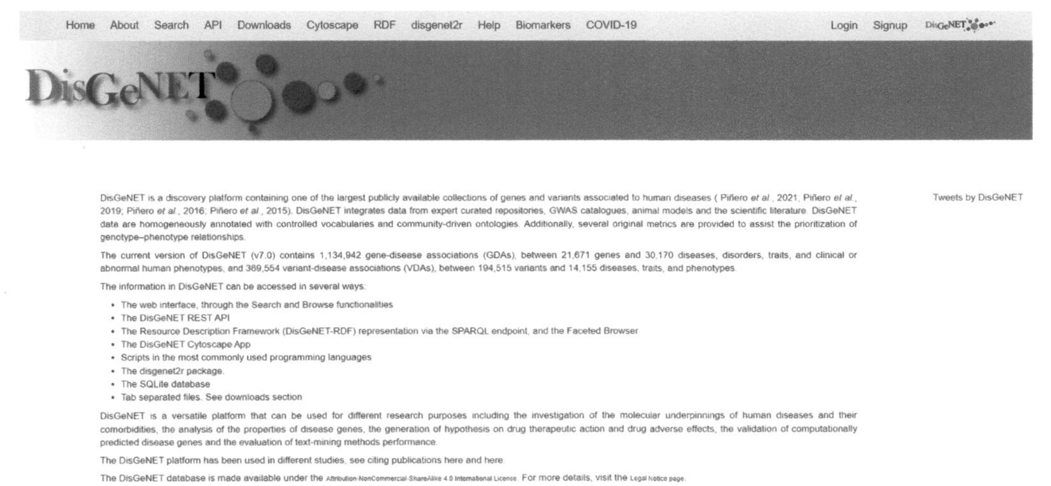

图 3-53 DisGeNET 数据库首页

在 DisGeNET 首页上方点击“Search”即可进行结果检索。其支持 3 种数据类型的检索，包括疾病、基因以及变异。此处以“帕金森疾病”为例，在搜索框输入疾病英文名，点击检索，如图 3-54所示。

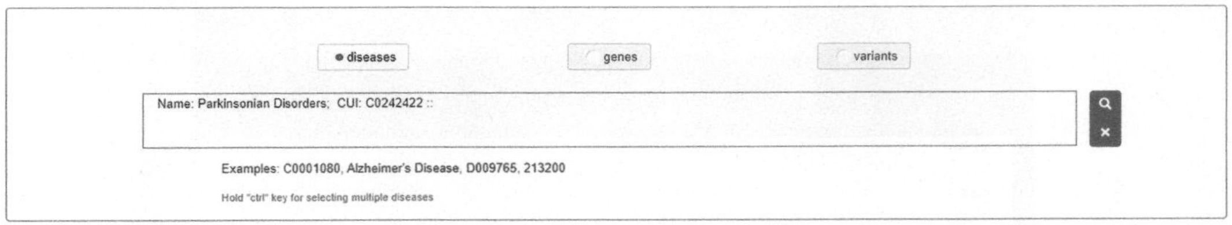

图 3-54 帕金森疾病搜索界面

检索结束查看结果（图 3-55），其中包括基因-疾病关联（GDAs）的总结和证据以及变异-疾病关联（VDAs）的总结和证据。

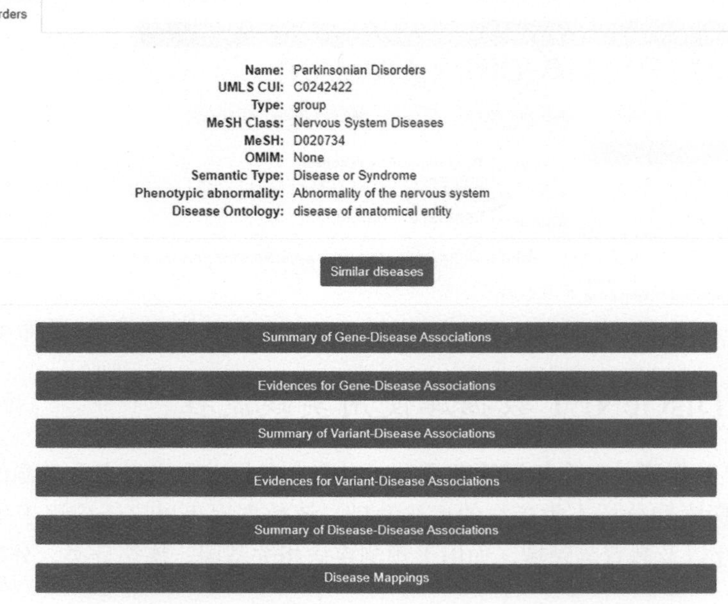

图 3-55 帕金森疾病检索结果

点击链接，获得具体靶点数据。如图 3-56 所示，其中 DSI 得分为疾病特异性指数，数值区间为 0～1。DSI 为 1 时，表示与 1 种疾病相关；0～1 之间时，表示与多种疾病相关。

Summary of GDAs　Evidences for GDAs　Summary of VDAs　Evidences for VDAs　Summary of DDAs　Disease Mappings

Parkinsonian Disorders, C0242422　Source: ALL　1 - 25 of 373 results　Results per page 25　Add/Remove filter　Download　Share

Filter within current results:

Gene	UniProt	Gene Full Name	Protein Class	N. diseases $_g$	DSI $_g$	DPI $_g$	pLI	Score $_{gda}$	EL $_{gda}$	EI $_{gda}$	N. PMIDs	N. SNPs $_{gda}$	First Ref.	Last Ref.
MAPT	P10636	microtubule associated protei...		469	0.446	0.923	6.0E-03	0.700	None	1.000	101	11	1998	2019
PINK1	Q9BXM7	PTEN induced kinase 1	Kinase	209	0.516	0.769	1.9E-10	0.700	None	1.000	92	8	2001	2019
TH	P07101	tyrosine hydroxylase		321	0.462	0.885	1.7E-06	0.700	None	1.000	22	2	1992	2019
PARK7	Q99497	Parkinsonism associated deg...	Enzyme	161	0.535	0.808	0.75	0.600	None	1.000	30	3	2001	2019
GDNF	P39905	glial cell derived neurotrophic...	Signaling	409	0.434	0.885	0.20	0.530	None	1.000	7	0	1997	2018
SNCA	P37840	synuclein alpha	Transporter	449	0.427	0.885	0.88	0.500	None	0.975	120	5	1998	2020
PRKN	O60260	parkin RBR E3 ubiquitin prote...	Enzyme	409	0.431	0.846	6.9E-07	0.500	None	0.965	85	2	1999	2018
ATP13A2	Q9NQ11	ATPase cation transporting 1...		160	0.566	0.577	9.0E-09	0.500	None	1.000	34	0	2003	2019
GBA	P04062	glucosylceramidase beta		319	0.500	0.808	1.4E-06	0.500	None	1.000	21	4	2004	2020
POLG	P54098	DNA polymerase gamma, cat...	Enzyme	462	0.457	0.846	2.1E-09	0.500	None	0.952	21	3	2004	2019
DRD2	P14416	dopamine receptor D2	G-protein coupled receptor	437	0.436	0.846	0.75	0.500	None	1.000	4	0	1997	2011
GSR	P00390	glutathione-disulfide reductase	Enzyme	206	0.494	0.846	1.3E-06	0.500	None	1.000	2	0	2011	2012
PRKRA	O75569	protein activator of interferon ...	Kinase	113	0.579	0.615	0.42	0.480	None	1.000	8	0	2008	2018

图 3-56 帕金森疾病相关基因检索结果

3.4 蛋白质相互作用数据库使用实践流程

3.4.1 STRING 数据库研究蛋白互作实践流程

STRING 数据库是一个搜索已知蛋白质之间和预测蛋白质之间相互作用的数据库。该数据库是目前数据量最丰富、应用最广泛的研究蛋白质相互作用的数据库之一。它除了包含实验数据、PubMed 摘要中文本挖掘的结果和综合其他数据库数据外，还有利用生物信息学的方法预测的结果，其网页界面如图 3-57 所示。

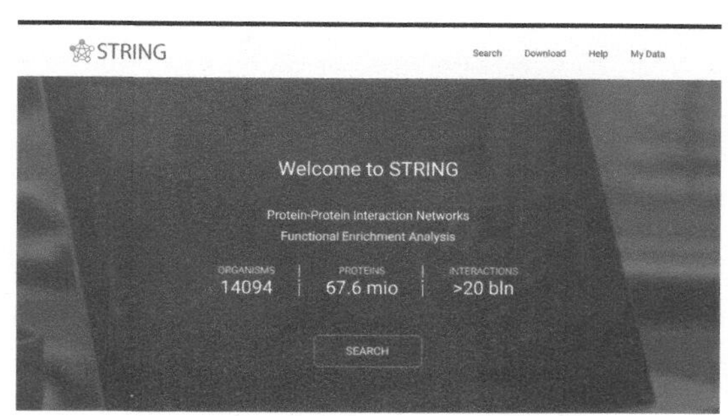

图 3-57 STRING 网站首页

输入需要研究相互作用的靶点名称，并设置种属，如图 3-58 所示。

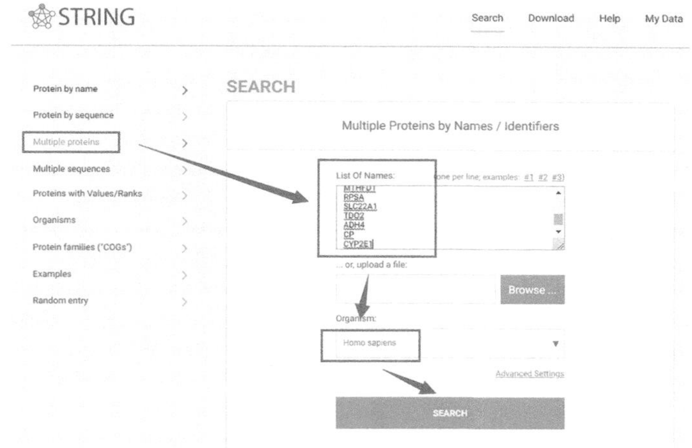

图 3-58 STRING 检索信息输入页面

点击“SEARCH”后，得到对应网络，如图 3-59所示。

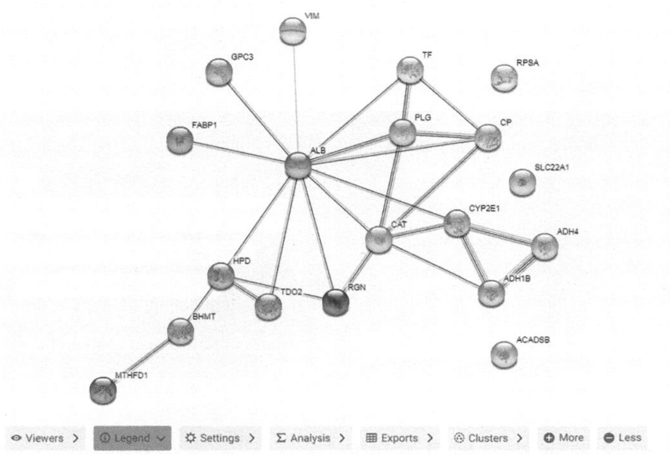

图 3-59 靶点相互作用网络图

查看数据报表，红色框内为置信度得分，一般认为 0.9 以上得分的为重要相关蛋白，如图 3-60 所示。

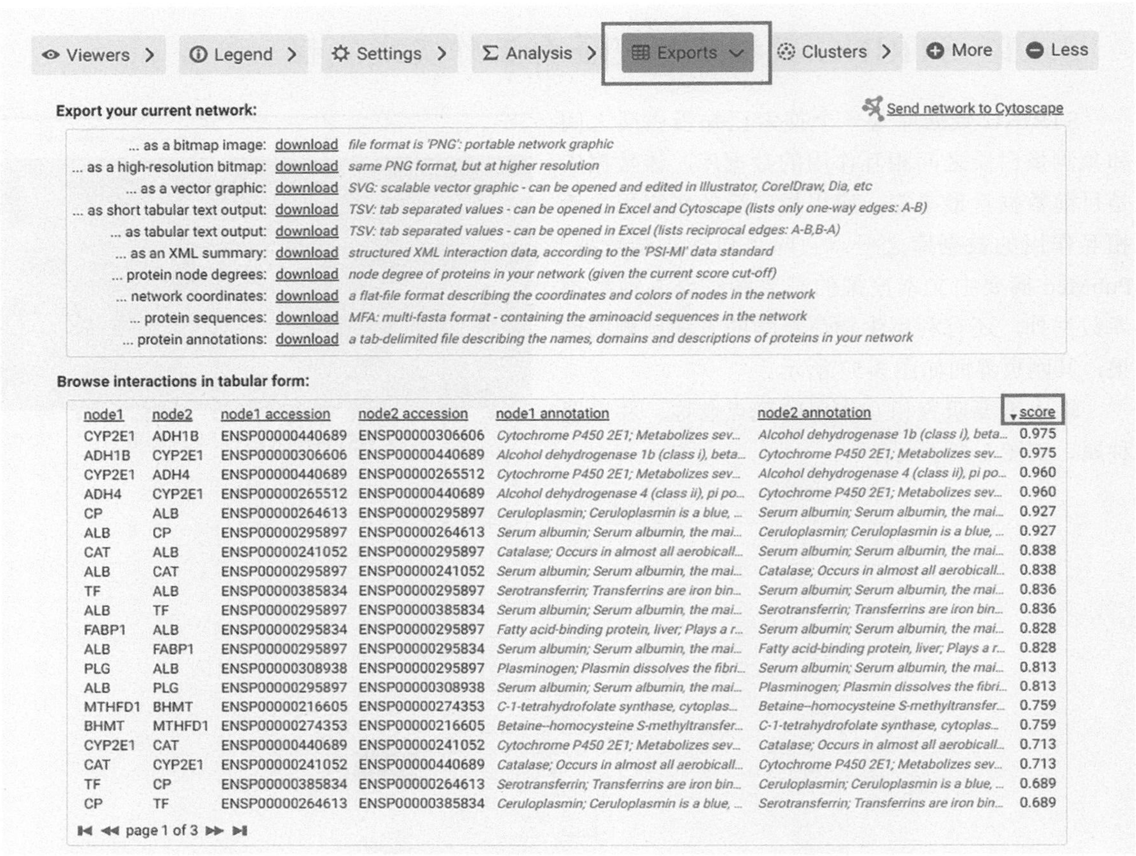
Viewers
Legend
Settings
Analysis
Exports
Clusters
More
Less
Export your current network:
Send network to Cytoscape
... as a bitmap image: download file format is 'PNG': portable network graphic
... as a high-resolution bitmap: download same PNG format, but at higher resolution
... as a vector graphic: download SVG: scalable vector graphic - can be opened and edited in Illustrator, CorelDraw, Dia, etc
... as short tabular text output: download TSV: tab separated values - can be opened in Excel and Cytoscape (lists only one-way edges: A-B)
... as tabular text output: download TSV: tab separated values - can be opened in Excel (lists reciprocal edges: A-B,B-A)
... as an XML summary: download structured XML interaction data, according to the 'PSI-MI' data standard
... protein node degrees: download node degree of proteins in your network (given the current score cut-off)
... network coordinates: download a flat-file format describing the coordinates and colors of nodes in the network
... protein sequences: download MFA: multi-fasta format - containing the aminoacid sequences in the network
... protein annotations: download a tab-delimited file describing the names, domains and descriptions of proteins in your network
Browse interactions in tabular form:
node1 node2 node1 accession node2 accession node1 annotation node2 annotation score
CYP2E1 ADH1B ENSP00000440689 ENSP00000306606 Cytochrome P450 2E1; Metabolizes sev... Alcohol dehydrogenase 1b (class i), beta... 0.975
ADH1B CYP2E1 ENSP00000306606 ENSP00000440689 Alcohol dehydrogenase 1b (class i), beta... Cytochrome P450 2E1; Metabolizes sev... 0.975
CYP2E1 ADH4 ENSP00000440689 ENSP00000265512 Cytochrome P450 2E1; Metabolizes sev... Alcohol dehydrogenase 4 (class ii), pi po... 0.960
ADH4 CYP2E1 ENSP00000265512 ENSP00000440689 Alcohol dehydrogenase 4 (class ii), pi po... Cytochrome P450 2E1; Metabolizes sev... 0.960
CP ALB ENSP00000264613 ENSP00000295897 Ceruloplasmin; Ceruloplasmin is a blue, ... Serum albumin; Serum albumin, the mai... 0.927
ALB CP ENSP00000295897 ENSP00000264613 Serum albumin; Serum albumin, the mai... Ceruloplasmin; Ceruloplasmin is a blue, ... 0.927
CAT ALB ENSP00000241052 ENSP00000295897 Catalase; Occurs in almost all aerobicall... Serum albumin; Serum albumin, the mai... 0.838
ALB CAT ENSP00000295897 ENSP00000241052 Serum albumin; Serum albumin, the mai... Catalase; Occurs in almost all aerobicall... 0.838
TF ALB ENSP00000385834 ENSP00000295897 Serotransferrin; Transferrins are iron bin... Serum albumin; Serum albumin, the mai... 0.836
ALB TF ENSP00000295897 ENSP00000385834 Serum albumin; Serum albumin, the mai... Serotransferrin; Transferrins are iron bin... 0.836
FABP1 ALB ENSP00000295834 ENSP00000295897 Fatty acid-binding protein, liver; Plays a r... Serum albumin; Serum albumin, the mai... 0.828
ALB FABP1 ENSP00000295897 ENSP00000295834 Serum albumin; Serum albumin, the mai... Fatty acid-binding protein, liver; Plays a r... 0.828
PLG ALB ENSP00000308938 ENSP00000295897 Plasminogen; Plasmin dissolves the fibri... Serum albumin; Serum albumin, the mai... 0.813
ALB PLG ENSP00000295897 ENSP00000308938 Serum albumin; Serum albumin, the mai... Plasminogen; Plasmin dissolves the fibri... 0.813
MTHFD1 BHMT ENSP00000216605 ENSP00000274353 C-1-tetrahydrofolate synthase, cytoplas... Betaine--homocysteine S-methyltransfer... 0.759
BHMT MTHFD1 ENSP00000274353 ENSP00000216605 Betaine--homocysteine S-methyltransfer... C-1-tetrahydrofolate synthase, cytoplas... 0.759
CYP2E1 CAT ENSP00000440689 ENSP00000241052 Cytochrome P450 2E1; Metabolizes sev... Catalase; Occurs in almost all aerobicall... 0.713
CAT CYP2E1 ENSP00000241052 ENSP00000440689 Catalase; Occurs in almost all aerobicall... Cytochrome P450 2E1; Metabolizes sev... 0.713
TF CP ENSP00000385834 ENSP00000264613 Serotransferrin; Transferrins are iron bin... Ceruloplasmin; Ceruloplasmin is a blue, ... 0.689
CP TF ENSP00000264613 ENSP00000385834 Ceruloplasmin; Ceruloplasmin is a blue, ... Serotransferrin; Transferrins are iron bin... 0.689
page 1 of 3

图 3-60　数据报表

3.4.2　BioGRID 数据库研究蛋白互作实践流程

BioGRID 是一个公开的数据库，包含了分子相互作用信息以及分子的基本生物学数据，如基因表达、蛋白质介导的信号转导、蛋白质结构等，涵盖人类其他主要的模式生物。BioGRID 网站的主页如图 3-61 所示，其使用步骤如下。

BioGRID 4.4
home help wiki projects tools contribute stats downloads partners about us
Welcome to our Database of Protein, Genetic and Chemical Interactions
BioGRID is a biomedical interaction repository with data compiled through comprehensive curation efforts. Our current index is version 4.4.219 and searches 81,882 publications for 2,604,369 protein and genetic interactions, 30,725 chemical interactions and 1,128,339 post translational modifications from major model organism species. All data are freely provided via our search index and available for download in many standardized formats.
BioGRID Statistics
Latest Downloads
Search BioGRID:
By Protein/Gene
CDH18
Homo sapiens
Submit Identifier Search
Advanced Search
Helpful Search Tips
Featured Datasets

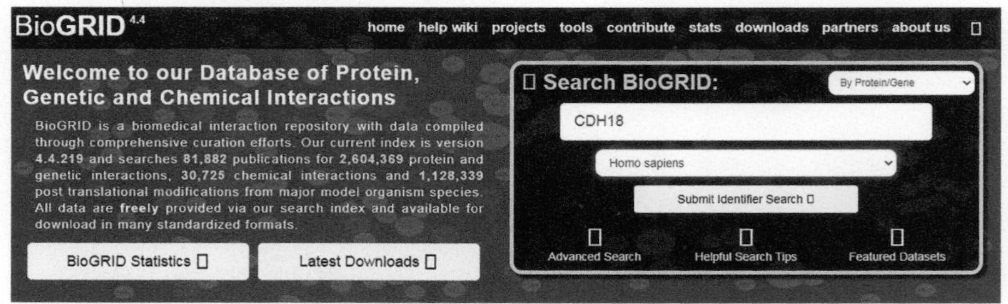

图 3-61　蛋白质名/基因名检索界面

首先，输入基因名，进行检索，如图 3-62 所示。

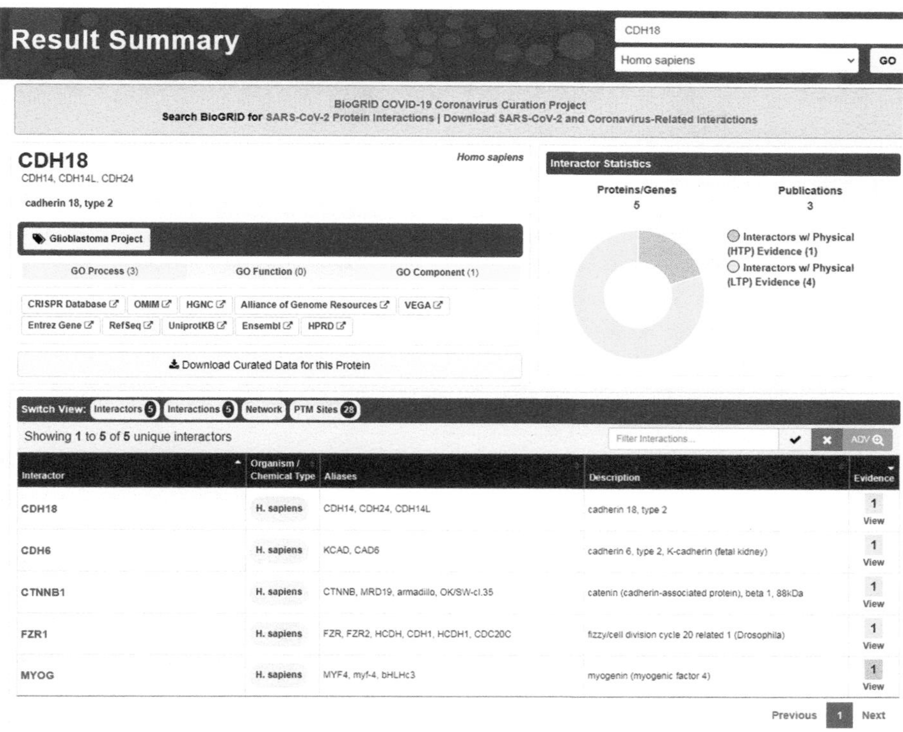

图 3-62 基因基本信息和相互作用信息

其次，得到相关相互作用网络图（图 3-63）。

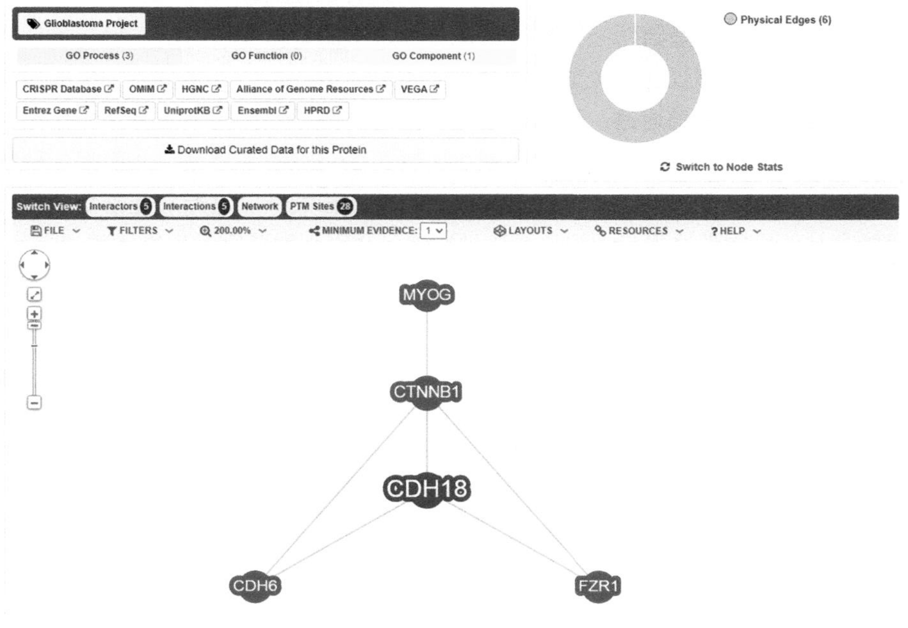

图 3-63 基因相互作用网络图

最后，还可查看可能的翻译后修饰位点位置示意图（图 3-64）。

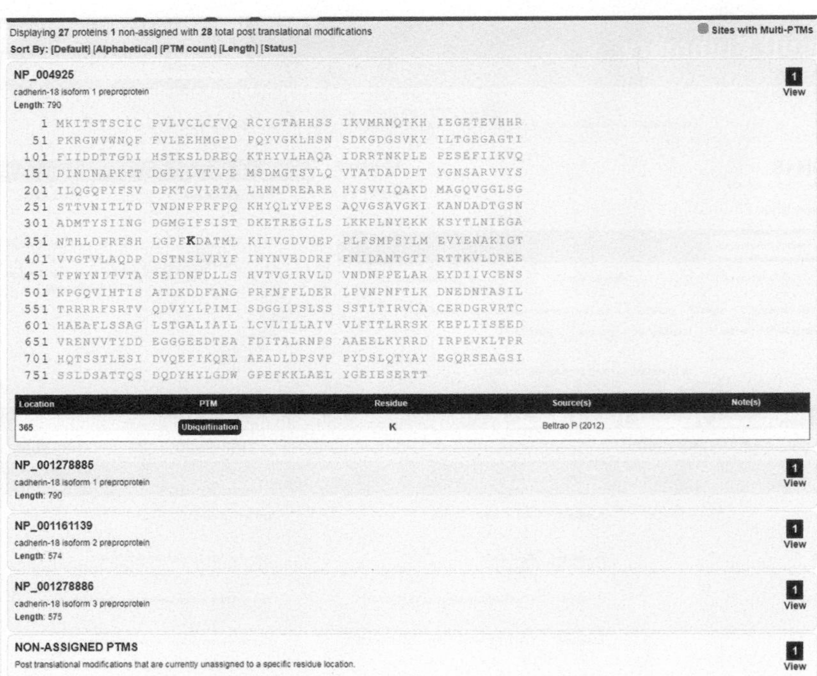

图 3-64 可能的翻译后修饰位点位置示意图

3.5 基因功能富集分析实践流程

在网络药理学研究中，基因功能富集分析是一种常用的数据分析方法，旨在帮助研究人员深入理解候选药物的作用机制以及相关的生物过程和通路。进行基因功能富集分析的原因主要有以下四点：第一，确定靶点相关通路：药物通过与特定的靶点相互作用来发挥治疗作用。基因功能富集分析可以帮助研究人员确定候选药物的靶点所属的生物过程和通路，从而揭示药物的作用机制；第二，识别生物学过程的调控：通过对候选药物靶点相关基因进行功能富集分析，可以了解这些基因可能参与的生物学过程和细胞信号传导通路，从而识别药物对生物体的调控作用；第三，指导药物靶点选择：基因功能富集分析可以帮助研究人员在众多候选药物靶点中筛选出与特定疾病或病理过程相关的基因，从而指导药物研发的靶点选择；第四，揭示药物的不良反应和毒性：基因功能富集分析还可以帮助研究人员预测和分析药物可能引发的不良反应和毒性，从而指导药物安全性评估和优化。因此，基因功能富集分析在网络药理学研究中具有重要作用，可以帮助研究人员深入了解候选药物的作用机制、生物学过程和通路，为药物研发和优化提供指导。

在众多的富集分析工具中，DAVID 是一个生物信息数据库，整合了生物学数据和分析工具，为大规模的基因或蛋白列表（成百上千个基因 ID 或者蛋白 ID 列表）提供系统综合的生物功能注释信息，帮助用户从中提取生物学信息。本章节主要采用 DAVID 数据库进行 GO 分析和 KEGG 分析。最后通过可视化工具完成富集分析可视化操作。

3.5.1 GO 分析实践流程

进入 DAVID 数据库网站后，根据网站提示，首先进行基因列表的输入。以 UNIPROT 标准化基因名为例，在 Step 1: Enter Gene List 中输入基因列表，在 Step 2: Select Identifier 中选择“OFFICAL-GENE-SYMBOL”，在 Step3 中选择“Gene List”，最后在 Step4 中点击“Submit List”提交（图 3-65）。

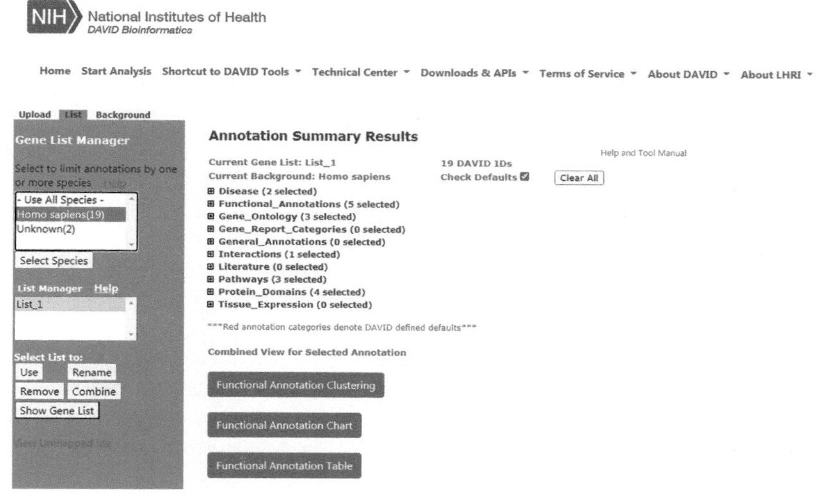

图 3-65　任务提交页面

点击“Gene_Ontology”，查看生物过程、细胞组成和分子功能结果（图 3-66）。

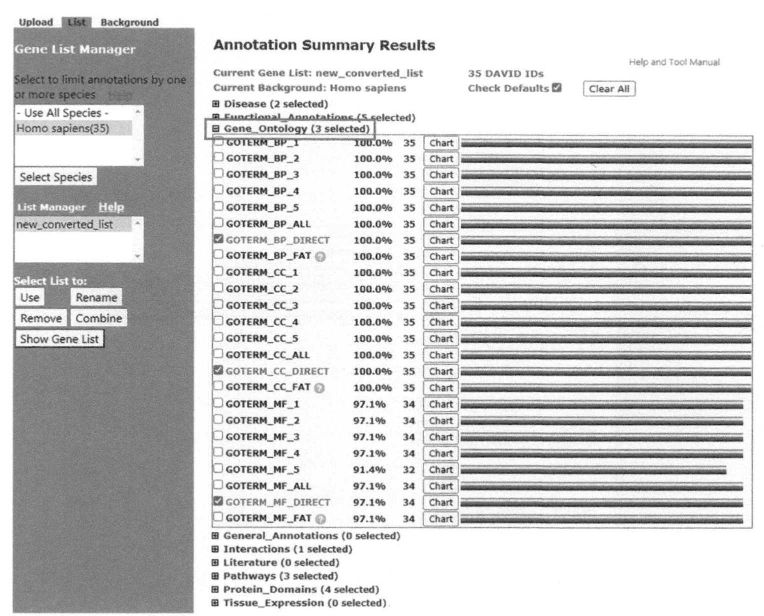

图 3-66　生物过程、细胞组成和分子功能结果页面展示

以生物过程为例，点击“Chart”，查看详细通路信息，最后下载结果，如图 3-67 所示。

3.5.2　KEGG 分析实践流程

与 GO 分析类似，选择“Pathways-KEGG_PATHWAY”，如图 3-68 所示。

然后点击“Chart”，查看对应通路列表，并下载结果，进行数据的可视化分析（图 3-69）。

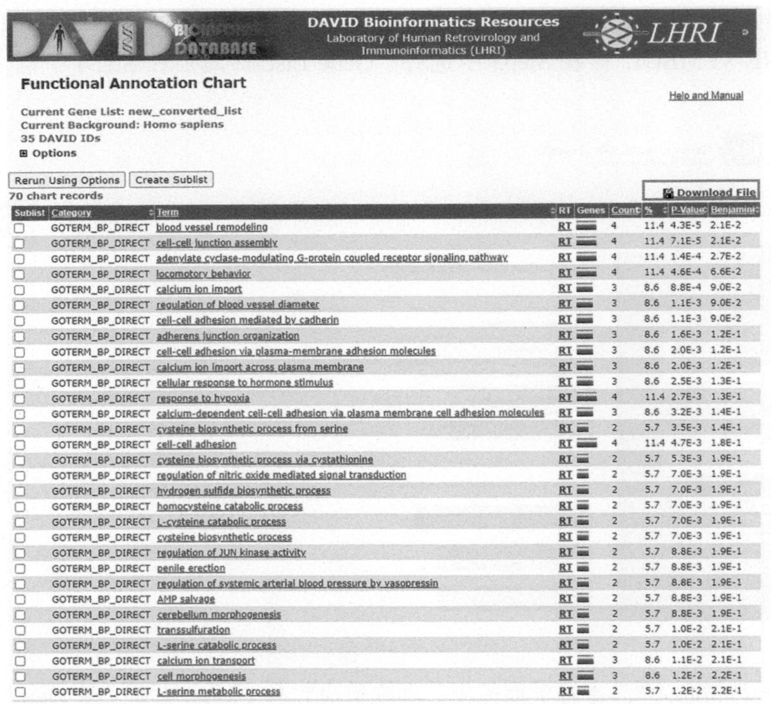

图 3-67 生物过程结果页面展示

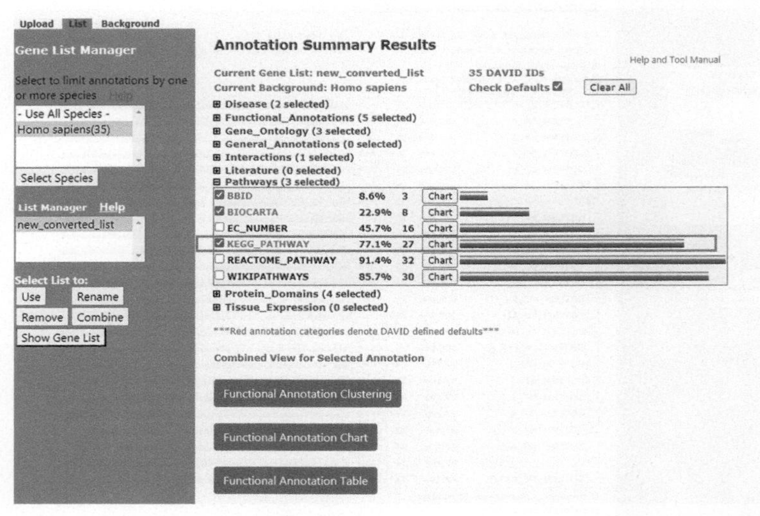

图 3-68 利用 DAVID 进行 KEGG 通路分析

3.5.3 富集分析可视化实践流程

基因富集分析的可视化方法有很多种，主要包括：①柱状图，这是最常用的可视化方法之一，可以通过柱子的高度和颜色来表示基因的计数或比率以及富集分数；②气泡图，类似于柱状图，但可以用点的大小来表示另一个分数，如基因的比率或其他相关性分数；③点图，它将富集分数（如 *P* 值）和基因计数或比率描述为点的大小和颜色；④基因-概念网络，这种方法通过网络图展示基因与生物学概念（如 GO terms 或 KEGG pathways）之间的联系。这对于展示基因可能属于多

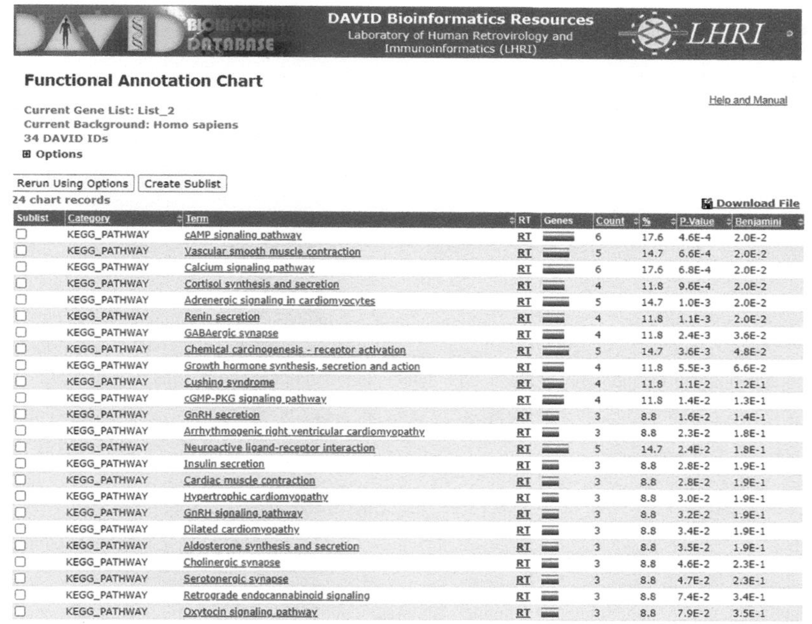

DAVID Bioinformatics Resources
Laboratory of Human Retrovirology and Immunoinformatics (LHRI)

Functional Annotation Chart

Help and Manual

Current Gene List: List_2
Current Background: Homo sapiens
34 DAVID IDs
⊞ Options

Rerun Using Options | Create Sublist

24 chart records

Download File

Sublist	Category	Term	RT	Genes	Count	%	P-Value	Benjamini
☐	KEGG_PATHWAY	cAMP signaling pathway	RT		6	17.6	4.6E-4	2.0E-2
☐	KEGG_PATHWAY	Vascular smooth muscle contraction	RT		5	14.7	6.6E-4	2.0E-2
☐	KEGG_PATHWAY	Calcium signaling pathway	RT		6	17.6	6.8E-4	2.0E-2
☐	KEGG_PATHWAY	Cortisol synthesis and secretion	RT		4	11.8	9.6E-4	2.0E-2
☐	KEGG_PATHWAY	Adrenergic signaling in cardiomyocytes	RT		5	14.7	1.0E-3	2.0E-2
☐	KEGG_PATHWAY	Renin secretion	RT		4	11.8	1.1E-3	2.0E-2
☐	KEGG_PATHWAY	GABAergic synapse	RT		4	11.8	2.4E-3	3.6E-2
☐	KEGG_PATHWAY	Chemical carcinogenesis - receptor activation	RT		5	14.7	3.6E-3	4.8E-2
☐	KEGG_PATHWAY	Growth hormone synthesis, secretion and action	RT		4	11.8	5.5E-3	6.6E-2
☐	KEGG_PATHWAY	Cushing syndrome	RT		4	11.8	1.1E-2	1.2E-1
☐	KEGG_PATHWAY	cGMP-PKG signaling pathway	RT		4	11.8	1.4E-2	1.3E-1
☐	KEGG_PATHWAY	GnRH secretion	RT		3	8.8	1.6E-2	1.4E-1
☐	KEGG_PATHWAY	Arrhythmogenic right ventricular cardiomyopathy	RT		3	8.8	2.3E-2	1.8E-1
☐	KEGG_PATHWAY	Neuroactive ligand-receptor interaction	RT		5	14.7	2.4E-2	1.8E-1
☐	KEGG_PATHWAY	Insulin secretion	RT		3	8.8	2.8E-2	1.9E-1
☐	KEGG_PATHWAY	Cardiac muscle contraction	RT		3	8.8	2.8E-2	1.9E-1
☐	KEGG_PATHWAY	Hypertrophic cardiomyopathy	RT		3	8.8	3.0E-2	1.9E-1
☐	KEGG_PATHWAY	GnRH signaling pathway	RT		3	8.8	3.2E-2	1.9E-1
☐	KEGG_PATHWAY	Dilated cardiomyopathy	RT		3	8.8	3.4E-2	1.9E-1
☐	KEGG_PATHWAY	Aldosterone synthesis and secretion	RT		3	8.8	3.5E-2	1.9E-1
☐	KEGG_PATHWAY	Cholinergic synapse	RT		3	8.8	4.6E-2	2.3E-1
☐	KEGG_PATHWAY	Serotonergic synapse	RT		3	8.8	4.7E-2	2.3E-1
☐	KEGG_PATHWAY	Retrograde endocannabinoid signaling	RT		3	8.8	7.4E-2	3.4E-1
☐	KEGG_PATHWAY	Oxytocin signaling pathway	RT		3	8.8	7.9E-2	3.5E-1

图 3-69　KEGG 结果展示

个注释类别的潜在生物学复杂性非常有用；⑤ GSEA Preview 和 Enrichment Map，这些工具用于展示基因集富集分析的结果，可以在 Python 中使用 GSEAPreranked 和 EnrichmentMap 等进行可视化。基迪奥生信云工具网站是众多可视化工具中的一种，此网站需注册使用。因其使用简单，操作易上手，适合初学者使用，本书选用此工具作讲解。

首先是原始数据的准备，将 DAVID 下载得到的结果按图 3-70 整理为规定格式，另存为 txt 文件。

选择富集气泡图工具，并上传原始数据，因作图行数不宜过多，可选前 20 行进行作图，点击提交（图 3-71）。

最后，完成分析，下载结果（图 3-72）。

Term	Count	Pop Hits	PValue
Rheumatoid arthritis	7	88	5.90E-08
Graft-versus-host disease	5	33	1.26E-06
African trypanosomiasis	5	33	1.26E-06
TNF signaling pathway	6	106	5.65E-06
Malaria	5	49	6.35E-06
lammatory bowel disease (IE	5	64	1.86E-05
Leishmaniasis	5	71	2.81E-05
Proteoglycans in cancer	6	200	1.22E-04
disease (American trypanoso	5	104	1.26E-04
Type I diabetes mellitus	4	42	1.60E-04
kine-cytokine receptor intera	6	230	2.35E-04
IF-kappa B signaling pathwa	4	87	0.001372149
HIF-1 signaling pathway	4	98	0.001933944
cell receptor signaling pathw	4	103	0.002230451
Amoebiasis	4	106	0.00242124
Pathways in cancer	6	393	0.002681928
Allograft rejection	3	37	0.004044342
Measles	4	133	0.004603477
Bladder cancer	3	41	0.004948934
Jak-STAT signaling pathway	4	145	0.005860817

图 3-70　原始数据上传格式展示

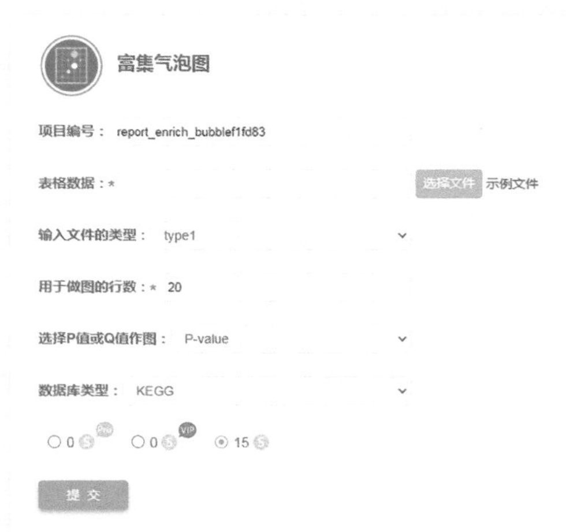

图 3-71　omicshare 生信云工具任务提交页面

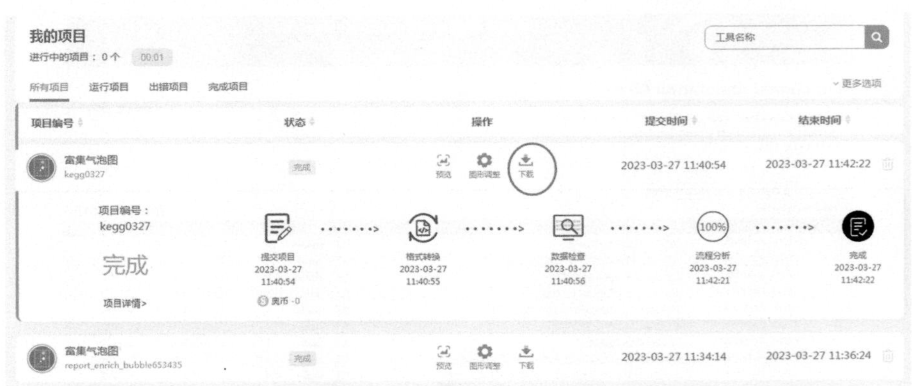

图 3-72　结果下载

查看结果，如图 3-73 所示。

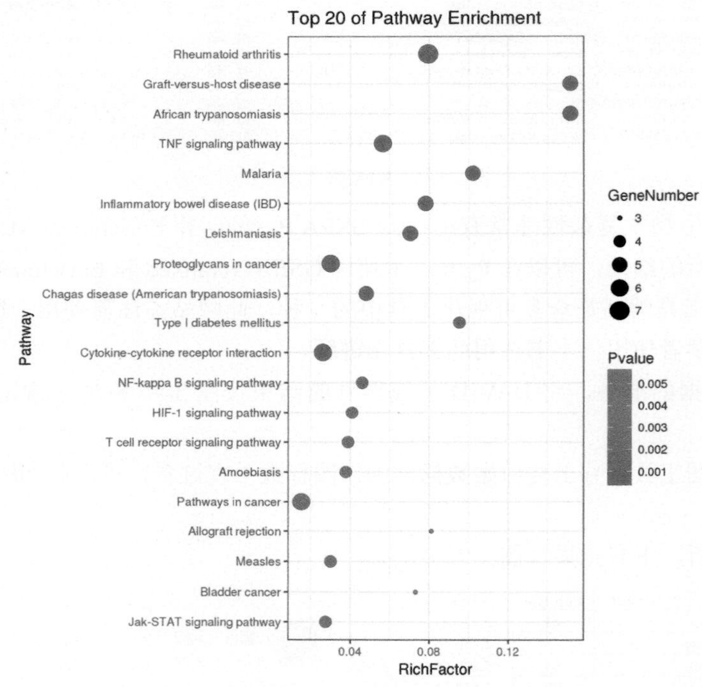

图 3-73　KEGG 富集分析结果可视化

3.6　基于 Cytoscape 的网络可视化实践流程

Cytoscape 是一款图形化显示网络并进行分析和编辑的软件，它支持多种网络描述格式，也可以用以 Tab 制表符分隔的文本文档或 Microsoft Excel 文件作为输入，或者利用软件本身的编辑器模块直接构建网络，主页面如图 3-74 所示。

数据导入之前，应先准备好 Excel 文件。例如简单的药物-靶点网络的生成，原始数据表格应分为两列（药物和靶点各一列），且每一行药物-靶点相对应。然后按照顺序点击“File”、“Import”、“Network from file”，将准备好的文件导入网络中，如图 3-75 所示。

数据导入之后，会生成网络图，各节点之间通过对应的边相互联系，如图 3-76 所示。

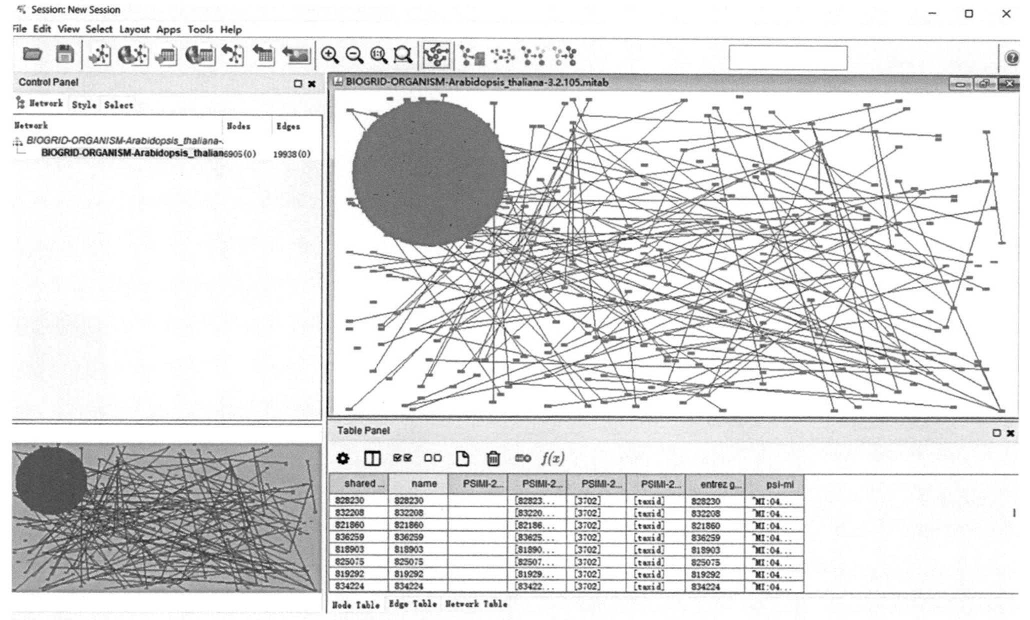

图 3-74　Cytoscape 软件首页

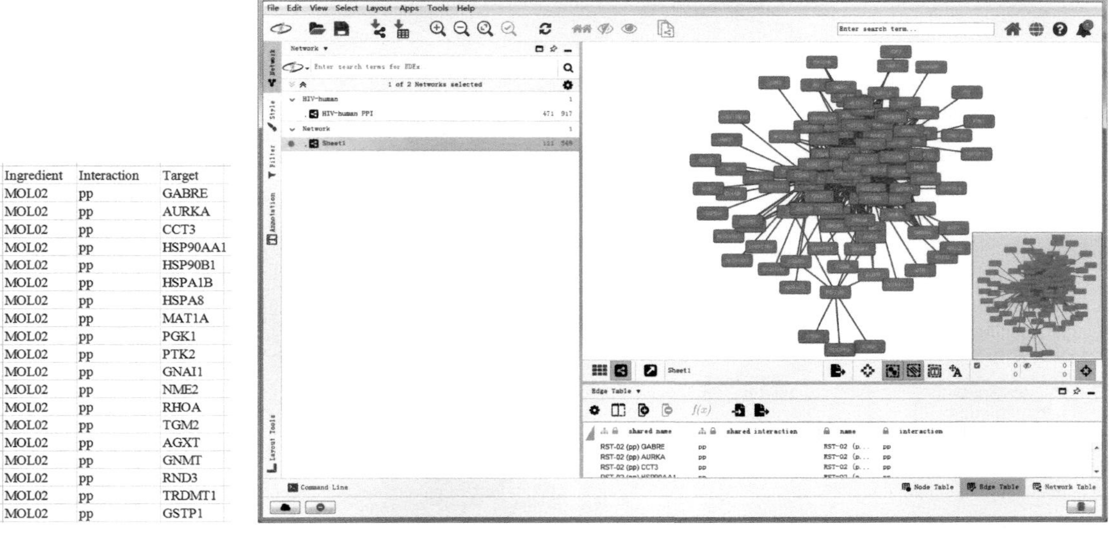

Ingredient	Interaction	Target
MOL02	pp	GABRE
MOL02	pp	AURKA
MOL02	pp	CCT3
MOL02	pp	HSP90AA1
MOL02	pp	HSP90B1
MOL02	pp	HSPA1B
MOL02	pp	HSPA8
MOL02	pp	MAT1A
MOL02	pp	PGK1
MOL02	pp	PTK2
MOL02	pp	GNAI1
MOL02	pp	NME2
MOL02	pp	RHOA
MOL02	pp	TGM2
MOL02	pp	AGXT
MOL02	pp	GNMT
MOL02	pp	RND3
MOL02	pp	TRDMT1
MOL02	pp	GSTP1

图 3-75　数据导入模板　　　　图 3-76　导入网络

由于软件自动生成的初始网络图较为拥挤，且不甚美观，因此可以通过网络渲染对其布局进行更改。如图 3-76 所示的布局，可以通过点击“Layout”、“Grid Layout”来实现，如图 3-77 所示。

由于网络中节点较多，若需要对特定靶点的布局进行更改，则应导入属性调节文件。将节点信息与节点的属性分为两列，保存在 Excel 表格中。然后在 Cytoscape 中，然后按照顺序点击“File”、“Import”、“Table from file”，将准备好的属性文件导入网络中，如图 3-78 所示。

导入属性文件之后，在网络渲染时，可以根据属性（1 或 2）批量调整节点的形状、颜色等，如图 3-79 所示。

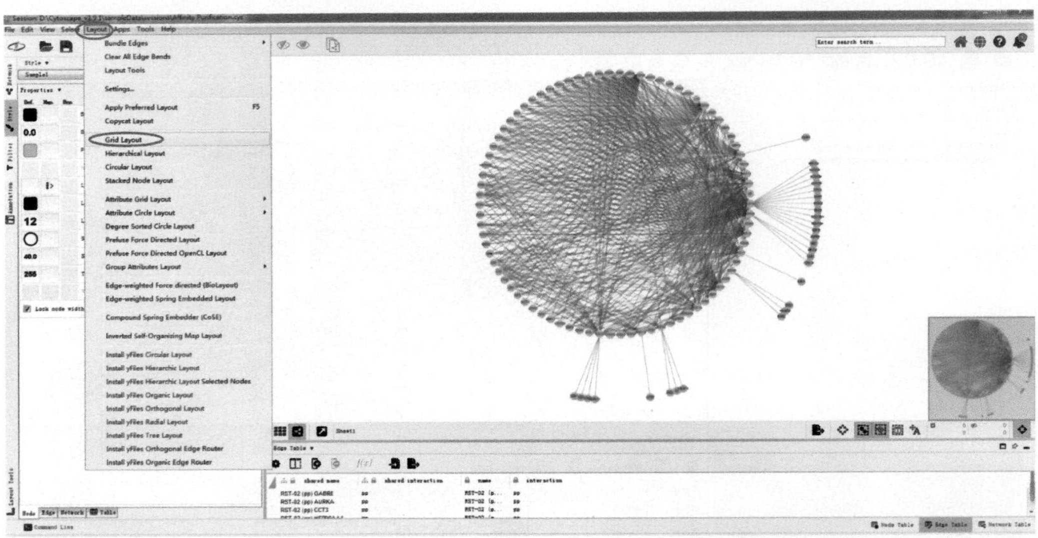

图 3-77 调整布局

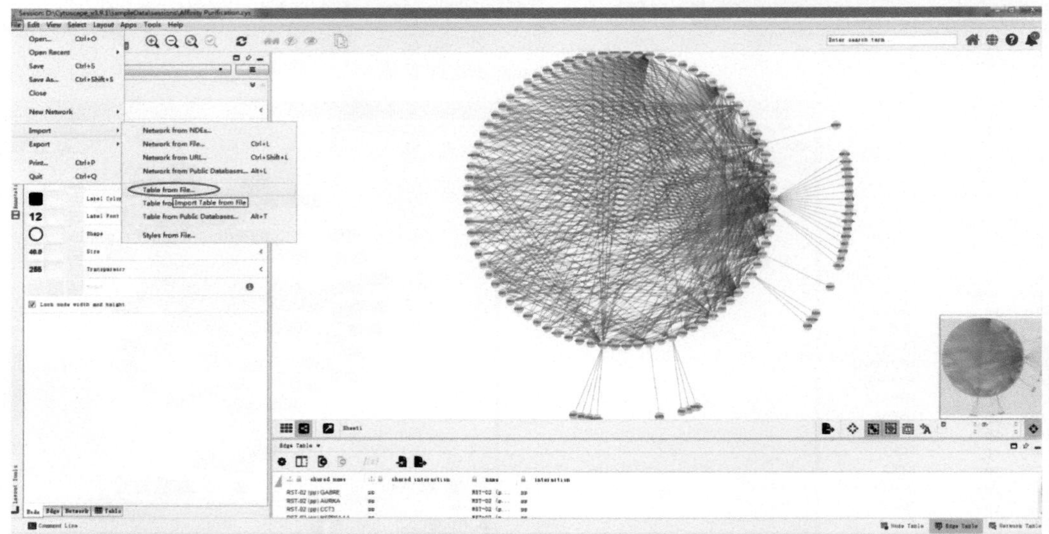

图 3-78 导入属性调节文件

Node	Shape
MOL03	1
MOL04	1
MOL06	1
ABCB1	2
IGF2	2
IGFBP1	2
防己	3
帕金森病	4

图 3-79 根据属性文件批量调整、设置节点

根据实际需求，更改网络布局，图 3-80 为渲染后的网络图，和初始图相比，更改后的网络图能够更直观、清晰地反映各节点之间的关系，有利于后续的数据分析。

作图完成后，可以通过点击“File”—“Export”—“Network view as graphics”导出网络图，保存，如图 3-81 所示。

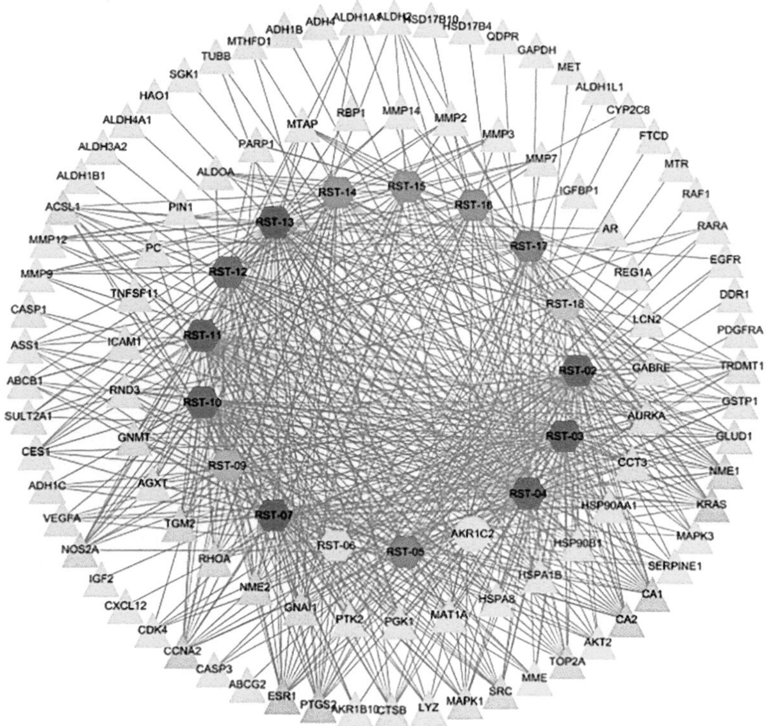

图 3-80　渲染网络图

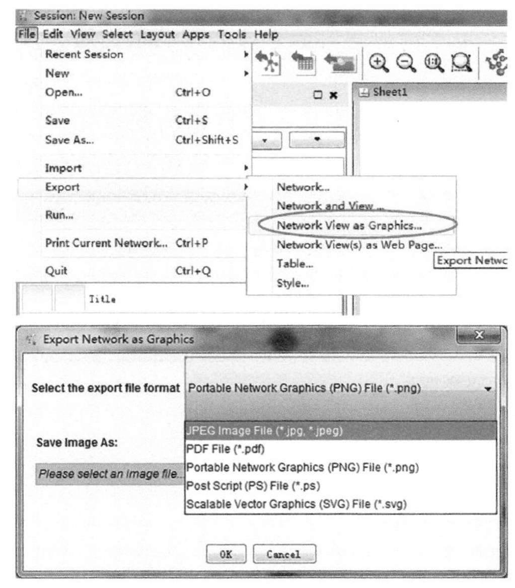

图 3-81　网络图导出

3.7　分子对接实践流程

分子对接是一种广泛应用于药物设计和生物分子相互作用研究的计算方法。不同的分子对接软件在算法、速度、准确率、处理大规模虚拟筛选等方面有所差异，选择适合自己研究需求的软件是十分重要的。此外，对于特定的研究问题，结合多个软件进行对比和综合分析也是常见的做法。本章节选用 Autodock 这款开源的分子模拟软件进行使用介绍。

Autodock 是一款开源的分子模拟软件，最主要应用于执行配体—蛋白质分子对接。它由 Scripps 研究所的 Olson 实验室开发与维护，其软件界面如图 3-82 所示。

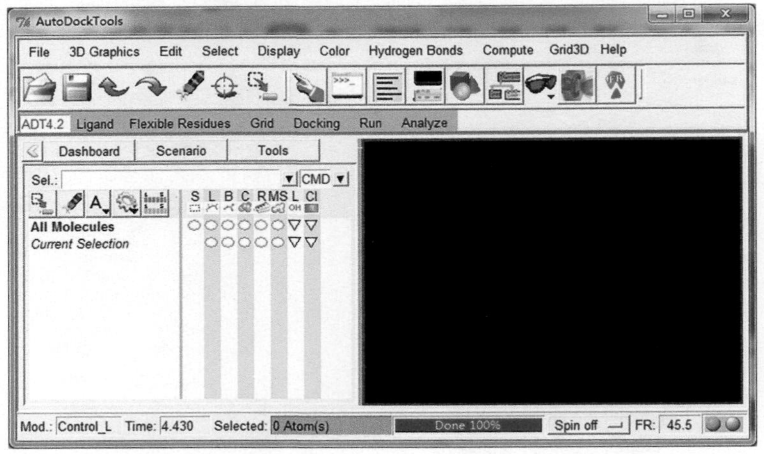

图 3-82 Autodock 软件页面

3.7.1 从 PDB 数据库中筛选蛋白结构

PDB（Protein Data Bank）数据库由美国纽约 Brookhaven 国家实验室于 1971 年创建，是通过 X 射线单晶衍射、核磁共振、电子衍射等实验手段确定的蛋白质、多糖、核酸、病毒等生物大分子的三维结构数据库。

以白细胞介素-6（IL-6）为例，在数据库中根据结构发布时间、测定方式、分辨率、对应物种等条件进行结构确定，以结构名为 1ALU 为例，下载相应蛋白质结构，如图 3-83 所示。

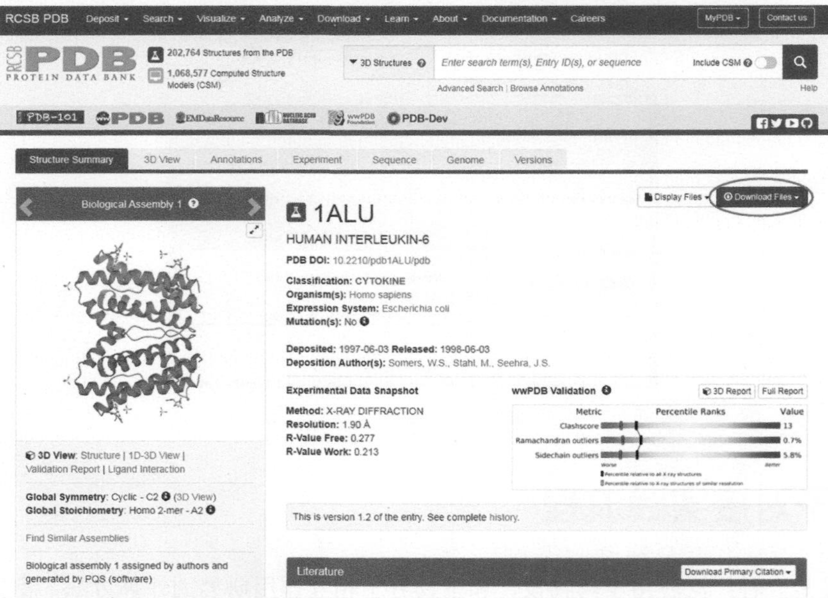

图 3-83 IL-6 蛋白质结构的获取

3.7.2 小分子结构文件的获取

PubChem 是一个免费的在线化学数据库和信息资源，由美国国家医学图书馆开发和维护。它是全球最大的化学物质数据库之一，提供了关于化学物质的多种信息，包括化学结构、物理化学性质、毒理学数据、药物活性、药物代谢、药物动力学和相关文献等。

PubChem 为科学研究人员、教育工作者、学生和公众提供了一种便捷的途径来获取化学信息。用户可以通过搜索化学物质的名称、别名、化学式或结构等来访问相关数据。现以槲皮素为例，在 PubChem 数据库中进行检索并下载结构式，如图 3-84 所示。

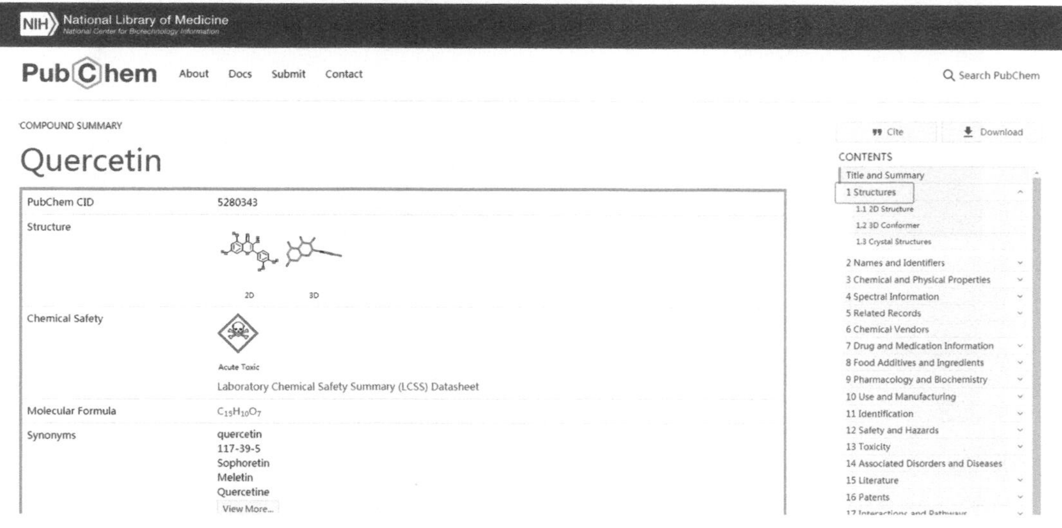

图 3-84 槲皮素小分子结构的下载

3.7.3 蛋白质受体结构的转换

在分子对接中，首先需要对蛋白质受体结构进行一定的转换，主要包括删除溶剂分子、水分子和配体，目的是减少计算复杂性并提高计算效率。在分子对接过程中，通常会在蛋白质和配体之间形成复合物。为了模拟体外环境，研究人员往往选择在计算中加入溶剂作为一个连续介质。然而，溶剂分子的存在会显著增加计算的复杂性和计算时间。因此，为了简化计算，专注于蛋白质和配体之间的相互作用，通常会移除计算中的溶剂分子。其次，在现实中，水分子是普遍存在的，但在分子对接计算中，特别是在蛋白质-配体相互作用的力场计算中，移除水分子是常见的做法。这是因为水分子大量存在时会增加计算的复杂性，且水分子通常不直接参与蛋白质和配体之间的相互作用。因此，通过删除水分子，可以简化计算模型并减少计算的时间。配体是指参与蛋白质相互作用的小分子化合物。对于大分子蛋白质，配体可能与其中一部分相互作用，而其他部分并不重要。在这种情况下，为了提高计算的效率，研究人员可以忽略配体的某些部分，只保留与蛋白质相互作用的重要原子或基团。这样可以减少计算的复杂性，并将计算的重点集中在与蛋白质-配体相互作用相关的区域，如图 3-85、图 3-86 所示。

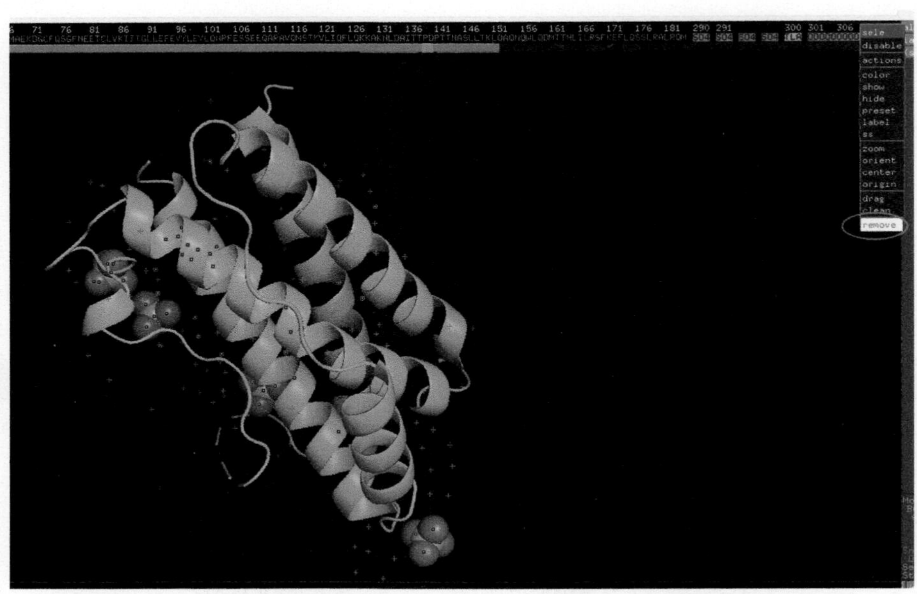

图 3-85　利用 PyMol 软件进行溶剂、水分子及配体的删除

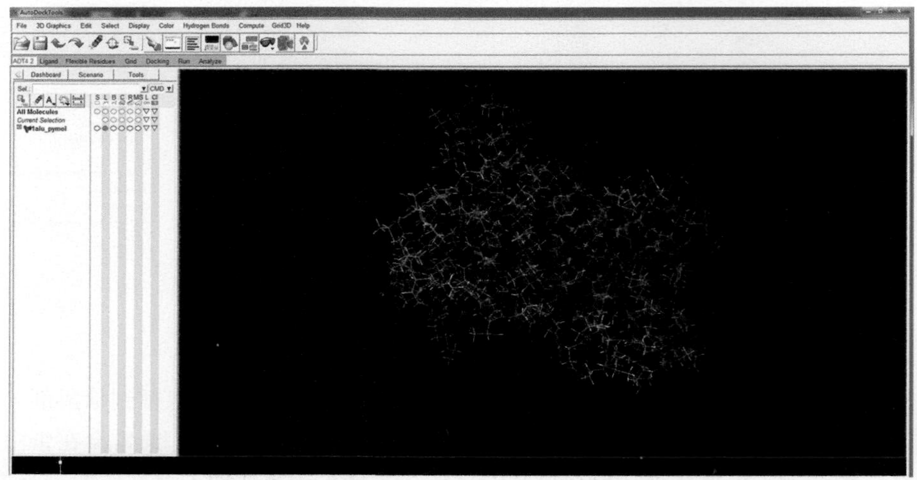

图 3-86　在 AutoDock 软件中对蛋白分子加氢

3.7.4　小分子配体结构的转换

在分子对接过程中，加氢和设置扭转键起着重要的作用。添加氢原子是为了模拟生物分子中常见的氢键相互作用。氢键是一种弱的非共价相互作用，其中氢原子作为接受体与氮、氧或氟等电负性较高的原子形成相互作用。在分子对接中，添加氢原子可以更准确地预测分子之间的氢键相互作用，并更好地模拟生物化学反应。设置扭转键是为了考虑分子的柔性。许多分子具有旋转或弯曲的键，这可能导致不同构象的存在。在分子对接中，设置扭转键可以考虑到分子的柔性变化，从而预测更准确的结合模式。通过设置扭转键，分子对接可以模拟和优化几何结构，以寻找最佳的配体-受体互作模式，如图 3-87 所示。

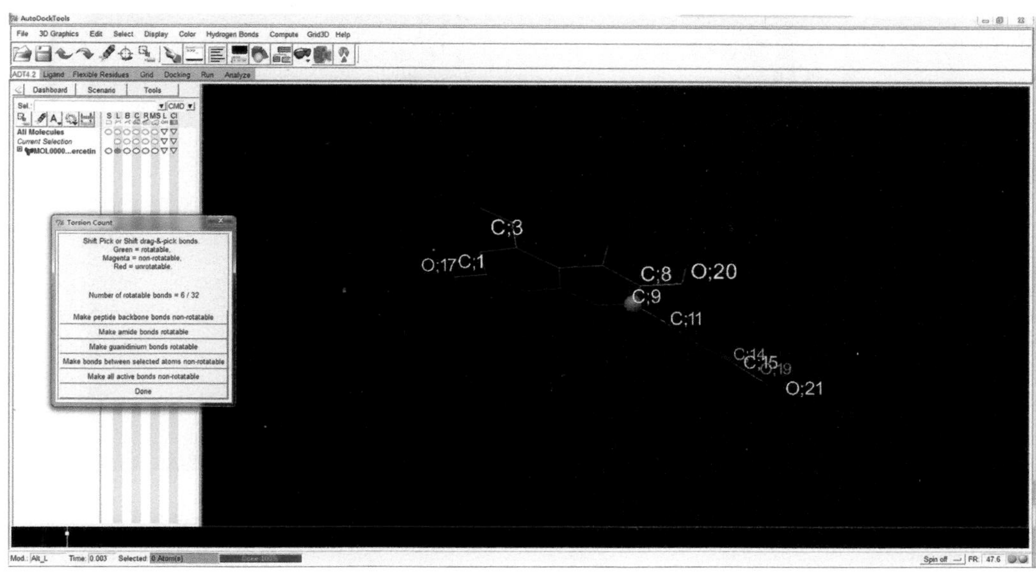

图 3-87　配体分子旋转键的设置

3.7.5　计算网格能量

如图 3-88 所示。

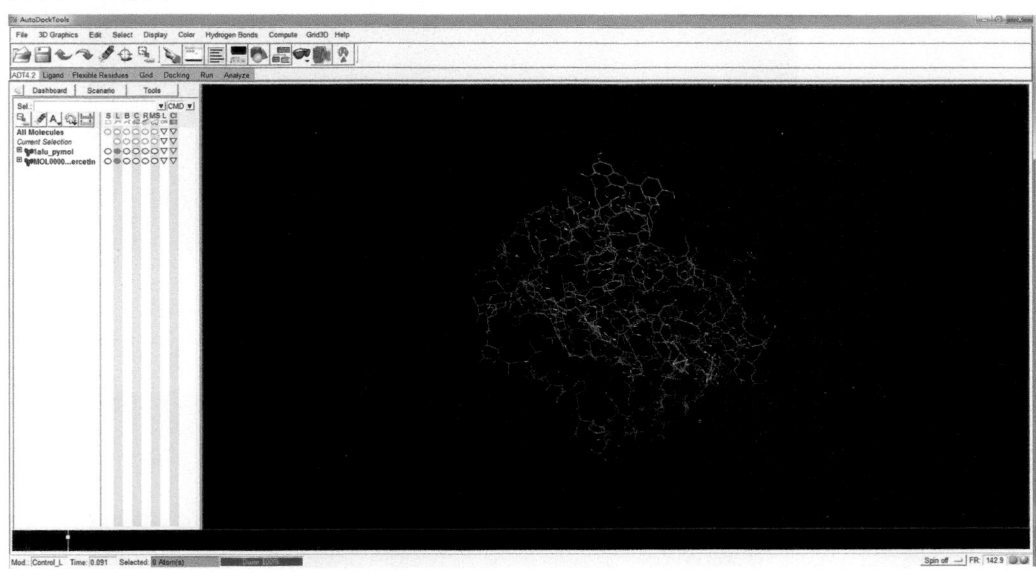

图 3-88　导入配体与受体

在未知活性受体部位时，可采取盲对接的方式进行分子对接，如图 3-89、图 3-90 所示。

3.7.6　运行 AutoDock

如图 3-91 所示。

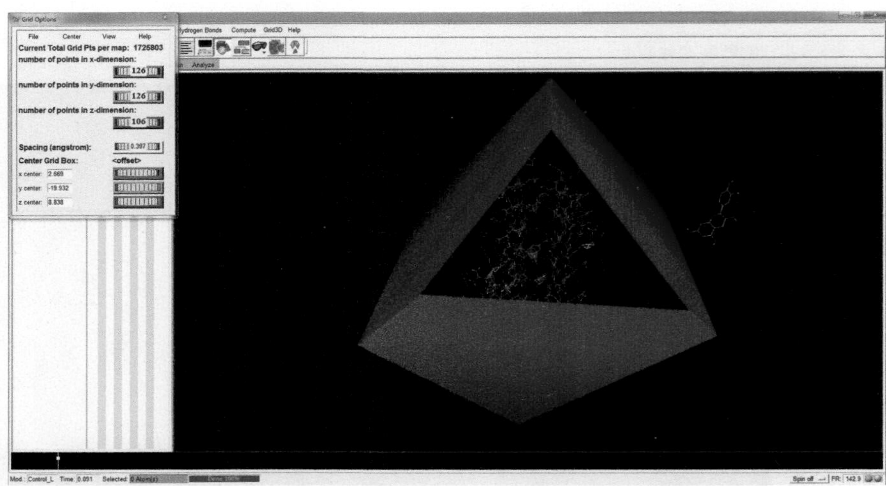

图 3-89　设置盲对接区域

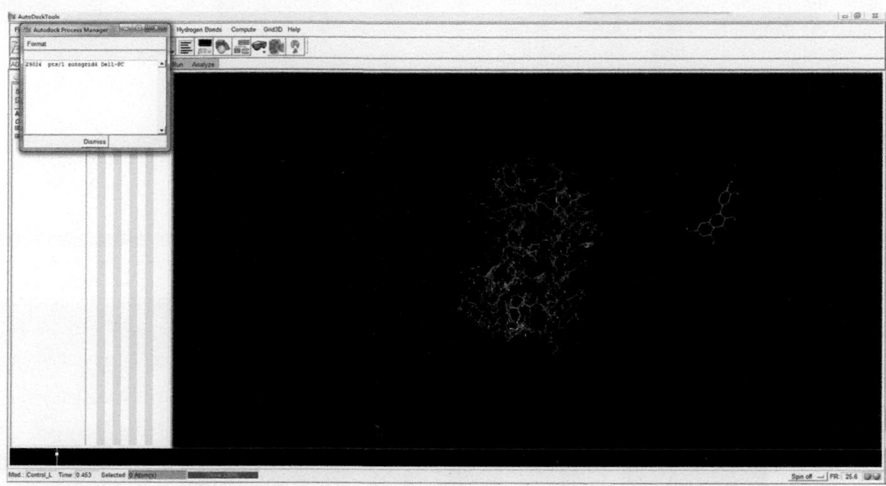

图 3-90　运行 AutoGrid，计算网格能量

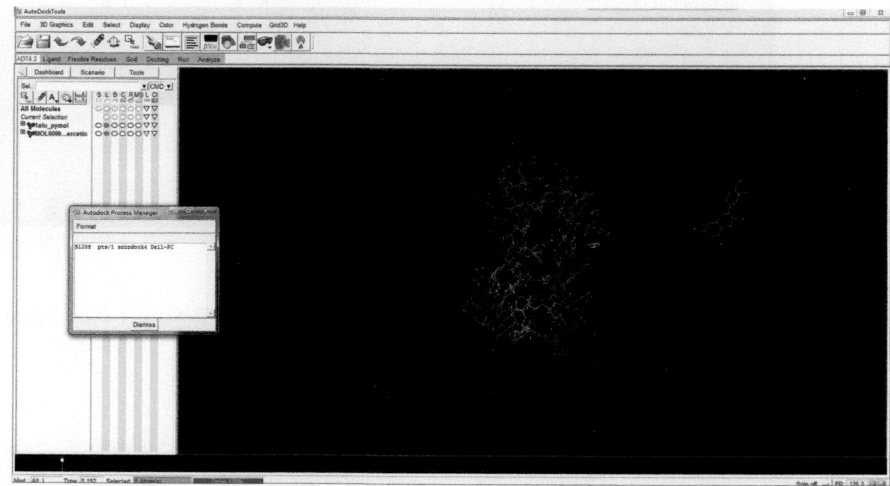

图 3-91　设置对接参数，执行分子对接

3.7.7　结果可视化

结果可视化方法多种多样，本书采用基于 Python 的开放源码 PyMOL 进行展示。PyMOL 适用于创作高品质的小分子或是生物大分子（特别是蛋白质）的三维结构图像。软件以 Py+MOL 命名:“Py” 表示它是由一种计算机语言 Python 所衍生出来的，“MOL” 表示它是用于显示分子（英文为 molecule）结构的软件，如图 3-92 所示。

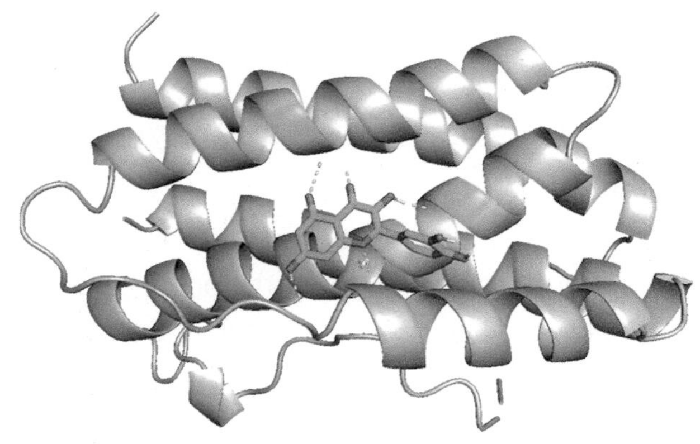

图 3-92　利用 PyMOL 显示 IL-6 与槲皮素分子对接结果的具体位点以及氢键等信息

第四章 中药网络药理学模式研究案例

4.1 中药网络药理学预测研究

4.1.1 中药网络药理学结合分子对接预测研究

（1）基于网络药理学和分子对接策略探讨黄连解毒汤抗败血症的潜在机制研究

黄连解毒汤（huanglian jiedu decoction，HLJDD）是用于泻火解毒的经典方剂，在治疗败血症方面具有潜在的疗效，而其主要成分和潜在机制尚不清楚，Li Xing 等采用网络药理学方法收集了 HLJDD 主要活性成分的靶标和败血症的靶标，建立了 HLJDD 成分靶标网络及化学成分和疾病相互作用靶标的蛋白质-蛋白质相互作用（PPI）网络；通过基因本体（GO）分析和京都基因和基因组百科全书（KEGG）富集分析来研究生物功能和信号通路；最后，利用分子对接技术分析了主要活性成分和靶标的相互作用。

首先，根据数据库获取药材成分及其相应靶点。通过口服吸收利用度等药代动力学参数进行有效成分过滤筛选从而获得主要成分信息。通过 Cytoscape 网络可视化软件绘制中药复方成分-靶点相互作用网络图（图 4-1）。

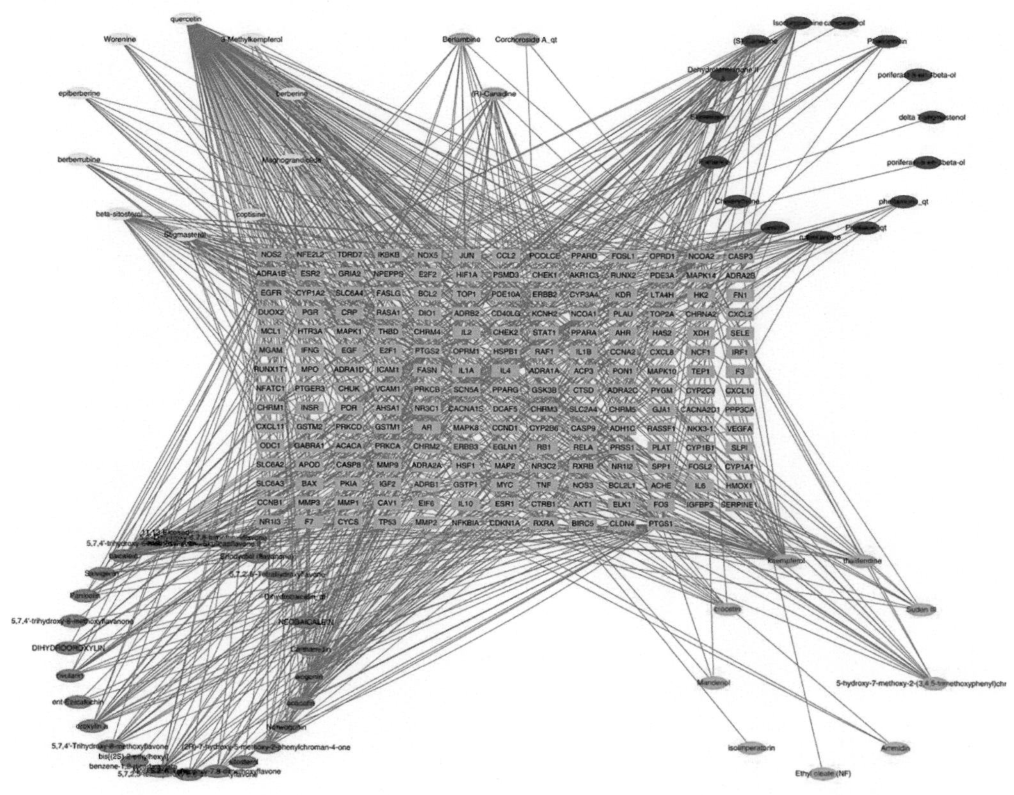

图 4-1 HLJDD 成分-靶点相互作用网络图

第二步，检索数据库，将关键字“败血症”输入 OMIM 和 DisGeNET 数据库，并获得每个数据库中的疾病靶点。合并数据，即得败血症对应靶标。最后通过维恩（Venn）图的方式将 HLJDD 潜在靶点与疾病靶点取交集，即得药物潜在作用靶点总集合（图 4-2）。

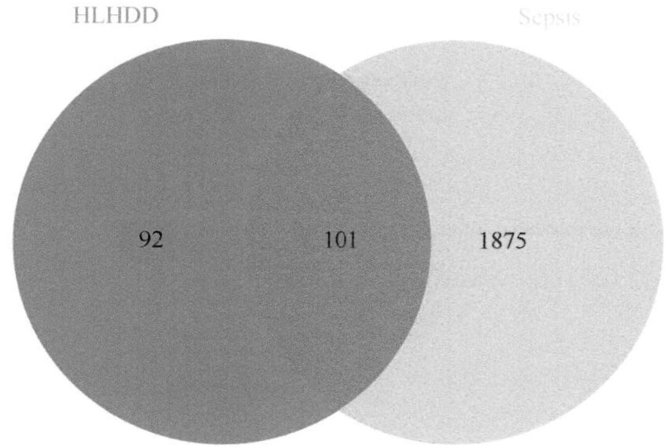

图 4-2　HLJDD 靶点和败血症靶点的 Venn 图

第三步，将筛选的潜在作用靶点进行 PPI 蛋白质相互作用网络分析，根据其度值、介数中心性（BC）、贴近度中心性（CC）和平均最短路径长度（average shortest path length，ASPL）等关键指标筛选核心作用靶点，为下一步生物学功能的预测奠定基础（图 4-3）。

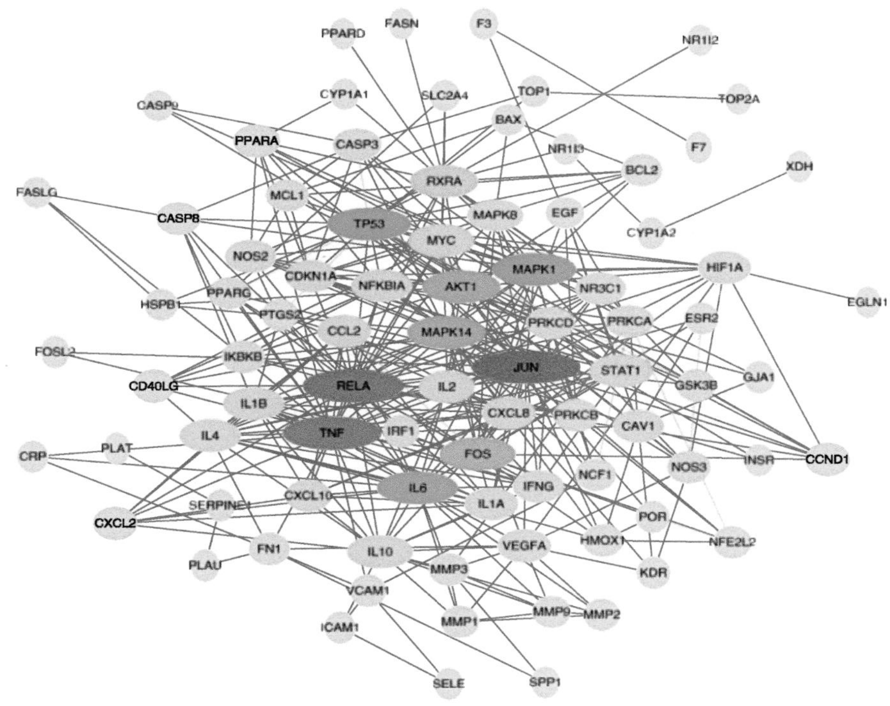

图 4-3　HLJDD 和败血症靶点的 PPI 网络

第四步，进行基于生物学过程、细胞组成和分子功能 GO 富集和 KEGG 通路分析。通过 GO 分析结果，发现它们与 RNA 聚合酶Ⅱ启动子转录的正调控、细胞凋亡过程的负调控、细胞对脂多糖的反应以及血管生成和其他生物过程功能的正调控相关。为了探讨 HLJDD 治疗败血症的信号通路机制，作者又进一步进行了 KEGG 富集分析（图 4-4）。

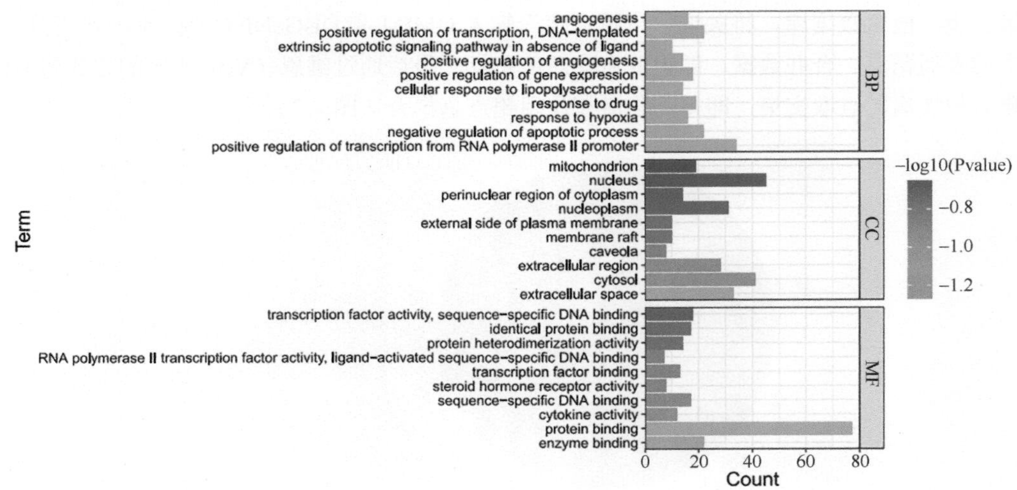

图 4-4　HLJDD 治疗败血症的信号通路 GO 富集分析

KEGG 通路分析显示了前 30 条信号通路，涉及 PI3K-Akt 信号通路、MAPK 信号通路、Toll 样受体信号通路和 TNF 信号通路等（图 4-5）。

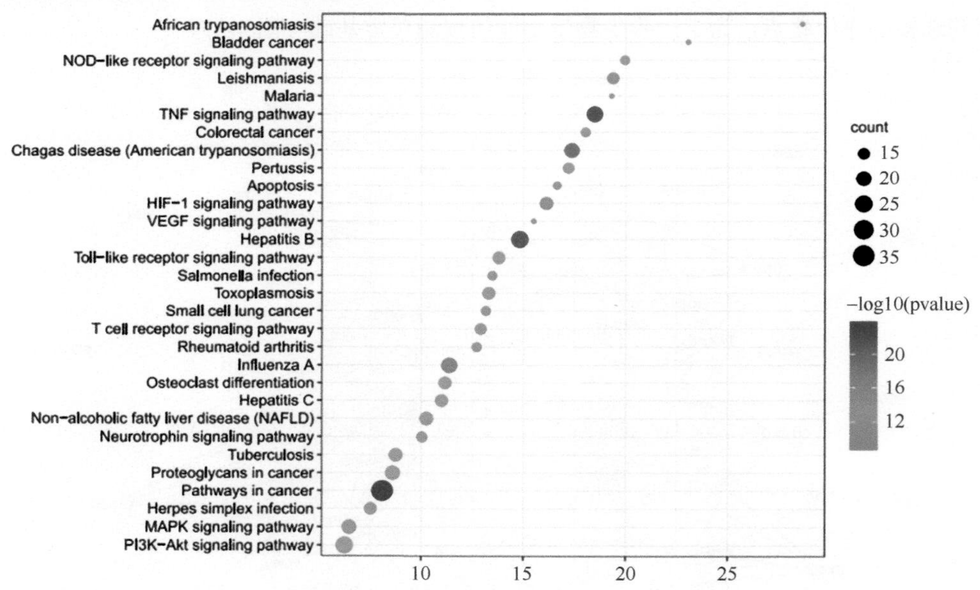

图 4-5　基于 KEGG 的 HLJDD 治疗败血症的相关信号通路分析

最后，基于网络药理学的分析结果，作者对排名前三的化合物与排名前三的蛋白质利用分子对接的形式进行分子对接验证。通过评价氢键、结合能大小，预测三个成分均可在败血症的治疗中发挥关键作用（图 4-6）。

基于网络药理学预测和分子对接验证策略探讨 HLJDD 抗败血症的潜在机制研究结果表明，槲皮素、山柰酚和 Wogonin 可能是 HLJDD 的主要活性成分，蛋白靶点 JUN、RELA 和 TNF 可能是 HLJDD 治疗败血症的潜在治疗靶点。活性成分可能通过 PI3K-Akt 信号通路、MAPK 信号通路、Toll 样受体信号通路和 TNF 信号通路等发挥治疗作用，研究结果将为进一步研究 HLJDD 治疗败血症的机制提供参考。

The binding energy of compound and core targets (kcal/mol).

Target	Target (PDB ID)	Target Structure	Compound	Affinity (kcal/mol)
JUN	6OSN	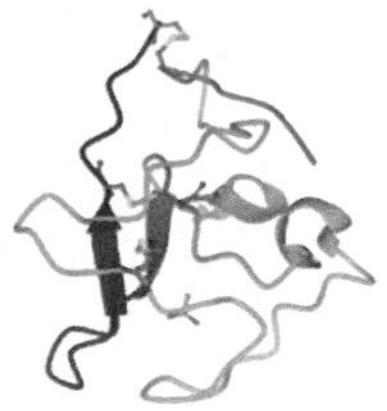	Quercetin Kaempferol Wogonin	−5.22 −6.10 −6.57
RELA	6POZ	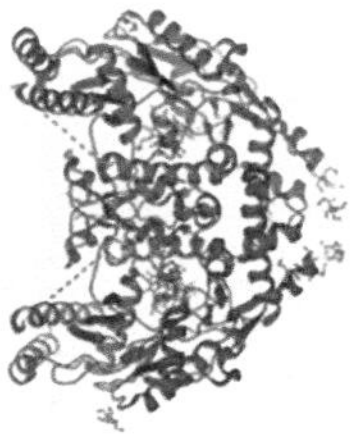	Quercetin Kaempferol Wogonin	−6.06 −6.65 −6.26
TNF	1VYR	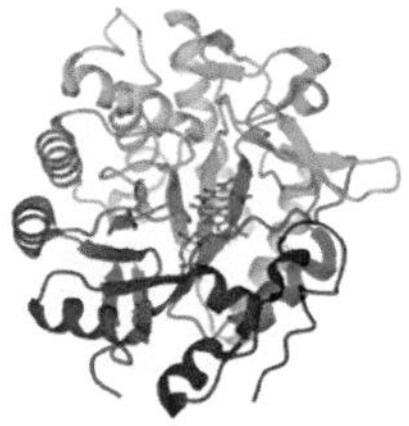	Quercetin Kaempferol Wogonin	−6.36 −6.63 −6.19

图 4-6　成分-蛋白质分子结合能数据

（2）基于网络药理学和分子对接策略探讨牛大力治疗抑郁症的潜在机制研究

牛大力，为豆科蝶形花亚科崖豆藤属植物美丽崖豆藤 *Millettia speciosa* Champ. 的干燥根，味甘性平，具有补虚润肺、强筋活络之功。现代药理研究表明，牛大力具有提高免疫功能、保肝、祛痰、镇咳、平喘、抗氧化、抗炎、抗肿瘤以及抗应激等作用，Zhang Chi 等研究发现牛大力可改善大鼠慢性不可预知应激所致抑郁症状，然而，牛大力治疗抑郁症的作用机制仍有待进一步深入探讨。郭玥等采用网络药理学方法收集了牛大力主要活性成分的靶标和抑郁症的靶标，建立了牛大力成分靶标网络及化学成分和疾病相互作用靶标的 PPI 网络。通过 GO 分析和 KEGG 富集分析来研究生物功能和信号通路。最后，利用分子对接技术研究了主要活性成分和靶标的相互作用。

首先，根据数据库获取药材成分及其相应靶点。通过口服吸收利用度等药代动力学参数进行有效成分过滤筛选从而获得主要成分信息。将主要成分信息通过 SwissTargetPrediction 数据库进行靶点信息预测，共得到预测靶点 250 个；GeneCards 数据库可得到抑郁症预测靶点 557 个（图 4-7A）。

第二步，经过维恩图筛选得到 53 个共有靶点，将其导入 Cytoscape 中，构建成分-靶点-疾病网络图（图 4-7B）。

第三步，将筛选的潜在作用靶点进行蛋白质相互作用网络分析，根据其度值、BC、CC 和 ASPL 等关键指标筛选核心作用靶点，为下一步生物学功能的预测奠定基础（图 4-8）。

第四步，进行基于生物学过程、细胞组成和分子功能 GO 富集和 KEGG 通路分析。经过筛选后富集到 38 个生物过程：如 regulation of behavior、regulation of dopamine secretion、release of sequestered calcium ion into cytosol 等，以及 5 个细胞组成：如 an integral component of plasma membrane、dendrite、axon 等。作者又进一步进行了 KEGG 通路富集分析，共得到 4 条通路，主要包括 Neuroactive ligand-receptor interaction、Serotonergic synapse、cAMP signaling pathway 和 Gap junction（图 4-9）。

最后，将核心蛋白与其相对应的活性成分进行分子对接，通过对接得分预测成分在抑郁症的治疗中是否发挥关键作用（图 4-10）。

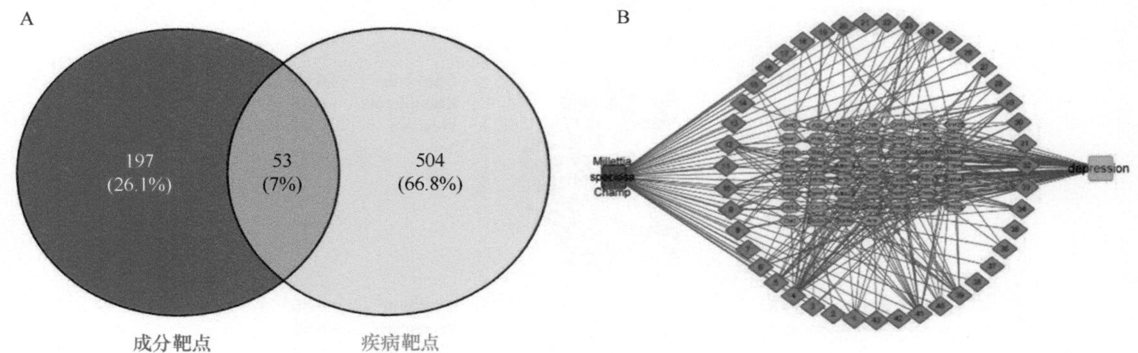

图 4-7　活性-成分-疾病网络

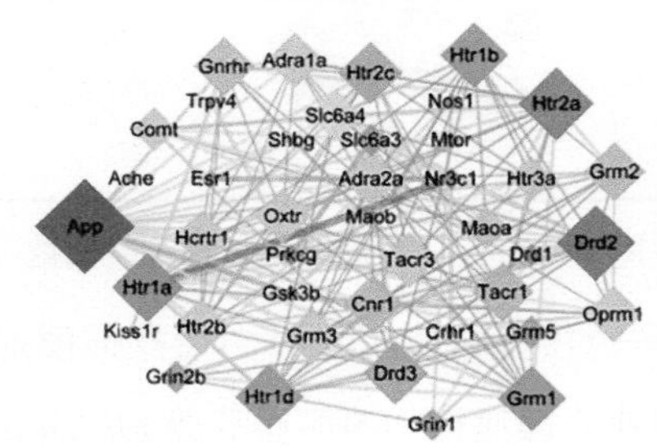

图 4-8　蛋白质互作用网络图

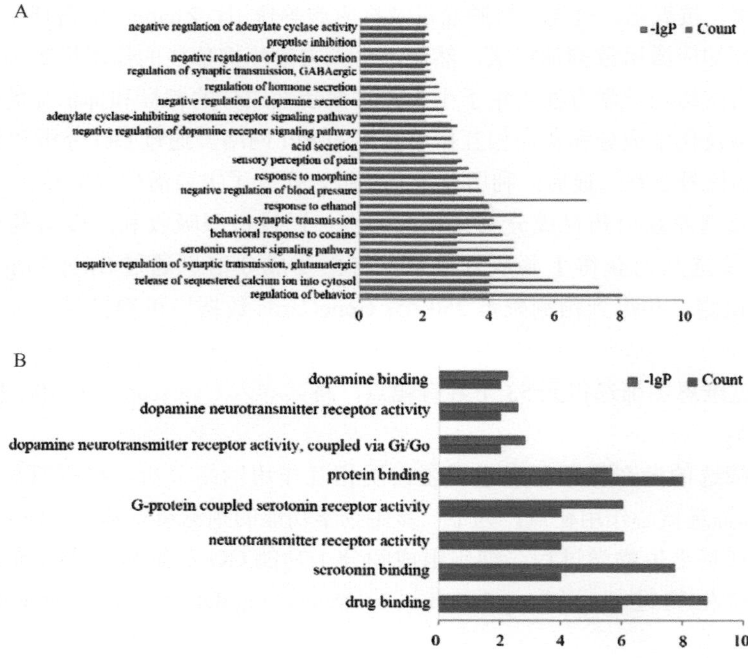

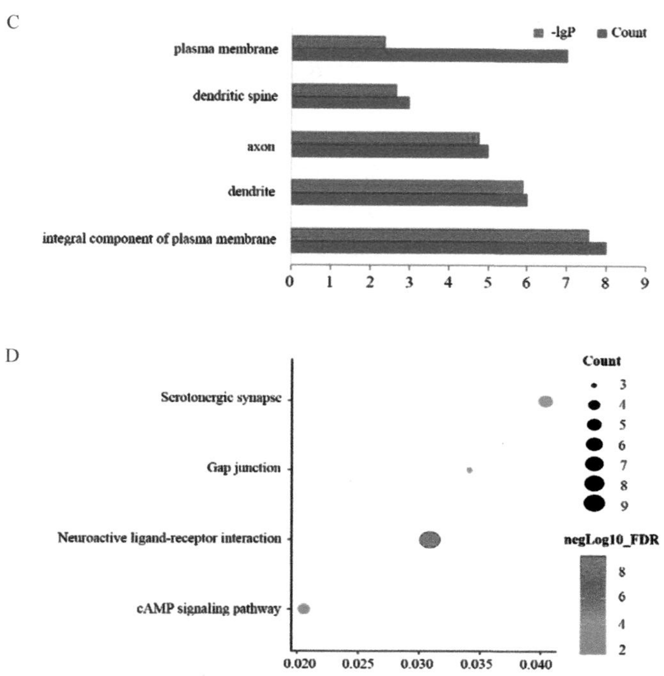

图 4-9　富集分析图

A. 关键靶点的 BP 富集分析；B. 关键靶点的 MF 分析；C. 关键靶点的 CC 富集分析；D. 关键靶点 KEGG 富集通路分析

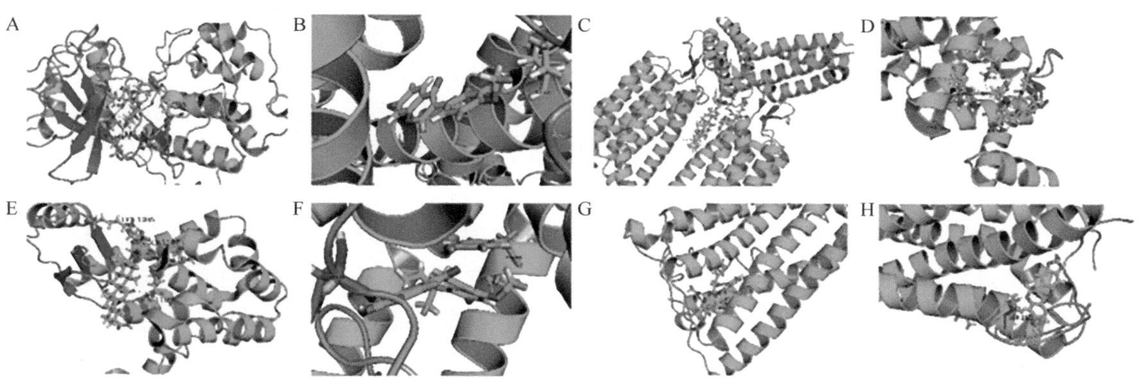

图 4-10　活性成分与核心靶点对接示意图

A. 粉状蛋白前体蛋白（APP）和异槲皮苷；B. 5-羟色胺 2A 受体（Htr2a）和毛蕊异黄酮；C. 谷氨酸 1 受体（Grm1）和金色酰胺醇酯；D. 多巴胺 D2 受体（Drd2）和金色酰胺醇酯；E. 多巴胺 D3 受体（Drd3）和甘草酸；F. 促性腺激素释放激素受体（Gnrhr）和甘草查尔酮；G. 大麻素 CB1 受体（Cnr1）和金色酰胺醇酯；H. 5-羟色胺 1d 受体（Htr1d）和紫檀素

基于网络药理学预测和分子对接验证策略探讨牛大力抗抑郁症的潜在机制研究结果表明，牛大力中 2,2-二甲基-3-(3,7,12,16,20-五甲基-3,7,11,15,19-二十一碳五烯基)-环氧乙烷化学成分连接节点最多，在分子对接中得分也较高（表 4-1），但目前并未有文献报道其有治疗抑郁症的疗效，而补骨脂二氢黄酮、甘草酸、甘草素等化学成分可能是治疗抑郁症的主要药效成分，其中补骨脂二氢黄酮具有抗肿瘤、抗氧化、抗菌、抗炎、抗抑郁的药理作用；甘草酸、甘草素具有抗氧化、抗凋亡损伤、抑制单胺氧化酶活性、调节单胺神经递质等药理作用，这些作用可能与它们的抗抑郁效应密切相关。

表 4-1 活性成分与靶点蛋白分子对接得分表

靶点蛋白	活性成分	对接得分	靶点蛋白	对接得分	对接得分
Cnr1	2,2-二甲基-3-(3,7,12,16,20-五甲基-3,7,11,15,19-二十一碳五烯基)-环氧乙烷	12.871 3	Grm1	亚麻酸乙酯	9.511 7
				邻苯二甲酸二辛酯	9.430 9
	金色酰胺醇酯	10.131 4		二氢去氢二愈创木基醇	7.896 3
	亚麻酸乙酯	8.993 8	Drd2	金色酰胺醇酯	7.578 6
	紫芫酮	4.221 2		五味子醇乙	5.020 4
				金色酰胺醇酯	7.329 8
Htrld	紫檀素	4.577		二氢去氢二愈创木基醇	6.930 6
	甘草酸	−2.177 5		N-甲基金雀花碱	3.858 5
Drd3	甘草酸	6.345 2		甘草酸	3.541 1
	N-甲基金雀花碱	4.145 1	APP	邻苯二甲酸二辛酯	8.211 4
	槲皮素	4.388 8		双去氧基姜黄素	6.727 8
				异槲皮苷	5.871 7
Gnrhr	甘草查尔酮 A	5.636 6		槲皮素	5.527 8
	补骨脂二氢黄酮	5.062 9		硫黄菊素	5.140
Htr2a	毛蕊异黄酮	5.216 9		咖啡酸羽扇豆醇	4.451 5
	鸢尾黄酮	4.1379		甘草查尔酮 A	4.175 4
	甘草酸	1.516 8		五味子醇乙	3.496 2

4.1.2 中药网络药理学结合文献分析研究

以发表文献“Mapping pharmalogical network of multi-targeting Litchi ingredients in cancer therapeutics”为例。大量药理学研究表明，荔枝不同部位（种子、果皮、果肉和花）的提取物和化学成分通过多途径多靶点来影响肿瘤的增殖、凋亡、自噬、转移、化疗和放疗敏感性、肿瘤干性、代谢、血管生成和免疫等，从而发挥抗肿瘤作用。然而，荔枝“多成分-多靶点-多途径”抗肿瘤药效的相互作用网络尚无系统分析。Cao SiSi 等通过文献收集，应用网络药理学方法对荔枝的抗肿瘤成分和分子靶点进行梳理总结，从系统生物学角度探讨荔枝抗肿瘤作用的复杂网络机制。

研究人员收集了已被报道的荔枝抗肿瘤成分和靶点的相关文献。他们发现，单个成分可能具有不同的靶点，而不同成分具有重叠的分子靶点，因此它们形成了一个复杂的调控网络。为了解析这个错综复杂的相互作用网络，应用网络药理学方法从复杂系统的角度分析了荔枝的抗肿瘤作用，从抗增殖、诱导细胞凋亡和自噬、抑制转移、化疗和放疗增敏以及其他等方面确定了荔枝抗肿瘤作用的主要成分、主要靶点和主要信号通路。

在抑制肿瘤细胞增殖方面，从荔枝中鉴定出 13 种抗增殖化合物和 100 个调控靶点。通过分析，确定了 4 个靶点在抗增殖过程中发挥了重要作用，根据成分-靶点图找到其对应的成分。为了进一步阐明荔枝成分的抗肿瘤机制，基于上述 4 个关键靶点进行通路富集分析，根据 *P* 值筛选得到前 10 条通路。表明这 10 条通路可能是荔枝抗增殖作用的主要信号通路（图 4-11）。

在诱导肿瘤细胞凋亡和自噬方面，作者从文献中总结数据获得荔枝中的 18 种成分和 138 个与细胞凋亡和自噬相关的靶点。从构建的成分-靶点网络图中筛选出 6 个关键靶点，并对其进行通路富集分析，结果提示 p53、神经营养素、鞘磷脂和 PI3K-Akt 等 4 条信号通路可能是荔枝诱导细胞凋亡和自噬的主要通路（图 4-12）。

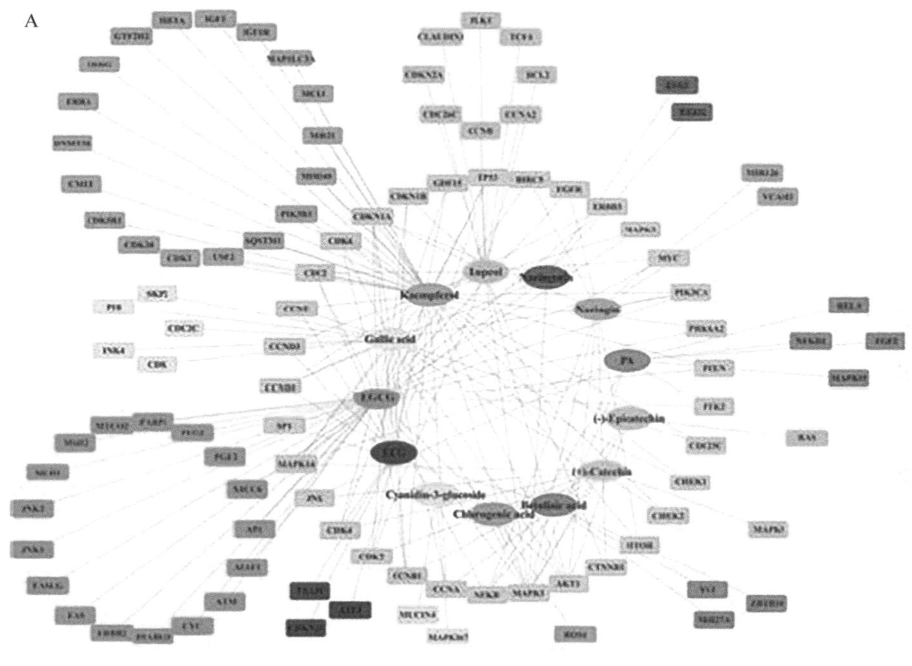
A
Kaempferol
Lupeol
Naringin
Gallic acid
PA
(-)-Epicatechin
EGCG
ECG
Cyanidin-3-glucoside
Chlorogenic acid
Betulinic acid
(+)-Catechin
TP53
BIRC5
EGFR
MYC
PTEN
AKT1
MAPK1

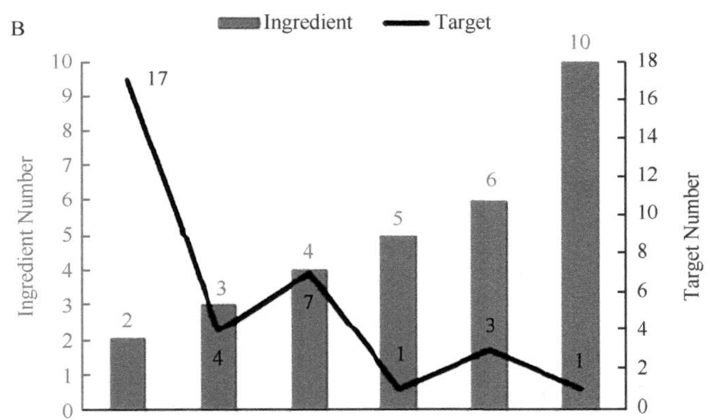
B
Ingredient
Target
Ingredient Number
Target Number
0
1
2
3
4
5
6
7
8
9
10
0
2
4
6
8
10
12
14
16
18
2
3
4
5
6
10
17
4
7
1
3
1

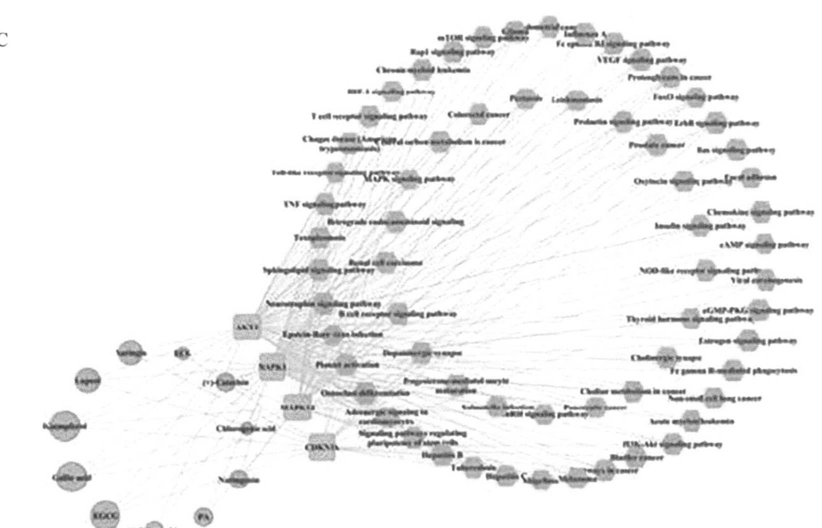
C
AKT1
MAPK1
MAPK14
CDKN1A
Lupeol
Kaempferol
Gallic acid
EGCG
PA
Naringin
(-)-Epicatechin
(+)-Catechin
Chlorogenic acid

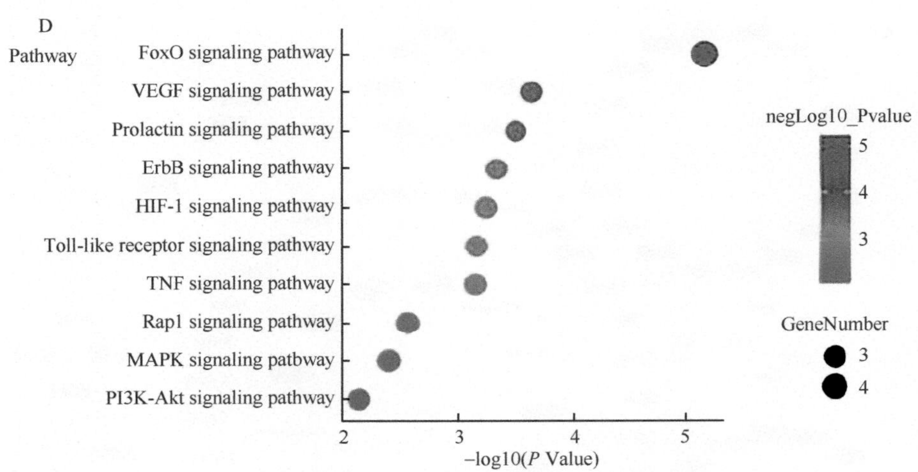

图 4-11　荔枝抑制肿瘤增殖作用的成分靶点网络

A. 由 13 种成分（椭圆形）和 100 个对应靶点（矩形）组成的网络；B. “成分和对应靶点数量”的直方图；C. 成分-靶点-通路网络；D. 基于 KEGG 富集分析的前 10 条通路

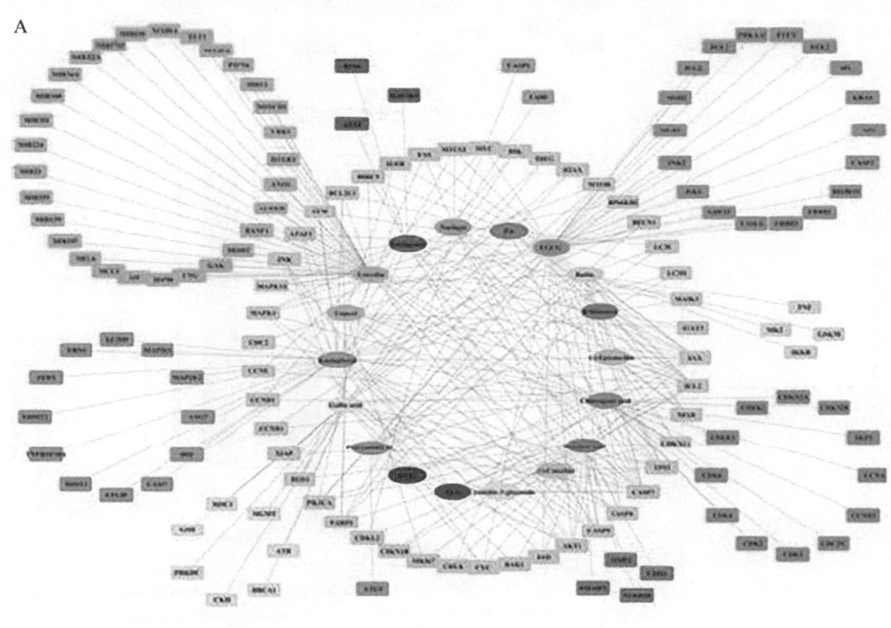

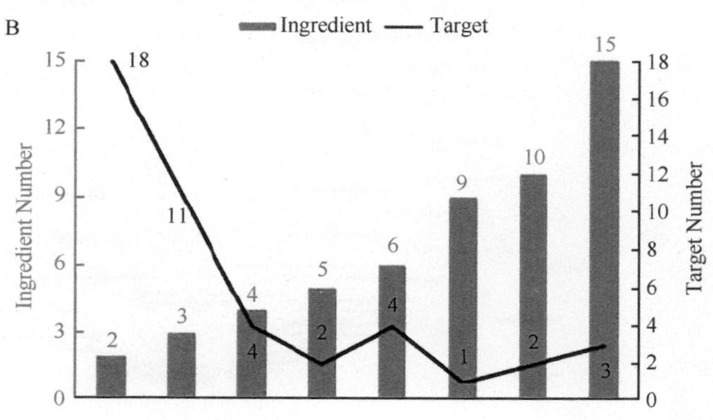

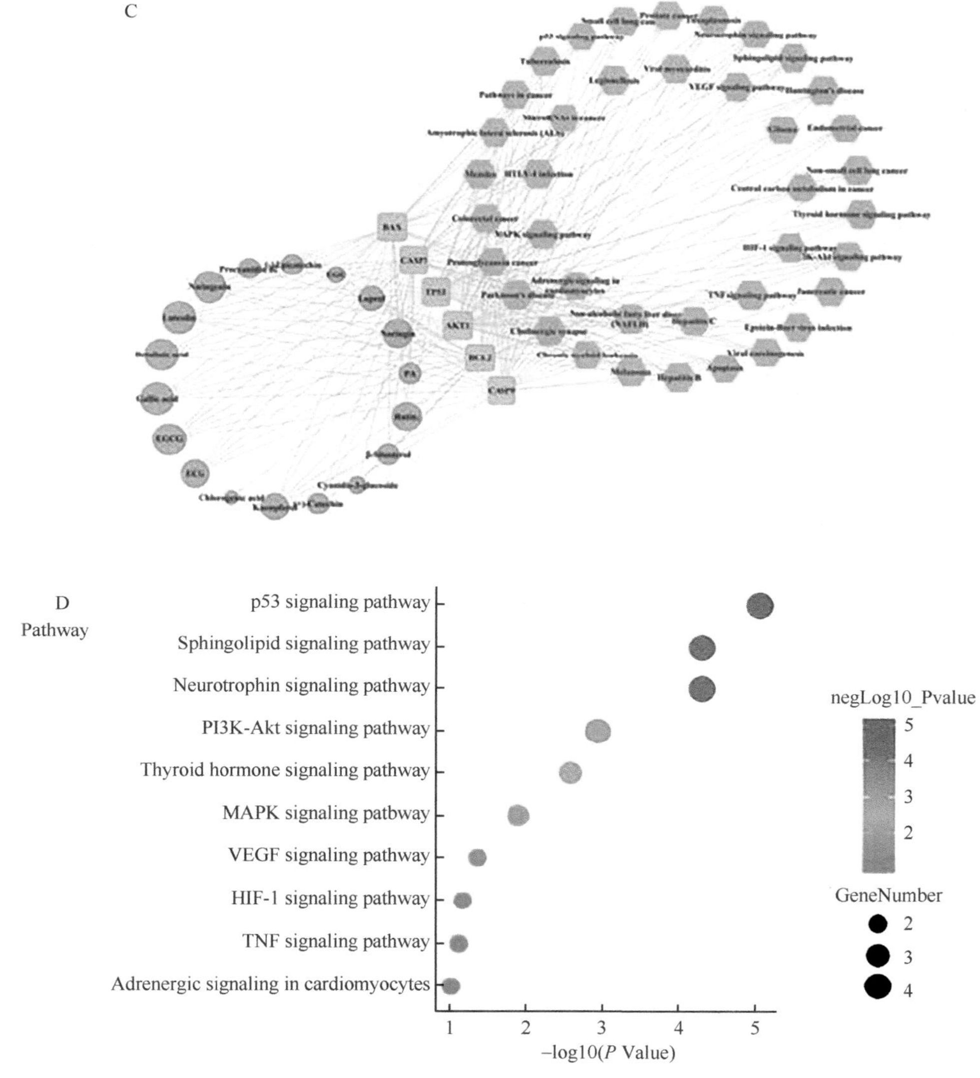

图 4-12　荔枝诱导肿瘤细胞凋亡和自噬的成分靶点网络

A. 由 18 种成分（椭圆形）和 138 个对应靶点（矩形）组成的网络；B.“成分和对应靶点数量”的直方图；C. 成分-靶点-通路网络；D. 基于 KEGG 富集分析的前 10 条通路

在抑制肿瘤转移方面，作者收集了荔枝的 9 种抗肿瘤转移成分和 99 个相应的靶点。根据分析，确定 MMP2 和 MMP9 两个靶点为荔枝抑制肿瘤转移的主要靶点，通路富集结果显示有 5 条通路可能是荔枝抑制肿瘤转移的关键机制（图 4-13）。

在化学治疗（化疗）和放射治疗（放疗）增敏方面，从荔枝中鉴定了 12 种化合物和 106 个相应的分子靶标。在放化疗增敏的 12 种成分中，有 10 种通过调节 3 个主要靶点发挥抗肿瘤活性。对靶点的 KEGG 富集分析表明，荔枝对化疗和放疗的增敏作用可能与 Amyotrophic lateral sclerosis、p53 signaling pathway、pathways in cancer 等 10 个信号通路相关（图 4-14）。

荔枝成分除了具有上述四种主要抗肿瘤作用机制外，还发现其他几个靶点与抑制肿瘤干细胞、代谢、血管生成和增强免疫力等方面相关。然而，从这四个方面对荔枝成分的抗肿瘤作用的实验验证都非常有限。因此，作者只构建了一个简单的成分-靶标网络图（图 4-15）。

A

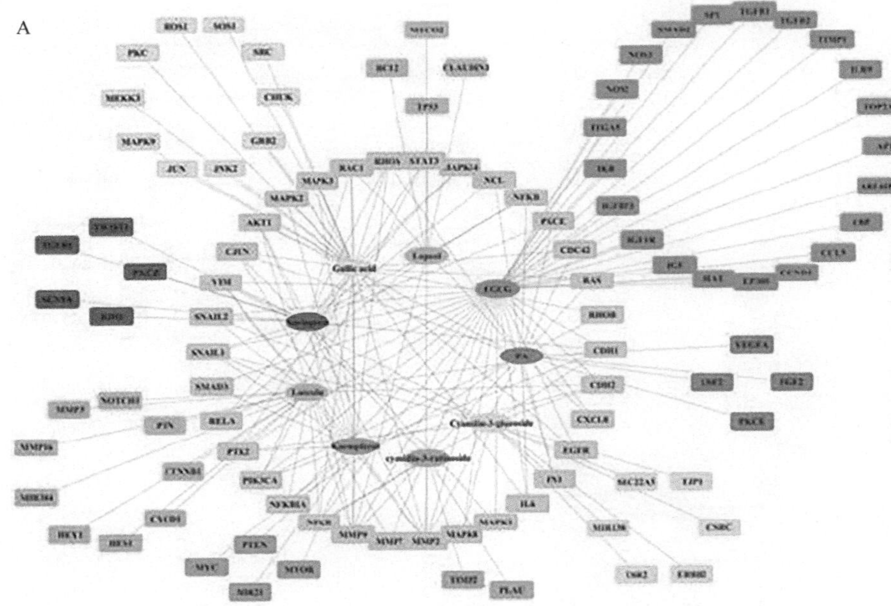
Gallic acid
Lupeol
EGCG
PA
Luteolin
Kaempferol
cyanidin-3-rutinoside
Cyanidin-3-glucoside
ROS1
MOS1
PKC
SRC
CHUK
MEKK1
MAPK9
GRB2
JUN
JNK2
MAPK3
MAPK2
RAC1
RHOA
STAT3
NCL
NFKB
AKT1
CJUN
VIM
SNAIL2
SNAIL1
SMAD3
RELA
NOTCH1
PTK2
PIK3CA
NFKBIA
MMP9
MMP7
MMP2
MAPK8
MYC
PTEN
MTOR
CCND1
HEY1
HES1
CTNNB1
TP53
CLAUDIN1
CDC42
RAS
RHOB
CDH1
CD82
CXCL8
EGFR
FN1
SLC22A5
TJP1
IL6
CSRC
VEGFA
FGF2
PKCE
TIMP2
PLAU
CDH2
IL8
NOS2
SP1
TGFB1
TGFB2
TIMP1
ITGA5
IGF1R
IGF1
AP1
CCL5
EP300
CBP
TOP2A

B

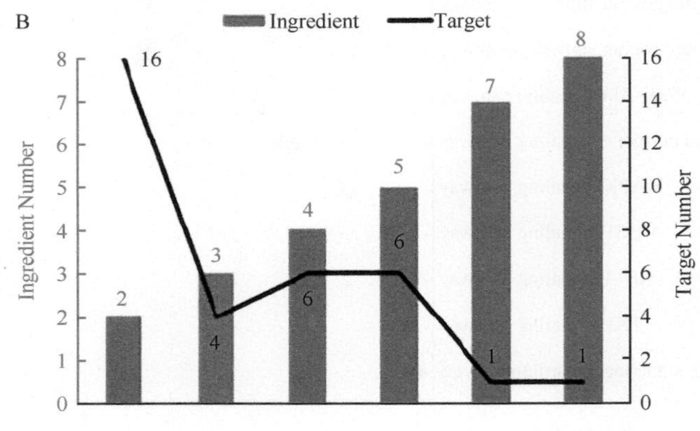
Ingredient
Target
Ingredient Number
Target Number
0
1
2
3
4
5
6
7
8
0
2
4
6
8
10
12
14
16
2
3
4
5
7
8
16
4
6
6
1
1

C

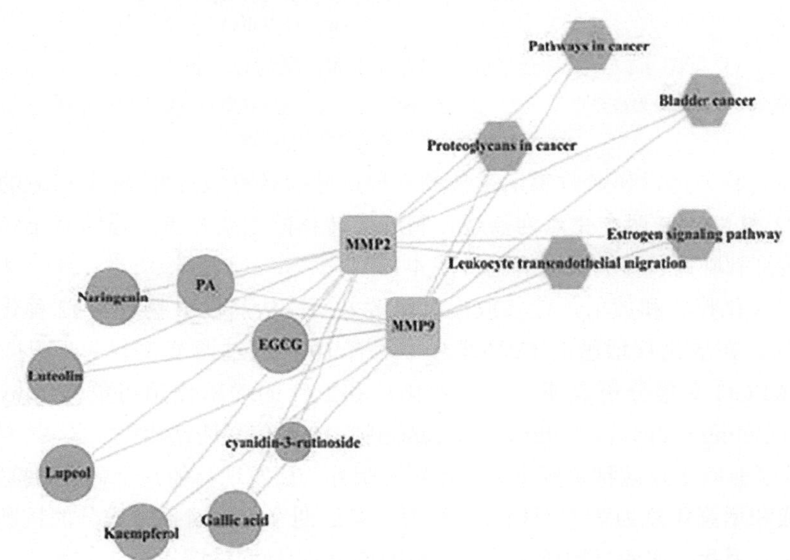
Pathways in cancer
Bladder cancer
Proteoglycans in cancer
Estrogen signaling pathway
Leukocyte transendothelial migration
MMP2
MMP9
PA
Naringenin
EGCG
Luteolin
cyanidin-3-rutinoside
Lupeol
Kaempferol
Gallic acid

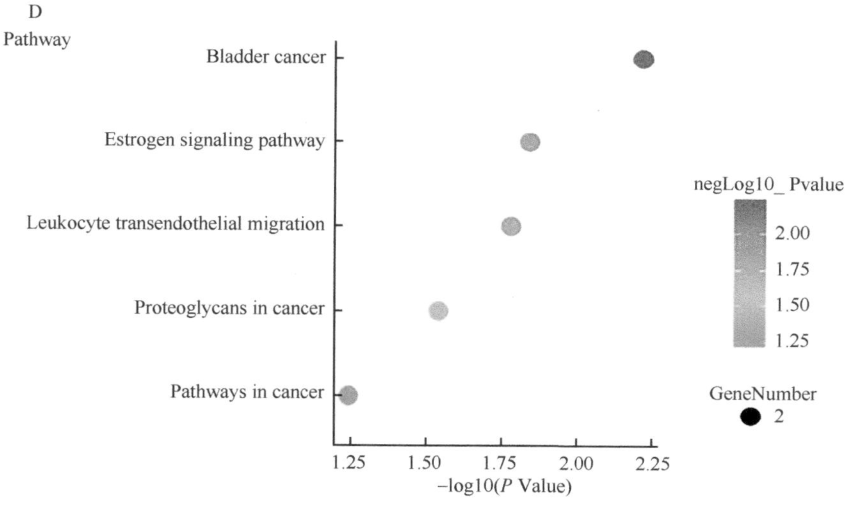

图 4-13　荔枝抑制肿瘤转移的成分-靶点网络

A. 由 9 种成分（椭圆形）和 99 个对应靶点（矩形）组成的网络；B. “成分和对应靶点数量”的直方图；C. 成分-靶点-通路网络；D. 基于 KEGG 富集分析的前 5 条通路

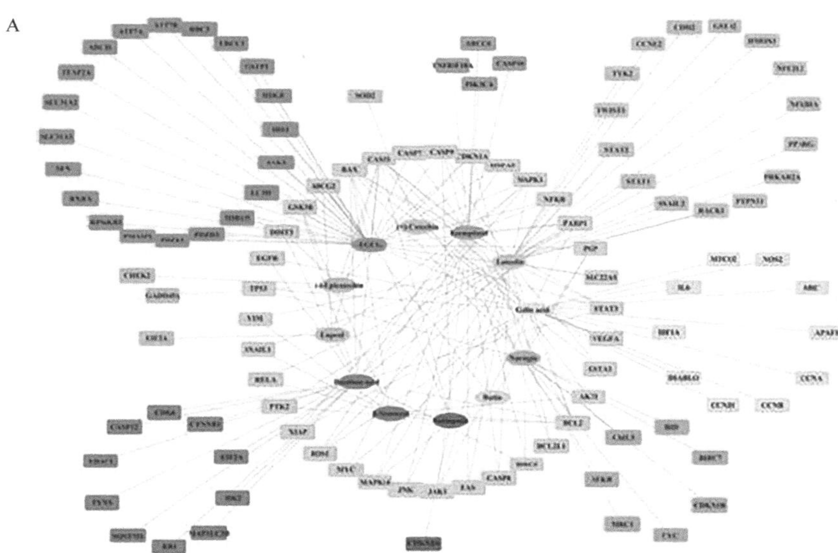

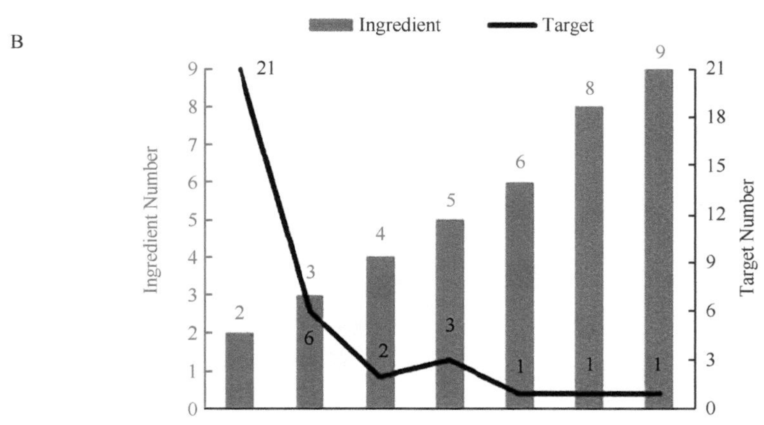

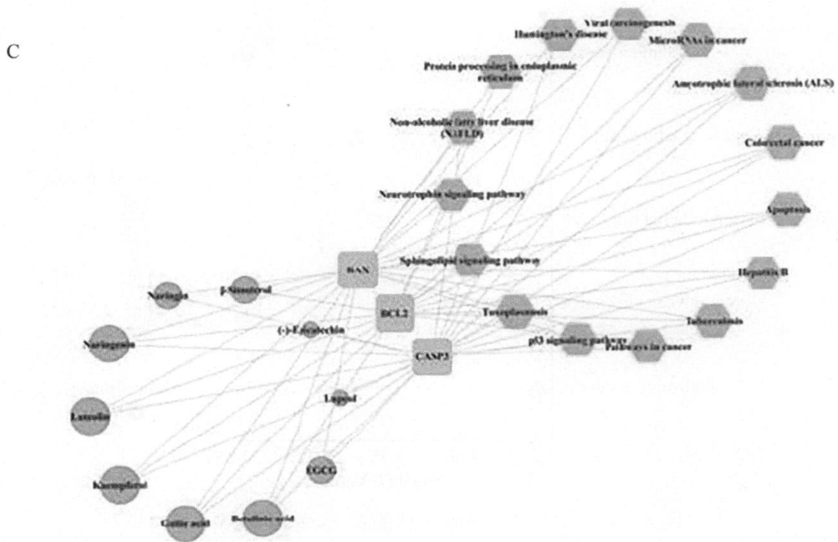

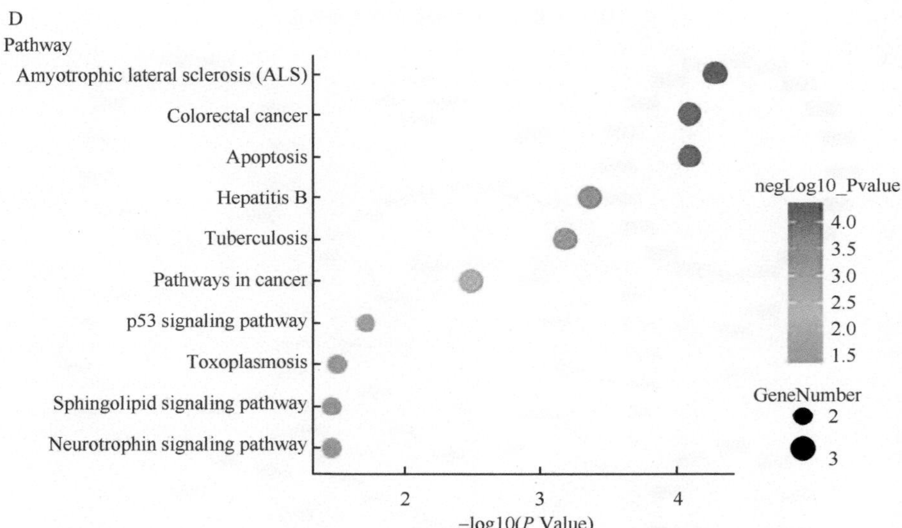

图 4-14 荔枝增敏化疗和放射治疗的成分靶点网络

A. 由 12 种成分（椭圆形）和 106 个对应靶点（矩形）组成的网络；B. “成分和对应靶点数量”的直方图；C. 成分-靶点-通路网络；D. 基于 KEGG 富集分析的前 10 条通路

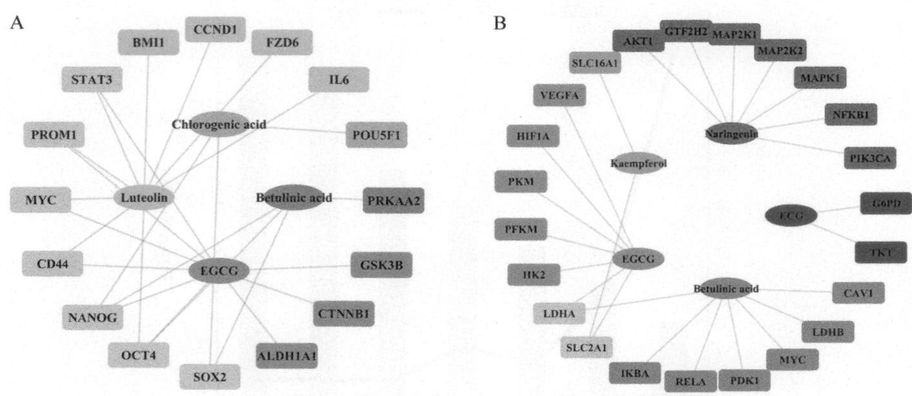

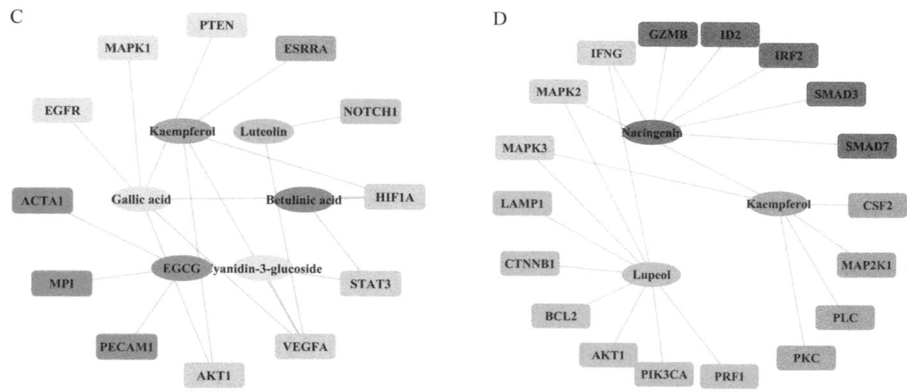

图 4-15 荔枝抑制肿瘤干细胞、代谢、血管生成和增强免疫力的成分-靶点网络

A. 参与肿瘤干性的成分-靶点网络；B. 参与肿瘤代谢的成分-靶点网络；C. 参与血管生成的成分-靶点网络；D. 参与肿瘤免疫的成分-靶点网络

此外，为了确定作用于上述四种抗肿瘤作用机制的主要成分和靶点，作者进行了分析，发现EGCG和没食子酸是参与所有四种机制的主要成分，BAX、BCL2、CASP3和Akt1是主要关键靶点（图 4-16）。

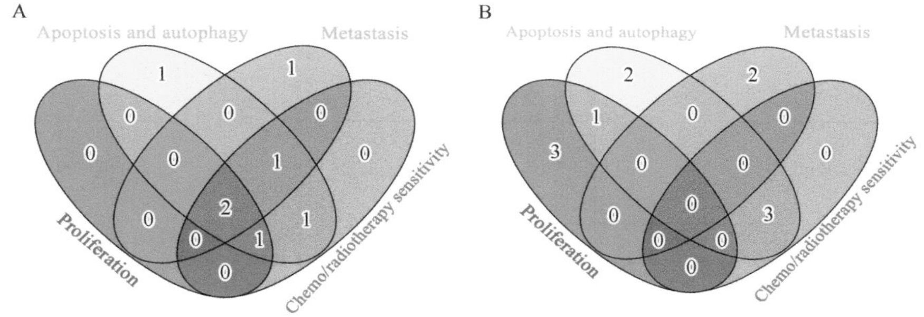

图 4-16 抗增殖、诱导细胞凋亡和自噬、抑制转移和增敏相关的主要成分和靶点维恩图

A. 主要成分；B. 主要靶点

最后，为了进一步研究主要成分与靶点之间的相互作用，通过分子对接研究阐明了它们的结合模式。本书作者通过收集并总结独立研究的结果，深入研究了荔枝的多种活性成分和靶标的复杂网络，为探索荔枝作为肿瘤治疗药物的开发以及基于荔枝有效成分“组分中药”的应用提供了参考（图 4-17）。

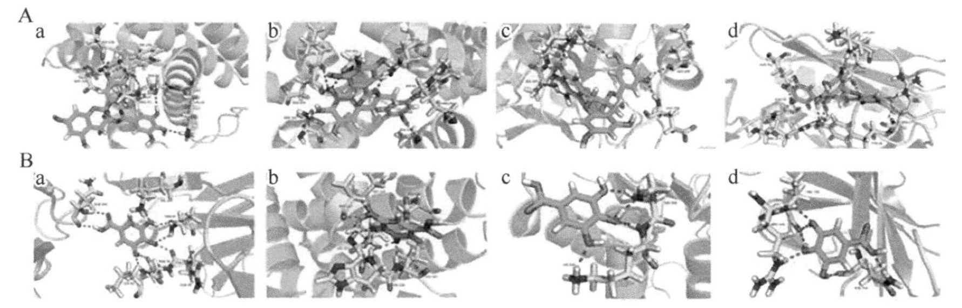

图 4-17 主要成分与关键靶点的分子对接

A. EGCG 在（a）BAX、（b）BCL2、（c）CASP3 和（d）Akt1 活性口袋中的结合模式；B. 没食子酸在（a）BAX、（b）BCL2、（c）CASP3 和（d）Akt1 活性口袋中的结合模式

4.2 中药网络药理学结合实验验证

4.2.1 中药网络药理学结合分子生物学实验验证

（1）通关藤注射液通过调节 Akt/GSK3β/STAT3 信号轴诱导前列腺肿瘤细胞凋亡

通关藤注射液是一种标准的通关藤提取物（marsdenia tenacissima extact，MTE），已被批准用于临床作为肺癌、胃癌、肝癌和食管癌等肿瘤的辅助治疗剂。Li Xiaolan 等人发现 MTE 能够抑制前列腺癌（prostate cancer，PCa）细胞的增殖和转移，然而，MTE 对抗 PCa 的潜在机制和活性成分尚未被阐明。因此，他们将网络药理学预测和体外、体内实验验证相结合，研究了 MTE 对抗 PCa 的潜在机制和活性成分。

首先，作者分别使用 CCK8 和克隆形成实验研究了 MTE 对 PCa 细胞增殖的影响。结果显示，MTE 能够抑制 PCa 细胞增殖（图 4-18）。

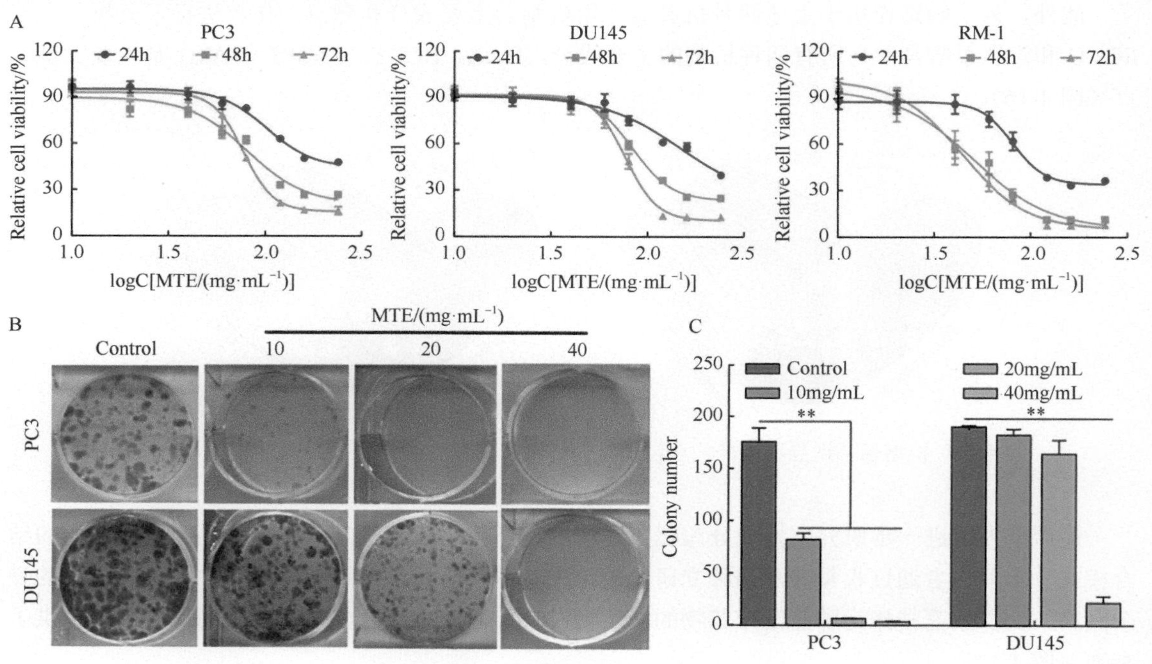

图 4-18 MTE 抑制 PCa 细胞增殖

A. 用 MTE 处理 24h、48h 和 72h 后，使用 CCK8 测定法检测 PC3、DU145 和 RM-1 细胞的活力；B. 不同浓度 MTE 对 PC3 和 DU145 细胞克隆形成能力的影响；C. PC3 和 DU145 细胞集落数的统计图

其次，作者利用流式细胞术检测了细胞凋亡和细胞周期。结果表明 MTE 可诱导 DU145 细胞凋亡，而对 DU145 细胞周期无影响。同时，使用 Western blotting 检测与内在细胞凋亡相关的蛋白质的表达水平和活性，结果表明，MTE 在体外可通过线粒体途径诱导 DU145 细胞凋亡（图 4-19）。

接下来，作者构建了 NOD-SCID 小鼠 DU145 异种移植瘤模型，以探讨 MTE 在体内对 PCa 的作用。数据表明，MTE 能够抑制 DU145 细胞在体内的生长（图 4-20）。

为了证实 MTE 的凋亡诱导活性，在体内进行了 TUNEL 实验。数据显示 MTE 在体内同样通过线粒体途径诱导 DU145 细胞凋亡（图 4-21）。

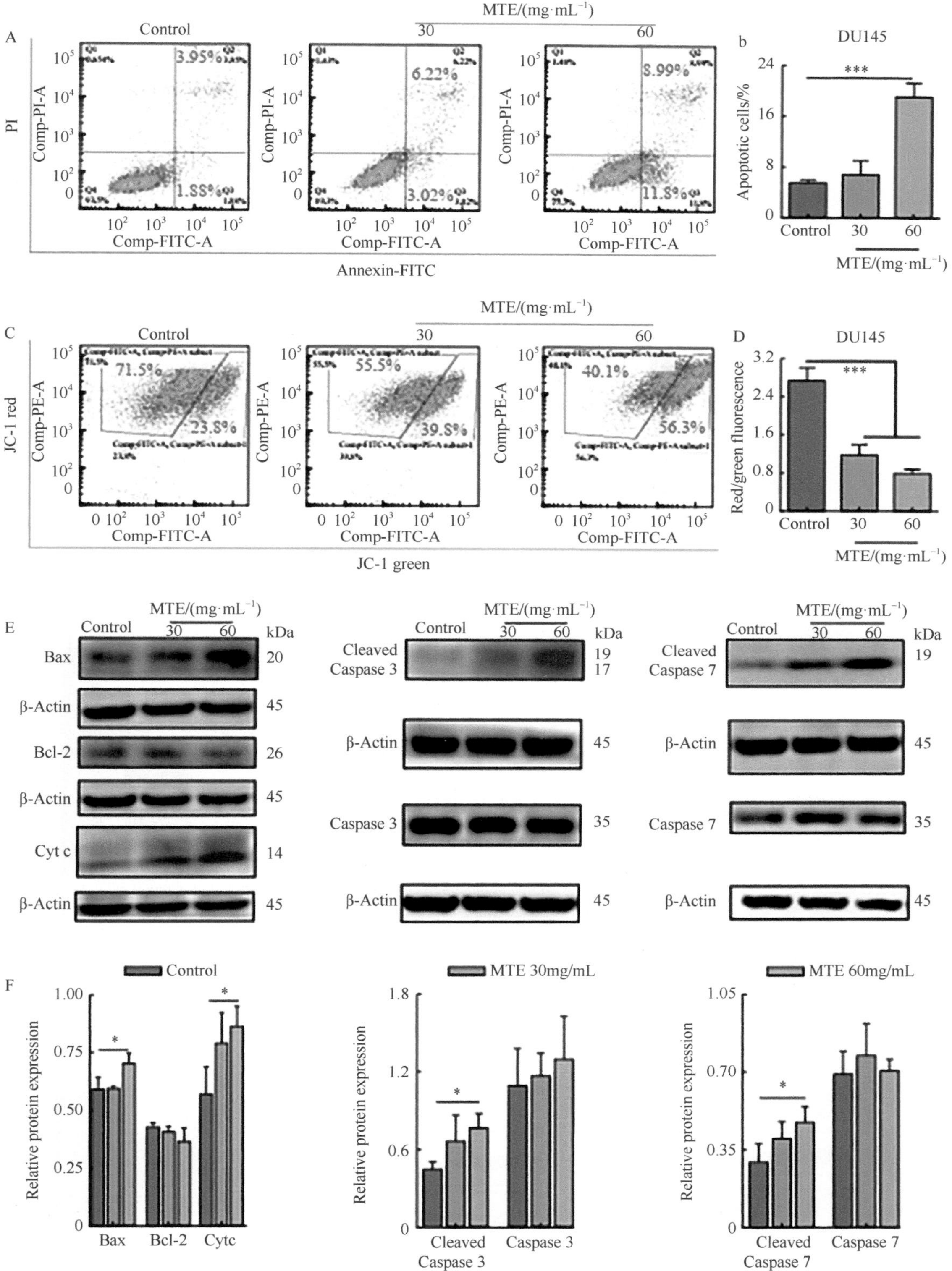

图 4-19 MTE 对 DU145 细胞凋亡和线粒体膜电位的影响

A. 流式细胞术观察 MTE 作用 48h 后 DU145 细胞的凋亡情况；B. 凋亡细胞统计图（Annexin V 阳性细胞）；C. MTE 作用 24h 后，流式细胞术检测 DU145 细胞的线粒体膜电位；D. 红/绿荧光条形图；E. Western blotting 检测 DU145 细胞内凋亡相关蛋白的表达水平和活性；F. DU145 细胞中凋亡相关蛋白的相对表达水平柱状图

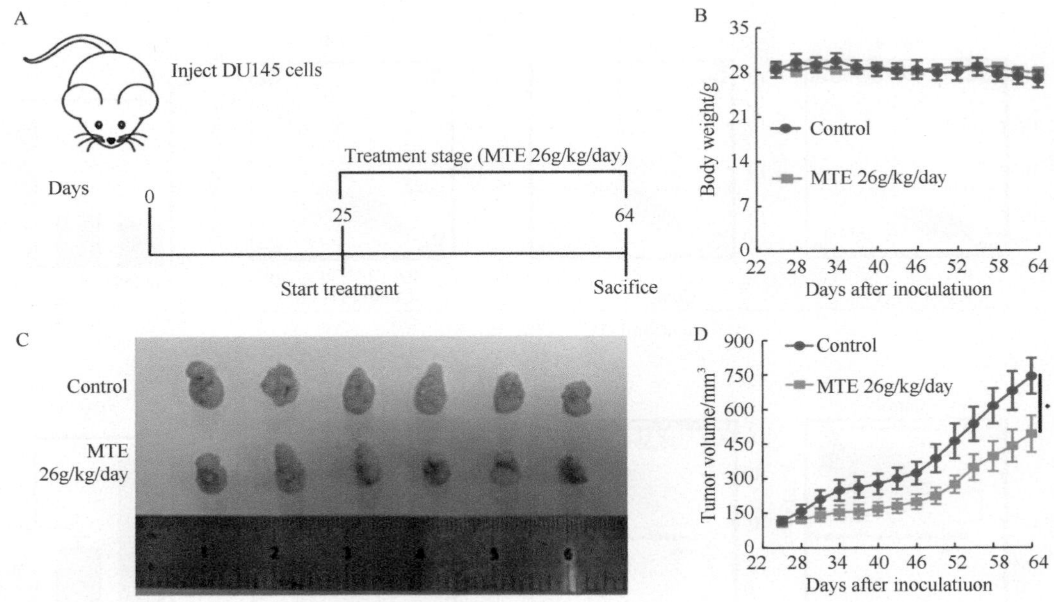

图 4-20　MTE 在体内抑制 DU145 细胞生长

A. 动物实验流程图；B. 治疗期间小鼠体重的变化；C. 实验结束时 DU145 异种移植肿瘤图像；D. 肿瘤生长曲线

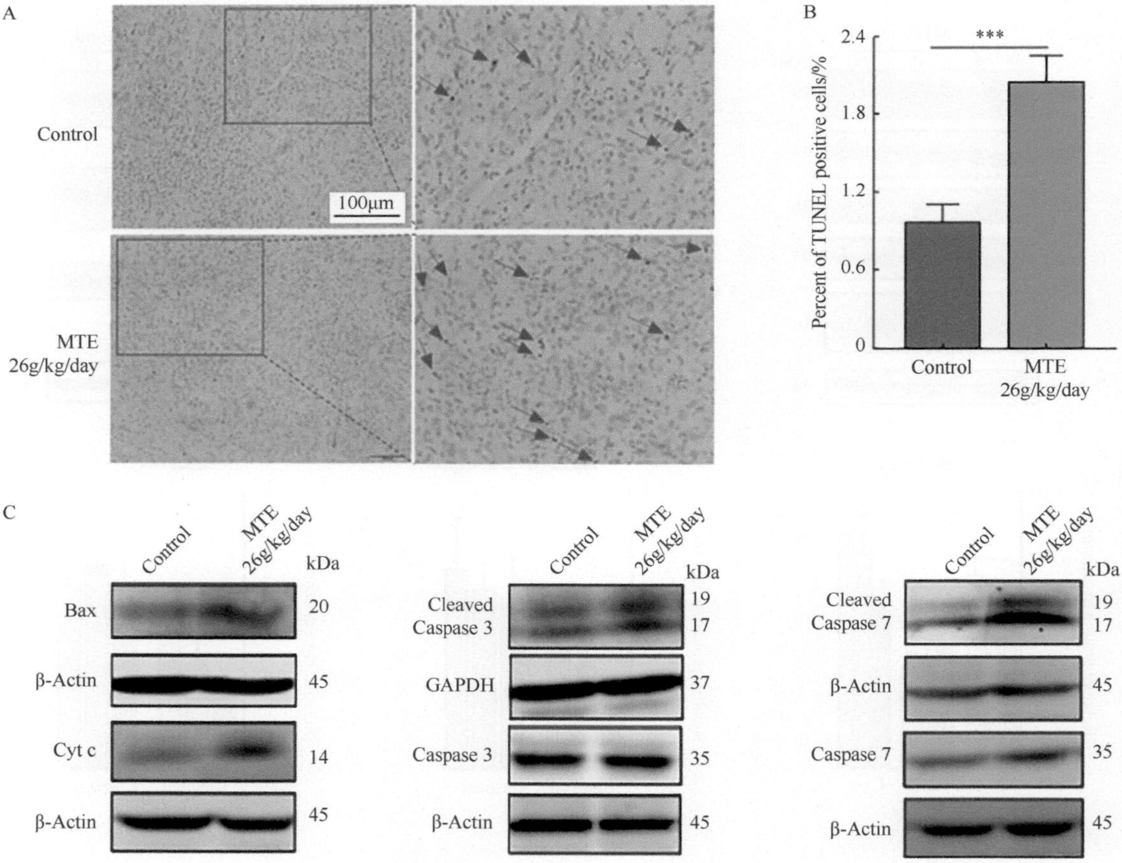

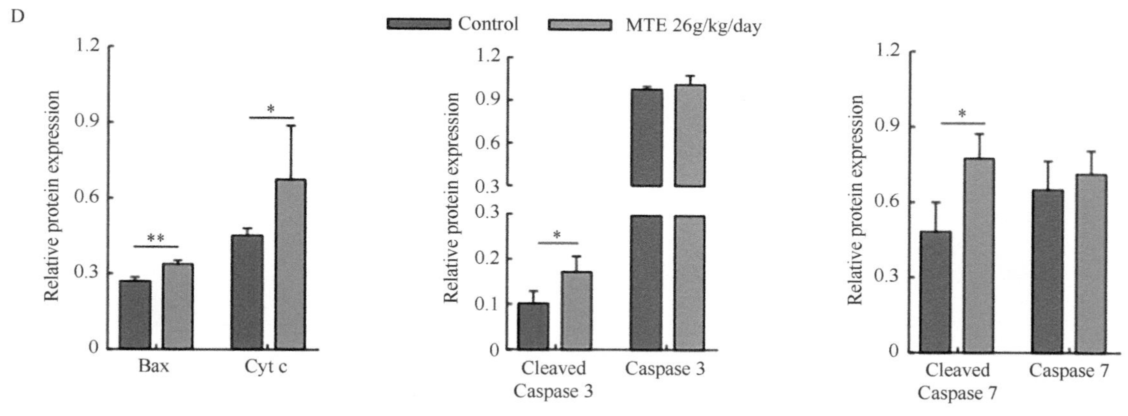

图 4-21　MTE 在体内诱导 DU145 细胞凋亡

A. 经 MTE 治疗后，TUNEL 法检测肿瘤组织的凋亡反应；B. TUNEL 阳性细胞百分比条形图；C. Western blotting 检测肿瘤组织内凋亡相关蛋白的表达水平和活性；D. 条形图显示肿瘤组织中与细胞凋亡相关蛋白的相对表达水平

通过网络药理学方法，搜索得到 MTE 的活性成分并构建成分-靶标网络。使用 OMIM 和 GeneCards 数据库，收集 PCa 相关靶点，然后找出 MTE 与 PCa 的共有靶标，通过构建的 PPI 网络中的自由度筛选出 10 个关键靶标，对其进行通路富集分析得到 52 条相关通路，构建成分-靶点-通路网络（图 4-22）。

上述蛋白质互作结果显示 TOP10 的关键靶点有 Akt1、GSK3β、STAT3 等；KEGG 通路富集结果表明，PI3K/Akt 信号通路是 TOP10 信号通路之一，与肿瘤进展密切相关。为了进一步证实上述关键靶点和通路是否参与 MTE 诱导的 DU145 细胞凋亡，作者测定了 PI3K/Akt 信号通路中关键蛋

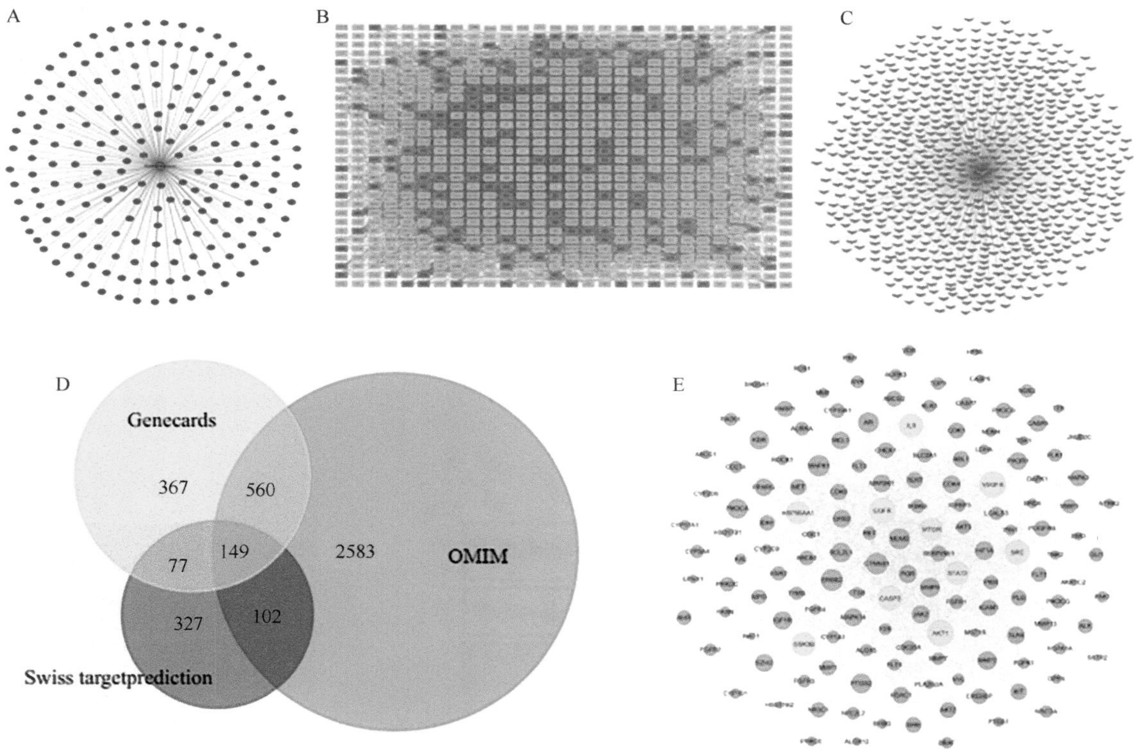

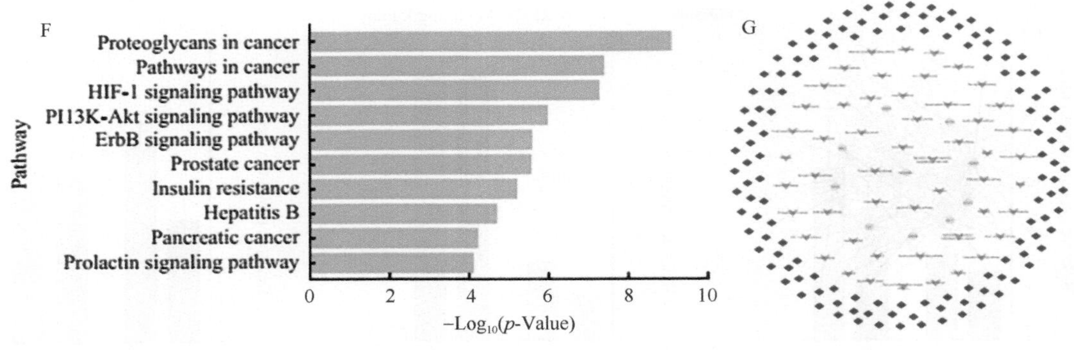

图 4-22 网络药理学分析

A. 药材-成分网络图；B. 成分-靶点网络图；C. 前列腺癌与其对应的靶点网络图；D. 前列腺癌与 MTE 共有基因维恩图；E. 148 个共有靶标蛋白质-蛋白质相互作用网络图；F. TOP 10 通路与其-Log（*P*-Value）关系图；G. 成分-靶点-通路图

白以及 GSK3β、STAT3 的表达和活性。结果表明，MTE 可能通过调节 Akt/GSK3β/STAT3 信号轴诱导 DU145 细胞凋亡（图 4-23）。

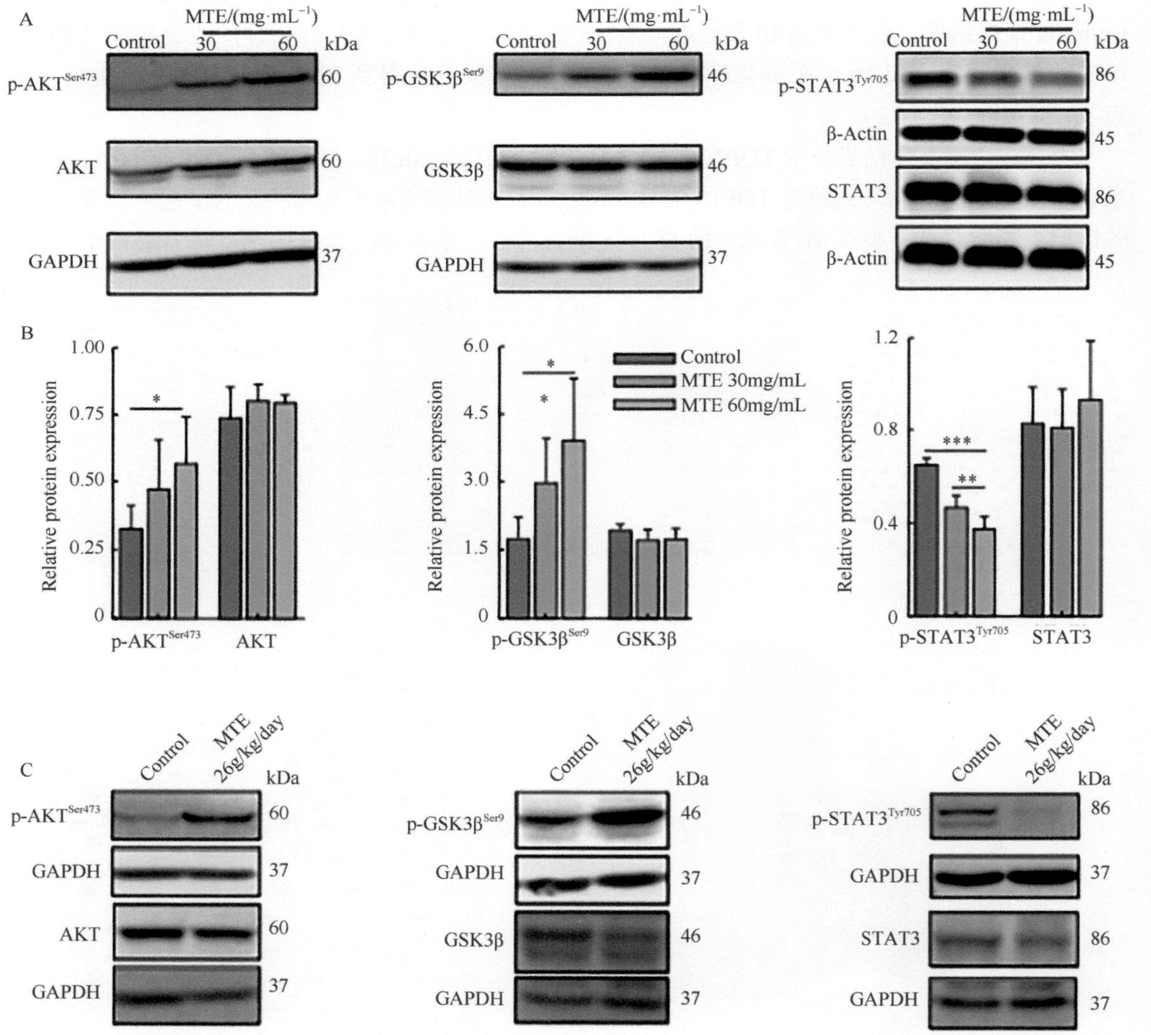

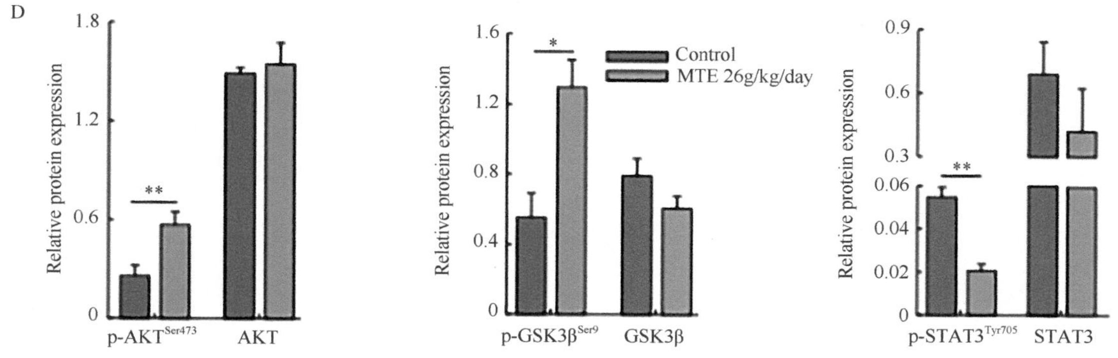

图 4-23 MTE 在体外和体内对 Akt/GSK3β/STAT3 信号轴的影响

Western blotting 检测：（A）DU145 细胞和（C）肿瘤组织中 Akt、p-Akt^{Ser473}、GSK3β、p-GSK3β^{Ser9}、STAT3 和 p-STAT3^{Tyr705} 的表达水平；条形图显示 Akt/GSK3β/STAT3 信号轴相关蛋白在（B）DU145 细胞和（D）肿瘤组织中的相对表达

最后，通过 UPLC-QTOF-MS/MS 分析 MTE 的成分，共鉴别出 13 个化合物。为了进一步研究蛋白质（Akt、GSK3β 和 STAT3）与 MTE 中 13 种已鉴定化合物之间的相互关系，使用 Sybyl X2.0 软件进行了分子对接，结果显示有 6 个化合物能够较好地与靶标结合，推测这 6 个化合物可能是 MTE 与 PCa 作用的活性成分，随后构建成分-靶点-通路-疾病网络（图 4-24）。

综上所述，MTE 可以通过调节 Akt/GSK3β/STAT3 信号轴来诱导 PCa 的内源性线粒体凋亡（图 4-25）。该研究结果可为 MTE 应用于 PCa 的临床治疗提供理论依据。

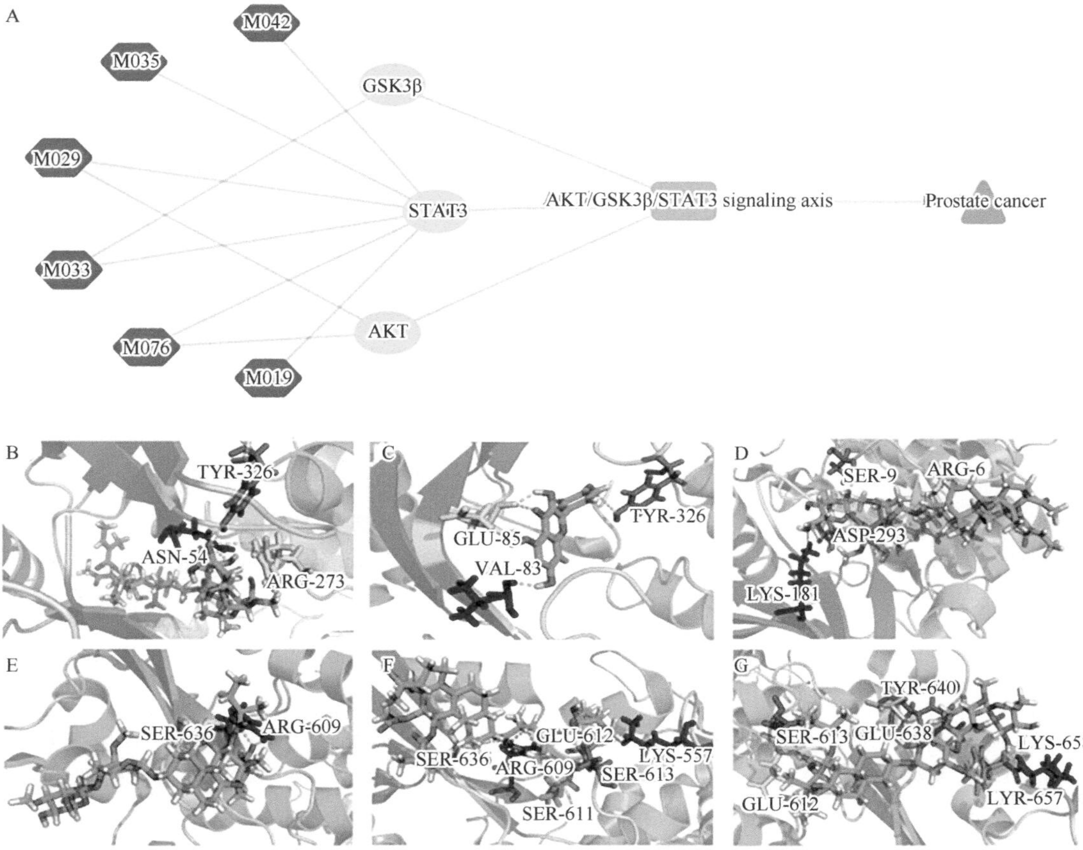

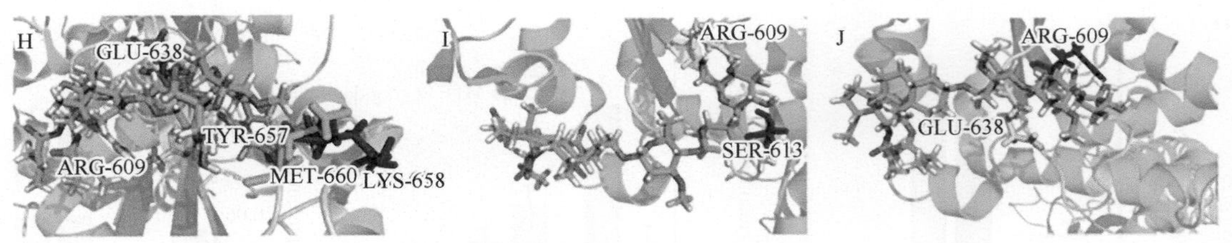

图 4-24 网络图的构建与分子对接验证

A. 成分-靶点-通路-疾病网络；B～J. 分子对接

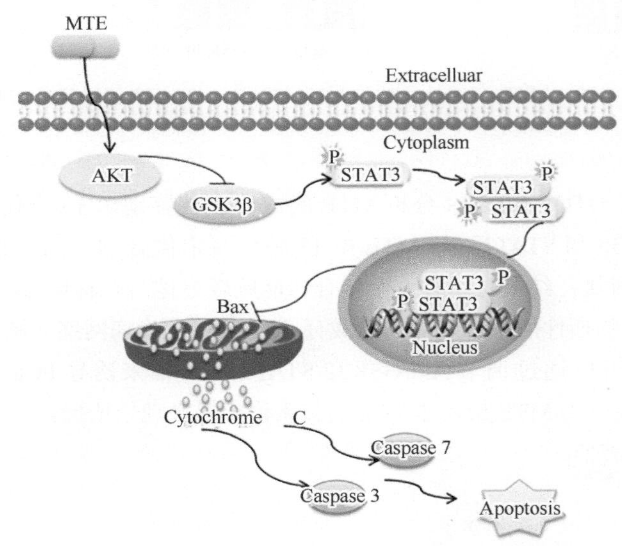

图 4-25 MTE 诱导前列腺癌细胞凋亡的机制

（2）荔枝核总黄酮抗前列腺癌作用研究

有研究表明，荔枝核总黄酮（total flavonoid of litchi seed，TFLS）可以通过抑制 Akt/mTOR 和 NF-κB 双通路来抑制 PCa 细胞的生长和转移。然而，其主要活性化合物以及潜在治疗靶点尚需进一步的研究。Cui Dianxin 等人基于网络药理学预测，结合代谢组学以及体内、体外分子生物学实验验证，揭示了 TFLS 抗 PCa 的代谢相关靶点，为荔枝核作为 PCa 治疗药物的开发和临床应用治疗提供了科学依据。

为了探讨 TFLS 对 PCa 细胞增殖的影响，作者根据 TFLS 处理 0～4 天后的细胞数量绘制了细胞生长曲线。结果表明，与对照组相比，TFLS 对 PC3 和 DU145 细胞具有剂量依赖性的增殖抑制作用。此外，TFLS 对 PC3 和 DU145 细胞的抗增殖作用也体现在减少的 EdU 结合细胞中，随着给药浓度的增大，处于增殖状态的细胞数明显减少。以上结果表明 TFLS 能够显著抑制 PCa 细胞的增殖。通过平板克隆实验进一步评估 TFLS 对 PC3、DU145 和 RM-1 细胞克隆形成能力的影响。在 TFLS 持续作用 9～12 天后，三株 PCa 细胞的克隆团数明显减少，表明 TFLS 可以显著抑制 PCa 细胞的克隆形成能力（图 4-26）。

为了研究 TFLS 对 PCa 的细胞毒性作用，用不同浓度的 TFLS（0～160μg/mL）作用于 PCa 细胞 72h。CCK-8 结果显示 TFLS 以浓度依赖性的方式显著抑制 PC3、DU145 和 RM-1 的细胞活力，半数最大抑制浓度（IC_{50}）值分别为 39.0±5.0、55.0±4.8、60.3±8.4μg/mL。此外，台盼蓝染色实验也显示，在 TFLS 处理 72h 后活细胞数明显减少（图 4-27）。

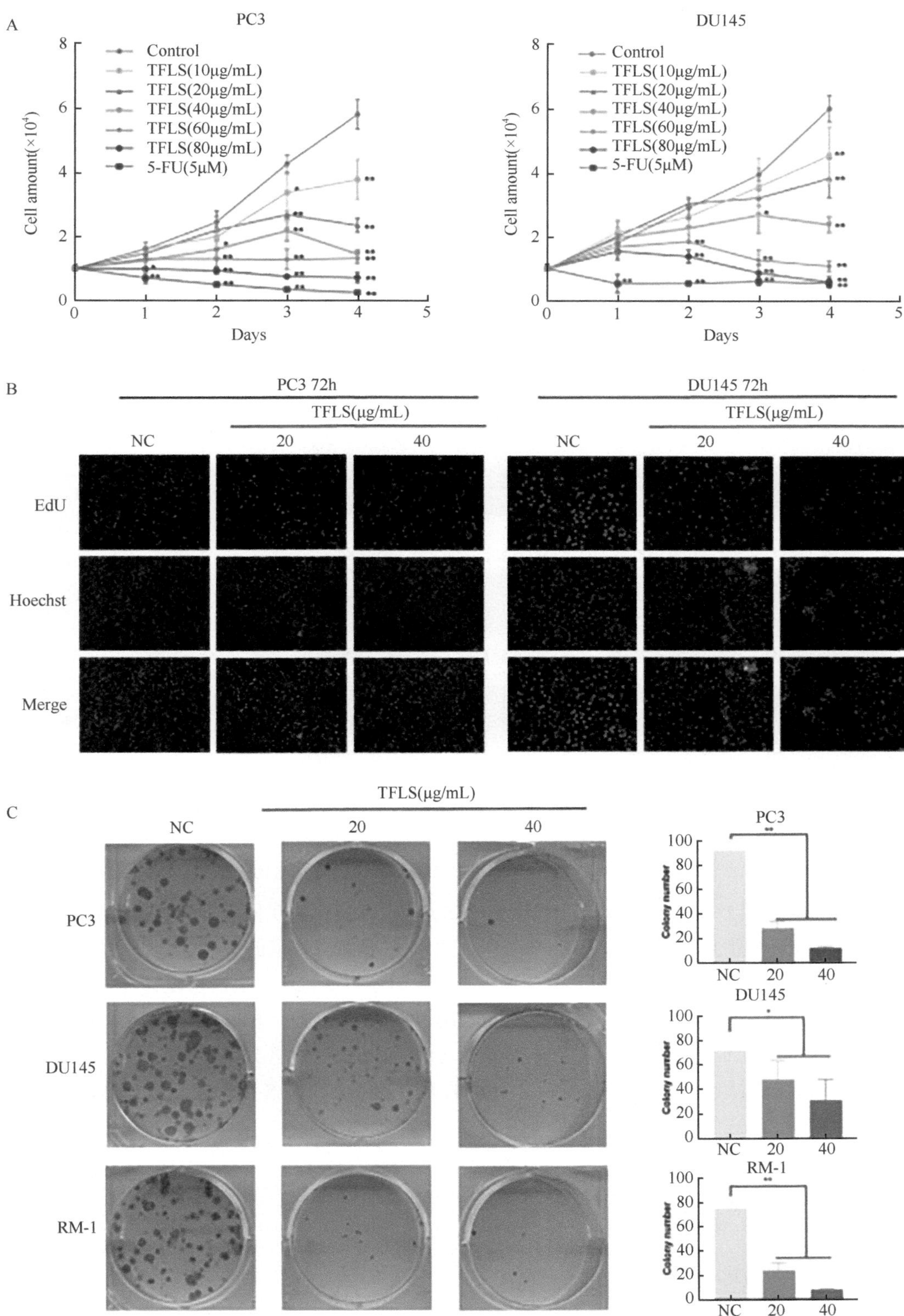

图 4-26　TFLS 对 PCa 细胞系的抗增殖作用

A. TFLS（0～80μg/mL）作用 0～4 天后 PC3 和 DU145 细胞的生长曲线；B. EdU 结合实验检测 PC3、DU145 细胞在 20 和 40μg/mL TFLS 处理 72h 的细胞增殖比例；C. PCa 细胞系（PC3、DU145 和 RM-1）在不同浓度 TFLS 处理 9～12 天的克隆形成能力

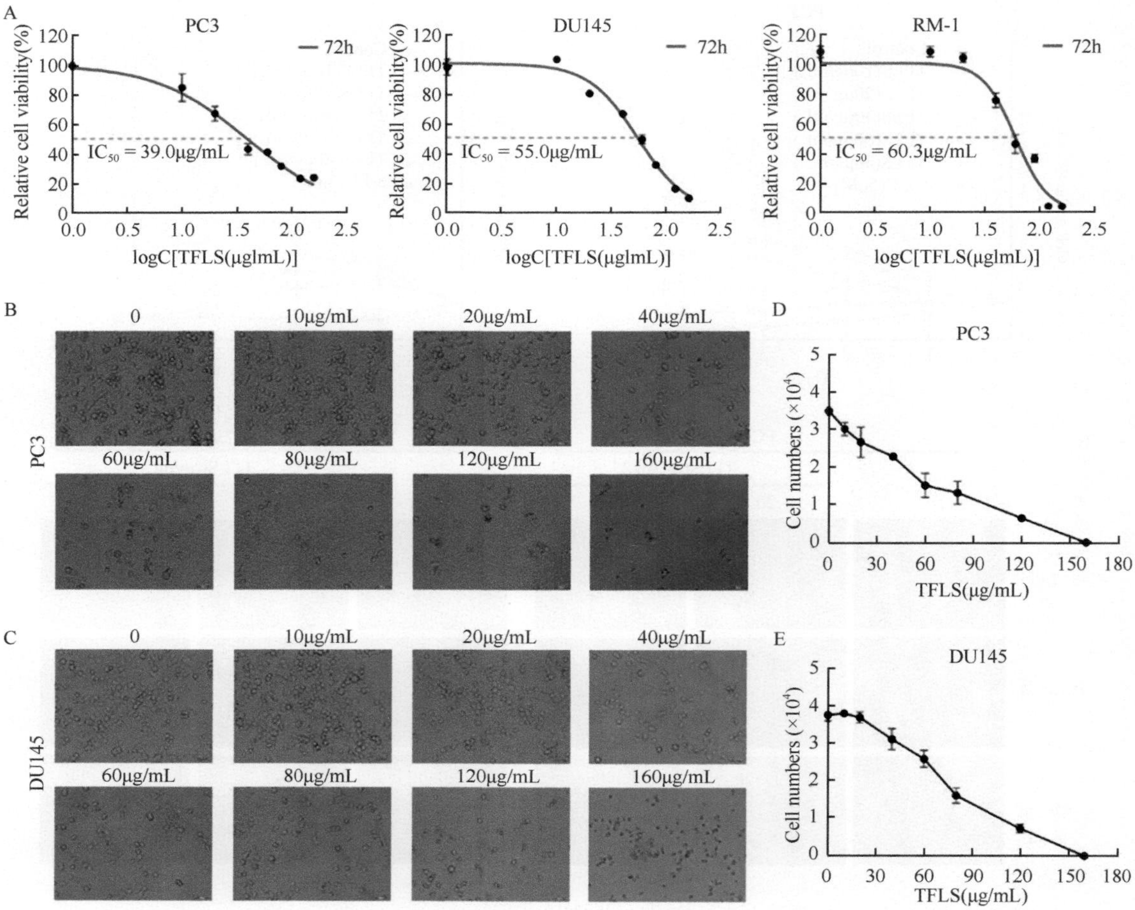

图 4-27 TFLS 对 PCa 细胞系的细胞毒性作用

A. PC3、DU145 和 RM-1 细胞在不同 TFLS 药物浓度（0～160μg/mL）下作用 72h 的细胞活力；B～E. 台盼蓝染色法检测 PC3、DU145 细胞在不同 TFLS 药物浓度（0～160μg/mL）下作用 72h 的增殖细胞数

继而，通过构建 PC3 异种移植瘤小鼠模型来探究 TFLS 是否能在体内抑制肿瘤生长。如图 4-27 所示，在 TFLS 连续治疗 21 天后，TFLS 高剂量组小鼠较模型组小鼠的肿瘤大小、肿瘤体积和肿瘤重量均明显减小。并且，在整个 TFLS 给药过程中，各组体重变化均无显著性差异（图 4-28）。

为了表征 TFLS 对 PCa 代谢的调控作用，采用“有监督模式”下的 PLS-DA 模型，在明确了分组条件后观察各组间的代谢轮廓差异，结果显示组间可以良好区分。随后，通过 OPLS-DA 分析，进一步锐化放大组间差异，评估 TFLS 处理的 PC3 细胞和 TFLS 处理的小鼠血清的代谢变化，

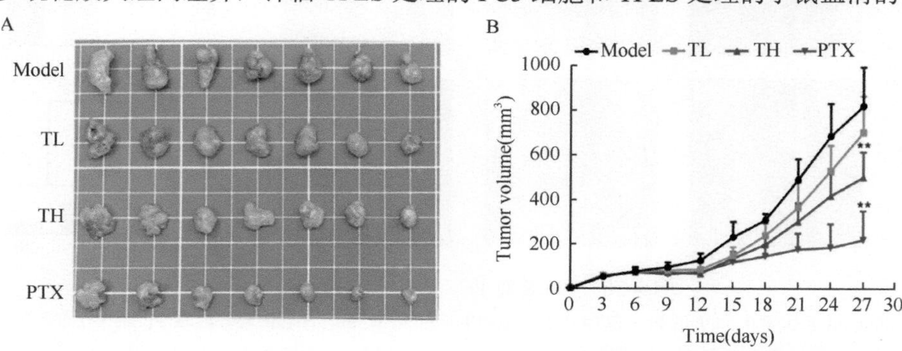

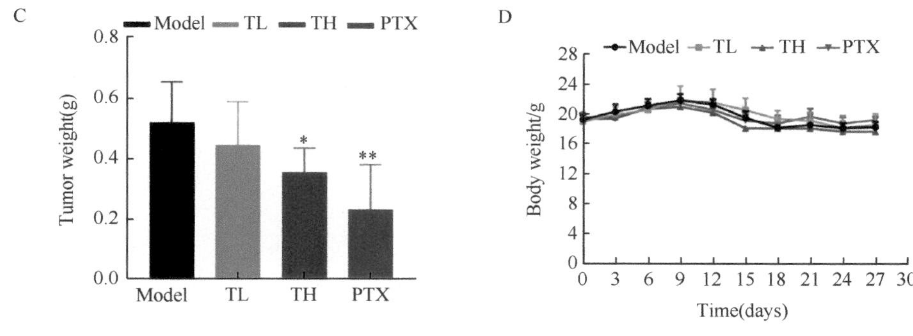

图 4-28　TFLS 对 PCa 的体内肿瘤抑制作用

A. 实验终止时不同组 PC3 异种移植瘤的照片；B. 给药过程中肿瘤体积；C. 肿瘤重量；D. 小鼠体重曲线

并表征各组的差异代谢物。评分图显示，对照组分别与 TFLS 低剂量和高剂量处理组间都有良好分离，说明 TFLS 可以干扰 PC3 细胞和肿瘤模型小鼠的代谢。随后，分别通过 S-plot 来筛选出与 TFLS 治疗 PCa 相关的差异代谢物（图 4-29）。

为了进一步锁定 TFLS 影响 PCa 的关键代谢通路，分别将来自 PC3 细胞中的 26 个差异代谢物和来自小鼠血清中的 16 个差异代谢物导入 MetaboAnalyst5.0 在线数据库进行 KEGG 通路富集分析。在 PC3 细胞中共富集到 11 条紊乱的代谢通路，小鼠血清中的差异代谢物主要富集于 10 条代谢通路，综合体内外代谢通路结果，发现有 5 条体内外共有的代谢通路。对以上差异代谢物的功能富集分析显示，它们主要参与脂质代谢和氨基酸代谢（图 4-30）。

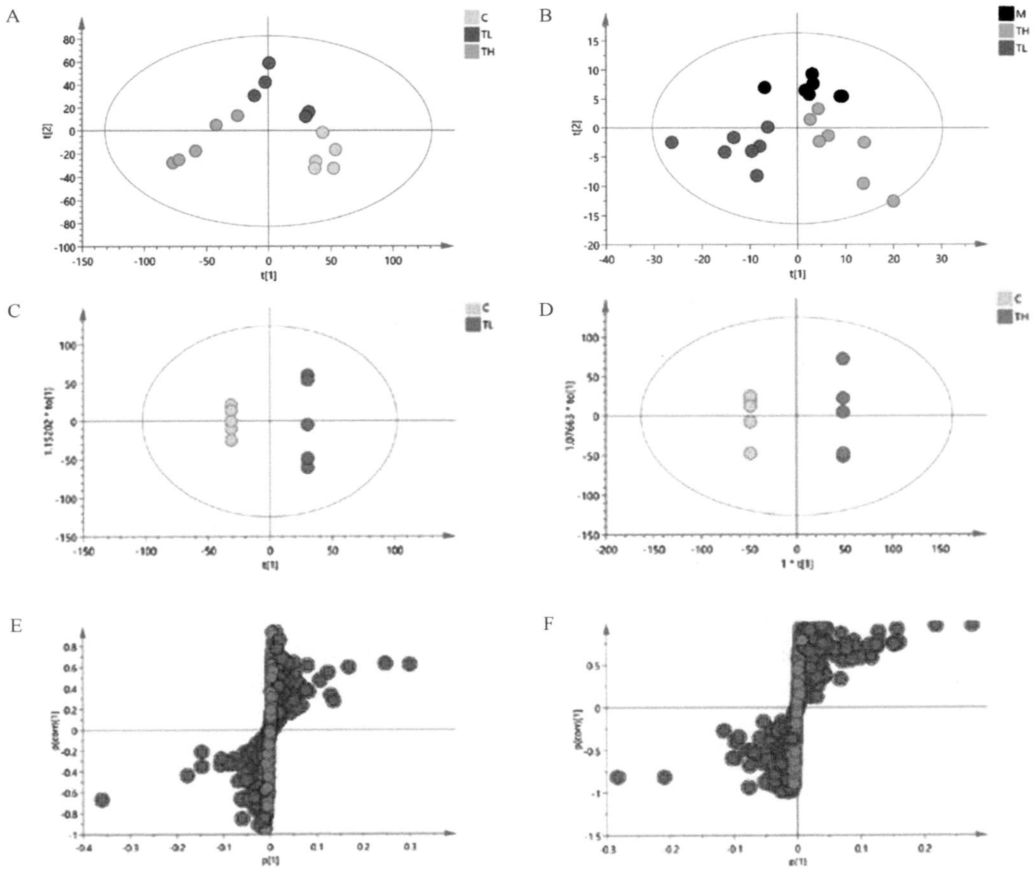

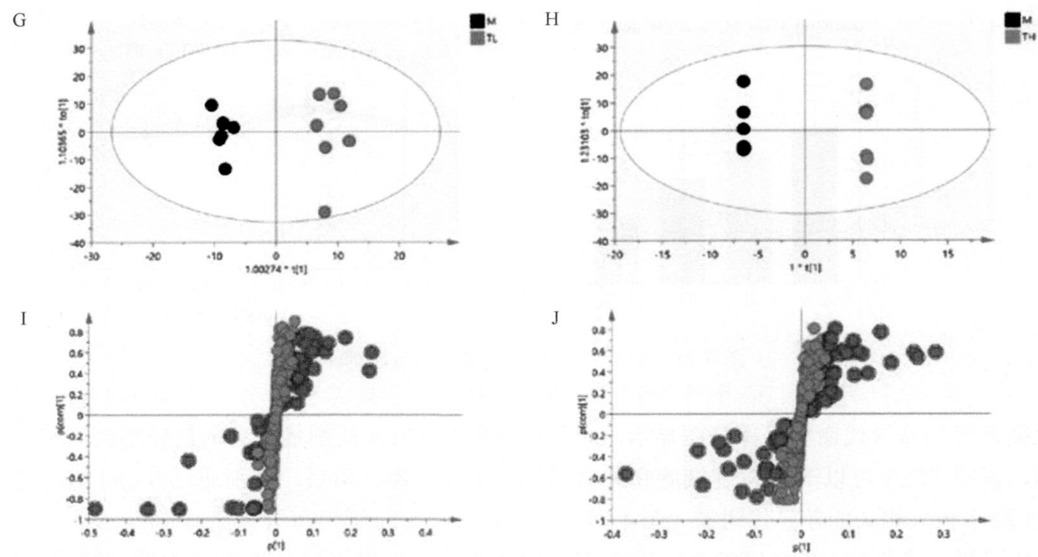

图 4-29 ESI[+] 模式下 PC3 细胞和小鼠血清代谢谱的多元统计分析

PLS-DA 评分图由 PC3 细胞（A）和小鼠血清（B）；C、D. 对照组和 TFLS 处理组 PC3 细胞的两两比较；E、F. 对照组和 TFLS 处理组 PC3 细胞的 OPLS-DA 模型图；G、H. 对照组和 TFLS 处理组小鼠血清的两两比较；I、J. 对照组和 TFLS 处理组小鼠血清的 OPLS-DA 模型

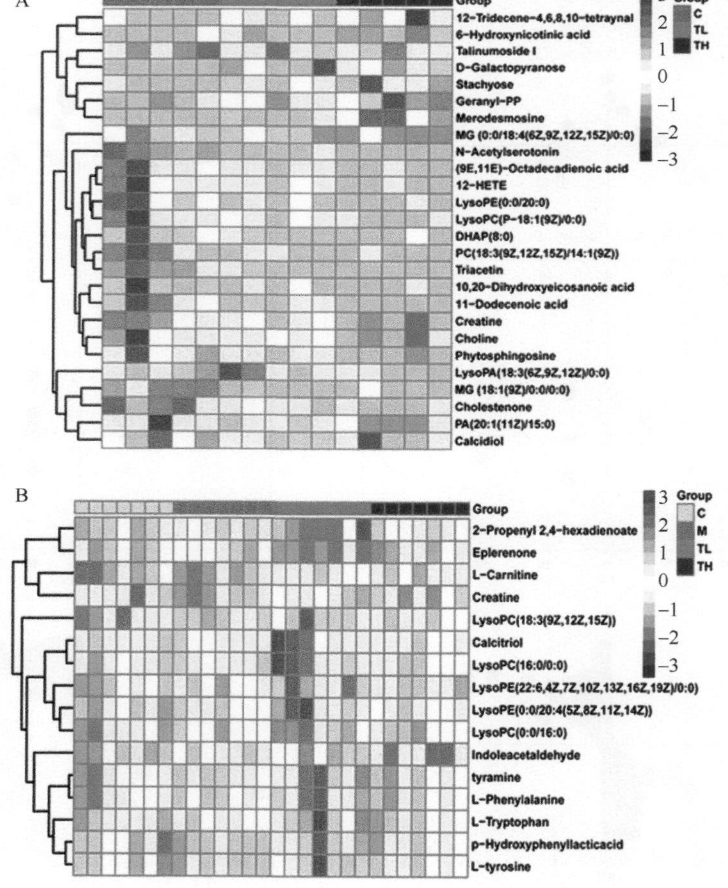

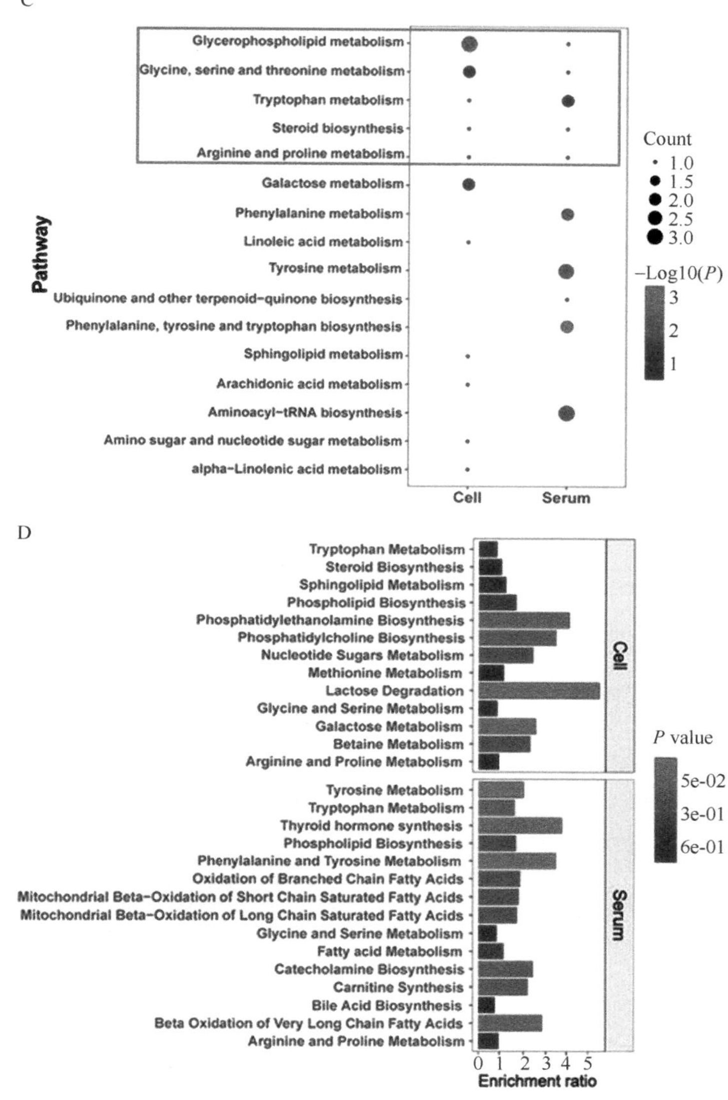

图 4-30 从 PC3 细胞和小鼠血清中获得的差异代谢物分析

A. PC3 细胞对照组和 TFLS 处理组间差异代谢物热图；B. 荷瘤小鼠血清中模型组和 TFLS 处理组间差异代谢物热图；C. PC3 细胞和小鼠血清样本中差异代谢物通路富集分析；D. PC3 细胞和小鼠血清样本中差异代谢物的生物学功能富集分析

为了直观地关联差异代谢物与关键代谢通路之间的关系，通过参考 KEGG 数据库建立了综合代谢通路网络（图 4-31）。

通过网络药理学的方法预测 TFLS 对 PCa 起作用的潜在活性成分和作用靶点。获得了 TFLS 中 36 个化合物所对应的 575 个靶点以及 12324 个与 PCa 相关的靶点。然后，利用 KEGG 数据库获取到体内外共有代谢通路相关的 211 个代谢靶点。通过对化合物靶点、PCa 相关靶点、体内外共有代谢通路靶点进行维恩交叉分析，筛选得到 13 个共有靶点。最后，利用这 13 个靶点构建了 PPI 网络（图 4-32）。

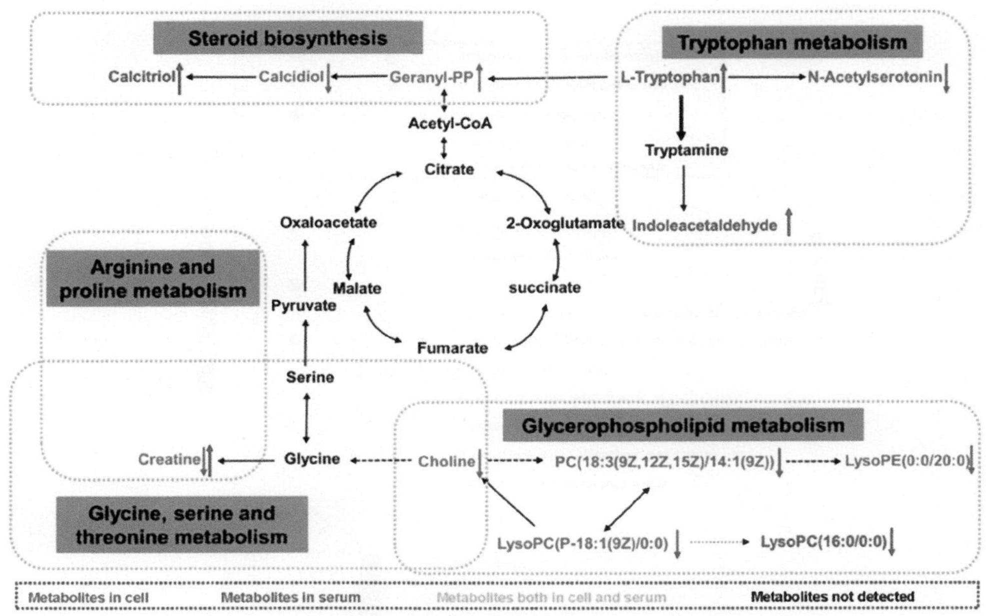

图 4-31　TFLS 在体外和体内调节的综合代谢网络

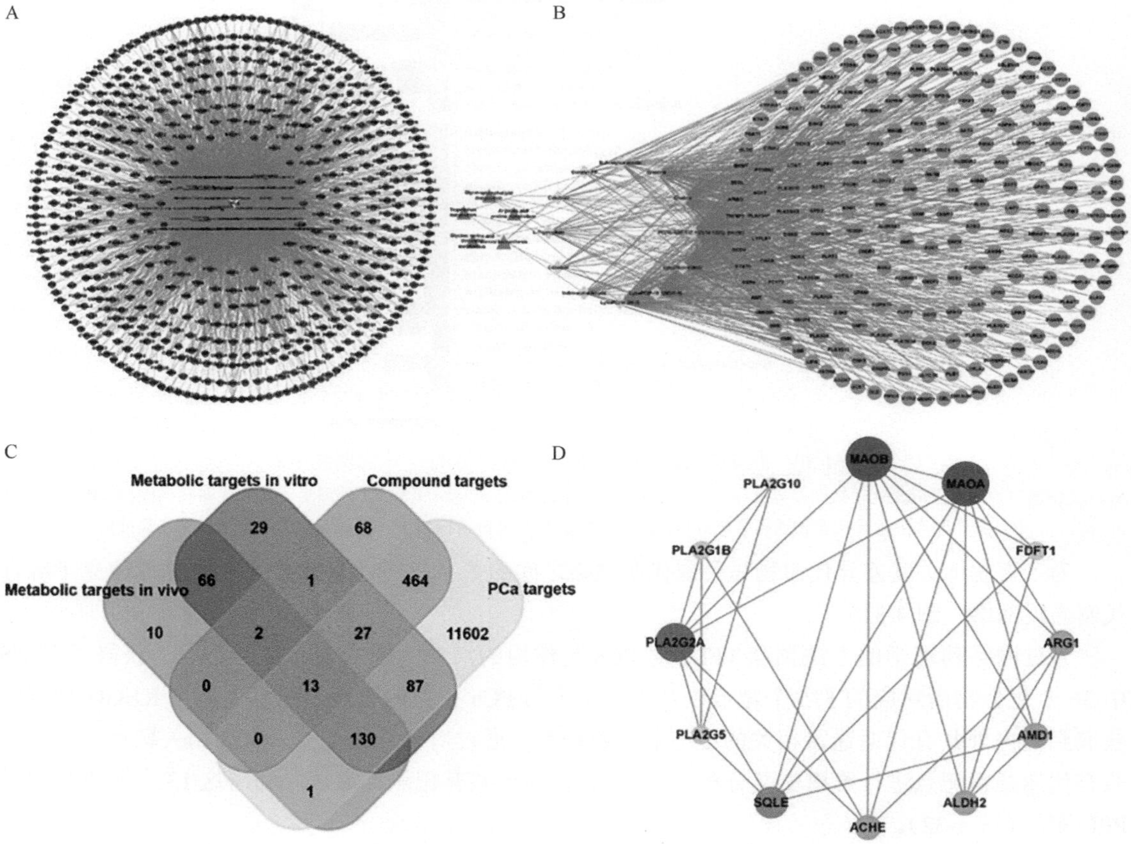

A

B

C

Metabolic targets in vitro
Compound targets
Metabolic targets in vivo
PCa targets
29
68
66
1
464
10
2
27
11602
0
13
87
0
130
1

D

MAOB
MAOA
PLA2G10
PLA2G1B
FDFT1
PLA2G2A
ARG1
PLA2G5
AMD1
SQLE
ACHE
ALDH2

图 4-32　TFLS 潜在成分和靶点的网络药理学预测

A. 化合物-靶点网络；B. 代谢通路-代谢物-靶点网络图；C. PCa 靶点、化合物靶点和体内外共有代谢通路靶点交集靶点的维恩图；D. 维恩图中交集靶点的 PPI 网络

为了进一步确证网络药理学方法预测到的 12 个关键靶点，采用 RT-qPCR 技术检测 PCa 细胞中以上靶点 mRNA 的表达水平。经 TFLS 处理后，PC3 细胞中 MAOA、ACHE、ALDH2、AMD1、ARG1、PLA2G10、PLA2G1B 的 mRNA 表达水平明显下调，同时 SQLE 和 FDFT1 的基因表达水平升高（图 4-33）。

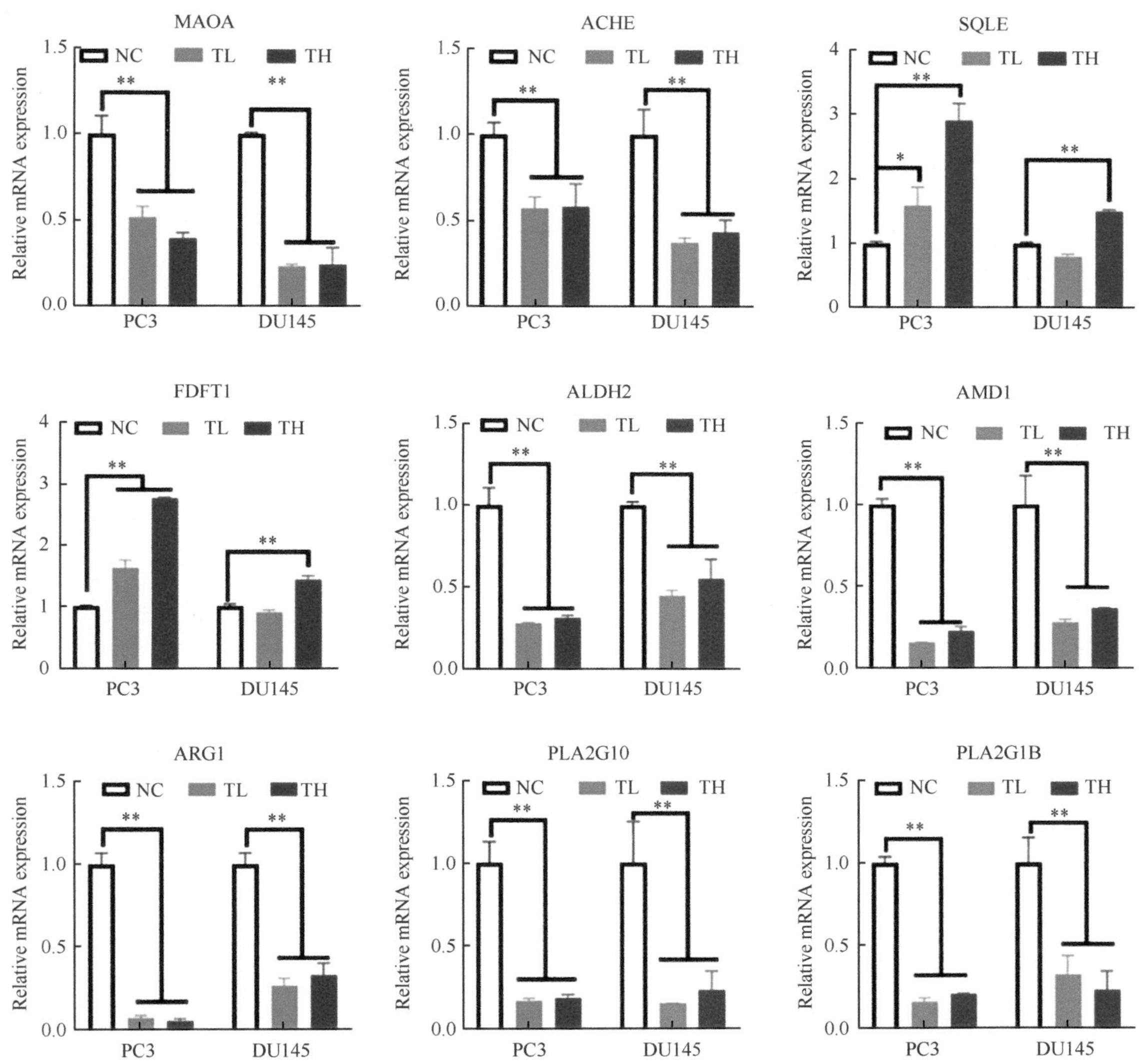

图 4-33 TFLS 处理对 PC3 细胞和 DU145 细胞关键靶点表达的影响

通过整合代谢组学和网络药理学结果，一共挖掘到 TFLS 抗 PCa 的 12 个代谢相关靶点，经实验验证后，发现在 TFLS 处理后的 PC3 和 DU145 细胞中，有 9 个基因表达具有显著性差异，推断这 9 个基因可能是 TFLS 治疗 PCa 的潜在作用靶点。为了更进一步的筛选 TFLS 中作用于这 9 个靶点的活性成分，研究者构建了一个由“化合物-靶点-代谢物-代谢通路-疾病”组成的综合网络，共筛选出 28 个活性成分，包括槲皮素、原花青素 A2、荔枝醇 B 等（图 4-34）。然而，究竟是哪些活性成分在 TFLS 抗 PCa 中起作用，还需要后续进一步的实验验证。

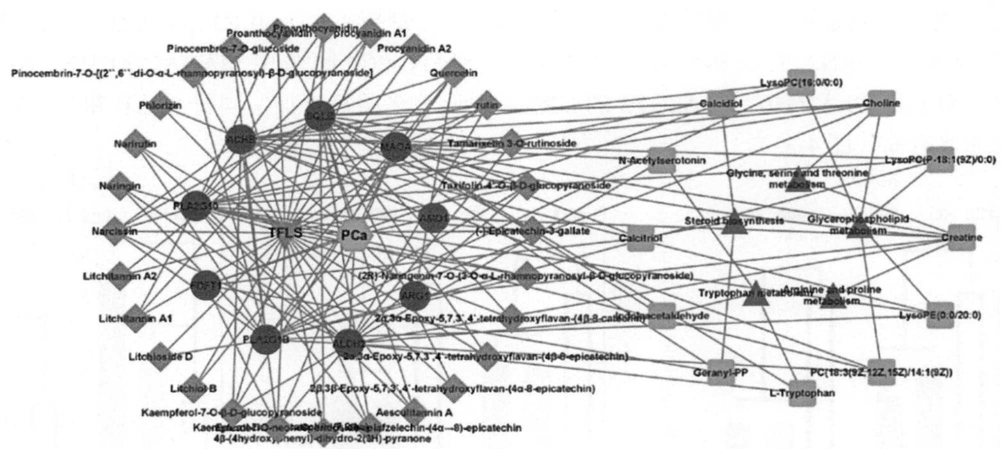

图 4-34　由活性化合物-靶点-代谢物-代谢通路-疾病构建的综合网络

4.2.2　中药网络药理学结合 LC-MS 成分分析研究

（1）基于网络药理学探讨复方雷公根颗粒降血压的效应物质及分子机制

复方雷公根颗粒（lei-gong-gen formula granule，LFG）是由雷公根、墨旱莲和土茯苓三味药材组成，当地居民常用此三味药材煎服代茶饮，是广西壮族民间治疗高血压的常用方剂。Li Qiaofeng 等采用网络药理学研究方法，结合现代分子生物学技术，并采用超高效液相色谱-四极杆-飞行时间串联质谱（UPLC-QTOF/MS）技术对 LFG 中的化学成分进行分析鉴别，从整体和系统的角度阐明 LFG 降压的药效物质基础和作用靶点，初步明确 LFG “多成分-多靶点-多途径”发挥降压作用的效应物质和分子机制，实验流程如图 4-35 所示。

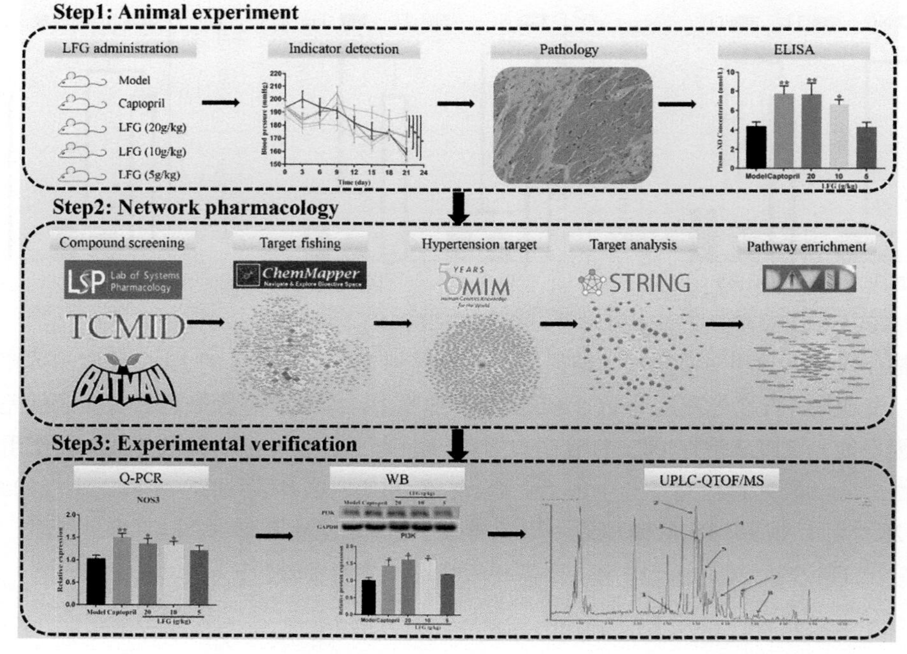

图 4-35　实验流程图

为了评估LFG的抗高血压作用，自发性高血压大鼠（spontaneously hypertensive rat，SHR）接受不同剂量的LFG治疗3周。然后对大鼠的血压、体重和心率以及血清NO、血管紧张素Ⅱ、内皮素1水平进行检测，同时取大鼠心脏组织进行HE染色。结果表明，LFG能够显著性降低SHR大鼠血压（图4-36），升高血清NO含量（图4-37），同时能够改善心肌肥大、间质炎症等病理变化（图4-38）。

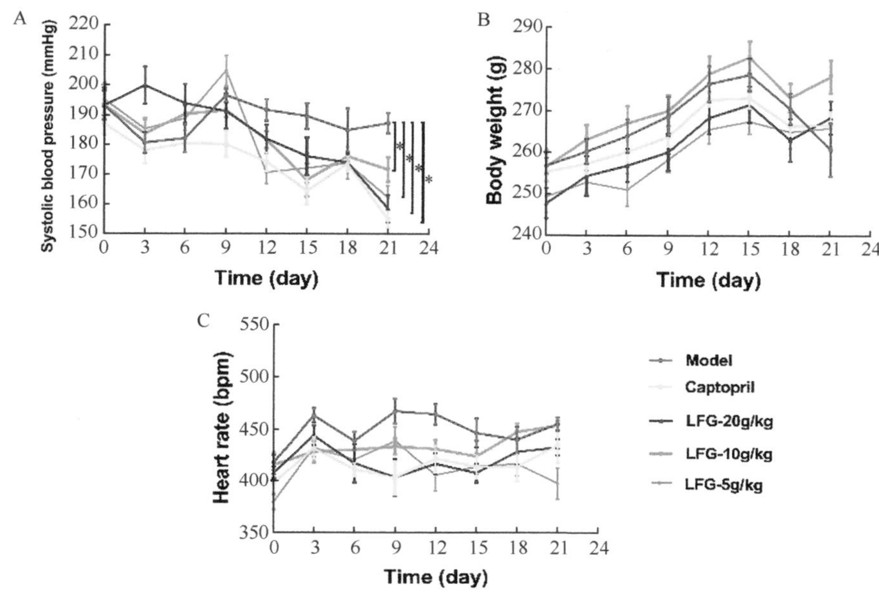

图4-36 LFG对SHR大鼠血压、体重、心率的影响

A.大鼠血压随时间变化情况；B.大鼠体重随时间变化情况；C.大鼠心率随时间变化情况

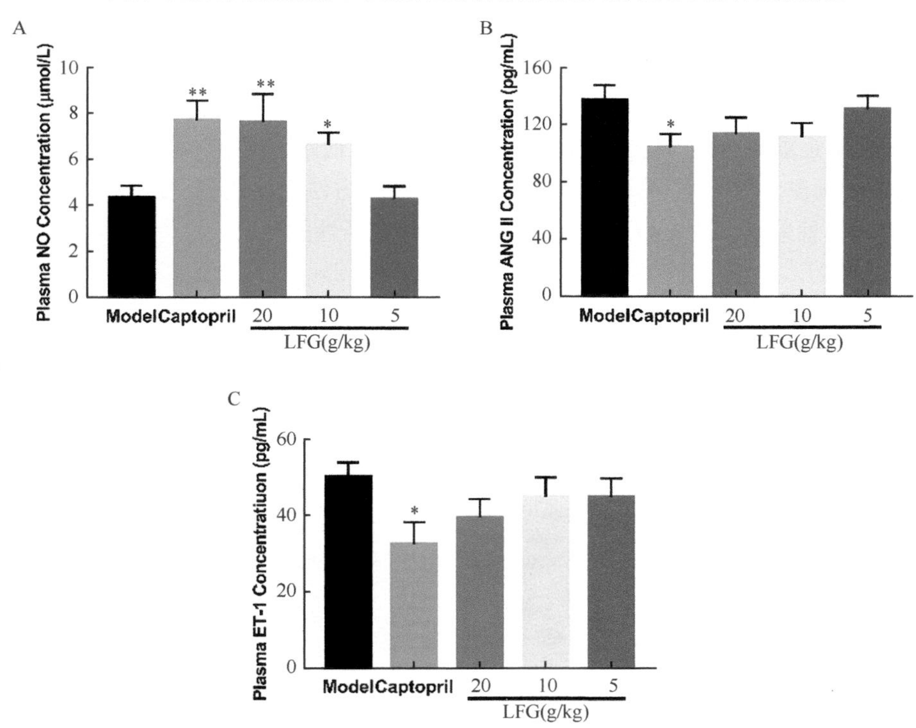

图4-37 LFG对SHR大鼠血清中（A）NO、（B）Ang-Ⅱ和（C）ET-1含量的影响

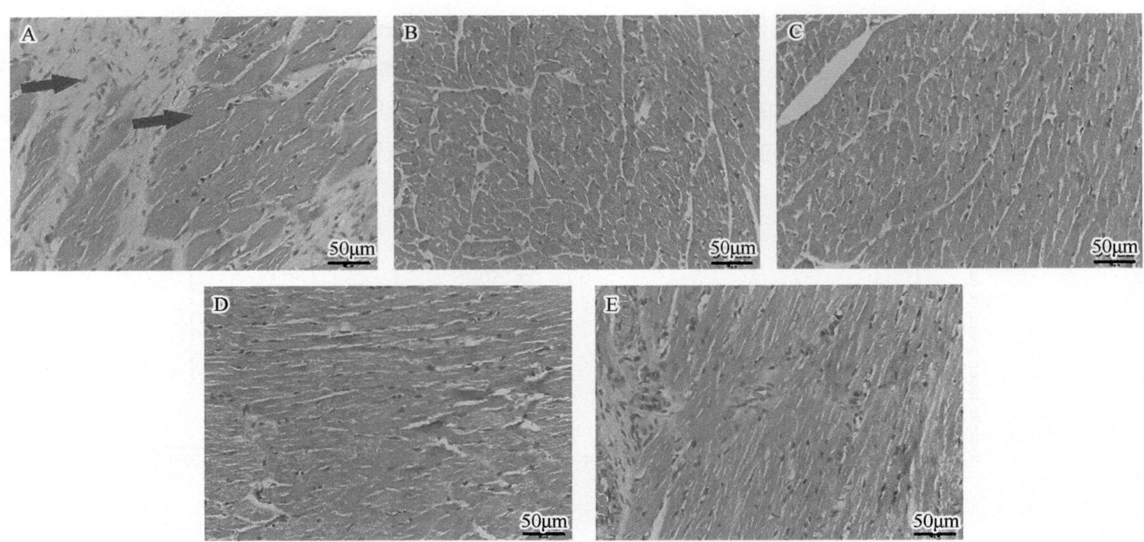

图 4-38 大鼠心脏组织 HE 染色结果

A. 模型组；B. 卡托普利组；C. 高剂量组；D. 中剂量组；E. 低剂量组

利用网络药理学方法，首先选用 TCMID、TCMSP、BATMAN-TCM 等数据库，收集 LFG 的化学成分，去除冗余数据后，通过 OB≥30%，对成分进行筛选，构建 LFG 的化学成分库。其次，通过 PubChem 数据库搜索化合物的 SMILES，再将收集到的 SMILES 输入 ChemMapper 数据库中查找复方成分的作用靶点，构建 LFG 复方成分-基因靶点关系网络。再次，使用 T-HOD 数据库，选择“hypertension”对高血压作用靶点进行收集。将收集到的 LFG 与高血压的基因靶点进行比对，筛选出 LFG 发挥降血压作用的基因靶点。最后，使用 STRING 数据库对共有靶点进行共有基因内部的互相作用分析，从而构建共有基因内部互作网络，将该互作网络导入 Cytoscape 软件中，筛选网络中节点自由度为平均自由度 2 倍以上的节点作为关键靶点（图 4-39）。

通过 DAVID 数据库中的 KEGG 模块对关键作用靶点进行相关信号通路的富集分析，以 $P<0.05$ 为标准确定重要通路，构建 LFG“有效成分-靶点-通路”网络（图 4-40）。

网络药理学预测获得 12 个关键靶点，采用 RT-qPCR 方法对这些靶点进行了验证，结果显示 2 个靶点具有显著性差异（图 4-41），其对应了 10 个潜在活性成分。

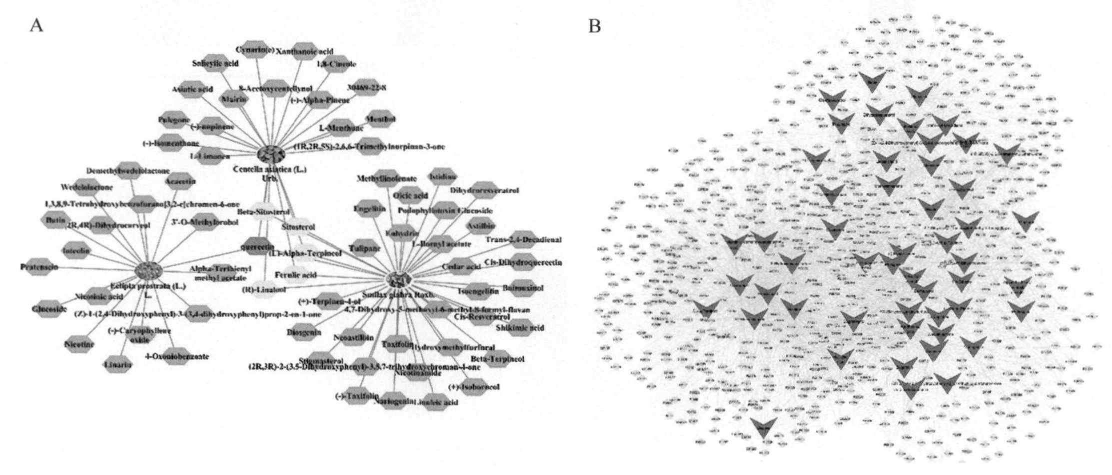

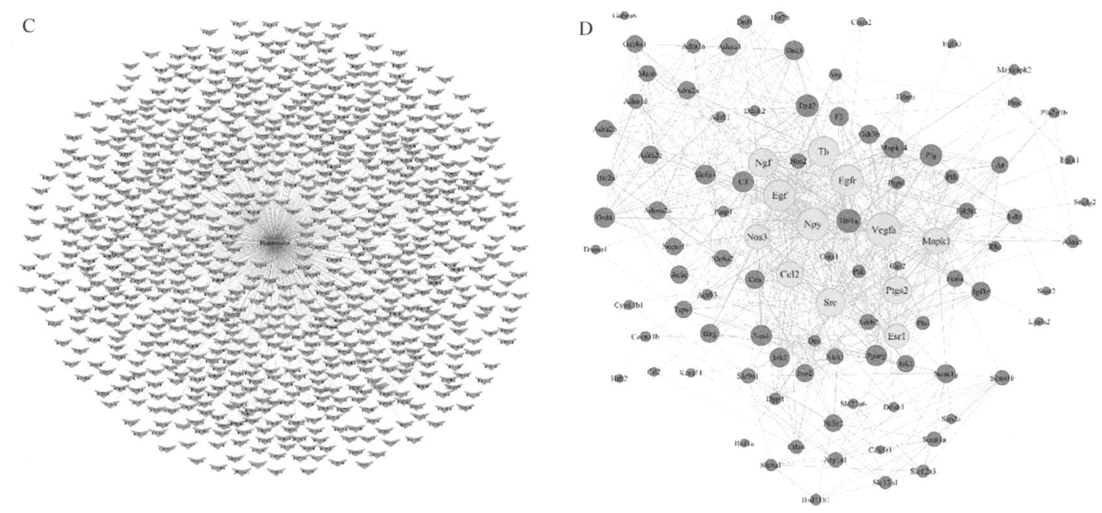

图 4-39　网络药理学预测结果

A. 药材-复方成分网络图；B. 成分-靶点网络图；C. 高血压与其对应的靶点网络图；D. 共有靶点内部蛋白质-蛋白质相互作用网络图

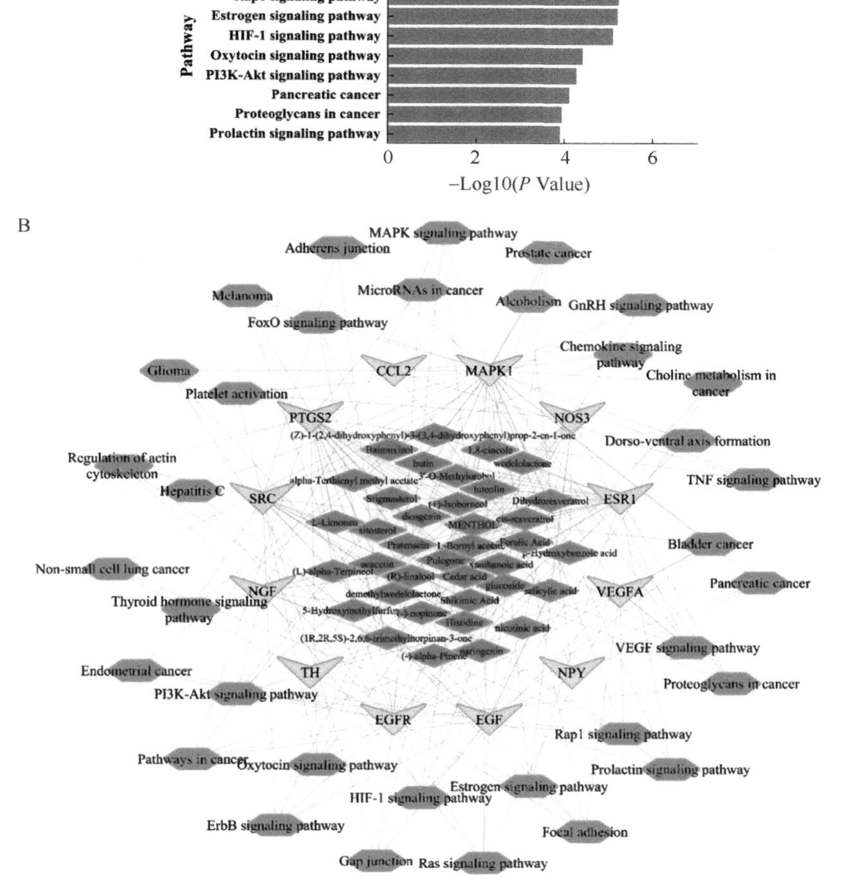

图 4-40　通路分析与网络图的构建

A. TOP10 通路与其-log10(P) 关系图；B. 成分-靶点-通路网络图

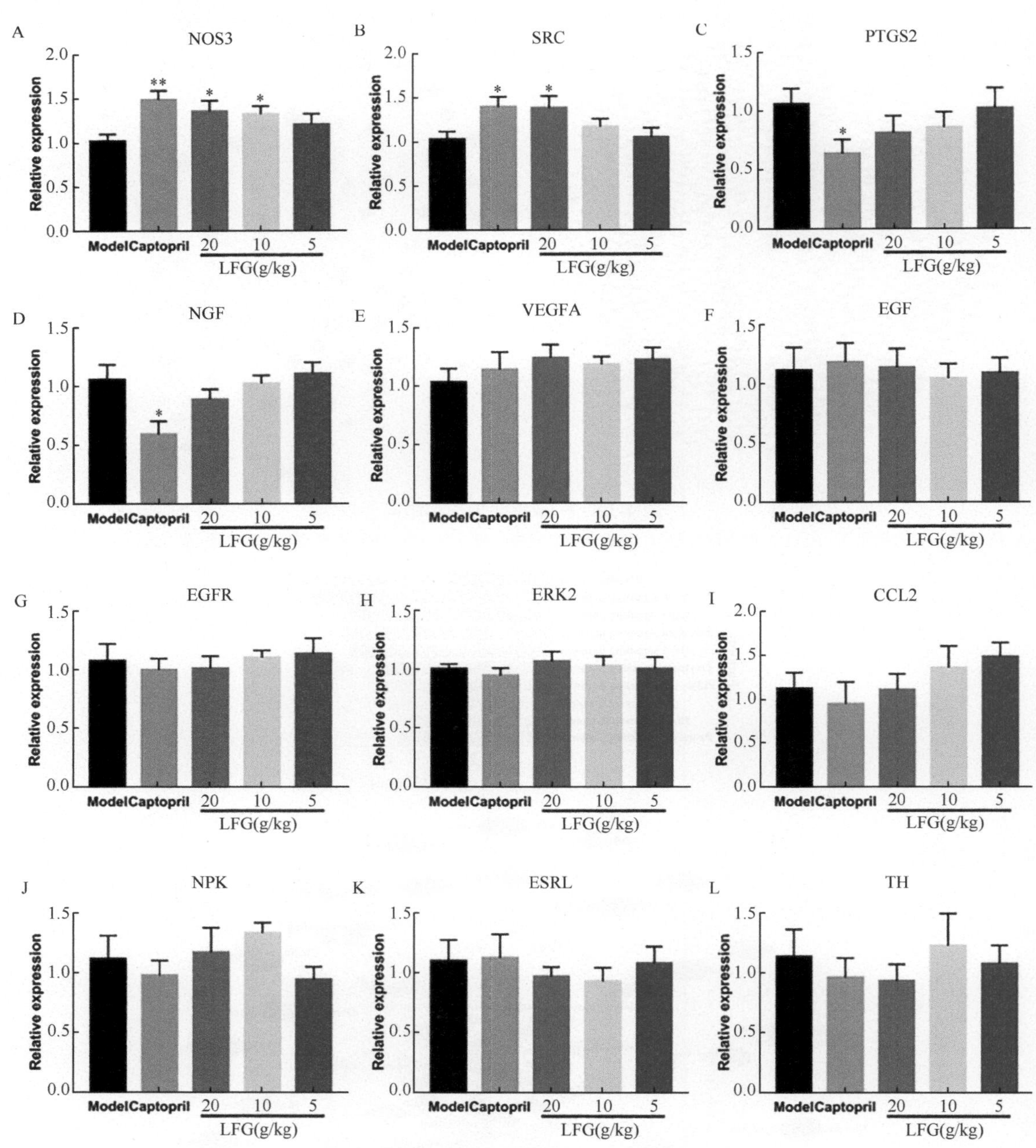

图 4-41 LFG 对关键靶点 mRNA 表达水平的影响

A. NOS3；B. SRC；C. PTGS2；D. NGF；E. VEGFA；F. EGF；G. EGFR；H. ERK2；I. CCL2；J. NPK；K. ESRL；L. TH

对这 2 个靶点进行通路分析后，采用 Western blotting 方法验证该靶点以及通路中的关键靶点蛋白表达水平（图 4-42）。

为了阐明靶标（NOS3、SRC、PI3K 和 Akt）与 10 种潜在活性化合物之间的相互作用，使用 Sybyl X2.0 进行了分子对接模拟，以研究它们的结合模式。结果显示有 7 个成分与靶标之间具有较好的相互作用（图 4-43）。

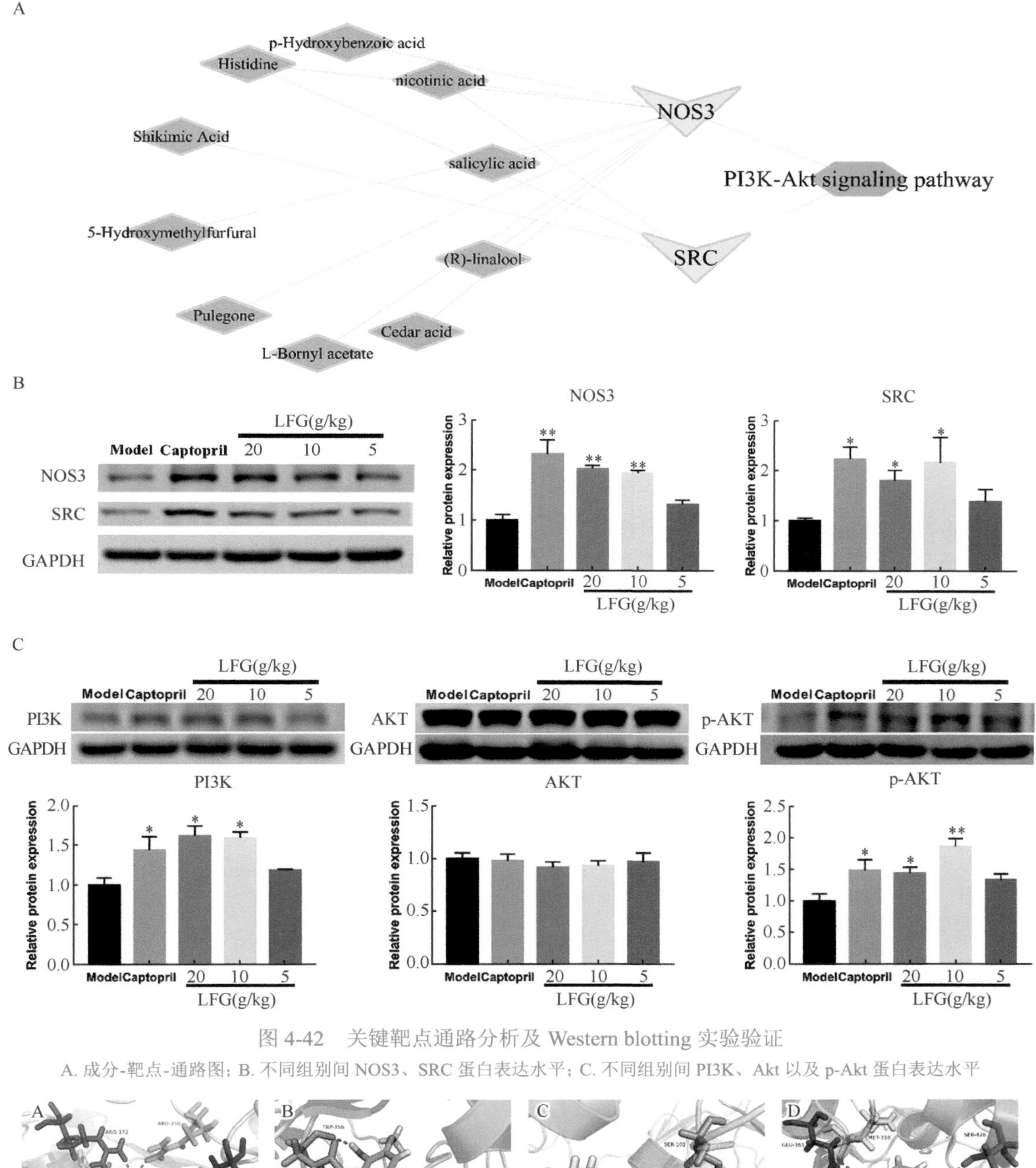

图 4-42 关键靶点通路分析及 Western blotting 实验验证

A. 成分-靶点-通路图；B. 不同组别间 NOS3、SRC 蛋白表达水平；C. 不同组别间 PI3K、Akt 以及 p-Akt 蛋白表达水平

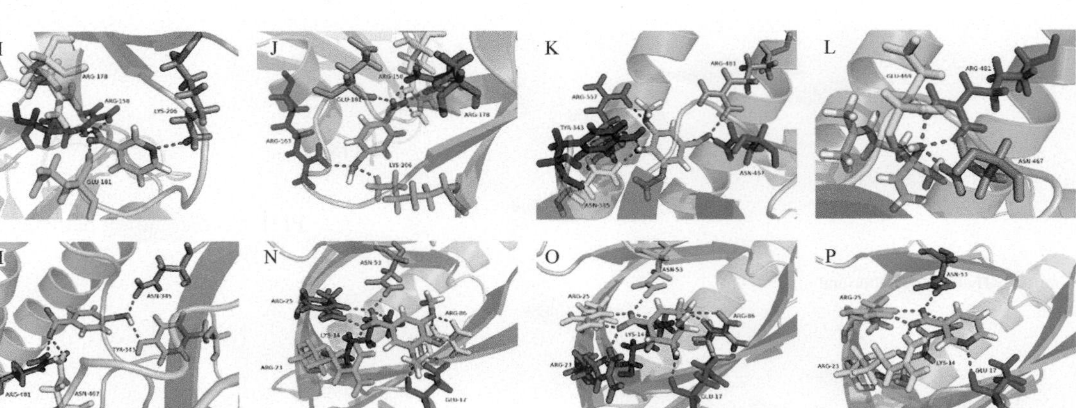

图 4-43　NOS3 与化合物结合模式

A. Histidine；B. Cedar acid；C. Linalool；D. p-Hydroxybenzoic acid；SRC 与化合物结合模式；E. Shikimic acid；F. Salicylic acid；G. Histidine；H. Cedar acid；I. Nicotinic acid；J. p-Hydroxybenzoic acid；PI3K 与化合物结合模式；K. Cedar acid；L. p-Hydroxybenzoic acid；M. Linalool；Akt 与化合物结合模式；N. Cedar acid；O. Shikimic acid；P. Nicotinic acid

为了验证分子对接预测的 7 种成分是否存在于 LFG 中，采用 UPLC-QTOF/MS 技术对 LFG 中的化学成分进行分析鉴别。其中 4 种化合物（对羟基苯甲酸、荠草酸、水杨酸、烟酸）被证实存在于 LFG 中。最后，作者在体外检测了 4 种化合物对 H_2O_2 诱导的 HUVEC 氧化损伤的保护作用，进一步验证对羟基苯甲酸、荠草酸、水杨酸、烟酸等成分的降压作用（图 4-44）。

A

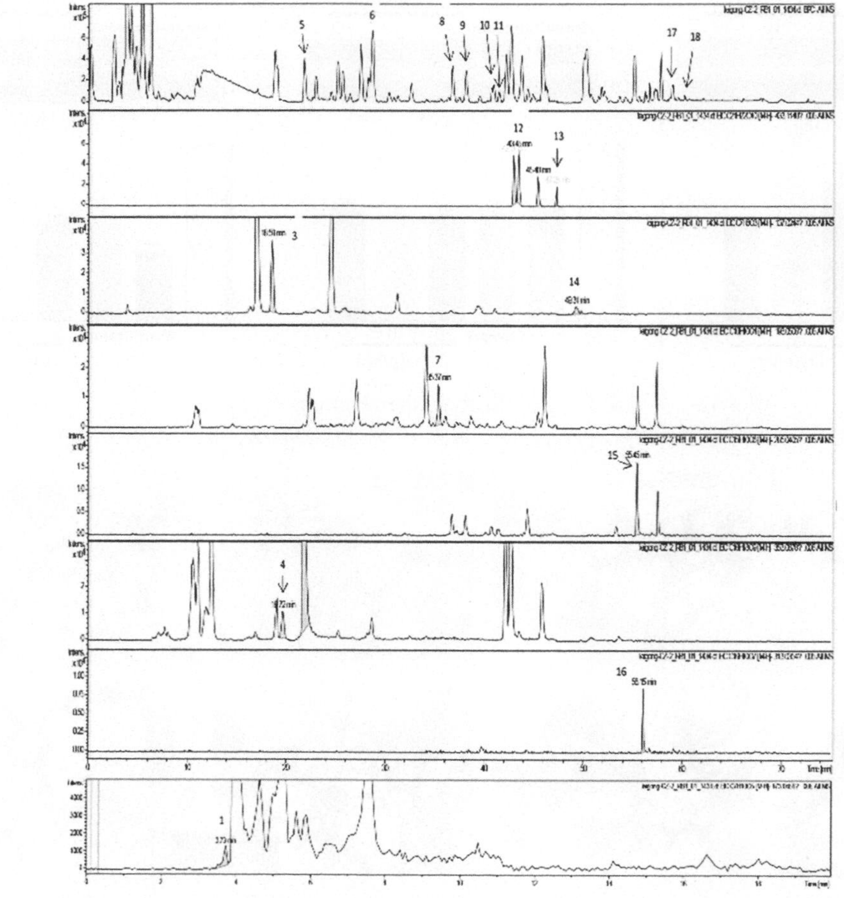

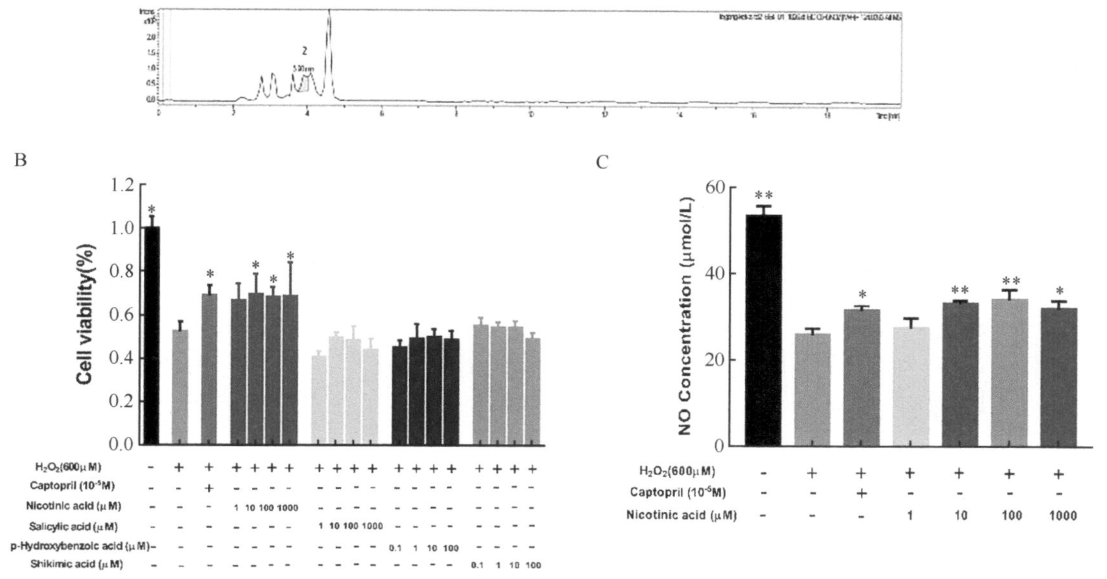

图 4-44　LFG 化学成分鉴定与化合物对 HUVEC 氧化损伤的保护作用研究

A. LFG 的 UPLC-QTOF/MS 的 BPI 色谱图；B. 四种化合物对 H_2O_2 诱导的 HUVEC 氧化损伤的保护作用；C. 烟酸对 HUVEC 中 NO 释放的影响

综上所述，初步明确了 LFG“多成分-多靶点-多途径”发挥降压作用的效应物质和分子机制（图 4-45）。该研究结果有助于阐明 LFG 的有效成分和潜在机制，为 LFG 的临床应用提供准确合理的参考。

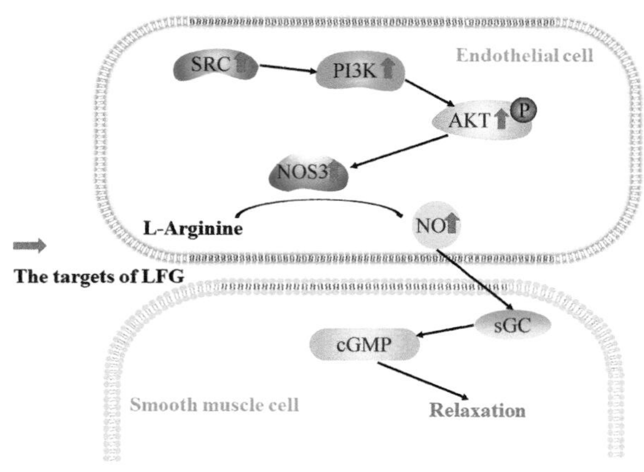

图 4-45　LFG 降压分子机制

（2）基于 LC-MS 和网络药理学分析及实验验证的黑老虎植物化学成分和生物学功能的探索

黑老虎（*Kadsura Coccinea* Pericarpium，KCP）是木兰科南五味子属植物，其果实被称为“布福娜”，是一种新兴的网络名果。针对“布福娜”相关产品的深加工，Jin zhiling 等人首次采用 LC-MS 分析、网络药理预测和实验验证相结合的方法，对黑老虎的植物化学成分和生物学功能进行了研究。

采用 HPLC-Q-TOF/MS 技术对 KCP 氯仿提取物（chloroform extract of K. Coccinea Pericarpium，

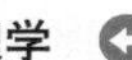

KCPCE）的植物化学成分进行了表征，并在正离子模式下进行了扫描，得到了总离子色谱图（图 4-46）。

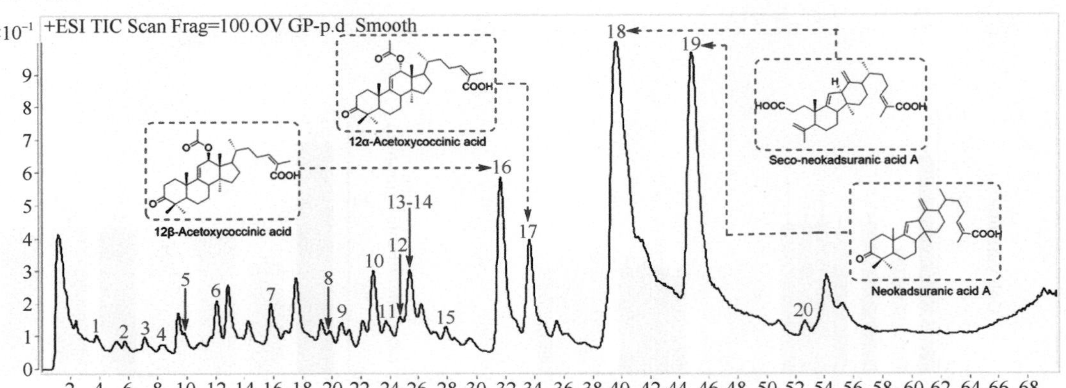

图 4-46 KCPCE 的总离子色谱（TIC）

根据保留时间（t_R）、分子式、准分子离子 $[M+H]^+$（计算和观察的 m/z）、ppm 误差和 MS/MS 片段离子，与文献中已发表的数据进行了比较，初步鉴定了 20 个化合物（峰）（表 4-2）。

表 4-2 HPLC-Q-TOF/MS 法鉴定 KCPCE 的植物化学成分

No.	t_R (min)	Tentative identification	Molecular formula	Calc. m/z $[M+H]^+$	Obs. m/z $[M+H]^+$	Error (ppm)	MS/MS fragments (m/z)
1	4.035	Kadsulignan N[a]	$C_{24}H_{30}O_7$	431.1992	431.2070	–2.39	358、345、330、298
2	5.737	Kadcotrione B[b]	$C_{24}H_{40}O_5$	457.2876	457.2939	1.65	316、151、133
3	7.123	*meso*-Dihydroguaiaretic Acid[c]	$C_{20}H_{26}O_4$	331.1831	331.1901	0.34	137、133、122
4	8.178	Kadcoccinic Acid F[d]	$C_{30}H_{42}O_5$	483.3030	483.3102	–0.49	350、288、255、151、124
5	9.834	Kadsurin[e]	$C_{25}H_{30}O_8$	459.1941	459.2005	1.71	354、339、296、243
6	12.063	Schisantherin M[f]	$C_{32}H_{36}O_{10}$	581.2309	581.2357	4.45	522、400、328
7	15.797	Kadsulignan I[g]	$C_{25}H_{28}O_8$	457.1784	457.1851	1.59	342、327、312
8	19.882	Kadsulignan H[g]	$C_{26}H_{30}O_8$	471.1941	471.2003	1.78	368、327、284、254、123
9	20.64	Benzoylisogomisin O[h]	$C_{30}H_{32}O_8$	521.2098	521.2151	3.82	505、400、369、339
10	22.797	Kadcoccinic Acid D[d]	$C_{30}H_{44}O_3$	453.329	453.3356	1.09	436、316、294、213、135、109
11	23.744	Schiarisanrin A[i]	$C_{27}H_{32}O_8$	485.2097	485.2168	0.03	421、327、185
12	24.687	Kadcoccitone A[j]	$C_{30}H_{44}O_6$	501.3138	501.3211	–0.98	422、396、356、310、145、107
13	25.365	Kadcoccilactone R[k]	$C_{30}H_{46}O_5$	487.3242	487.3414	0.49	470、313、238、174、133
14	25.388	Kadcoccine Acid F[l]	$C_{30}H_{44}O_3$	453.3363	453.3359	0.82	436、316、238、185、160
15	27.848	Heteroclitin B[m]	$C_{28}H_{34}O_8$	499.2253	499.2325	0.45	343、327

续表

No.	t_R (min)	Tentative identification	Molecular formula	Calc. m/z $[M+H]^+$	Obs. m/z $[M+H]^+$	Error (ppm)	MS/MS fragments (m/z)
16	31.411	12*β*-Acetoxycoccinic acid[n]	$C_{32}H_{48}O_5$	$[M+Na]^+$,535.3502	$[M+Na]^+$,535.3393	0.05	476、302、201
17	33.439	12*α*-Acetoxycoccinic acid[n]	$C_{32}H_{48}O_5$	$[M+Na]^+$,535.3502	$[M+Na]^+$,535.3392	0.79	476、423、324
18	39.01	seco-Neokadsuranic acid A[o]	$C_{30}H_{44}O_4$	469.3240	469.3308	0.47	414、354、308、228、198、161、133
19	45.308	Neokadsuranic acid A[p]	$C_{30}H_{44}O_3$	453.3290	453.3370	–1.46	437、315、239、175、135、121
20	52.608	Kadsuracoccin Acid A[q]	$C_{31}H_{46}O_4$	483.3396	483.3465	0.32	369、330、300、239、199、181、159、119

通过网络药理学分析，筛选潜在的生物活性成分和关键靶点，进行关键目标 GO 和 KEGG 富集分析和关键靶点的组织和疾病分析。为了全面分析其生物活性和机制，构建了连接 20 个化合物、90 个关键靶基因、52 条通路和前 20 种疾病的成分-靶点-通路-疾病网络（图 4-47）。

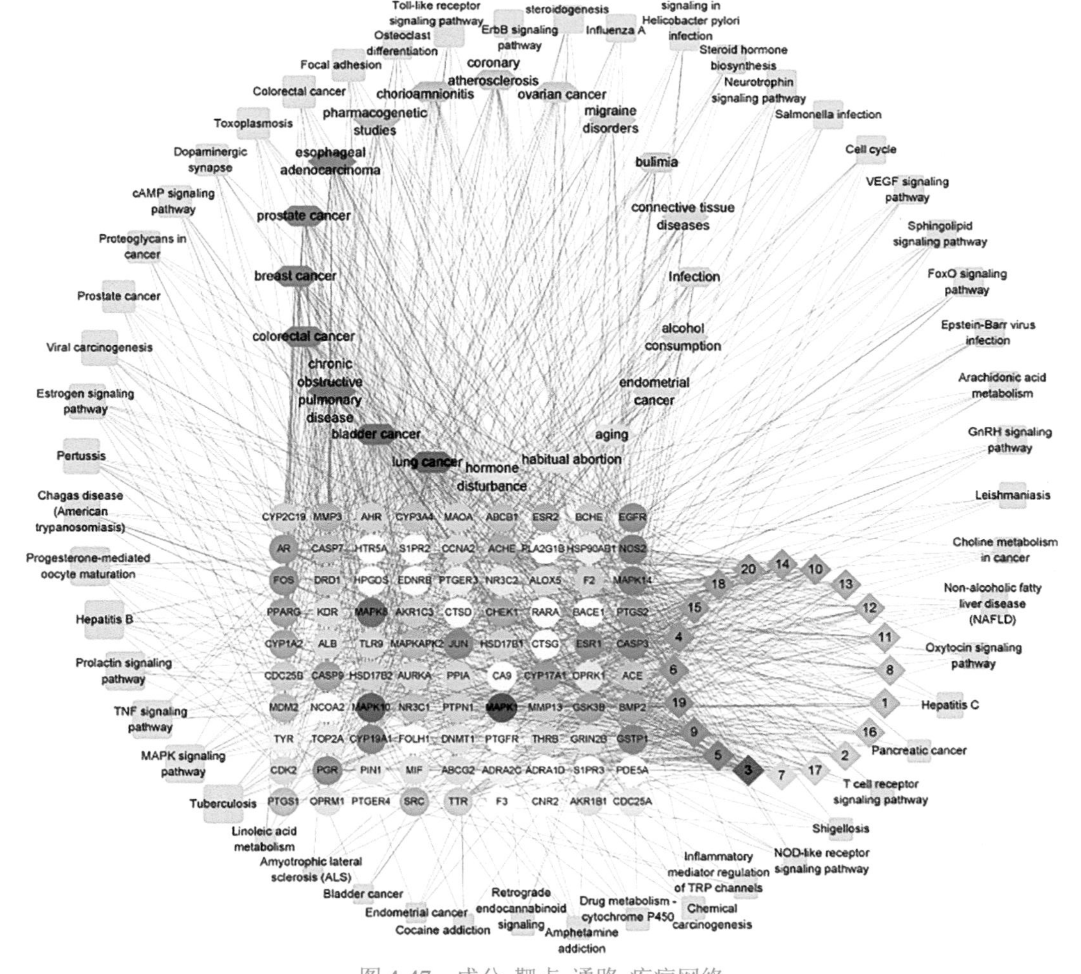

图 4-47 成分-靶点-通路-疾病网络

为了研究 KCPCE 对肿瘤的影响，采用荷载 4T1 肿瘤的 BALB/c 雌性小鼠，用不同剂量的 KCPCE 混悬液治疗 11 天。与模型组相比，KCPCE 能显著抑制肿瘤增重，且呈剂量依赖性，KCPCE 低、中、高剂量组的肿瘤抑制率分别为 14.13%、45.97%、52.92%。这些数据表明 KCPCE 对 4T1 肿瘤生长具有显著的抑制作用。在毒性方面，KCPCE 高剂量组小鼠从第 9 天开始体重较模型组略有下降，提示有慢性毒性作用，其余各组与模型组比较无显著差异。血常规检查显示，各组小鼠红细胞计数、血红蛋白计数和血小板计数均无显著差异。提示 KCPCE 具有良好的体内安全性，对血液学无显著影响。取各组小鼠的心、肝、脾、肺、肾、胸腺等主要脏器，计算脏器指数。与模型组比较，各给药组大鼠心、肺、肾等脏器指数均无显著差异，而 KCPCE 中、高剂量给药组大鼠肝脏指数均显著升高。KCPCE-M 组和 H 组小鼠脾脏和胸腺肿大均有显著改善（图 4-48）。

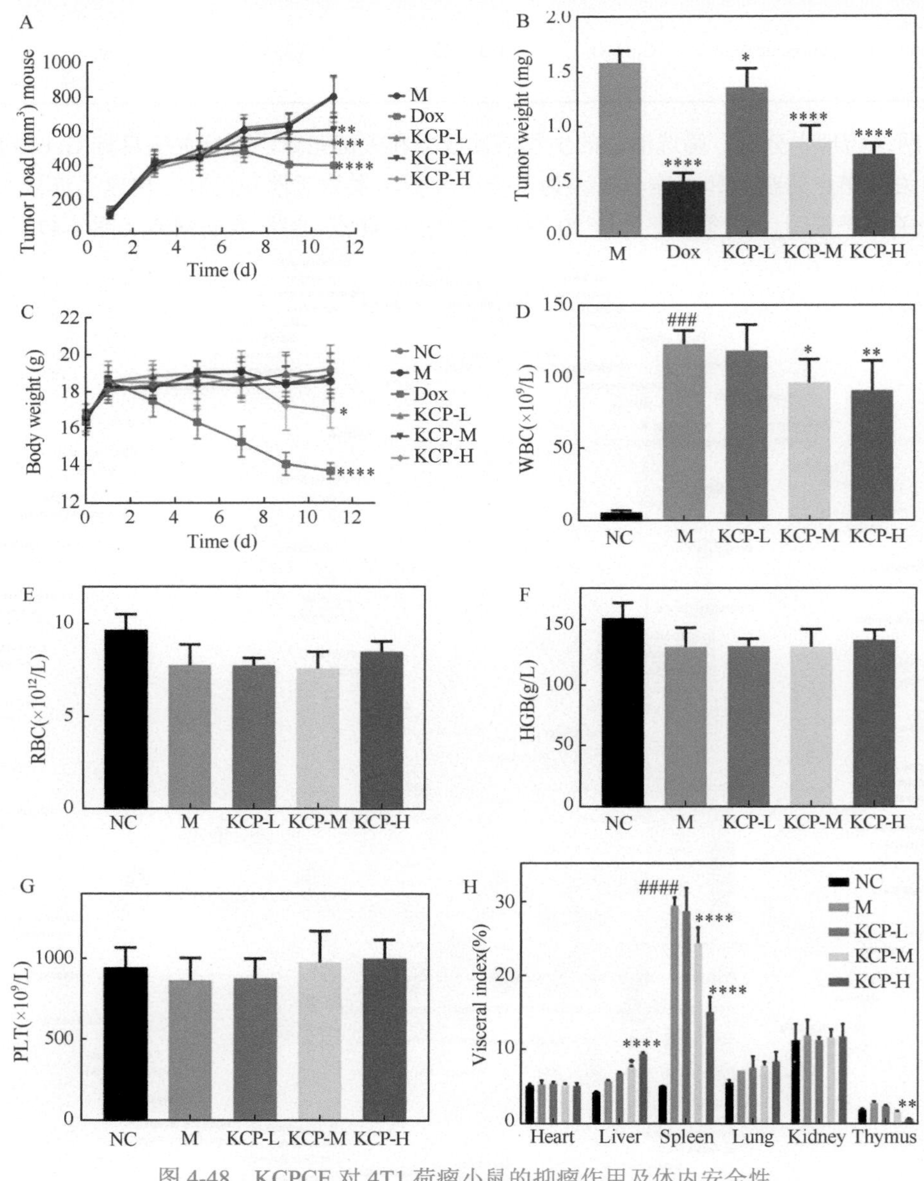

图 4-48 KCPCE 对 4T1 荷瘤小鼠的抑瘤作用及体内安全性

A. 肿瘤体积；B. 第 11 天肿瘤重量；C. 体重曲线图；D～G. 血液学参数；H. 脏器指数

主要脏器组织学分析显示，心、肝、肺、肾未见明显组织损伤及炎性病变。与正常对照组比较，模型组脾结构明显破坏，淋巴滤泡丢失，外周血浸润现象明显。KCPCE 治疗组改善脾损伤呈剂量依赖性（图 4-49）。

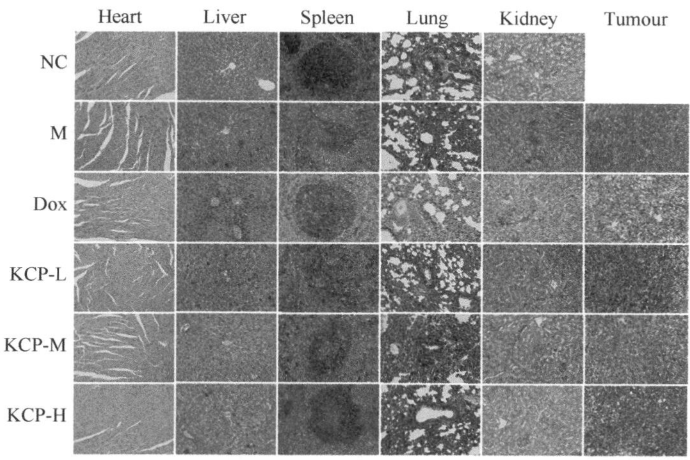

图 4-49 实验小鼠肿瘤组织和主要器官的 HE 染色切片

采用 RT-PCR 方法分析 4T1 小鼠肿瘤组织中炎性细胞因子 COX-2、IL-6、IL-1β、iNOS 和 TNF-α 的 mRNA 表达水平。与模型组相比，阿霉素组中所有炎症细胞因子 mRNA 的水平显著上调。治疗组以剂量依赖的方式显著下调 COX-2 的 mRNA 表达水平、上调 IL-6、IL-1β、iNOS 和 TNF-α 的 mRNA 表达。提示 KCPCE 可能通过调节机体免疫来达到抗肿瘤的作用。

通过 KEGG 通路富集分析，显示 KCPCE 对 MAPK 信号通路具有一定影响，MAPK 通路与细胞增殖、分化、迁移和凋亡密切相关，它有三个主要的亚家族，包括 ERK、p38 MAPK 和 JNK。因此通过实验检测这些蛋白的表达，结果提示 KCPCE 可能通过激活 MAPK 通路促进肿瘤组织凋亡（图 4-50）。

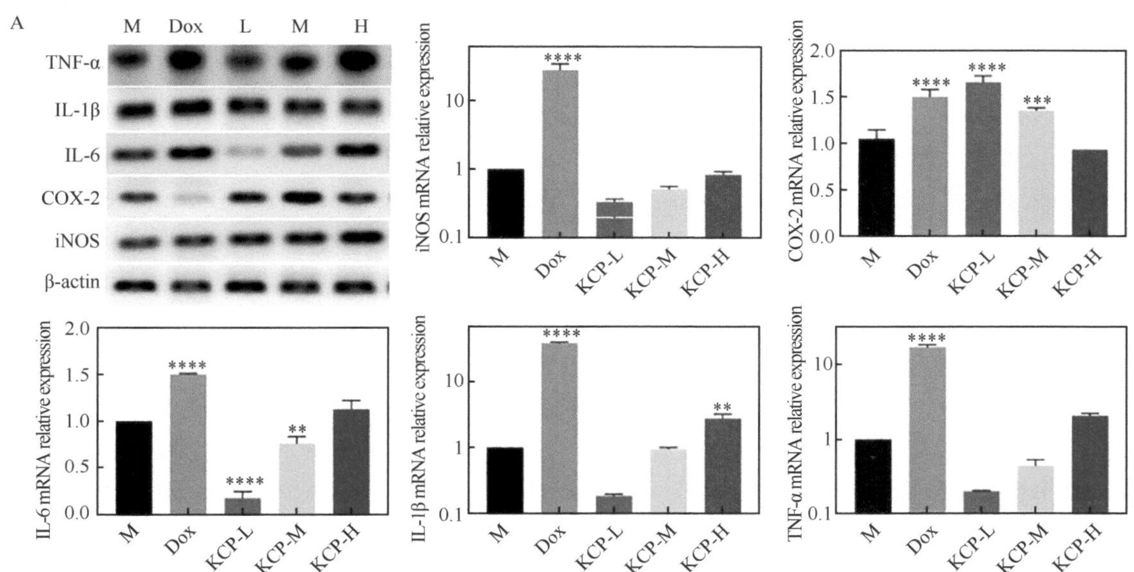

B

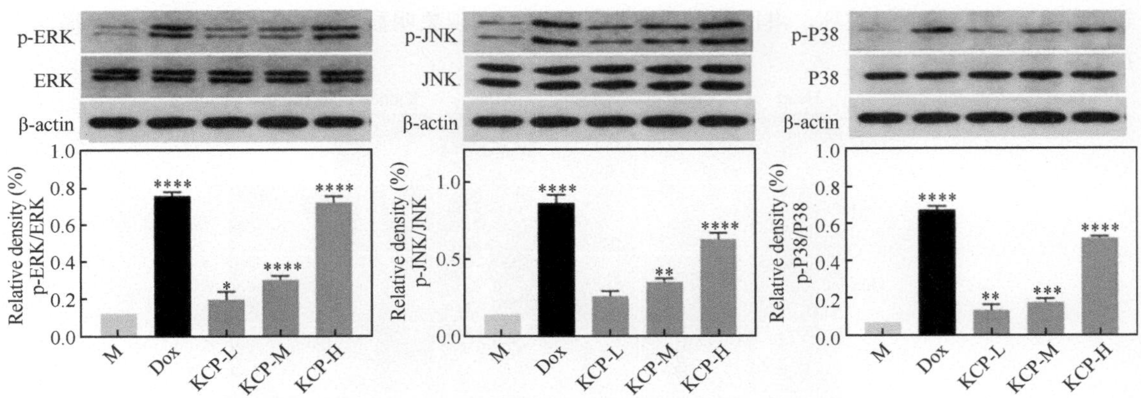

图 4-50 KCPCE 对肿瘤组织炎症因子及 MAPK 通路相关蛋白表达的影响

A. iNOS、COX-2、IL-6、IL-1β 和 TNF-α 的 mRNA 表达水平；B. p-ERK/ERK、p-JNK/JNK 和 p-P38/P38 的蛋白质表达

4.2.3 中药网络药理学结合基因转录组学研究

（1）网络药理学研究揭示肠清方通过抑制小鼠 IL-17/NF-κB/STAT3 通路改善结肠炎相关结直肠癌

肠清方（chang qing formula，CQF）是临床上用于治疗结肠炎相关结直肠癌（colorectal cancer，CRC）的中药方剂，它由多种植物的提取物组成，包括菟丝子、淫羊藿、当归、太子参、蒲公英、黄柏、柴胡、半夏、苦杏仁、甘草，其临床疗效显著，但作用机制尚不清楚。Luo Qihan 等人结合网络药理学和转录组学方法，分析 CQF 治疗 CRC 的潜在活性成分与分子靶点，并阐明 CQF 治疗 CRC 的分子机制。实验流程如图 4-51 所示。

采用 UPLC-Q-TOF-MS/MS 分析法测定 CQF 和含药血清的化学成分，并通过大鼠实验阐明在体内吸收入血的化合物。利用 TCM MS/MS 文库对化合物进行分子质量和碎片化行为的匹配。在正离子和负离子两种模式下，从中药方煎剂中鉴定出 85 种化合物，从中药血清中鉴定出 41 种化合物。选择来源明确或含量较高的 CQF 血清中的 22 个成分进行靶点收集，确保每味中药中选择 1～4 个化合物。通过 TCMSP、HERB 和 Pharm Mapper 数据库共收集到 388 个潜在靶点，并使用 Cytoscape 数据库构建药物-成分-靶点网络。同时，分别使用 DrugBank、TTD、PharmGkb、GAD、OMIM 数据库，去除重复项后获得 344 个 CRC 疾病相关靶点。此外，为了更全面地确定 CRC 的潜在靶点，在 GEO 数据库的五个微阵列数据集中筛选差异表达基因，使用 log2（|FC|）＞1 和 $p<0.05$ 作为标准，分析鉴定出 66 个共有差异表达基因，整合所有数据库后，共收集 CRC 相关靶标 408 个（图 4-52）。

为了探索 CQF 在 CRC 治疗中的潜在核心靶点，通过 Bisogenet 构建 CQF 相关 PPI 网络和 CRC 相关 PPI 网络。取这两个网络的交集靶点进行分析，通过一系列的条件筛选后，获得一个包含 409 个核心候选靶点的中心 PPI 网络，这些靶点可能在 CRC 的治疗中发挥重要作用。为进一步探讨 CQF 治疗 CRC 的作用机制，将 409 个核心靶点输入 ClueGo 进行 KEGG 通路富集分析。结果显示，凋亡、ErbB 和 IL-17 信号通路可能在 CQF 治疗 CRC 中发挥作用（图 4-53）。

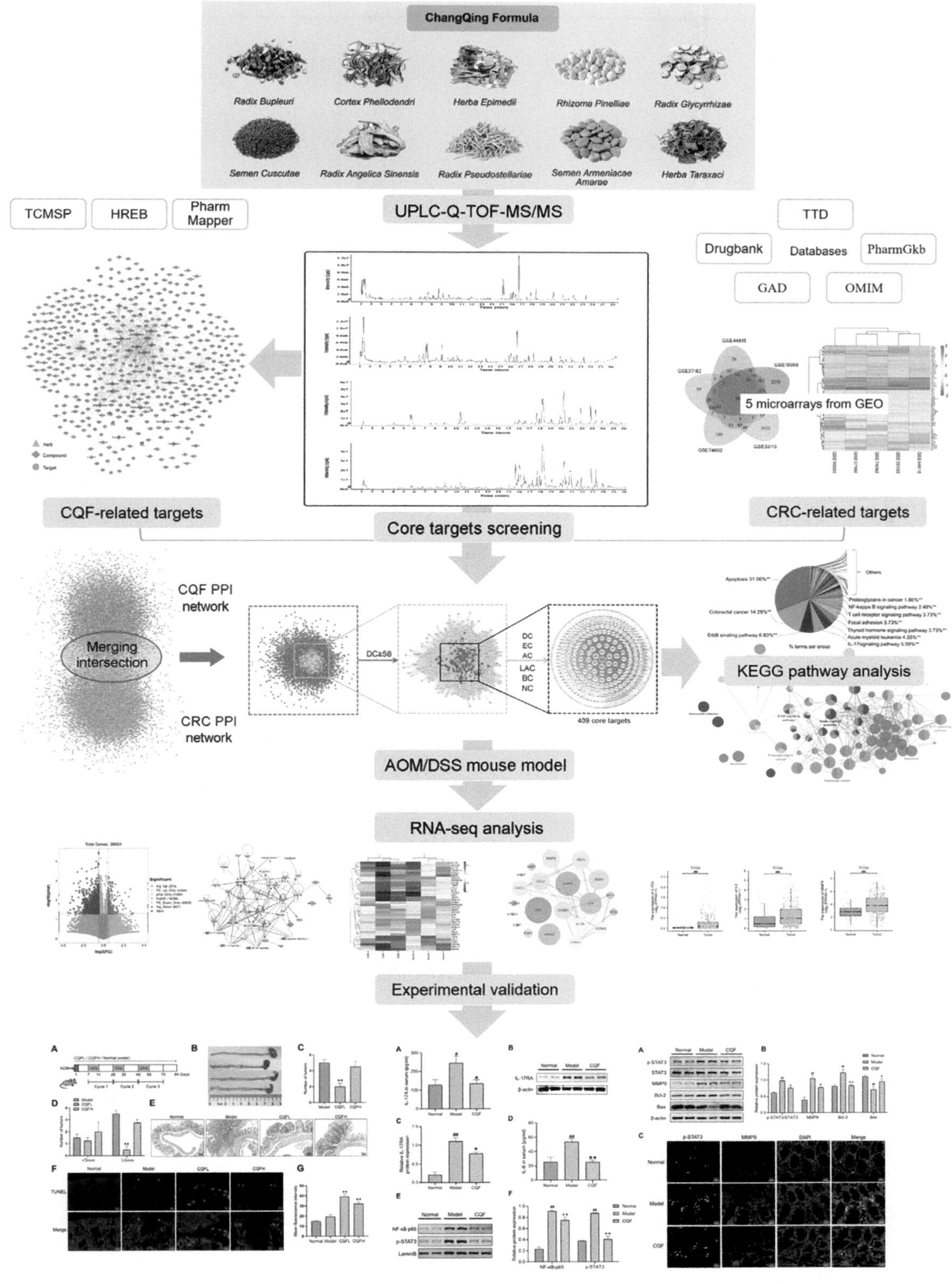

图 4-51 网络药理学研究揭示 CQF 通过抑制小鼠 IL-17/NF-κB/STAT3 通路改善结肠炎相关结直肠癌实验流程图

A

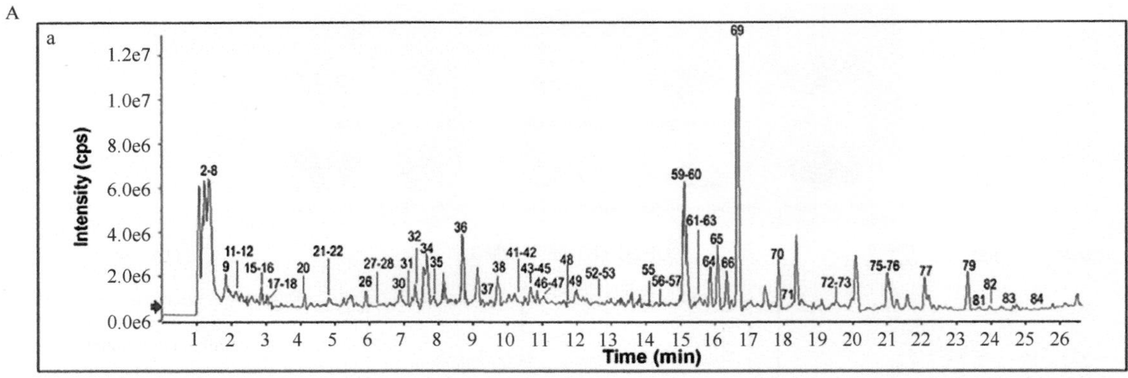
a
Intensity (cps)
Time (min)
2-8
9
11-12
15-16
17-18
20
21-22
26
27-28
30
31
32
34
35
36
37
38
41-42
43-45
46-47
48
49
52-53
55
56-57
59-60
61-63
64
65
66
69
70
71
72-73
75-76
77
79
81
82
83
84

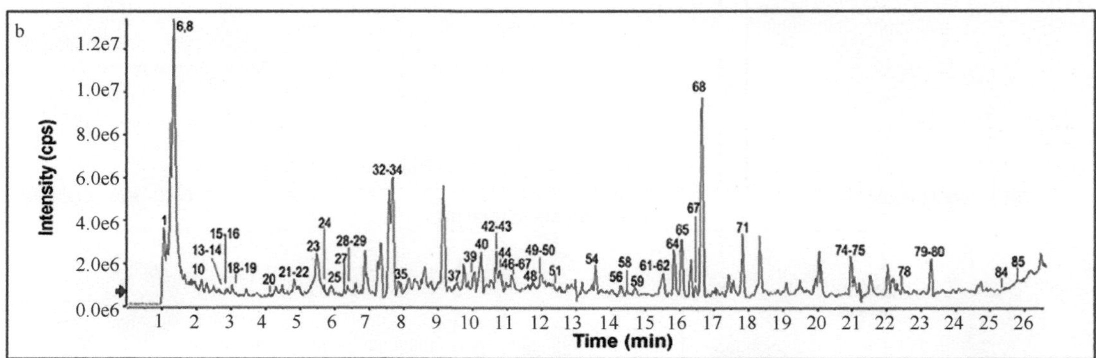
b
Intensity (cps)
Time (min)
1
6,8
10
13-14
15-16
18-19
20
21-22
23
24
25
27
28-29
32-34
35
37
39
40
42-43
44
46-67
48
49-50
51
54
56
58
59
61-62
64
65
67
68
71
74-75
78
79-80
84
85

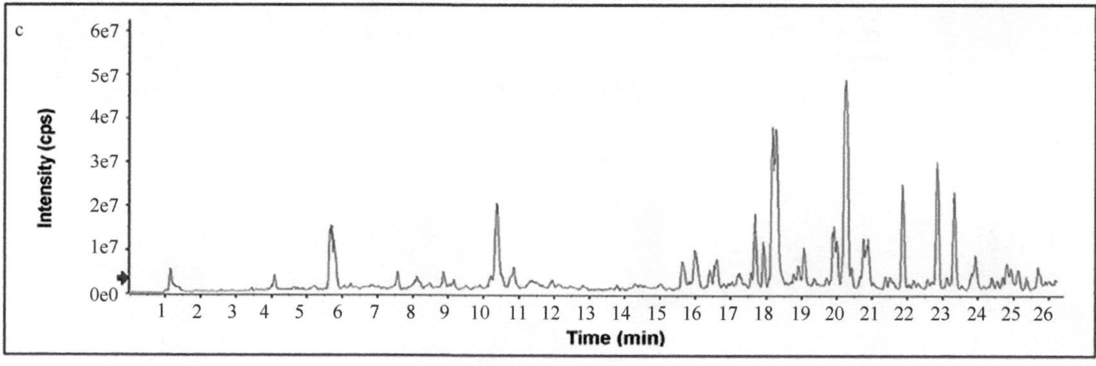
c
Intensity (cps)
Time (min)

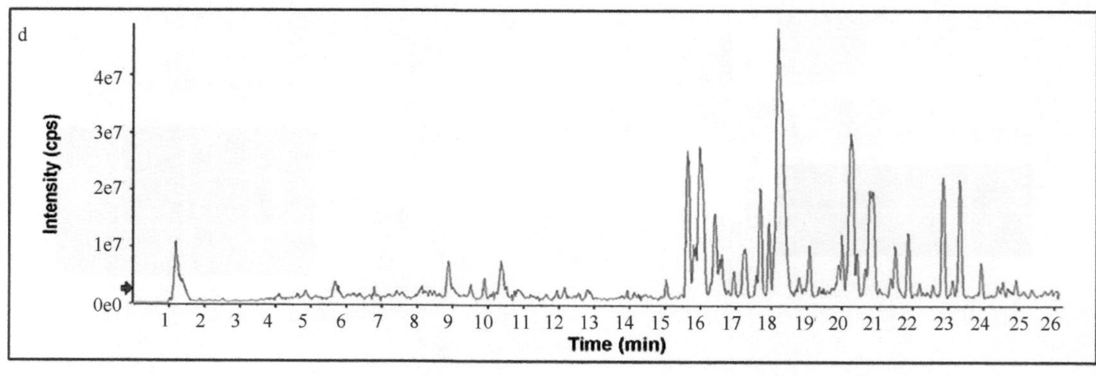
d
Intensity (cps)
Time (min)

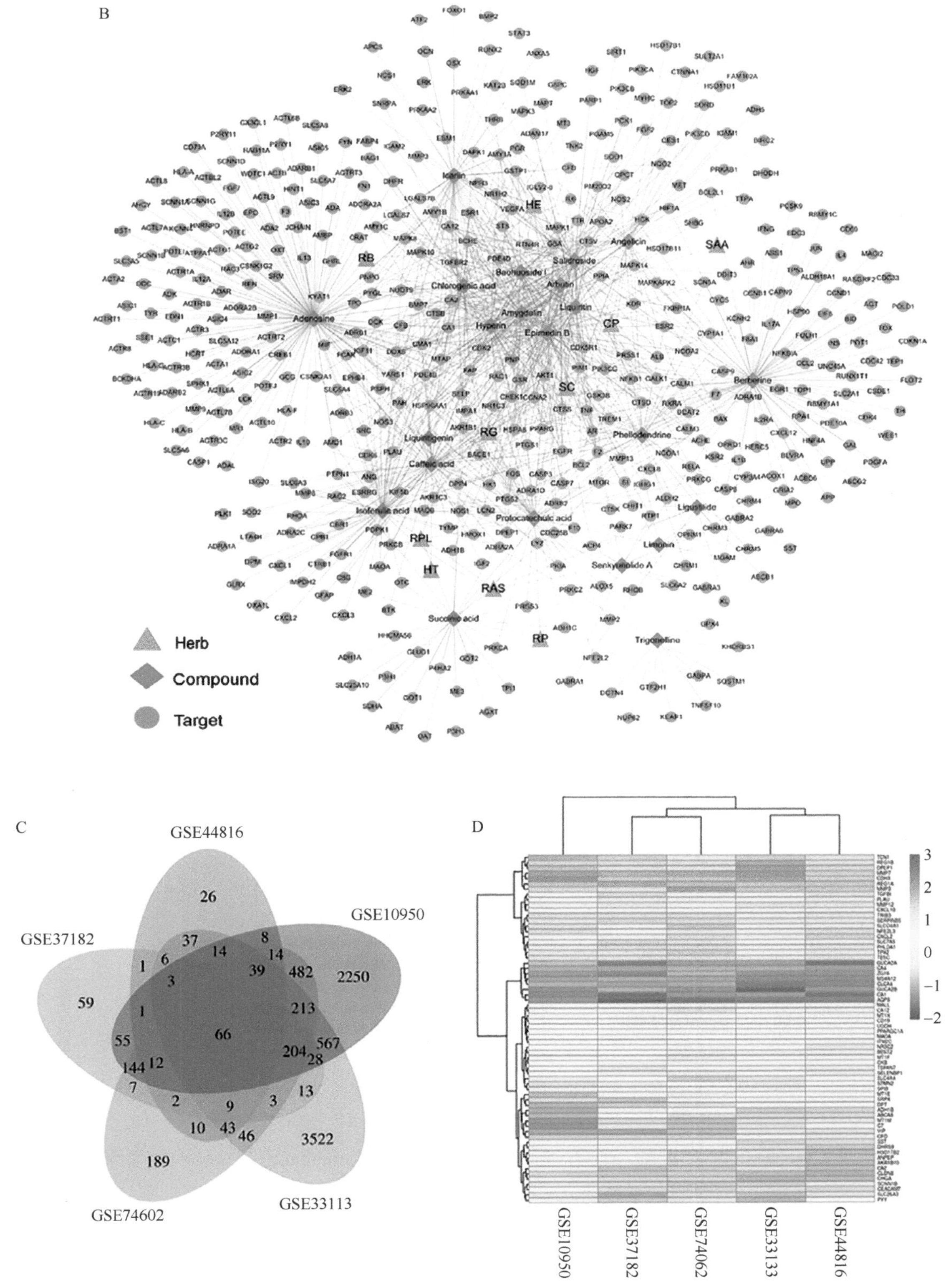

图 4-52　CQF 相关靶点和 CRC 相关靶点的收集

A. CQF 样品的总离子色谱；B. 药物-成分-靶点网络；C. 检测五个基因芯片共有的 66 个 CRC 相关靶点；D. 五个基因芯片的热图

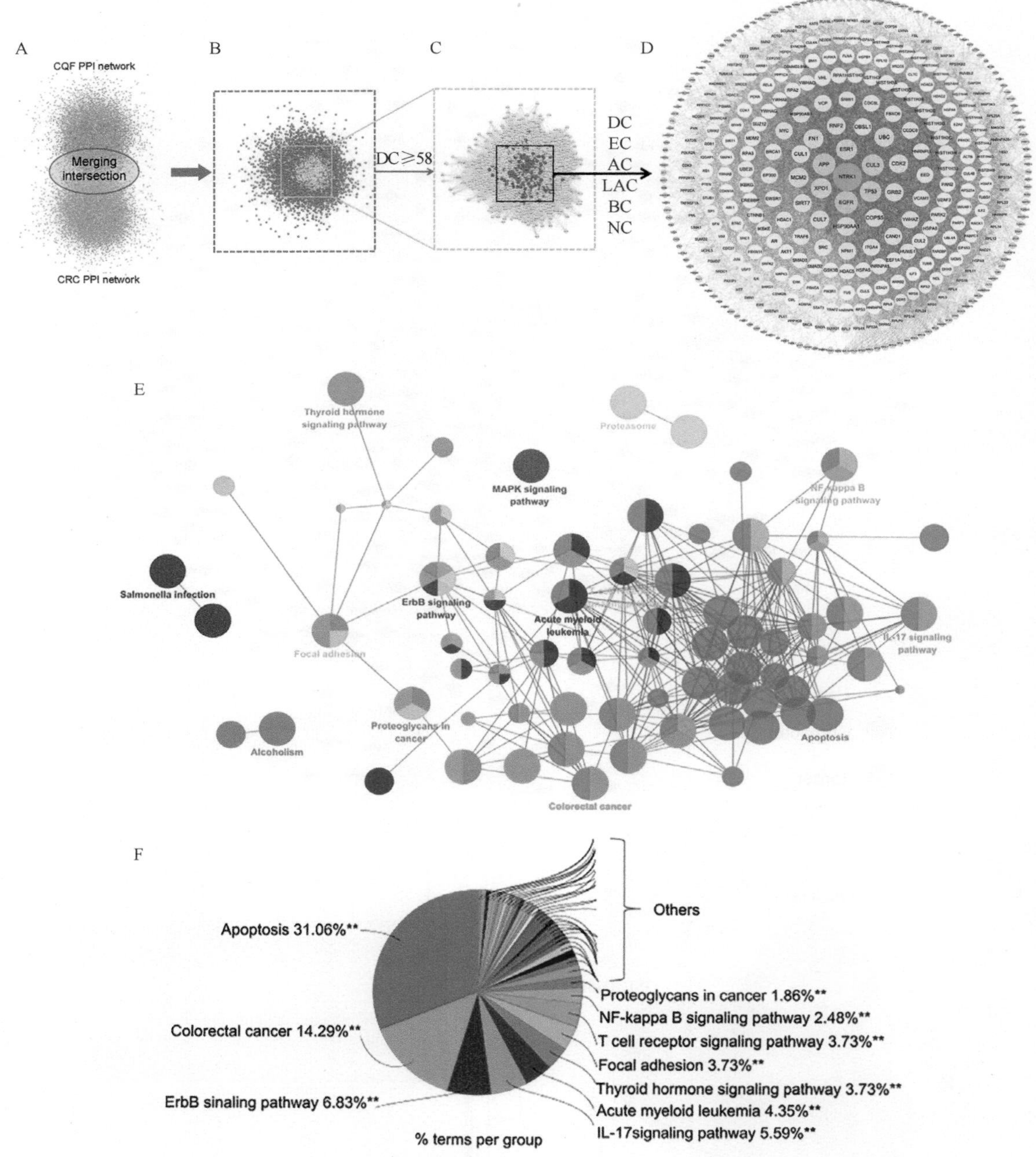

图 4-53　核心靶点识别和 ClueGo 通路分析

A～D. CQF 核心靶点 PPI 网络的构建；E、F. ClueGo 基因功能和通路分析

为验证 CQF 的抗肿瘤机制，作者通过偶氮甲烷（azoxymethane，AOM）和葡聚糖硫酸钠（dextran sodium sulfate，DSS）暴露建立 CRC 小鼠模型，发现给药 CQF 可显著抑制这些小鼠的结直肠缩短，并显著减少结直肠肿瘤的数量和体积。HE 染色结果说明 CQF 对结直肠肿瘤有抑制作用。另外，通过 TUNEL 染色分析小鼠结直肠组织样本，评估细胞凋亡水平，结果提示 CQF 促进结直肠病变细胞凋亡，从而抑制结直肠癌的发生（图 4-54）。

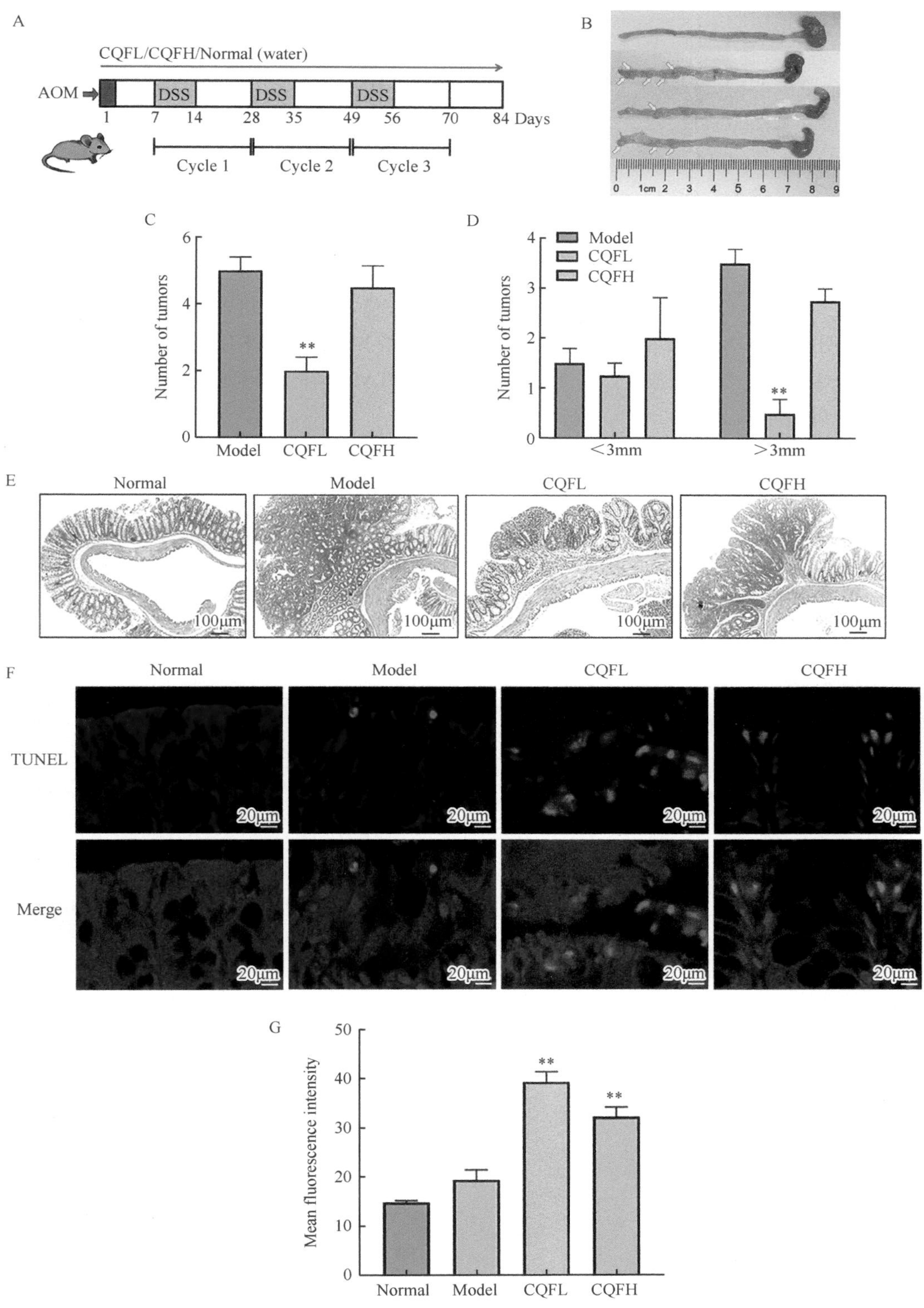

图 4-54　CQF 对 AOM/DSS 小鼠 CRC 的影响

A. AOM/DSS 模型示意图；B. 小鼠结肠组织的照片；C、D. 小鼠结肠直肠肿瘤的数量和大小；E. 结肠组织的 HE 染色；F. 结肠组织的 TUNEL 染色；G. 平均荧光强度

随后，对小鼠结肠组织进行 RNA 测序，火山图显示与 AOM/DSS 模型组相比，CQF 处理后共产生 1070 个差异表达基因，其中上调基因 203 个，下调基因 867 个。将 1070 个基因输入 IPA 软件中进行核心网络分析，富集到 4 条重要通路，分别为：IL-17、IL-6、NF-κB 和凋亡信号通路。随后提取差异表达基因中与 IL-17、IL-6 通路、凋亡、结直肠癌转移相关的基因绘制热图，结果表明 CQF 限制了与炎症、凋亡、结直肠癌转移相关的基因的转录水平。同时，将 CQF 相关靶点与差异表达基因的交集基因相互作用，构建 PPI 网络。另外，从 TCGA 数据库中收集了与 CRC 发展相关的一些关键分子的数据，结果显示 CRC 样本中 IL-17A、IL-6 和 MMP9 的 mRNA 水平明显高于正常结肠组织。综上所述，CQF 可以抑制 IL-17 信号通路的激活，抑制结直肠癌的侵袭转移（图 4-55）。

为了进一步评价 CQF 对 IL-17 信号通路的调控，作者检测了通路中关键细胞因子和蛋白表达，结果表明 CQF 抑制了 IL-17A 的升高，并阻碍了下游 NF-kB/IL-6/STAT3 信号级联的激活，抑制 MMP9 表达并促进肿瘤细胞凋亡。因此，CQF 抑制 STAT3 磷酸化可能在预防 CRC 的发展中发挥重要作用（图 4-56、4-57）。

综上所述，CQF 可以通过降低 IL-17A 和 NF-κB 的表达水平，调节炎性肿瘤微环境，进而抑制参与肿瘤血管生成和侵袭性的 IL-6/STAT3 信号通路，从而改善小鼠 CRC。该研究为中药在治疗 CRC 中的作用提供了新的见解，并为未来从中药中开发药物提供了支持。CQF 治疗 CRC 的假设机制如图 4-58 所示。

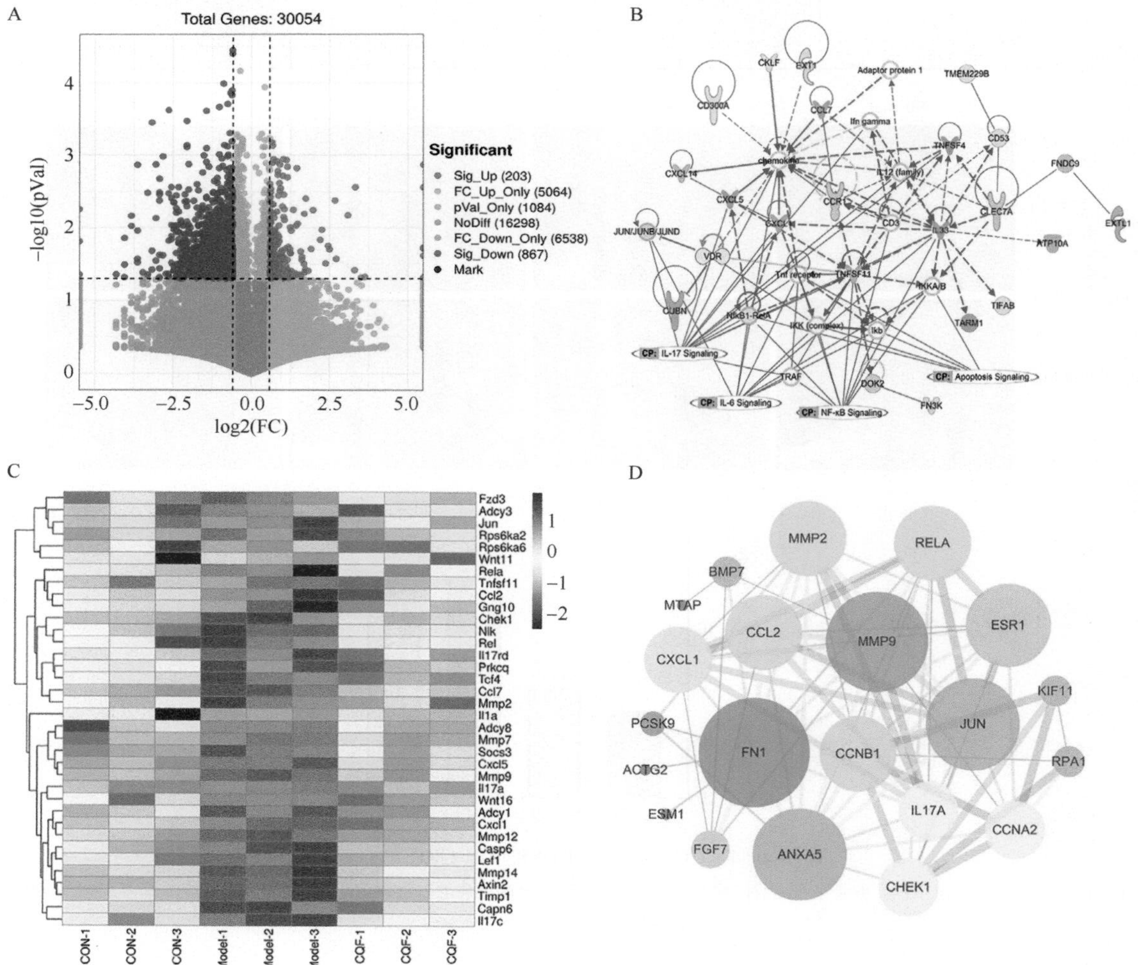

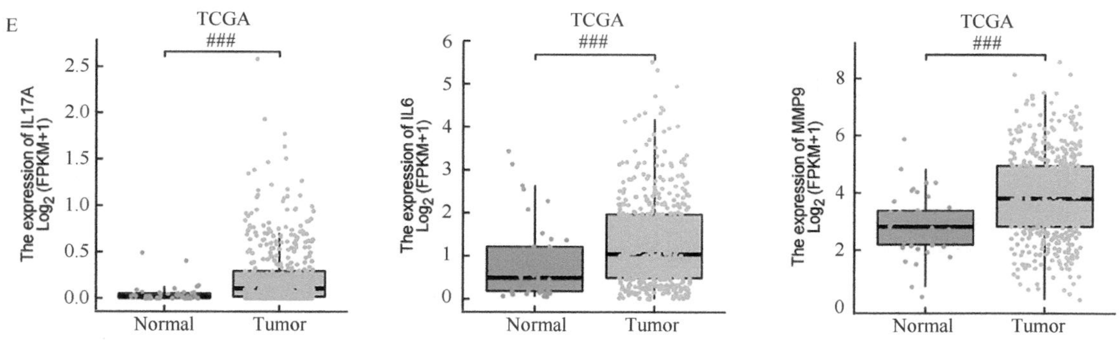

图 4-55 CQF 处理的 AOM/DSS 诱导的 CAC 小鼠的 RNA-seq 分析

A. 模型组和 CQF 组之间 DEGs 的火山图；B. DEGs 的 IPA 富集分析；C. DEGs 中具有与 IL-17、IL-6 途径、细胞凋亡和结直肠癌肿瘤转移相关功能的基因的热图；D. CQF 相关目标和 DEGs 交叉的 PPI 网络；E. TCGA 显示人类结肠癌肿瘤样本中 IL-17A、IL-6、MMP9 的转录水平

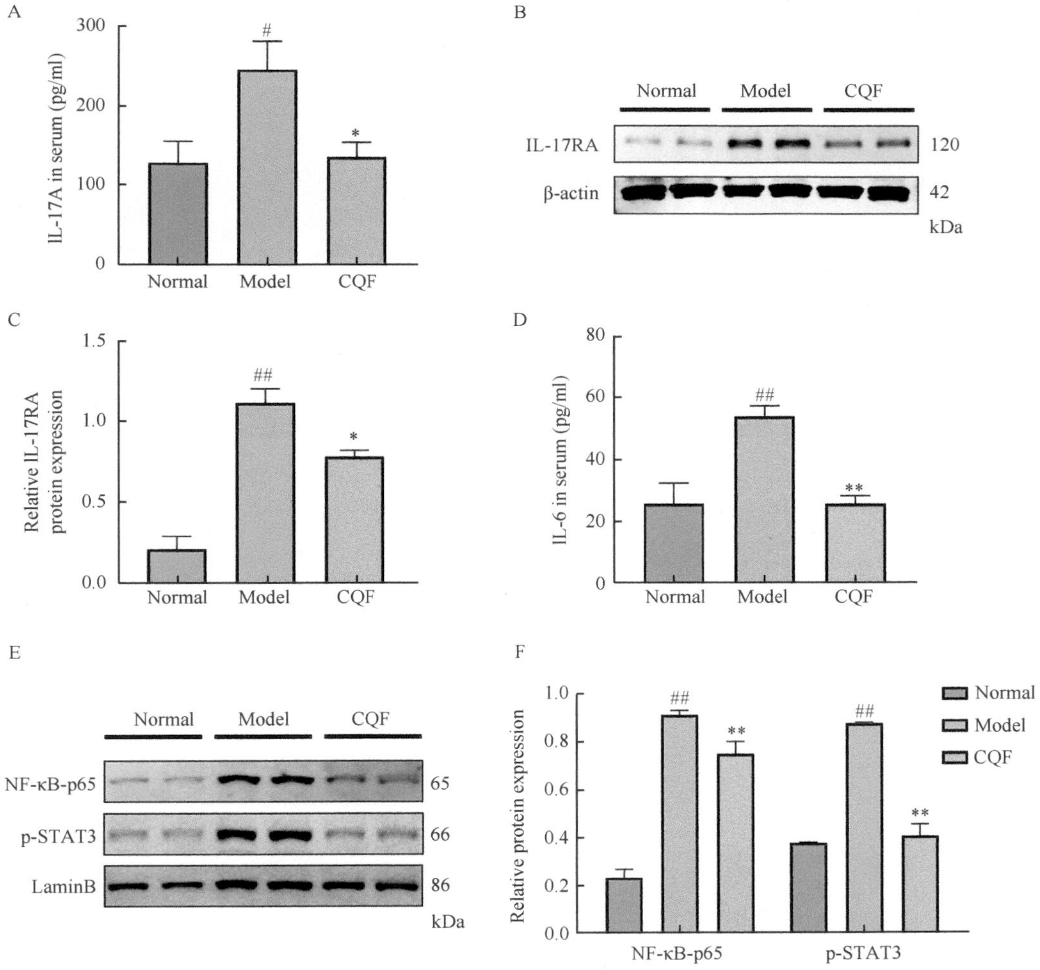

图 4-56 CQF 对 IL-17A 水平及 NF-κB/IL-6/STAT3 信号通路蛋白表达的影响

A. 血清样品中 IL-17A 的浓度；B、C. 结肠组织样本中 IL-17RA 蛋白的表达；D. 血清样品中 IL-6 浓度；E、F. 结肠组织样本中 NF-κB-p65 和 p-STAT3 蛋白的核表达

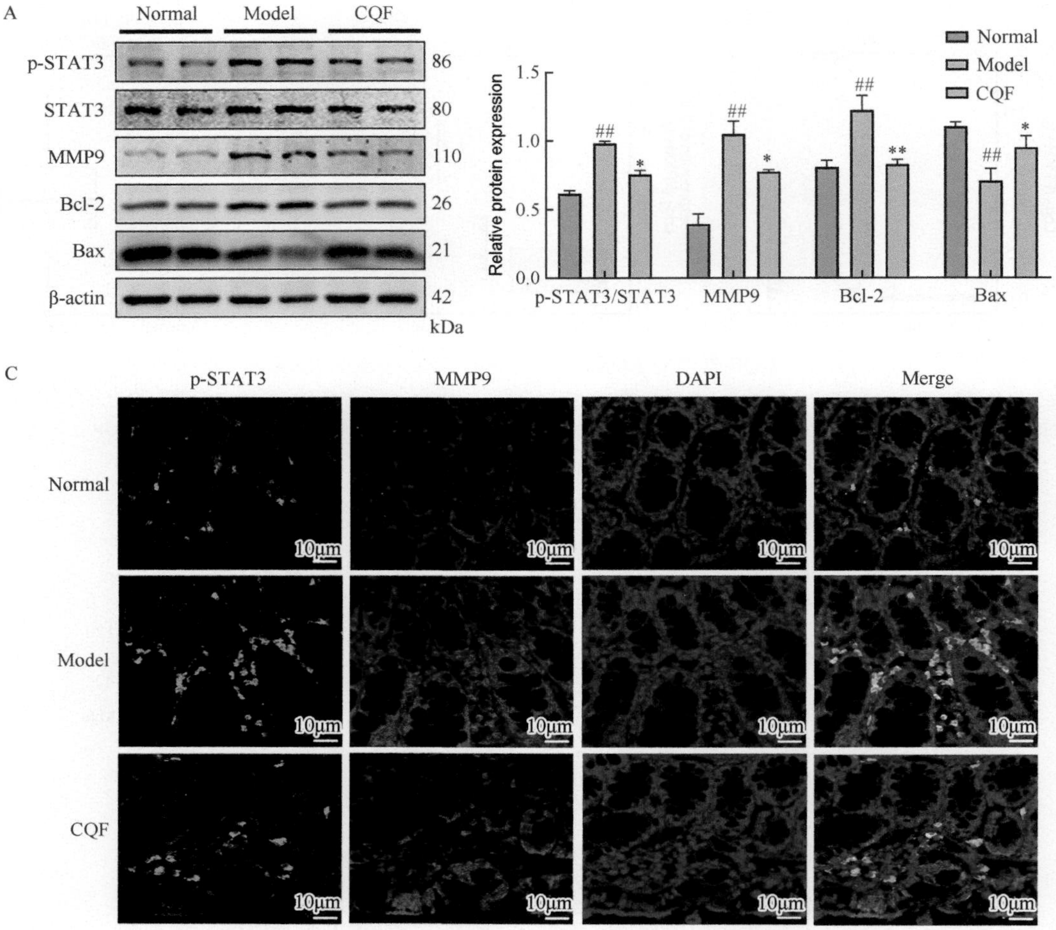

图 4-57 CQF 抑制 STAT3 的磷酸化并改变其下游蛋白的表达

A、B. MMP9、p-STAT3、STAT3、Bcl-2 和 Bax 蛋白在结肠组织中的表达；C. 结肠组织免疫荧光染色

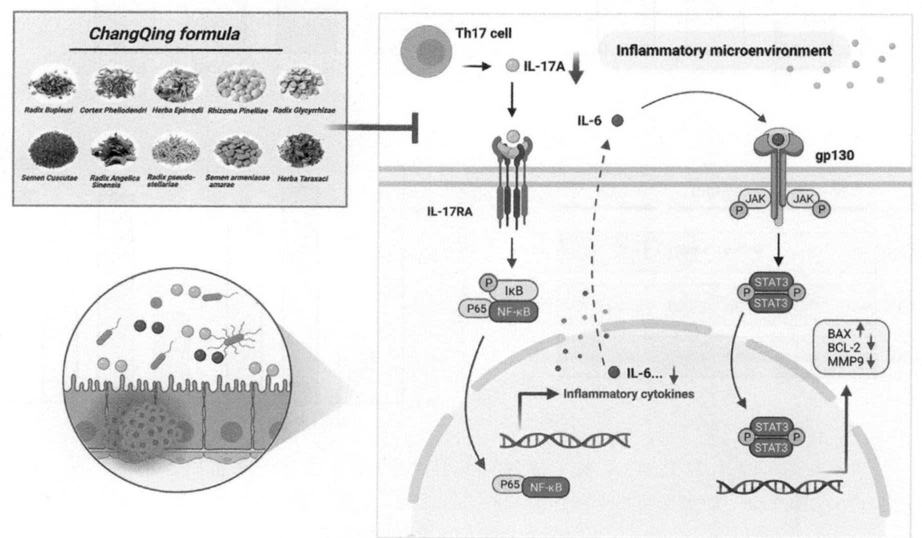

图 4-58 CQF 治疗 CRC 的假设机制

（2）网络药理学结合转录组学阐明莪术油注射液对抗脂多糖致大鼠急性肺损伤的多重抗炎机制

莪术油注射液（zdoary turmeric oil injection，ZTOI）是一种用于治疗急性肺损伤（acute lung injury，ALI）的专利中药，临床已广泛用于肺炎、肠炎等炎症性疾病的治疗。Wu Yuzhuo 等人将网络药理学与药物分析、转录组学相结合，在“成分-靶点-通路（I-T-P）”水平上揭示了 ZTOI 对脂多糖（lipopolysaccharide，LPS）诱导的大鼠 ALI 的多重抗炎机制，为中药复方的复杂机制研究提供方法学参考，为 ZTOI 的临床应用和深入研究提供理论参考。ZTOI 抗 LPS 诱导大鼠 ALI 多重抗炎机制的研究方法如图 4-59 所示。

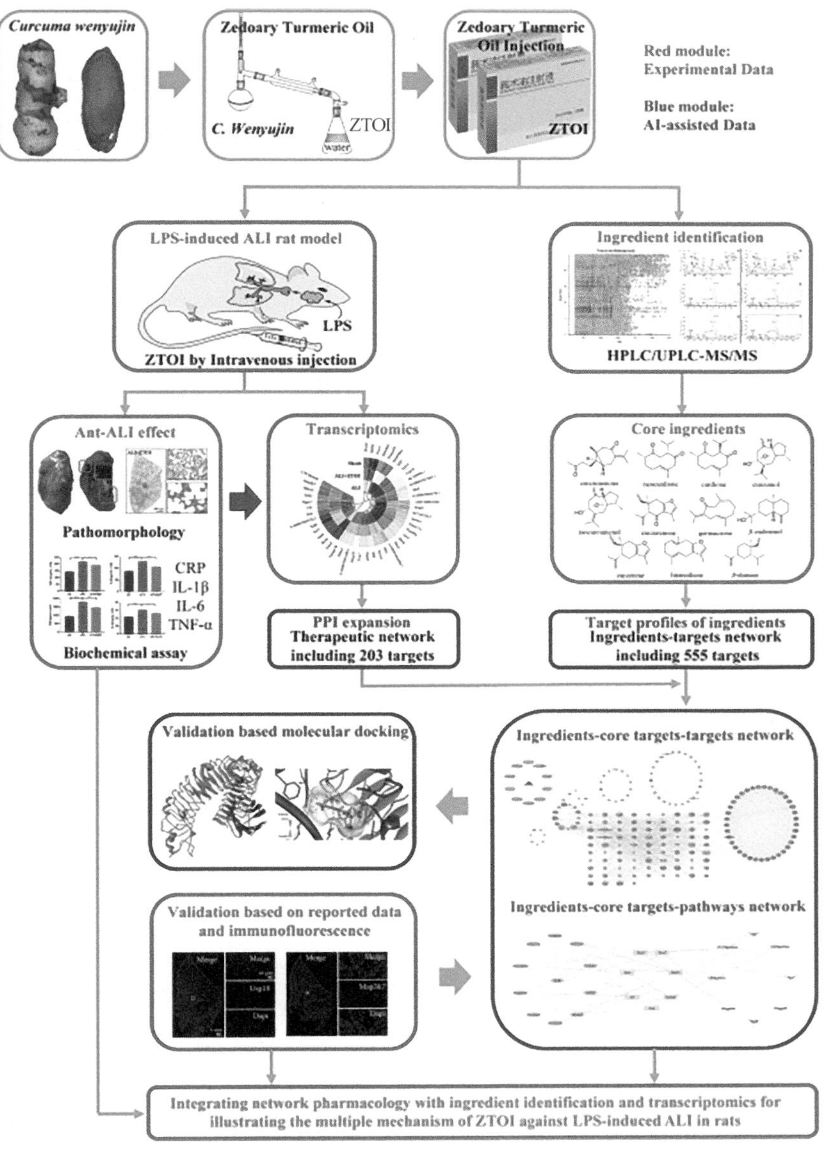

图 4-59 ZTOI 抗脂多糖诱导大鼠急性肺损伤多重抗炎机制的研究方法

采用 HPLC 指纹图谱，以四个核心化学标记为特征，对 ZTOI 进行质量控制。数据显示批间和批内的化学成分是稳定的，这表明选择的样品是具有代表性的（图 4-60）。

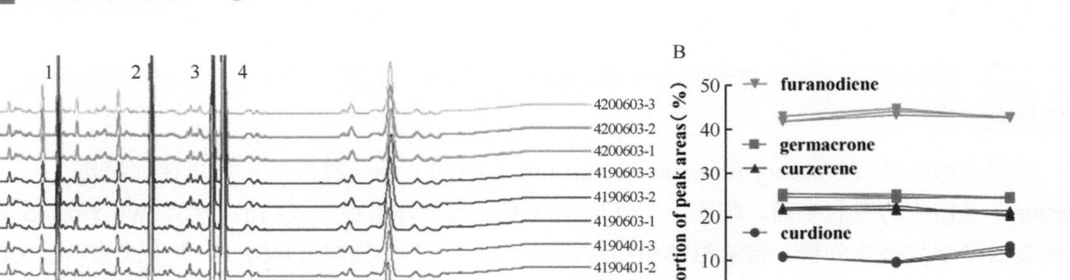

图 4-60 HPLC-DAD 指纹图谱

在二级质谱（MS^2）热图中，ZTOI 成分的 MS^2 破碎模式与倍半萜的离子特征高度相似，表明 ZTOI 成分具有高度相似的结构。作者通过对比已报道的 MS^2 数据，利用主片段离子进一步确认样品是否由上述核心成分（>1%）组成。最终确定了 11 个倍半萜类为 ZTOI 的核心成分，也被认为是 ZTOI 治疗 ALI 的核心成分（图 4-61）。

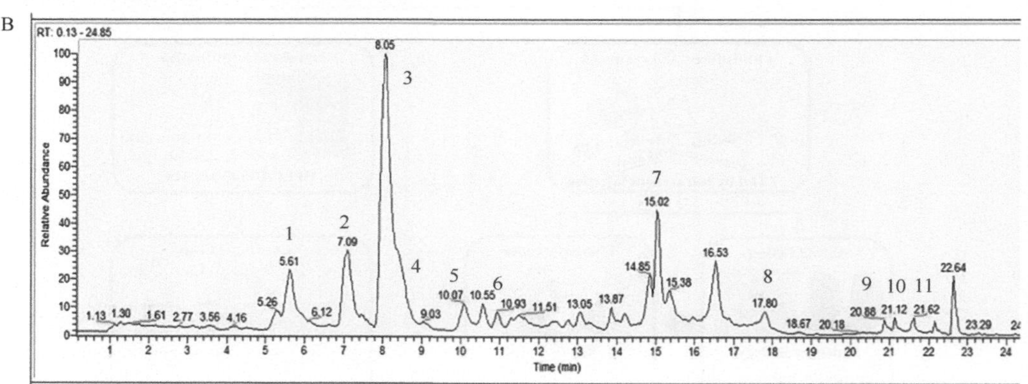

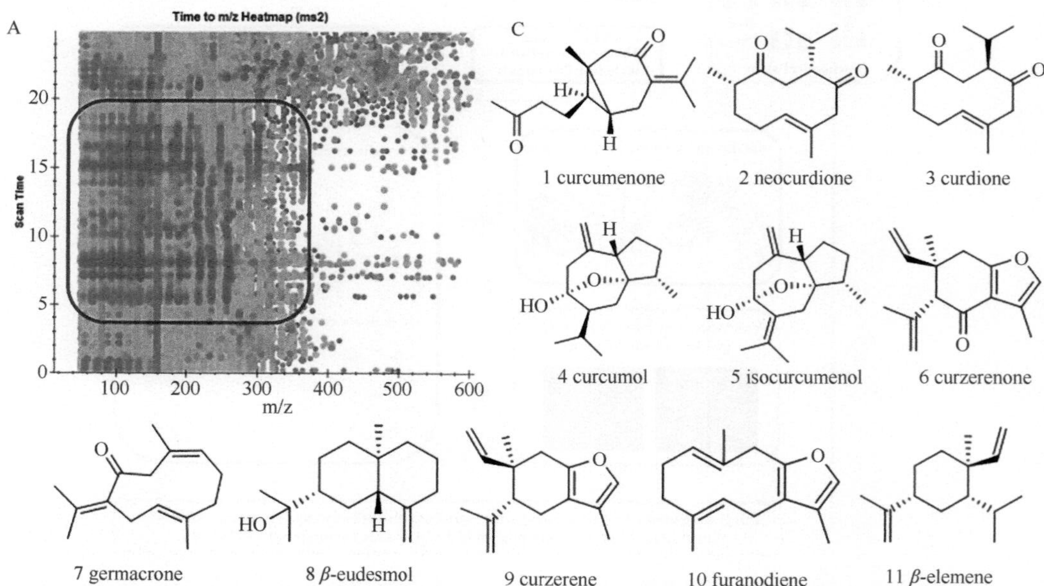

图 4-61 ZTOI 活性成分分析

A. ZTOI MS^2 热图；B. ZTOI 在正离子模式下的总离子色谱图；C. ZTOI 主要活性成分的结构

利用 HIT2.0、chEMBL、STITCH、DRUGBANK 等药物靶点数据库，收集到 7 个化合物的 20 个靶点。为了更好地研究 ZTOI 的成分靶点，根据 SwissTargetPrediction（STP）和 Super-Pred（SP）数据库分别预测了 11 种成分的 351 个和 286 个靶点。STP 和 SP 数据库预测的相同靶点有 89 个（图 4-62）。

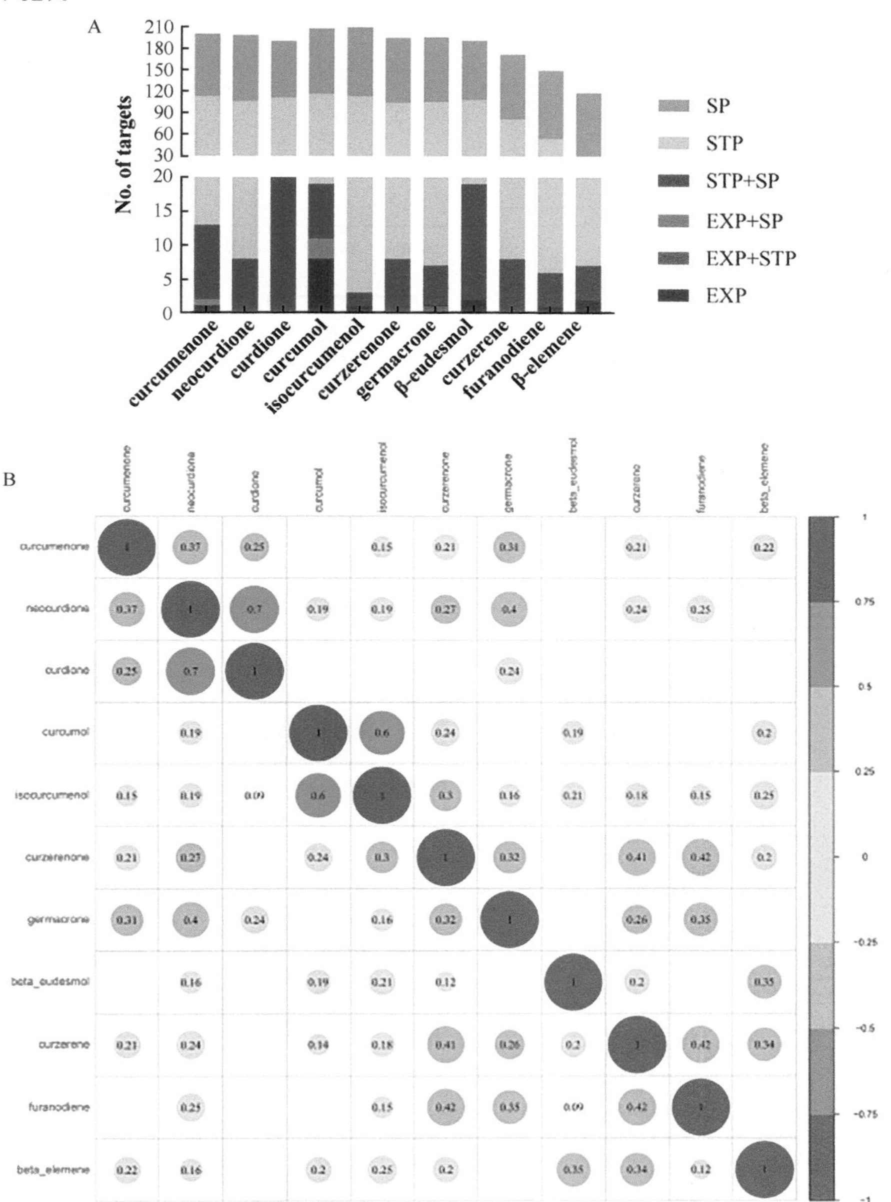

图 4-62　ZTOI 的成分靶点预测

A. 靶标分布；B. 成分的靶标相似性

为了进一步研究 ZTOI 对 ALI 模型的影响并生成转录组学样本，作者通过气管内雾化 LPS 诱导大鼠肺部炎症和损伤。雾化吸入 LPS 后，经尾静脉给予 ZTOI 治疗。结果显示，与假手术组相比，LPS 诱导大鼠的肺组织表现出严重的病理学改变，包括炎症细胞浸润、肺充血和肺实质。然而，ZTOI 对 LPS 损伤的肺组织有很好的保护作用。此外，与假手术组相比，暴露于 LPS 的肺的干湿重量比显著增加，这一现象被 ZTOI 所抑制。ELISA 检测结果显示，经 ZTOI 治疗后，血清和肺组织中 CRP、IL-1β、IL-6、TNF-α 水平的异常升高被明显逆转。证实了 ZTOI 对 ALI 的抗炎作用（图 4-63）。

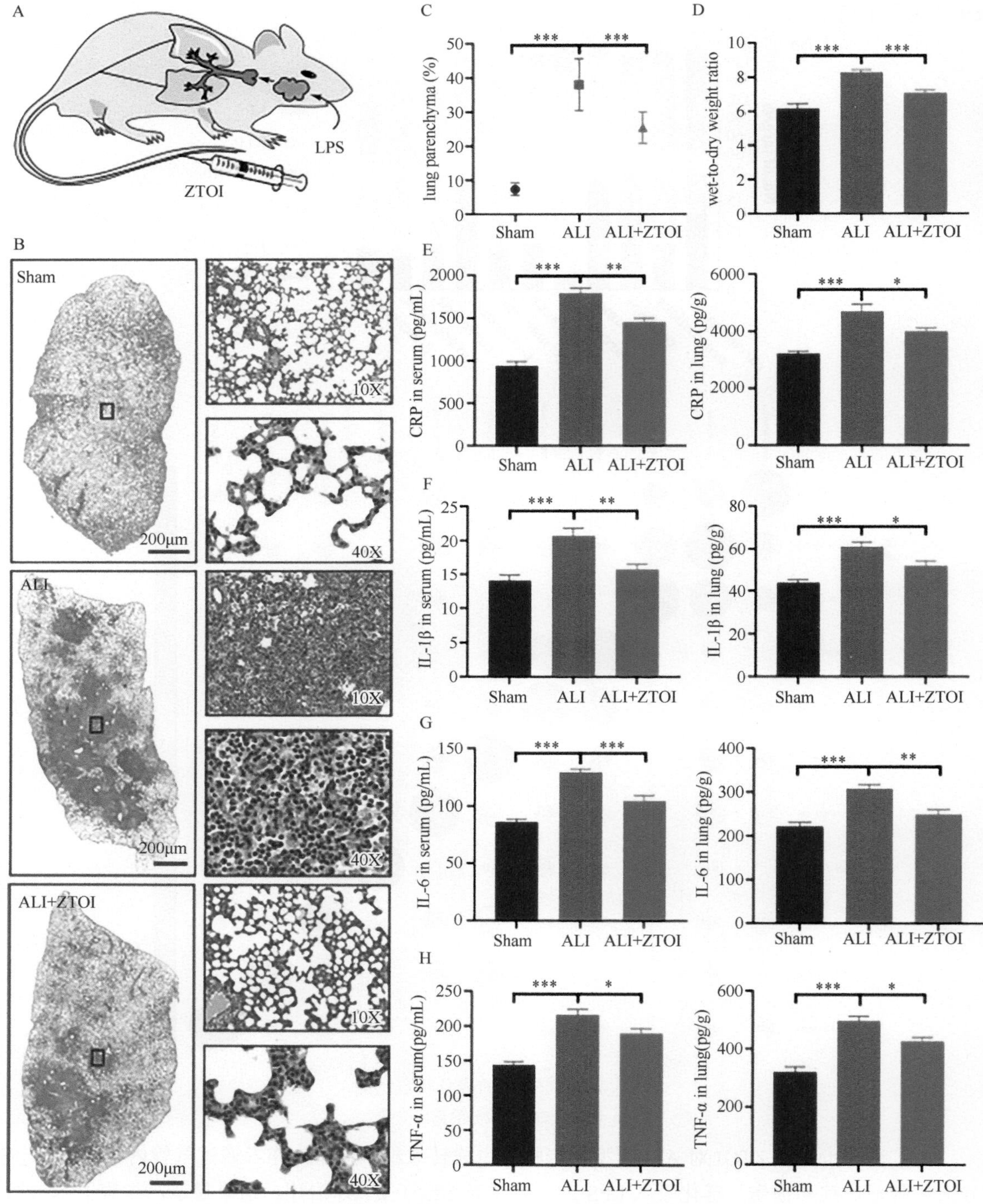

图 4-63 ZTOI 治疗 ALI 的药效学评价

A. SD 大鼠通过气管内雾化感染 LPS，治疗组（ALI+ZTOI）大鼠在施用 LPS 30min 后通过尾静脉注射 ZTOI（3.15ml/kg）；B. HE 染色的肺切片的代表性组织学图像；C. 肺实质；D. 湿重-干重比的定量评估；E～H. 血清和肺组织中 CPR、IL-1β、IL-6 和 TNF-α 的定量评估

使用转录组学，筛选出 54 个差异表达基因（differentially expressed gene，DEG），包括 9 个新基因。在 45 个报道的 DEG 中，除了 *Dusp2*、*Sdf211*、*Pycr1*、*Fmo2* 和 *Bche* 基因被视为 ZTOI 在 ALI 治疗中的治疗靶点外，在假手术组与 ALI 组和 ALI 组与 ALI+ZTOI 组之间有 40 个 DEG 显示出相反的表达模式。对这些基因的 GO 富集表明，DEG 在代谢过程、细胞过程和生物调控类别中显著富集（图 4-64）。

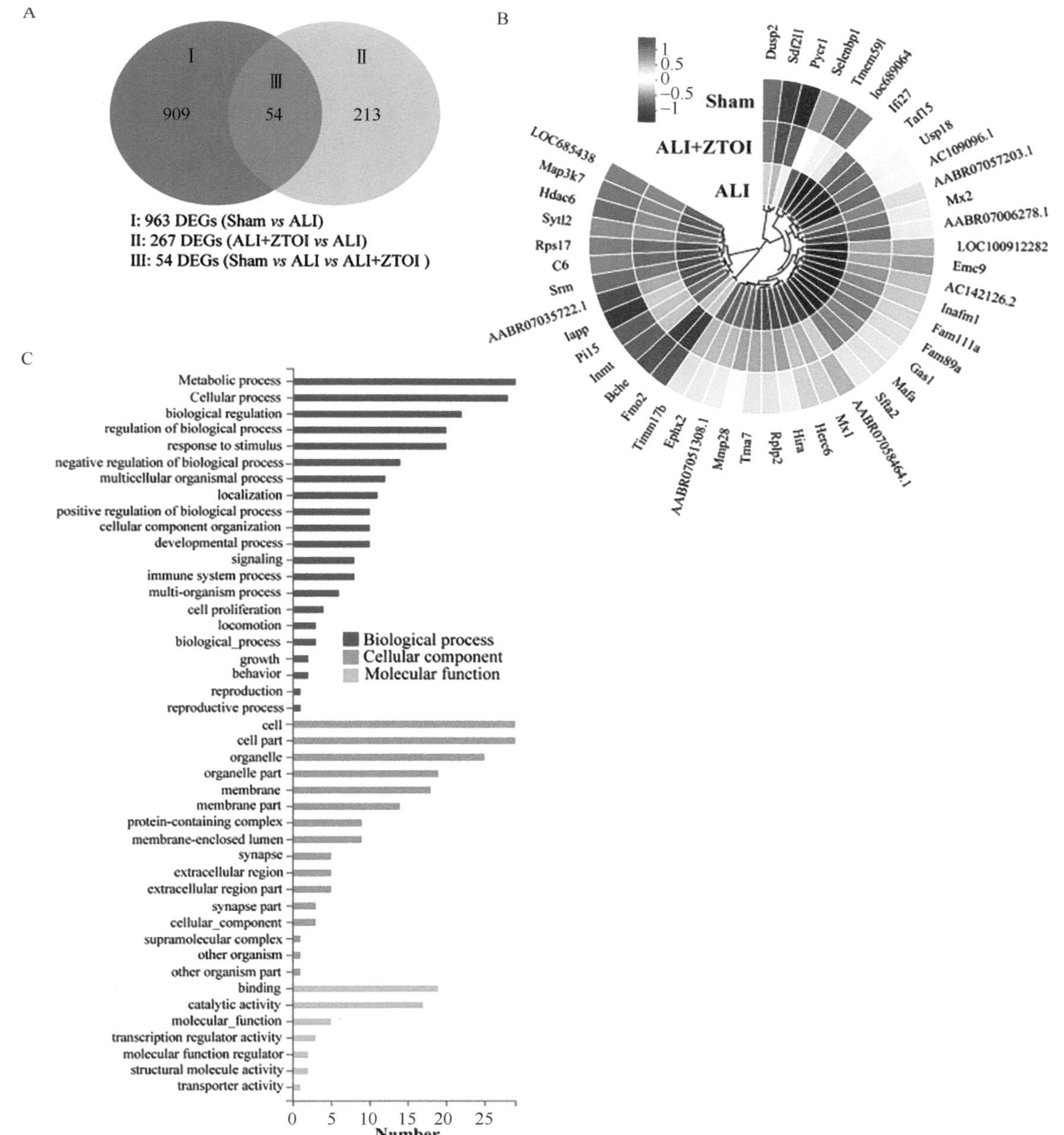

图 4-64　差异表达基因（DEGs）转录组学分析

A. 假手术组、ALI 组和 ALI+ZTOI 组之间的 DEGs 关系图；B. Ⅲ组中 DEGs 变化的圆形热图；C. Ⅲ组 DEGs 的 GO 分析

因为转录组学结果反映的是特定条件下的调控状态，而不是整个治疗网络，为了确定 ZTOI 在 LPS 诱导 ALI 治疗中的整个治疗网络，作者采用了 PPI 网络扩张法。将扩张后的 ZTOI 成分

靶点谱与 ALI 治疗靶点相交，得到 13 个核心靶点，它们也被认为是 ALI 治疗的核心成分。最后，通过构建“成分-核心靶点-潜在治疗靶点”网络，深入了解核心成分与治疗网络之间的关系（图 4-65）。

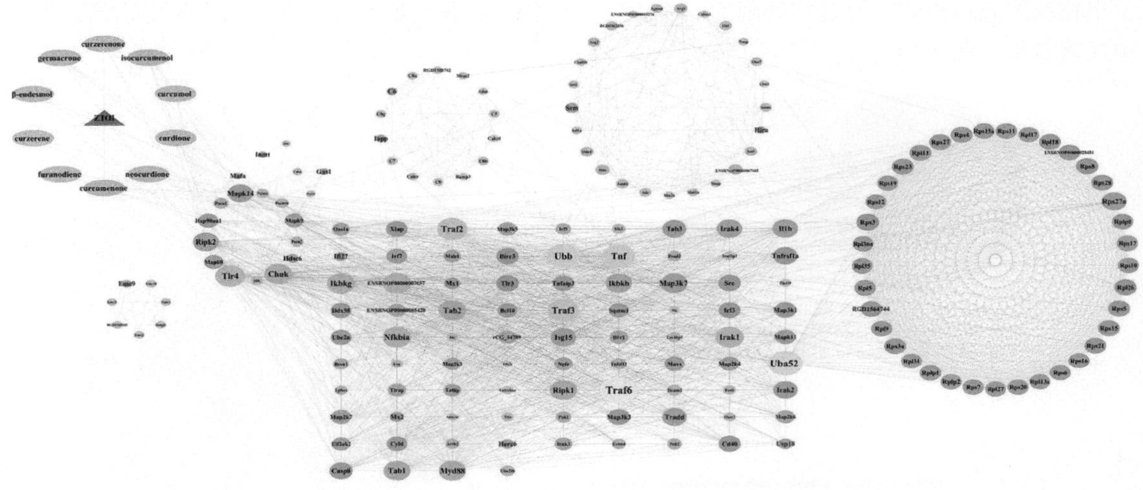

图 4-65 ZTOI“成分-核心靶点-潜在治疗靶点”网络

在对 KEGG 通路富集的基础上，共获得 31 条通路。其中 Toll 样受体、NF-κB、RIG-I 样受体、TNF、NOD 样受体、IL-17、MAPK 以及 Toll 和 Imd 信号通路可能在 ZTOI 在 ALI 治疗中的抗炎作用中发挥重要作用。根据成分与信号通路之间的 spearman 相关性结果，莪术二酮、莪术酮和莪术烯被证明显著参与了上述信号通路的调节，因此，它们被认为是 ZTOI 治疗 ALI 的主要活性成分。最后，构建 ZTOI 在 ALI 治疗中的 I-T-P 网络。上述结果提示，ZTOI 在 LPS 诱导的 ALI 治疗中发挥了多成分、多靶点、多途径的抗肺炎作用（图 4-66）。

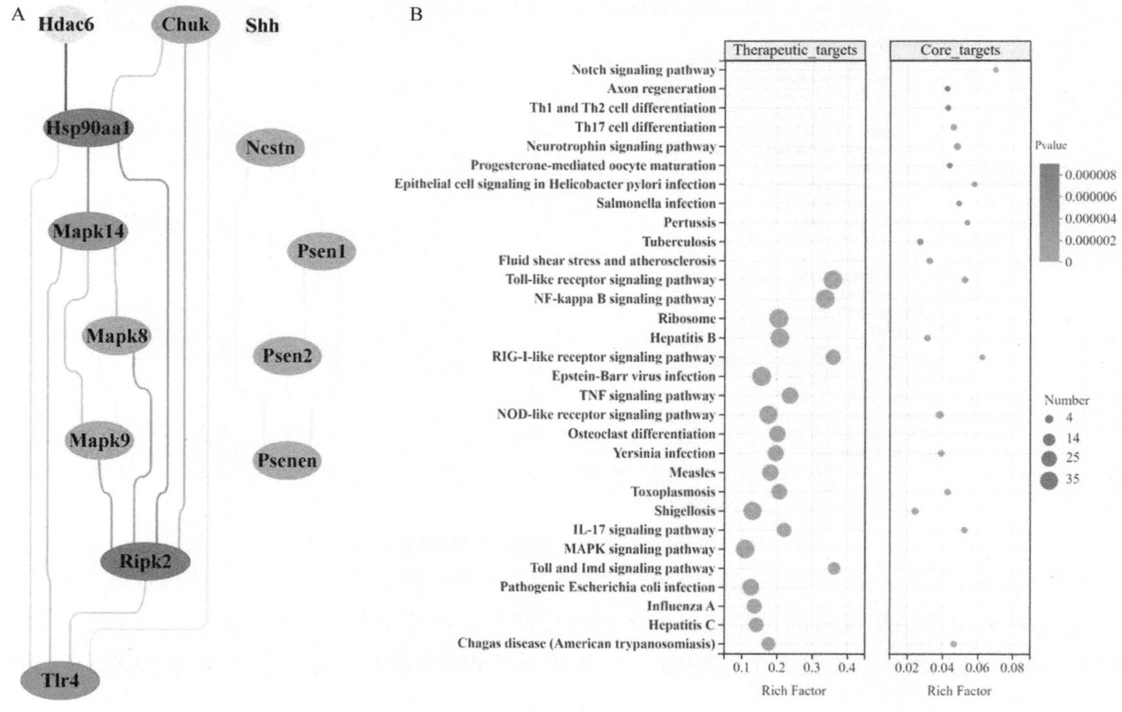

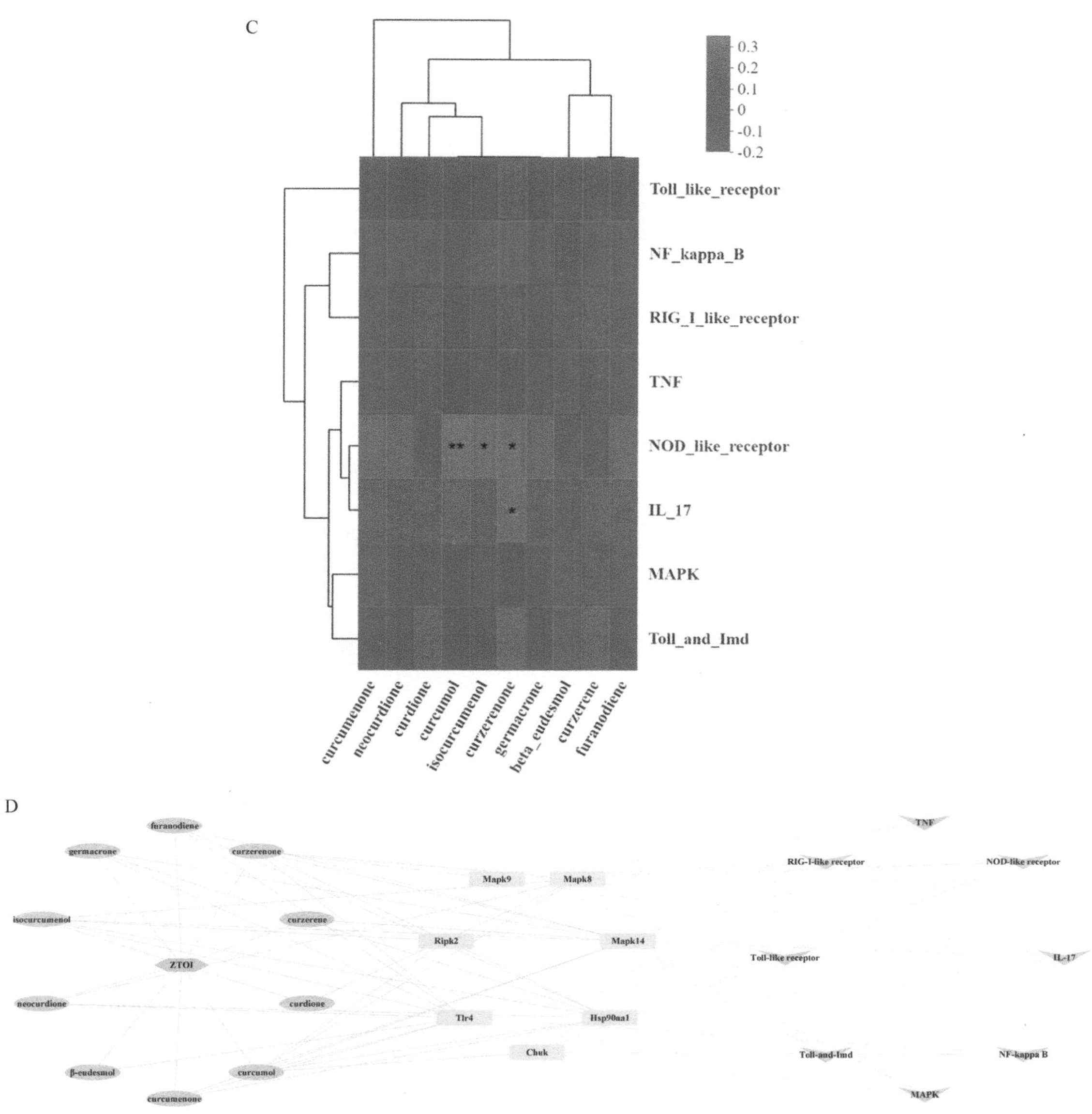

图 4-66　ZTOI 在 ALI 治疗中发挥多成分、多靶点、多途径的抗炎作用

A. 核心靶点 PPI 网络；B. KEGG 通路分析；C. 成分和通路的 spearman 相关性热图；D. ZTOI 在 ALI 治疗中的成分靶点通路（I-T-P）网络

为了验证 ZTOI 核心成分与靶点之间的相互作用，验证 NP 预测结果的准确性，作者对所有核心成分与靶点进行了分子对接模拟。由于 Usp18 可以通过靶向 Map3k7（也称为 Tak1）负向调节和抑制 LPS 诱导的炎症。前述转录组学数据表明，DEGs Usp18 和 Map3k7 在 sham vs ALI 组和 ALI vs ALI+ZTOI 组之间呈现相反的表达模式。免疫荧光染色还显示，假手术大鼠肺组织中 Usp18 的表达明显高于 ALI 大鼠，但经 ZTOI 处理后，Usp18 的表达被逆转。相反，Map3k7 在 ALI 大鼠肺组织中的表达升高，但经 ZTOI 处理后表达降低。因此，ZTOI 可能通过影响 Usp18 和 map3k7 调节的下游信号通路，如 MAPK 和 NF-κB，在 ALI 中发挥显著的抗炎作用（图 4-67）。

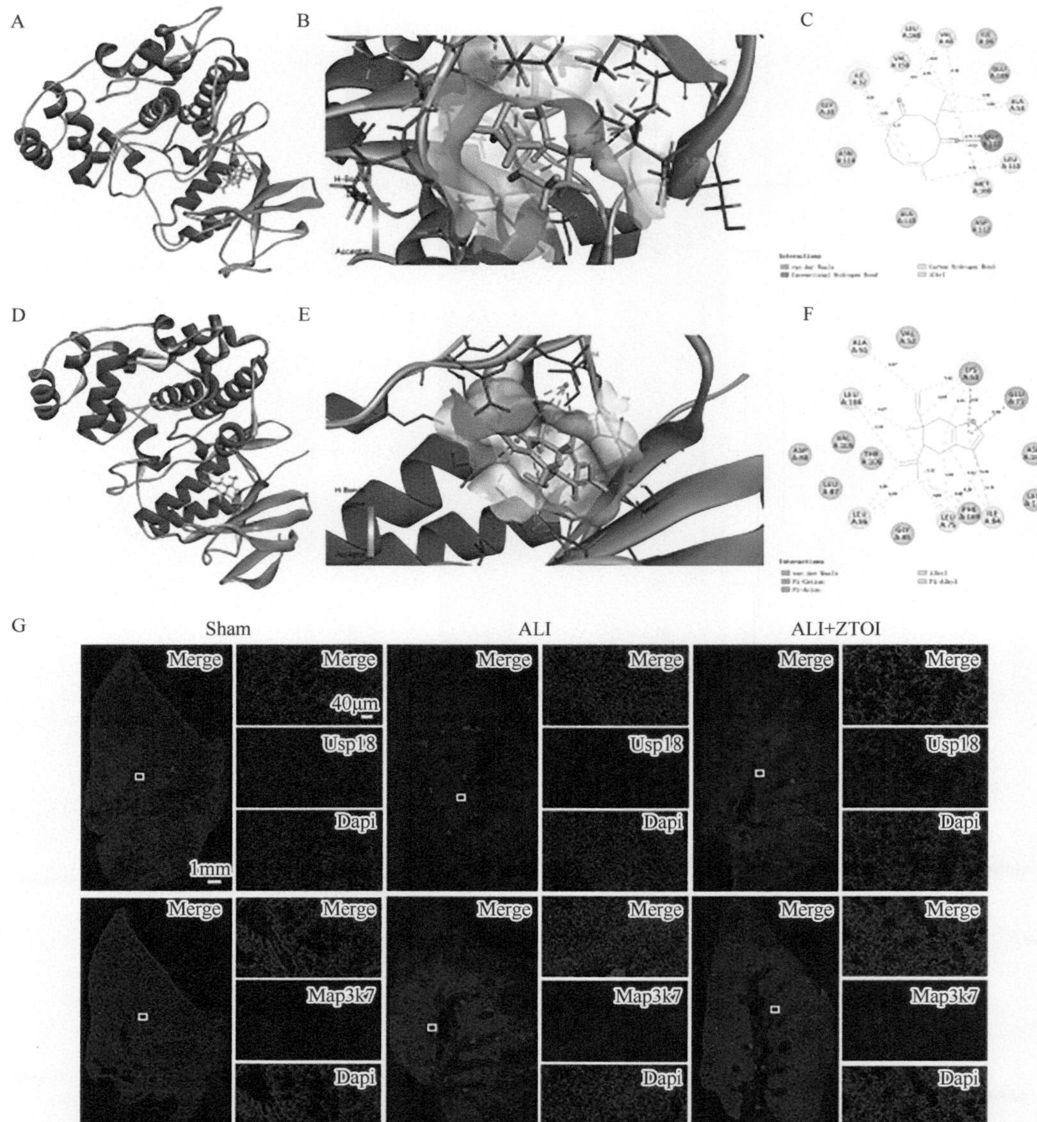

图 4-67 分子对接模拟与肺组织免疫荧光染色分析

A～C. curdione 与氢键受体表面的预测相互作用的特写视图、curdione（以黄色显示）与 Mapk8 的 2D 相互作用视图；D～F. curzerene 与氢键受体表面的预测相互作用的特写视图、curzerene（以黄色显示）与 Mapk14 的 2D 相互作用视图；G. 肺组织中 Usp18（红色，上图）或 Map3k7（红色，下图）染色的代表性免疫荧光图像

4.2.4 中药网络药理学结合蛋白质组学研究

（1）网络药理学和蛋白质组学综合分析确定脱敏止嚏汤治疗过敏性鼻炎的关键靶点

脱敏止嚏汤（tuomin-zhiti decoction，TZD）是一种由 11 味不同中药组成的复方，对过敏性鼻炎（allergic rhinitis，AR）有显著作用，但其潜在机制尚不清楚。Cheng Jinjun 等将网络药理学与蛋白质组学相结合，探讨 TZD 抗 AR 的作用及其潜在机制。流程图如图 4-68 所示。

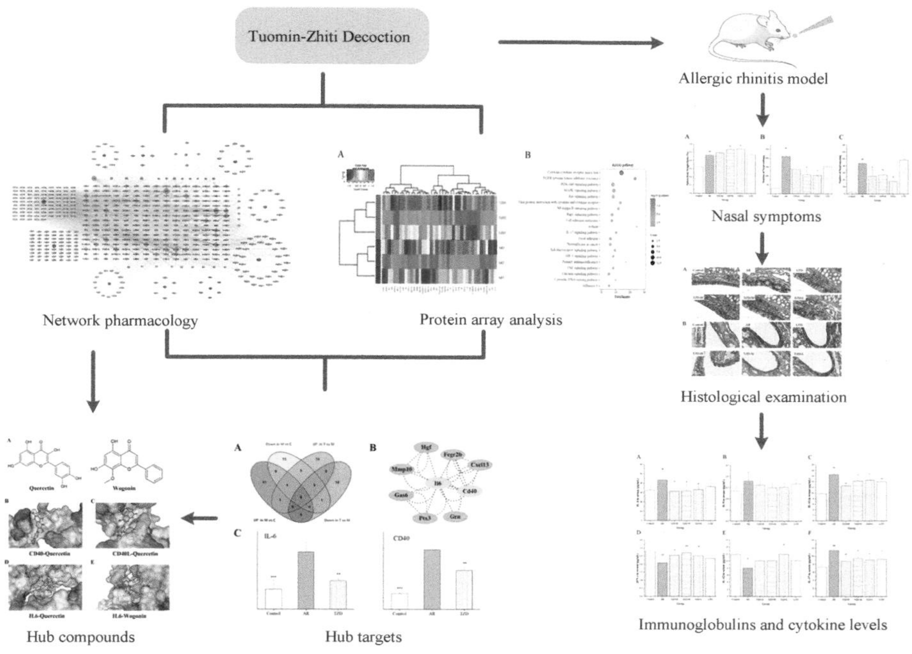

图 4-68 实验流程图

首先通过 TCMSP 和 HERB 数据库收集 11 种中药的活性化合物，经过 OB≥30%，DL≥0.18 的条件筛选后，得到 280 个成分。同时，从 TCMSP 数据库中获得了 240 个 TZD 靶点。为了反映出 TZD 化合物与其潜在靶标之间的相互作用，构建了成分-靶点网络，该网络为进一步研究 TZD 的药理机制提供了条件。另外，使用 OMIM、DisGeNET、GeneCards 和 DRUGBANK 数据库得到 AR 相关靶点。将 AR 相关靶点与活性化合物相关靶点进行整合，得到 74 个重叠靶点，它们可能是 TZD 治疗 AR 的潜在作用靶点，并通过 CytoHubba 筛选核心靶点。最后通过 clusterProfiler R 包进行 GO 生物学过程以及 KEGG 相关通路富集（图 4-69）。

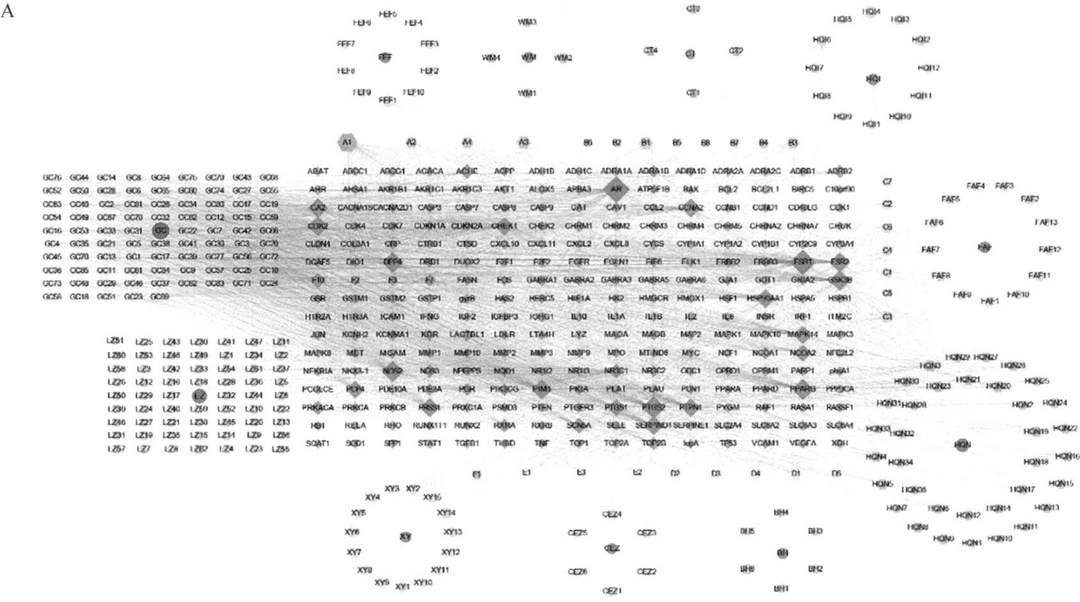

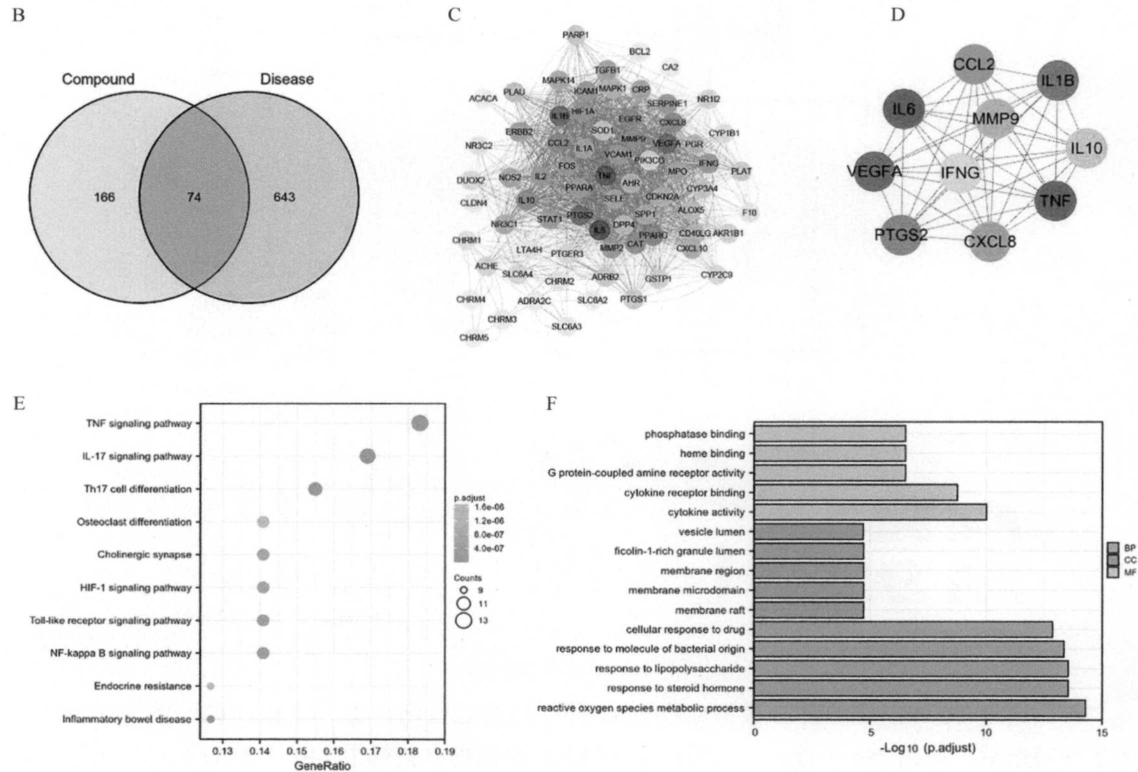

图 4-69 网络药理学分析

A. TZD 的成分-靶点（C-T）网络；B. 维恩图显示了 AR 相关靶点和活性化合物相关靶点之间的 74 个共有靶点；C. 74 个共有靶点的蛋白质-蛋白质相互作用（PPI）网络；D. 关键靶点的 PPI；E. KEGG 通路分析；F. GO 分析

通过 OVA 刺激诱导小鼠产生摩擦和打喷嚏症状，构建小鼠鼻炎模型。与 AR 组相比，TZD 治疗能够明显降低小鼠摩擦和打喷嚏的频率，提示 TZD 能够改善 AR 症状（图 4-70）。

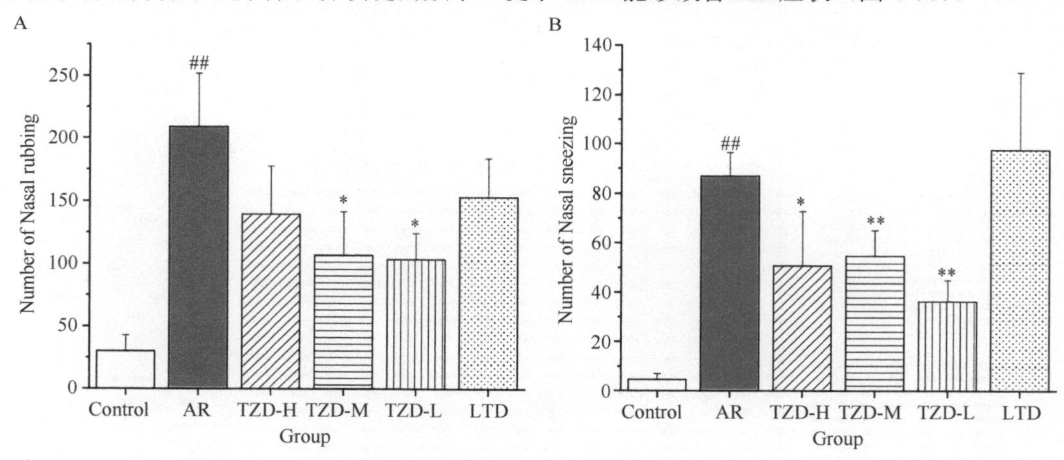

图 4-70 ZD 对 OVA 诱导的 AR 小鼠模型鼻部症状的影响

OVA 激发后 10 分钟内发生的（A）总摩擦次数和（B）打喷嚏次数

采用 HE 染色观察鼻黏膜组织学特征，AR 组黏膜中，炎性细胞大量浸润，滤泡增大，而 TZD 组鼻腔水肿和炎性细胞明显减少。同时采用甲苯胺蓝染色法检测肥大细胞，观察到 TZD 组浅鼻上皮肥大细胞减少（图 4-71）。

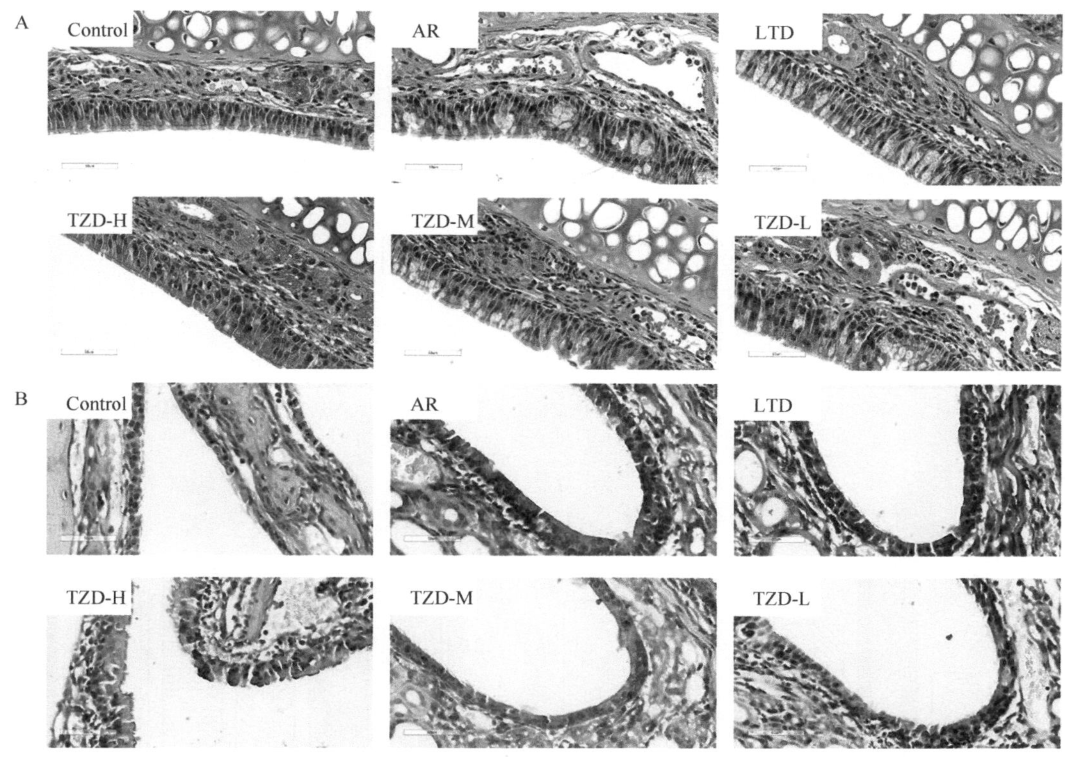

图 4-71 TZD 对 OVA 致敏小鼠鼻黏膜组织学变化的影响

A.HE 染色（400×）后，用显微镜观察鼻黏膜的组织学变化；B. 甲苯胺蓝染色（400×）后鼻黏膜肥大细胞浸润

收取血清样本，使用 ELISA 试剂盒检测组胺和抗 OVA 特异性 IgE 水平来评估 TZD 的作用。与对照组相比，AR 组中组胺和 IgE 水平显著上升，而 TZD 组给药后能够有效地降低组胺和 IgE 水平。结果表明，抑制 IgE 和组胺的释放与 TZD 的抗过敏作用有关（图 4-72）。

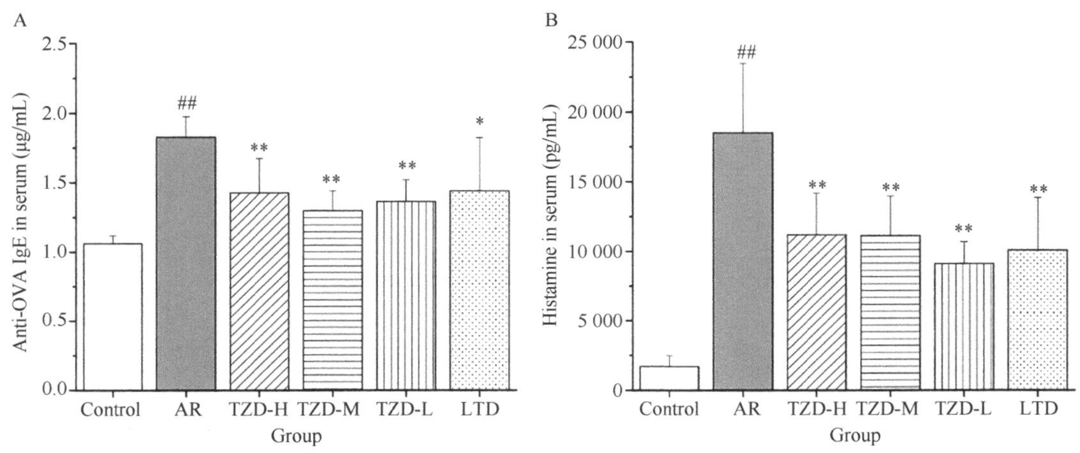

图 4-72 TZD 调节血清抗 OVA 特异性抗体的水平并减少肥大细胞组胺的释放

A. TZD 处理的小鼠下调抗 OVA 特异性 IgE 的水平；B. 血清中的组胺水平检测

测定血清中 Th1（IL-12、IFN-γ）、Th2（IL-4、IL-5、IL-13）和 Th17（IL-17）细胞因子的含量，研究 TZD 对 T 辅助细胞应答的影响。结果表明，TZD 可以通过增强 Th1 反应和抑制 Th2 和 Th17 反应来调节 Th1/Th2/Th17 反应的平衡（图 4-73）。

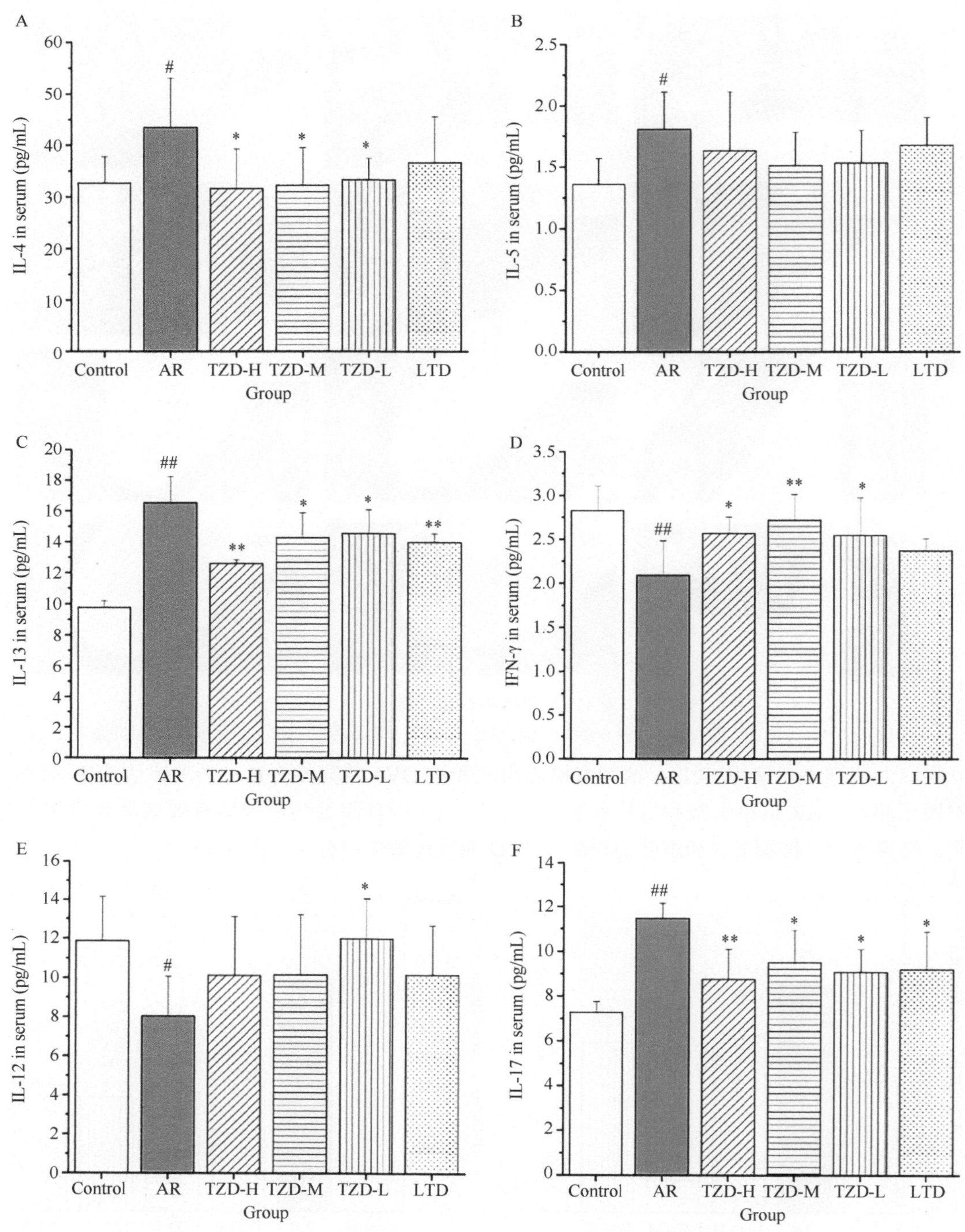

图 4-73 TZD 对 Th1/Th2/Th17 相关细胞因子平衡的影响

接下来进行 TZD 机制与蛋白质组学分析。收集鼻组织，匀浆离心收集上清，设置对照组、AR 组和 TDZ 组作为蛋白质阵列，用 GSM-CAA-4000 试剂盒检测相关蛋白。为了发现鼻黏膜中的差异表达蛋白，作者选择变化差异为 1.2 倍且 $p<0.05$ 作为筛选条件，在 AR 模型组和 TZD 组之间发现 41 个差异蛋白，然后对它们进行 GO 与 KEGG 分析（图 4-74）。

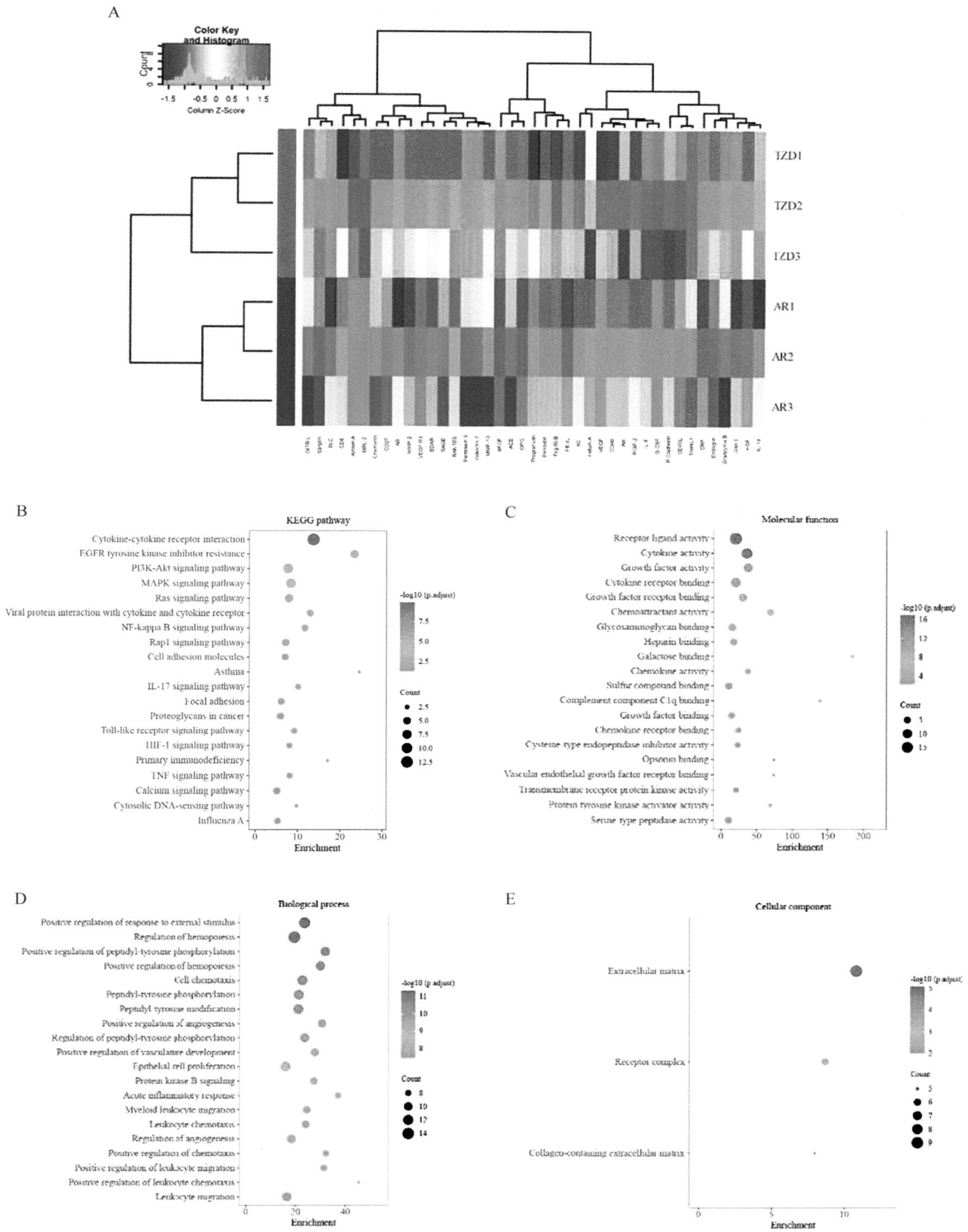

A

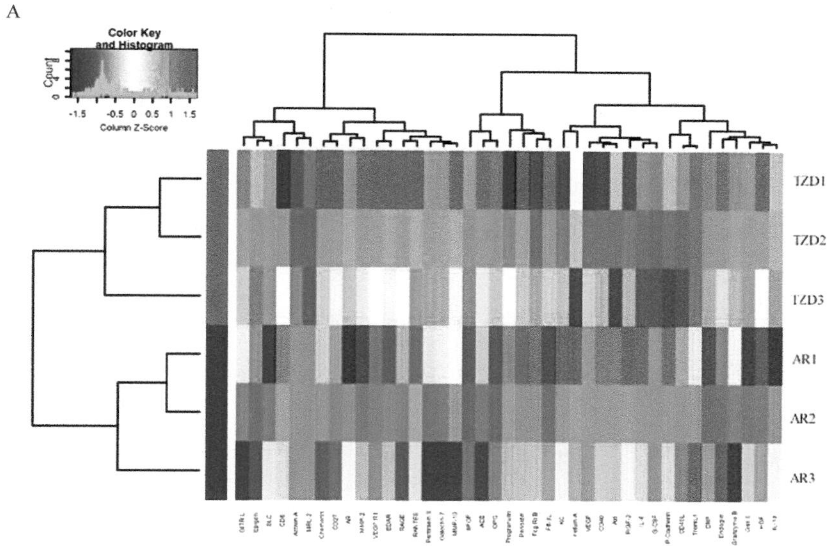

图 4-74　蛋白质组学分析

A. TZD 组和 AR 组差异表达蛋白的聚类分析，TZD 处理后差异表达蛋白的 KEGG 和 GO 分析；B. KEGG 通路；C. 分子功能；D. 生物过程；E. 细胞组分

蛋白质组学结果显示 AR 和 TZD 组之间有 41 个差异蛋白质，对照组与 AR 组之间有 71 个差异蛋白质，取其交集，得到 11 个蛋白质，其中 6 个蛋白质在 AR 组中表达降低、在 TZD 组中表达升高，5 个蛋白质在 AR 组中表达升高、在 TZD 组中表达降低。对这些蛋白质进行 PPI 相互作用并筛选关键蛋白质，由于筛选得到的 IL-6 和 CD40 也存在于前面的网络药理学分析结果中，因此对其蛋白质表达水平进行实验验证（图 4-75）。

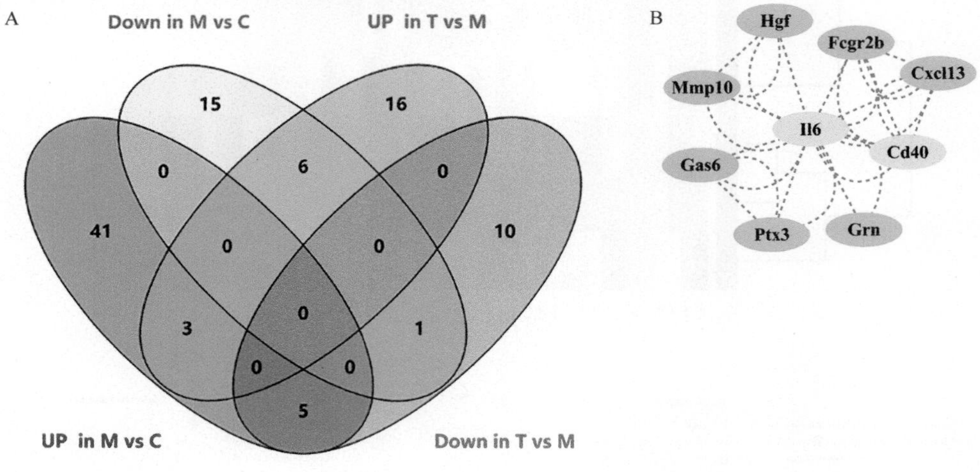

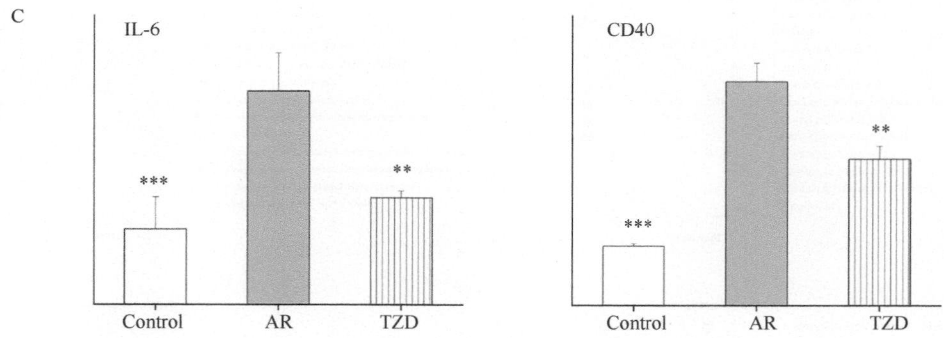

图 4-75　筛选关键差异表达蛋白质（DEPs）

A. 维恩（Venn）图显示了 DEP 在模型和 TZD 组以及模型和对照组之间的分布（C 表示对照组，M 表示模型 AR 组，T 表示 TZD 组）；B. DEGs 和两种关键蛋白质的 PPI 网络通过 MCODE 和 MCC 评分获得，该评分由黄色表示；C. IL-6 和 CD40 的蛋白质水平

通过网络药理学和蛋白质组学的综合分析，选择对 TZD 贡献最大的槲皮素、黄芩素与 CD40L、IL6 进行分子对接确认。通过氢键及其结合位点分析，槲皮素和黄芩素与关键靶点结合较强，可能为 TZD 治疗 AR 的潜在活性成分（图 4-76）。

A

Quercetin

Wogonin

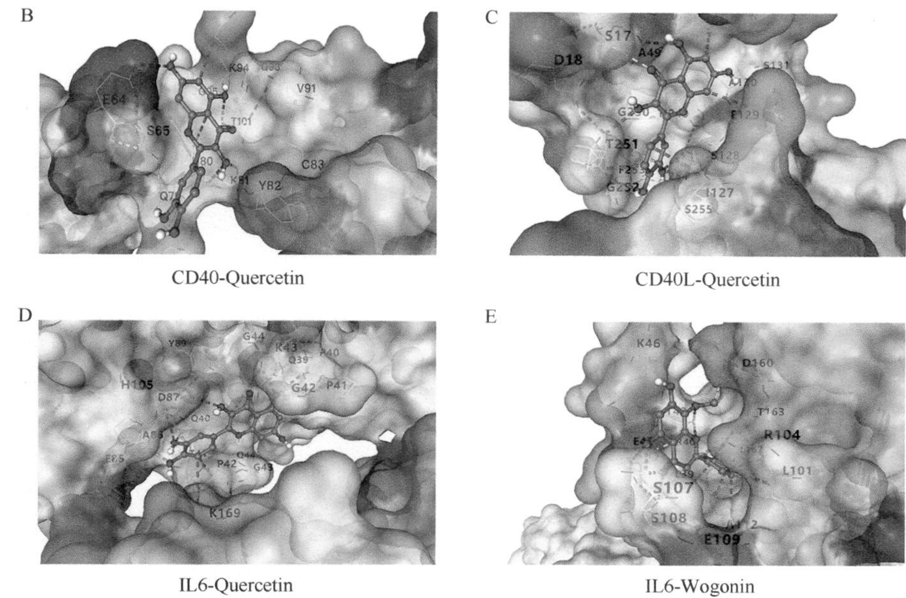

图 4-76　具有关键靶点的活性化合物的作用模式

A. 槲皮素和黄芩素的成分结构；B. CD40-槲皮素；C. CD40L-槲皮素；D. IL-6-槲皮素；E. IL6-黄芩素

（2）TMT 定量蛋白质组学和网络药理学揭示积雪草苷调控 JAK2/STAT3 信号通路抑制腹膜纤维化的机制

积雪草［*Centella asiatica* (L.) Urb.］广泛应用于临床治疗各种纤维化疾病，积雪草苷（asiaticoside，ASI）是其中的重要活性成分之一，然而，ASI 对腹膜纤维化（peritoneal fibrosis，PF）的影响尚不清楚。Sun Jinyi 等采用蛋白质组学结合网络药理学分析，获得了 PF 过程中的差异表达蛋白质，并预测了 ASI 的核心靶基因和潜在的抗 PF 分子机制。

使用基于串联质量标签技术（tandem mass tag，TMT）的定量蛋白质组分析来鉴定 PF 小鼠与正常小鼠肠系膜中差异表达的蛋白质。共发现 5727 个蛋白质，其中 70 个蛋白质下调，178 个蛋白质上调。差异蛋白质的聚类热图显示了前 100 个差异蛋白质的表达变化，其中 21 个表达上调，79 个表达下调。在分析前 50 个差异表达蛋白时，STAT 家族成员 STAT1、STAT2 和 STAT3 的表达发生了显著变化。采用三种功能来注释差异表达的蛋白质：细胞组分（cellular component，CC）、分子功能（molecular function，MF）和生物过程（biological process，BP），这些功能主要富集于刺激响应、膜和小分子结合（图 4-77）。

将 ASI 与 PharmMapper 数据库中所有人类药物靶点进行匹配分析，获得 Fit 评分大于 2 的蛋白质靶点 297 个，均为与 ASI 相关的靶点。通过网络药理学研究，在交集中鉴定后，得到了 2449 个与 PF 相关的靶基因。最终，在与 PF 连接的 2449 个靶点和与 ASI 连接的 297 个靶点中，发现了 98 个重叠靶点，并将这些靶点作为潜在靶基因进行进一步研究。将重叠的核心靶基因提交到 STRING 数据库中，构建 PPI 网络。在使用 CytoHubba 进行额外筛选后，获得了前 10 个疾病靶点。构建了包含 31 个节点和 95 个边的 C-PT 网络，以揭示 ASI 与前 10 个靶基因和前 20 个通路之间的相互关系。此外，KEGG 富集分析筛选出了与细胞外基质沉积相关的信号通路，如 VEGF 信号通路、黏附连接、局灶性黏附等。ASI 与 10 个关键靶基因的分子对接显示，SRC、CASP3、ANXA5、MMP9、HSP90AA1、KDR、JAK2 和 RHOA 与 ASI 之间存在稳定的结合效应（图 4-78）。

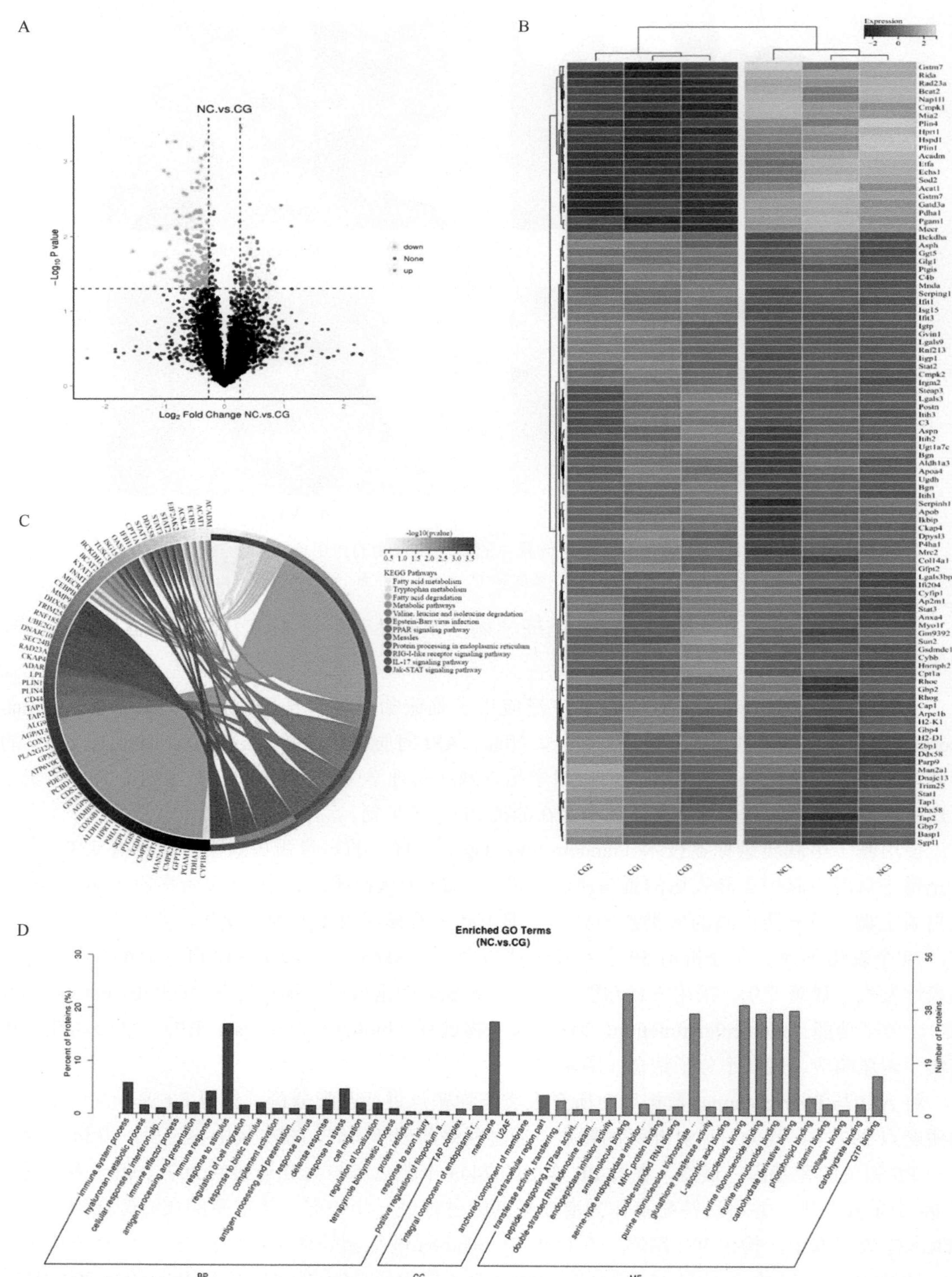

图 4-77　基于 TMT 的定量蛋白质组分析

A. 火山图用于比较 NC 组和 CG 组之间的蛋白质表达水平；B. 蛋白质表达水平聚类分析用于评估前 100 个差异表达蛋白质的 NC 组和 CG 组之间的联系；C. 前 50 个差异表达蛋白质的 KEGG 途径富集评估结果；D. 利用 GO 富集分析注释了三个功能特征：BP、CC 和 MF

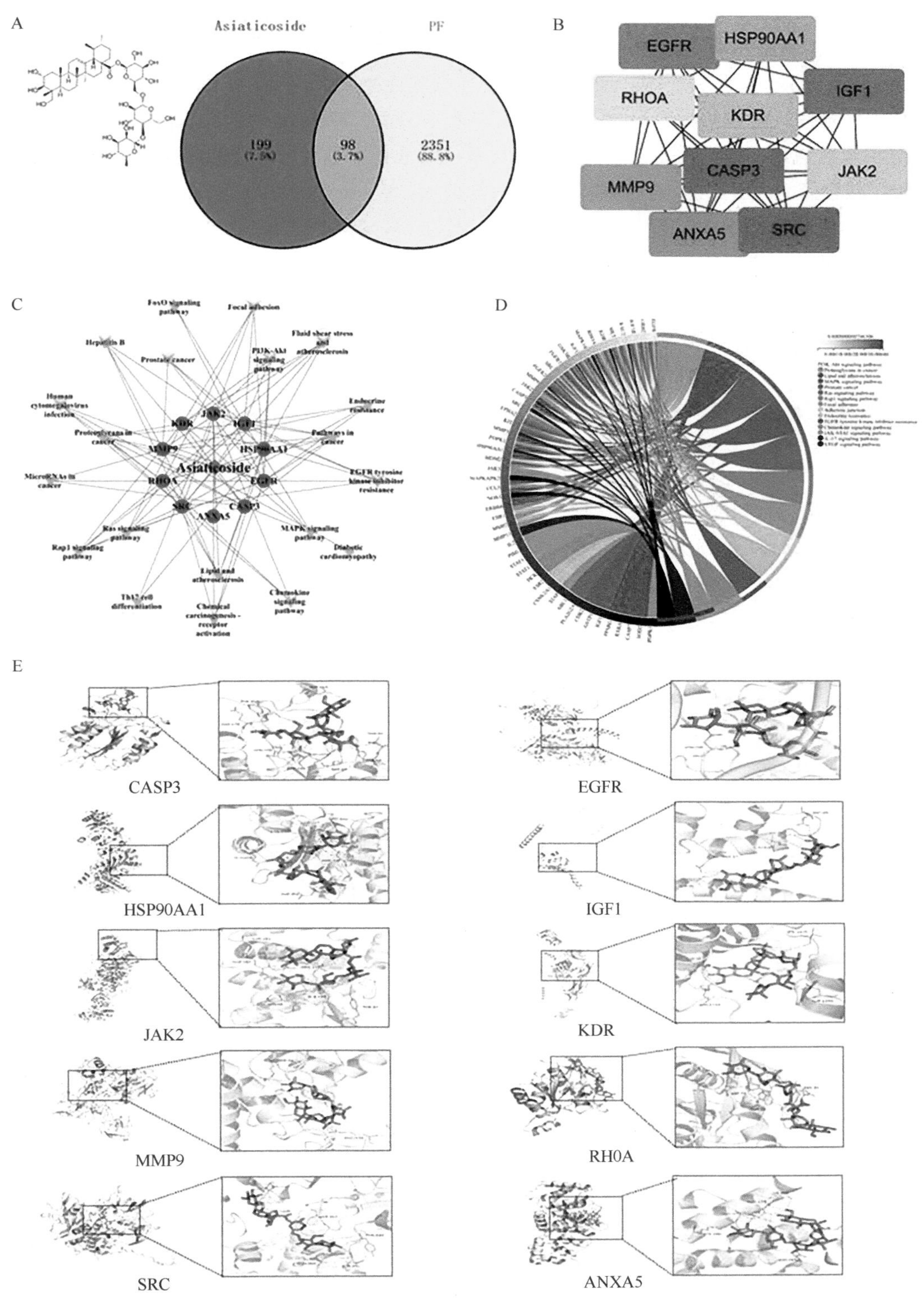

图 4-78　ASI 和腹膜纤维化的网络药理学分析

A. 维恩（Venn）图显示 ASI 和腹膜纤维化的共同靶点；B. 基于 PPI 网络筛选出前 10 个核心靶基因；C. C-P-T 网络是基于 ASI、前 10 个靶基因和前 20 个富集通路构建的；D. 前 50 个靶基因的 KEGG 通路富集分析结果；E. ASI 对接模型包含其前 10 个靶基因

通过葡萄糖酸氯己定（chlorhexidine gluconate，CG）建立小鼠腹膜纤维化模型。形态学显示CG干预后肠系膜组织明显增厚，血管明显增多。ASI减轻了CG引起的肠系膜组织形态学改变。HE染色显示正常小鼠腹膜较薄，扁平的腹膜间皮细胞连续完整。ASI显著降低了CG对小鼠腹膜间皮细胞的损伤、纤维结缔组织的增殖和炎症细胞的浸润。Masson染色显示，用CG处理的小鼠胶原沉积明显增加，纤维化间皮下层致密区增厚，而ASI可减轻纤维化的改变。免疫组化结果显示，ASI减轻了CG引起的小鼠腹膜胶原沉积的增加。Western blotting和RT-PCR分析显示，CG干预后，小鼠腹膜组织中Vimentin、α-SMA、纤连蛋白、Col1a1的表达水平以及STAT3和JAK2的磷酸化水平显著升高，E-cadherin的表达水平显著降低。ASI部分恢复了纤维化相关指标的表达以及JAK2和STAT3的磷酸化。这些发现表明，ASI可以降低小鼠CG诱导的PF，这种抑制可能与JAK2/STAT信号通路有关（图4-79）。

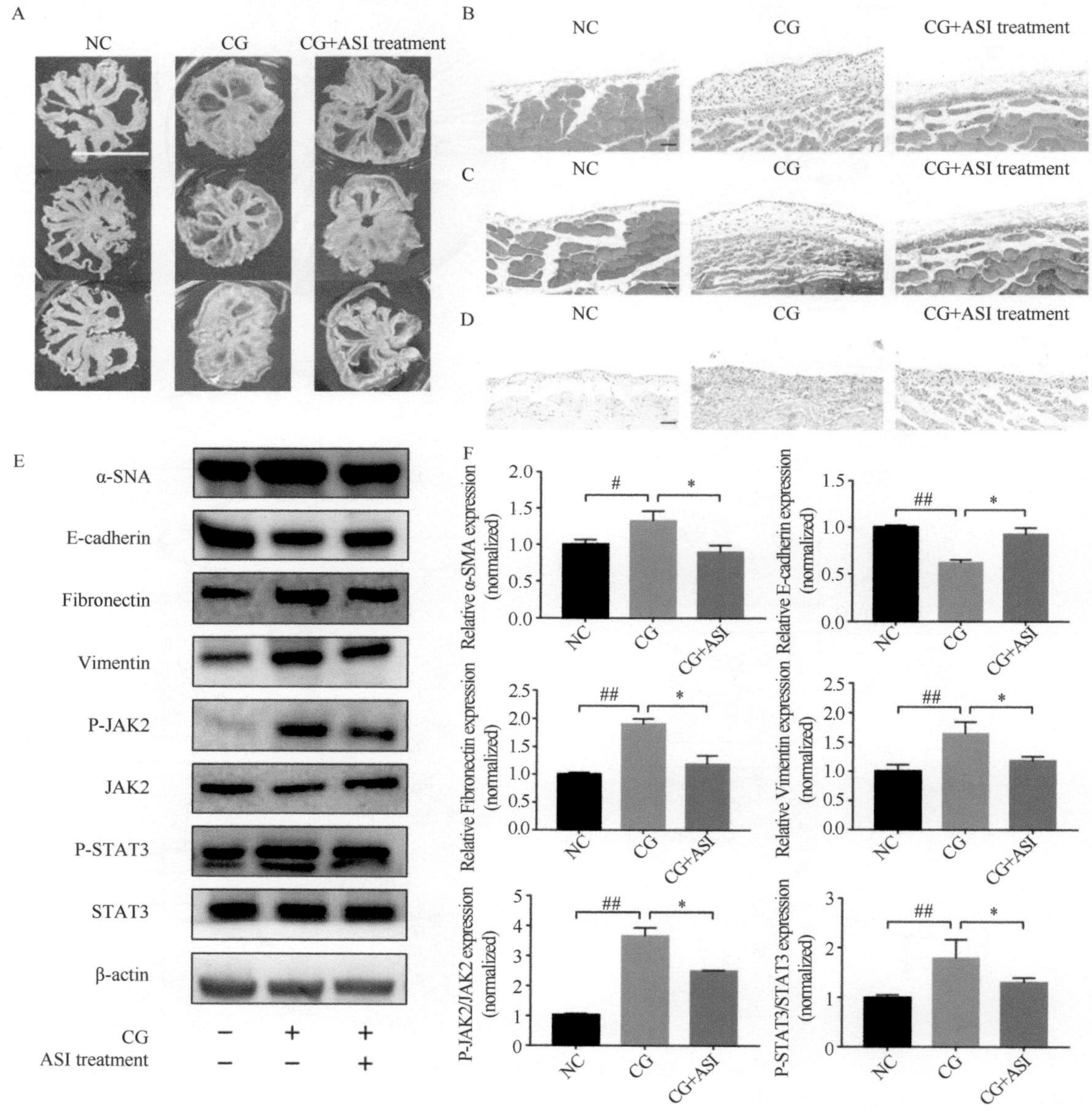

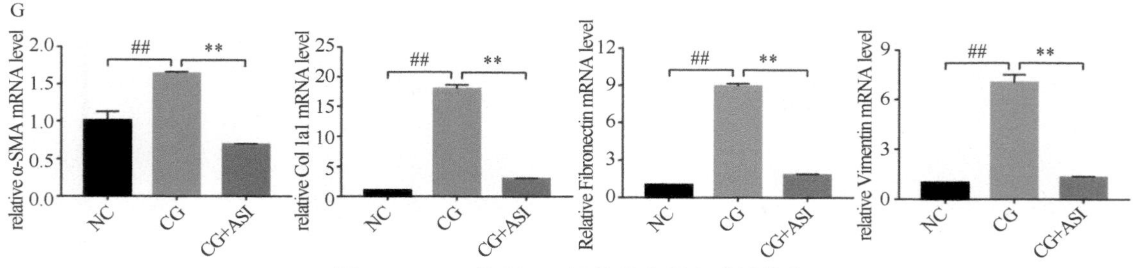

图 4-79 ASI 抑制 CG 诱导的小鼠腹膜纤维化

A. 小鼠肠系膜的形态学变化；B. HE 染色用于鉴定小鼠腹膜壁的病理变化；C.Masson 染色法检测小鼠腹膜壁的病理变化；D. 通过 IHC 观察小鼠腹膜壁 I 型胶原的表达；E～F. 蛋白质印迹用于鉴定与 JAK2/STAT3 信号通路相关的蛋白质的表达；G. 使用 RT-PCR 鉴定 α-SMA、FN1、Col 1a1 和 Vimentin 的 mRNA 表达水平

CCK-8 实验是在用不同浓度的 ASI 处理细胞后进行的，结果表明，小于或等于 150μM 的 ASI 浓度对细胞活力没有影响。Western blotting 分析发现，与空白组相比，TGF-β1 可引起 HMrSV5 细胞间皮-间充质转化（mesothelial-mesenchymal transition，MMT），显著上调 HMrSV5 细胞 α-SMA、Vimentin、纤连蛋白、Col1a1 等纤维化标志物的表达以及 STAT3、JAK2 磷酸化，而 E-cadherin 下调。然而，ASI 抑制 TGF-β1 诱导的 HMrSV5 细胞 MMT。免疫荧光染色显示，TGF-β1 增强了 STAT3 从细胞质向细胞核的易位。细胞核和细胞质均可见 STAT3 染色。ASI 减少 TGF-β1 诱导的细胞质核 STAT3 易位（图 4-80）。

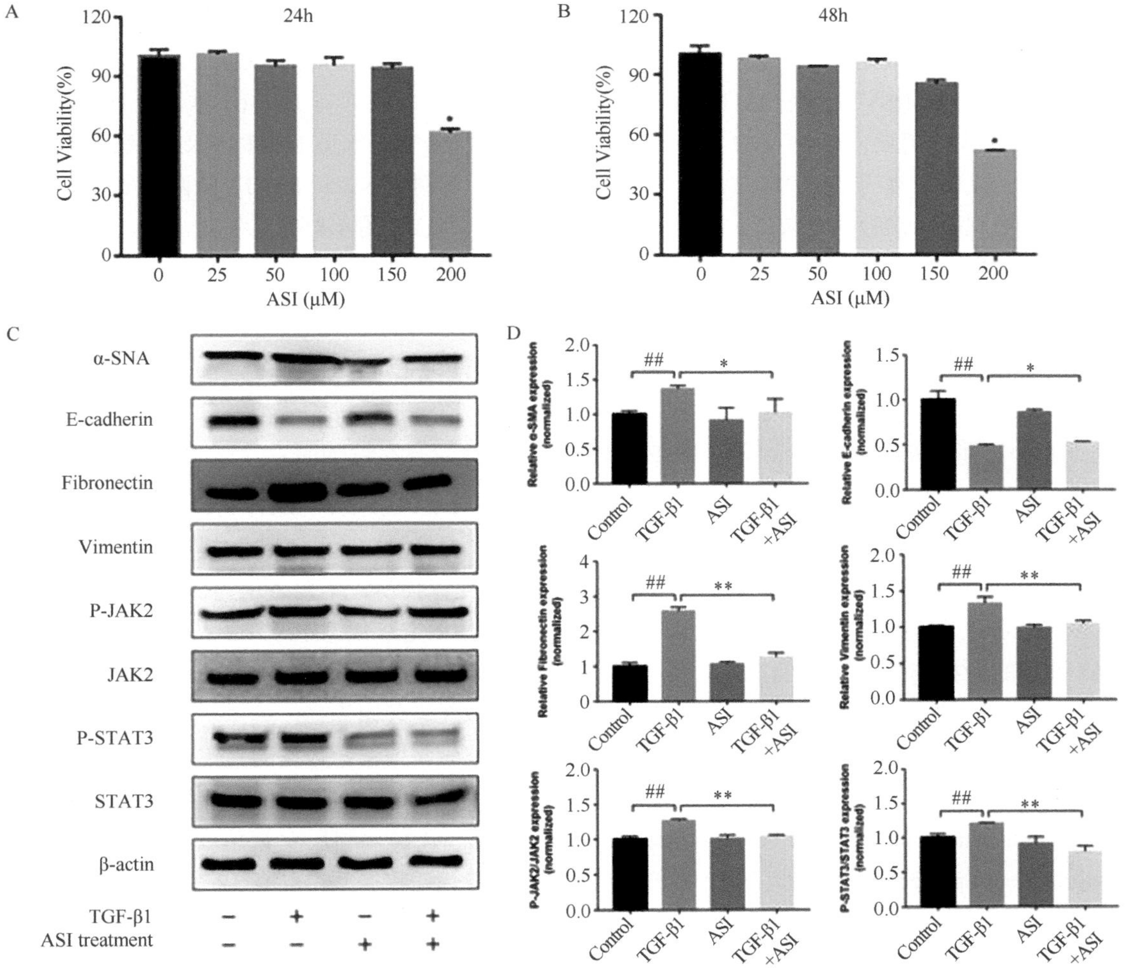

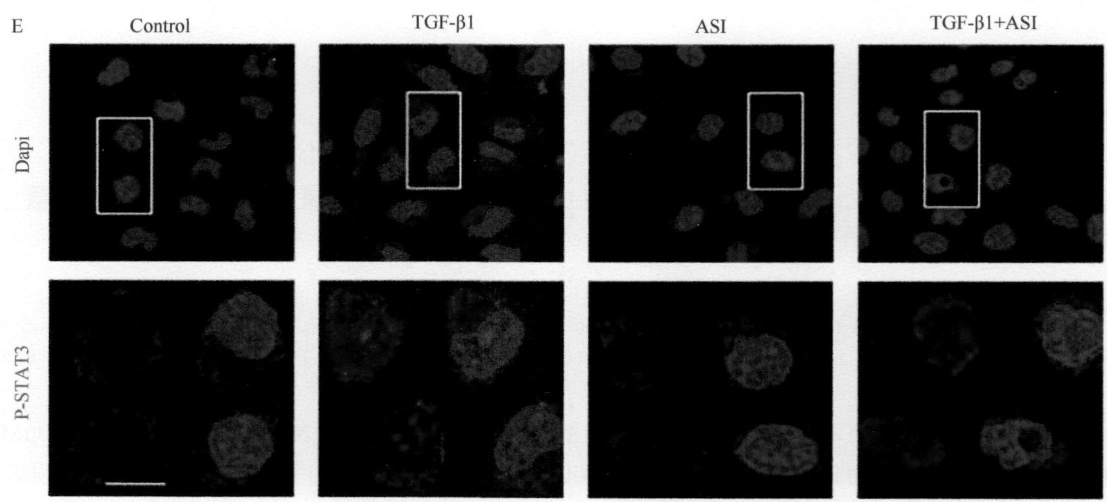

图 4-80 ASI 抑制 TGF-β1 诱导的 HMrSV5 细胞 MMT

A、B. 不同浓度的 ASI 处理后 HMrSV5 细胞的存活率；C、D. JAK2/STAT3 信号通路中蛋白质的表达；E. 免疫荧光染色显示 STAT3 的核移位

将 JAK2/STAT3 通路抑制剂 AG490 以不同浓度给予 HMrSV5 细胞，结果表明，AG490 在低于或等于 20μM 浓度时对细胞增殖没有影响，但在 40μM 浓度时明显抑制细胞增殖。Western blotting 结果显示，AG490 处理后，JAK2/STAT3 信号通路的活性被抑制，这也表明 JAK2 和 STAT3 磷酸化水平显著降低。AG490 下调 Vimentin、α-SMA、纤连蛋白、Col 1a1 的表达，抑制 TGF-β1 诱导的 HMrSV5 细胞 MMT。免疫荧光染色显示，AG490 抑制 TGF-β1 诱导的 HMrSV5 细胞中 STAT3 从细胞质向细胞核的易位。这些发现表明 HMrSV5 细胞 MMT 涉及 JAK2/STAT3 信号通路。ASI 通过调节 JAK2/STAT3 信号通路的活性，下调 JAK2 和 STAT3 磷酸化水平，降低 STAT3 从细胞质向细胞核的易位，抑制 HMrSV5 细胞的 MMT（图 4-81）。

综上所述，ASI 通过调控 PF 的 JAK2/STAT3 信号通路减弱腹膜间皮细胞（Peritoneal Mesothelial Cells，PMCs）的 MMT。

4.2.5 中药网络药理学结合代谢组学研究

（1）中药网络药理学结合代谢组学技术分析马兜铃酸肾毒性的研究

马兜铃酸 I（aristolochic acid I，AAI）是硝基菲类有机酸化合物，是马兜铃科植物的主要活性成分之一。含有马兜铃酸的中药具有独特的药用价值，具有抗癌、抗感染和提高免疫力等功效，但是患者短期大量服用含有马兜铃酸的中药容易导致急性肾损伤，主要表现为快速进展的间质性肾病，长期则会形成慢性肾病。Feng Linlin 等采用 ^{1}H NMR 定量代谢组学和网络药理学方法探讨 AAI 引起的肾损伤机制。他们发现，给小鼠施用 AAI 后，其肾脏代谢特征与对照组存在显著差异，特别是在 12 种差异代谢物上，并且这些代谢物涉及 23 条代谢途径，具体研究过程如下。

第一步，研究人员对各组小鼠的肾组织样本进行了核磁共振波谱数据的采集（图 4-82）。

第二步，对模型组和对照组小鼠的肾样本的核磁共振数据进行正交偏最小二乘判别分析（orthogonal partial least squares-discriminant analysis，OPLS-DA），利用变量重要性投影（variable importance on projection，VIP）$P>1$ 和 $P<0.05$ 筛选差异代谢物，共得到有 12 个差异代谢物，分

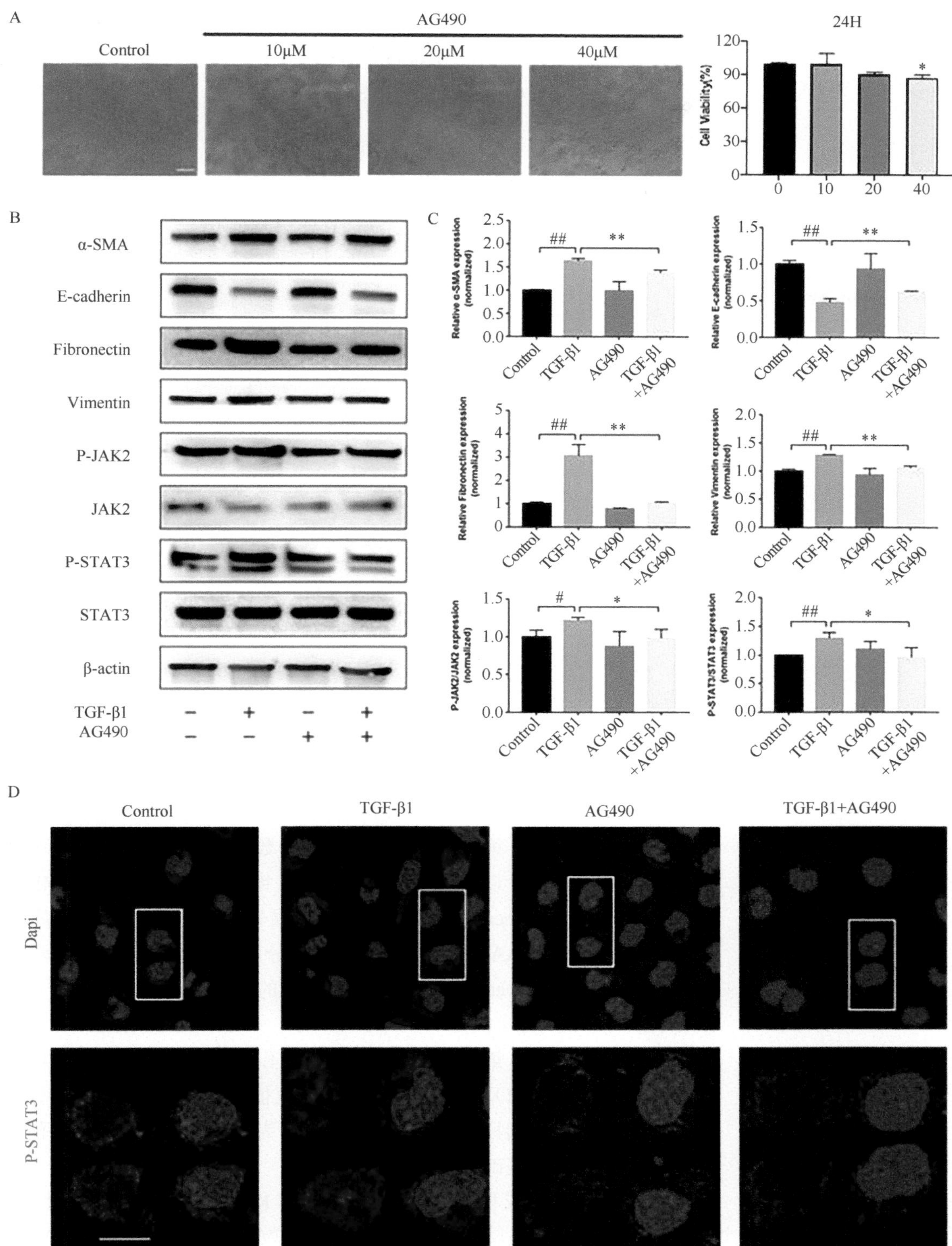

图 4-81　ASI 通过调控 JAK2/STAT3 信号通路抑制 TGF-β1 诱导的 HMrSV5 细胞 MMT

A. 通过显微镜和 CCK8 观察不同浓度的 AG490 对细胞增殖的影响；B、C. JAK2/STAT3 信号通路中蛋白质的表达；D. 免疫荧光染色显示 STAT3 的核移位

别是缬氨酸、乳酸盐、2-羟基异丁酸、甘氨酰脯氨酸、反式-4-羟基-L-脯氨酸、天冬氨酸、胆碱、牛磺酸、葡萄糖醛酸酯、甘氨酸、肌醇和腺嘌呤（图 4-83）。

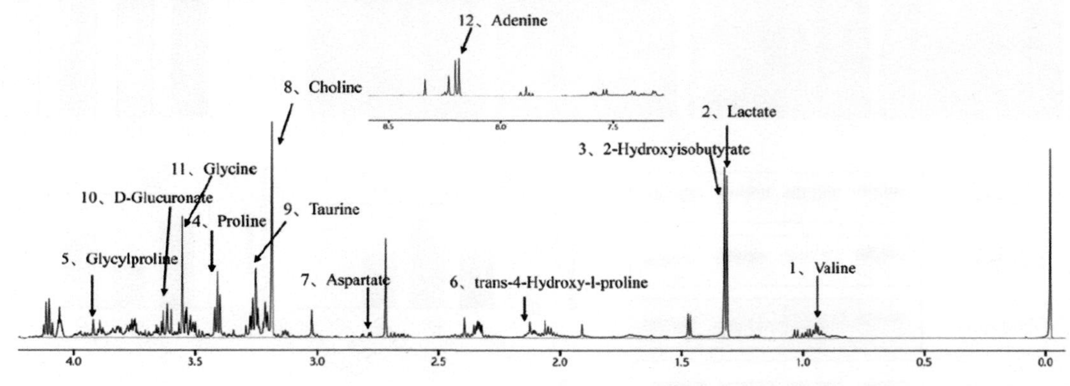

图 4-82　组织样本核磁共振谱图

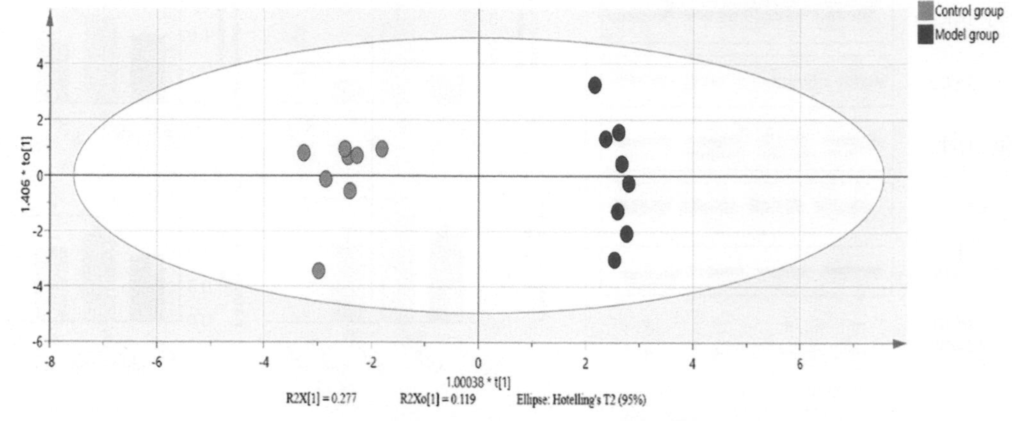

图 4-83　小鼠肾脏 OPLS-DA 的结果图

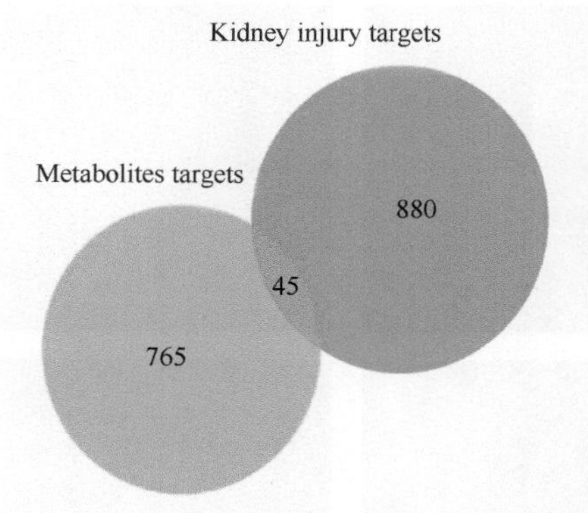

图 4-84　AAI 靶点和肾损伤靶点的 Venn 图

第三步，采用 metscape 数据库采集差异代谢物的靶点。以“kidney injury”为关键词从 DisGeNET、OMIM、Genecard 数据库中收集肾损伤靶点。从多个数据库获取 AAI 和肾损伤的靶点，分别去除重复值之后，利用 BioVenn 绘制 AAI 和肾损伤的交集靶点维恩（Venn）图（图 4-84）。

第四步，将筛选的潜在作用靶点进行蛋白相互作用（PPI）网络分析，根据其度值、BC、CC 和 ASPL 等关键指标筛选核心作用靶点，为下一步生物学功能的预测做基础（图 4-85）。

第五步，进行基于生物学过程、细胞组成和分子功能 GO 富集和 KEGG 通路分析。通过 GO 分析，发现它们与凋亡过程的正向调节、缺氧反应、氧化应激反应等效应有关。为了探讨 AAI 肾损伤的信号通路机制，作者又进一步进行了 KEGG 富集分析（图 4-86）。

KEGG 通路分析富集的前 17 条信号通路涉及精氨酸生物合成、精氨酸和脯氨酸代谢、HIF-1 信号通路和过氧化物酶体等（图 4-87）。

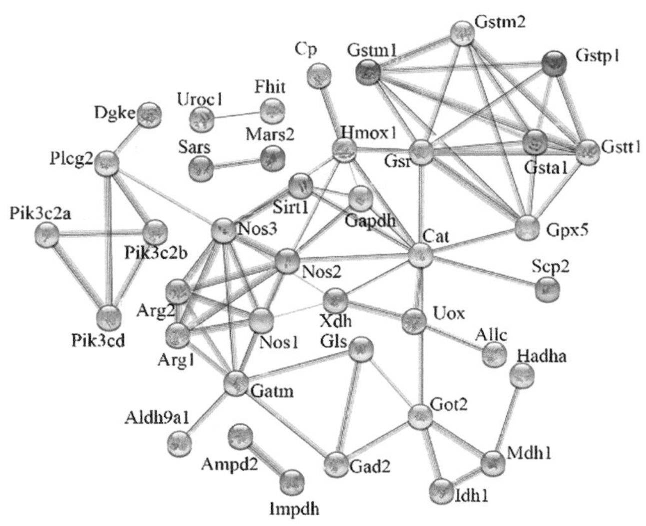

图 4-85 差异代谢物和肾损伤靶点的 PPI 网络

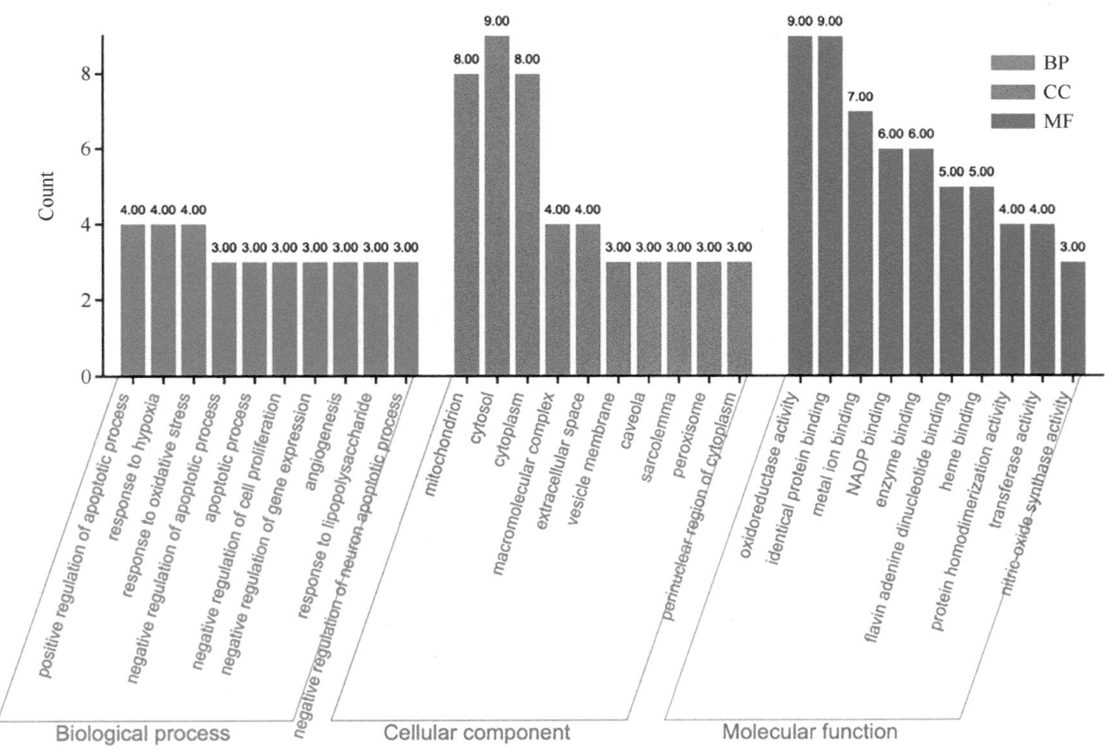

图 4-86 GO 富集分析结果

第六步，基于代谢组学结果，将差异代谢物进行通路富集分析，并以通路气泡图展示。然后，结合网络药理学和代谢组学通路富集结果，研究者发现一条相同的通路，即精氨酸和脯氨酸代谢通路（图 4-88）。

第七步，接着，研究者重点分析该通路中的交集靶点和差异代谢物上下游靶点。将这些靶点与 AAI 进行分子对接，利用分子对接技术分析化合物和蛋白之间的结合能力，并通过 Total scores>4.5 筛选相关的靶点（表 4-3）。

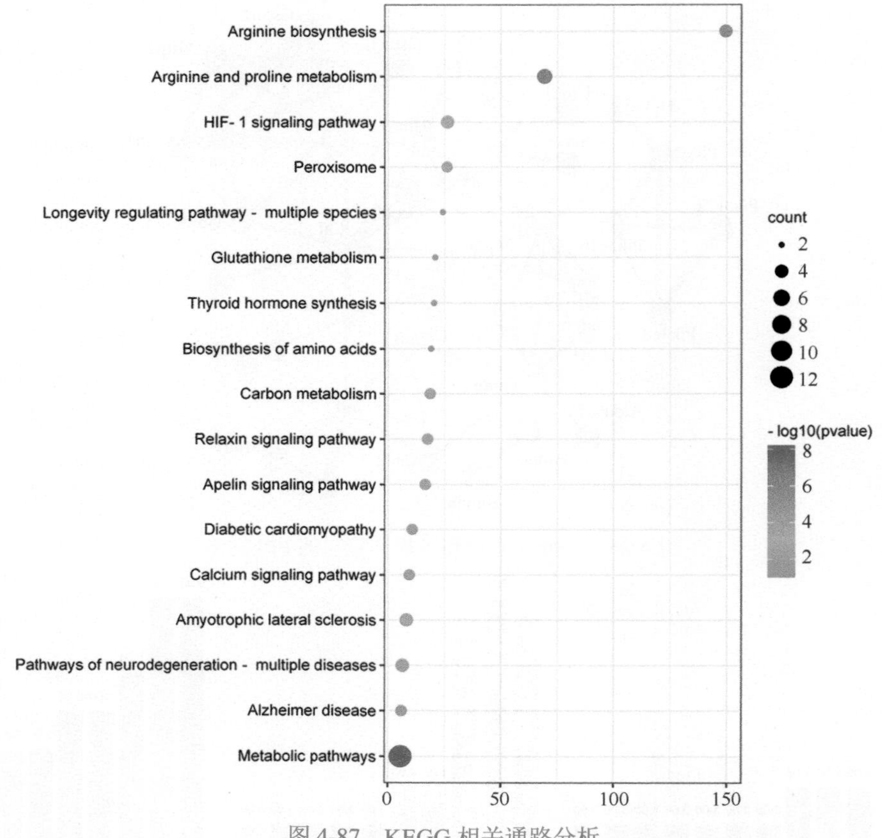

图 4-87 KEGG 相关通路分析

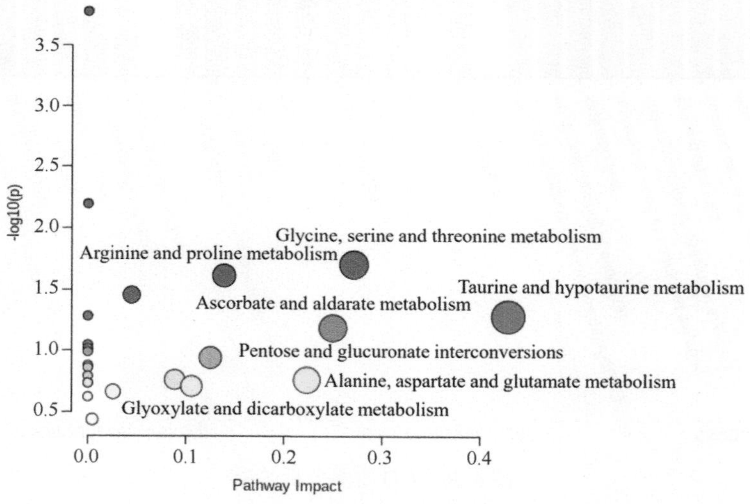

图 4-88 肾代谢通路富集气泡图

表 4-3 不同目标的对接和结合能

NO	Targets	Total score
1	Sirt1	3.8892
2	Got2	8.0593

续表

NO	Targets	Total score
3	Gpx5	6.2843
4	Gsr	6.2843
5	Cat	4.8731
6	Hmox1	6.2843
7	Nos3	4.8334
8	Pycr1	4.8334
9	Nos1	4.5337
10	Nos2	3.8763
11	Gapdh	3.8094
12	Aldh4a1	2.5918
13	Gatm	2.1793
14	Got1/1	2.0372
15	Got	−0.3153

在本研究中，网络药理学技术发挥了关键作用，它帮助研究人员从系统层次上理解药物与生物体的相互作用。通过网络药理学和分子对接技术，研究强调了几个相关基因的作用，包括NOS1、PYCR1、NOS3 和 GOT2。实时定量 PCR 结果显示，AAI 给药显著下调了 GOT2 和 NOS3 的表达，显著上调了 NOS1 和 PYCR1 的表达，从而影响了精氨酸和脯氨酸的代谢，它们可能是与 AAI 导致肾脏损伤相关的潜在重要通路和靶点。网络药理学技术不仅帮助研究人员识别了与 AAI 肾毒性相关的关键代谢途径和基因，还可能为进一步的药物开发和安全性评估提供了重要的技术支持和理论基础。

（2）基于网络药理学和代谢组学策略探讨岩黄连总生物碱的抗肝纤维化作用

岩黄连总生物碱（total alkaloids of *Corydalis saxicola* Bunting，TACS）是中药岩黄连的主要活性成分，具有抗肝纤维化的作用，但其主要的起效成分和潜在的抗肝纤维化作用机制尚未清楚。Wang Qianyi 等采用网络药理学结合代谢组学技术初步阐明 TACS 抗肝纤维化的作用机制。

在代谢组学方面，研究人员首先从实验动物中提取生物样本，然后利用 LC/MS 技术对样品中的代谢产物进行分析。经多元统计分析筛选差异代谢标志物，对标志物进行通路富集识别，再通过比较给药前后的代谢物变化，评估了 TACS 的干预效果，并探讨了其对肝纤维化的潜在治疗机制（图 4-89）。

同时，利用代谢组学和网络药理学技术相结合，预测了 TACS 的作用靶点，并通过分子对接技术筛选出了可能的活性化合物，这一步骤展示了代谢组学与其他生物信息学技术的整合应用，为药物研发提供了新的视角和方法，具体研究过程如下。

第一步，对 TACS 进行成分表征，获取 TACS 中的主要成分。根据数据库 SwissTarget Prediction database 和 Batman-TCM 获取 TACS 主要成分的相应靶点。第二步，检索数据库，将关键字“肝纤维化（liver fibrosis）”输入 Gene Cards、OMIM 和 TTD 数据库，并获取每个数据库中的疾病靶点，合并所有靶点，即得肝纤维化对应的靶点。第三步，根据 TACS 抗肝纤维化的代谢组学研究结果，使用 KEGG 数据库寻找代谢通路中的靶点。第四步，使用 Cytoscape 网络可视化构建“化合物-靶点-代谢通路-疾病”网络图。第五步，通过 Venn 图的方式将 TACS 潜在靶点、疾病靶点和代谢通路靶点取交集，即得化合物、疾病和代谢通路三者之间的共同靶点（图 4-90）。

A

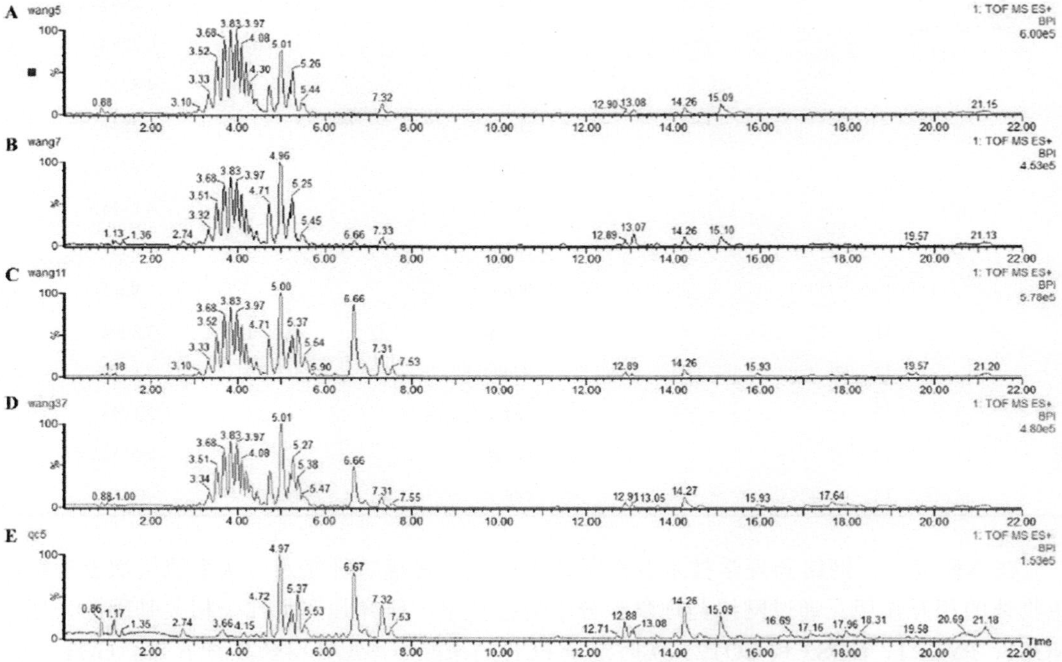

B

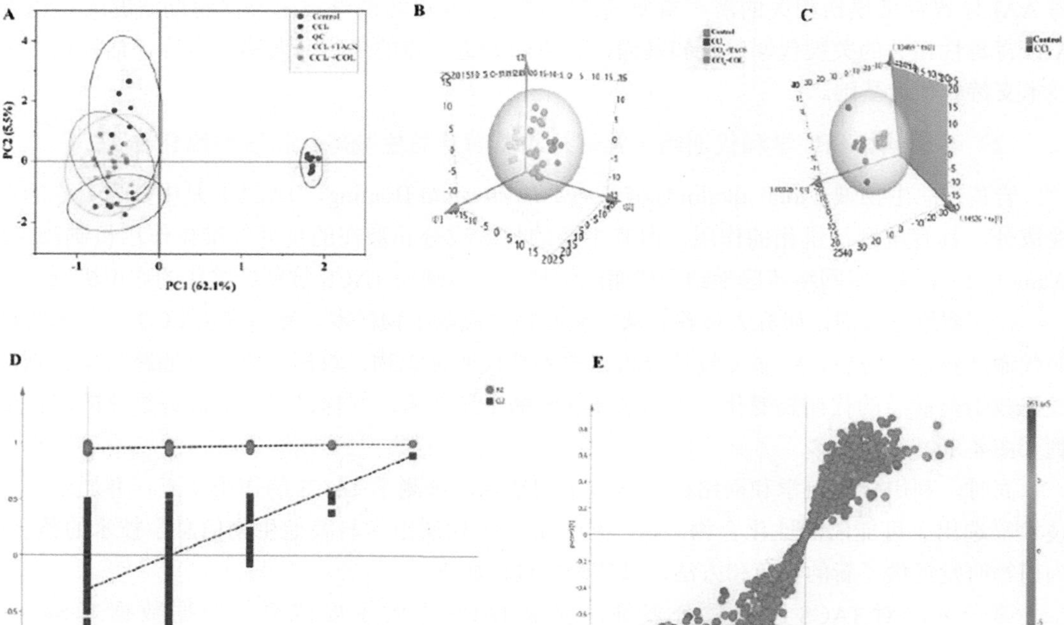

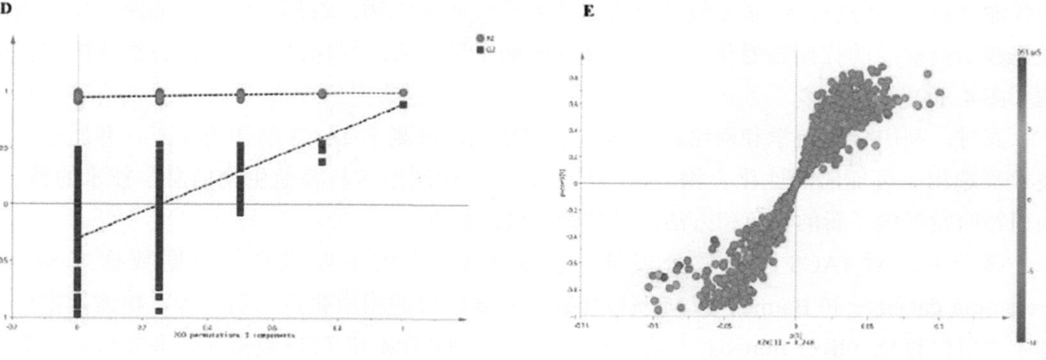

C

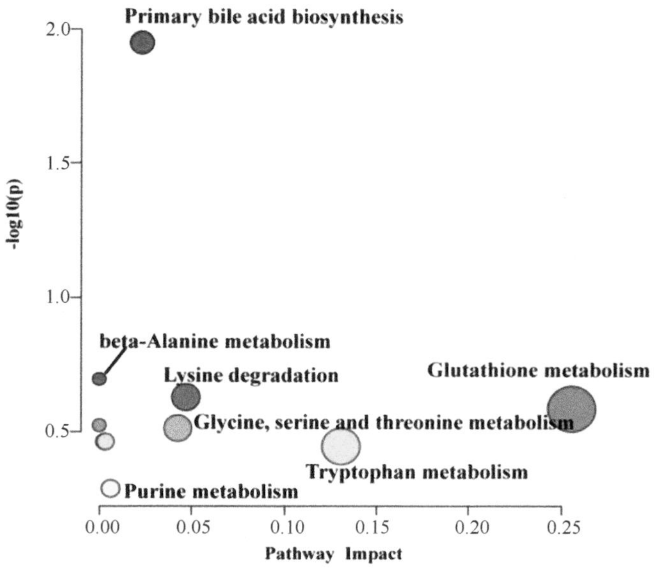

D

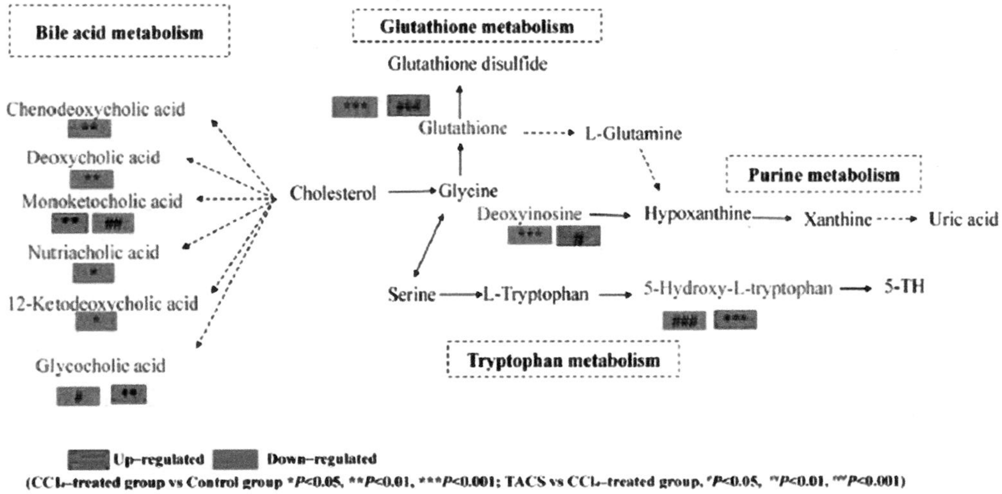

图 4-89　代谢组学研究

A. 组间生物样本 LC/MS 谱图；B. 多元统计分析和差异代谢标志物的筛选；C. 潜在活性标志物通路富集归属；D. 代谢通路图

A

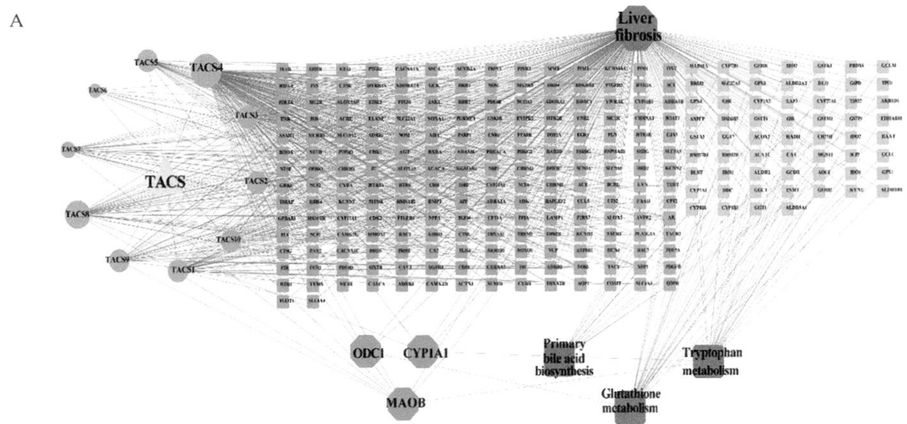

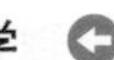

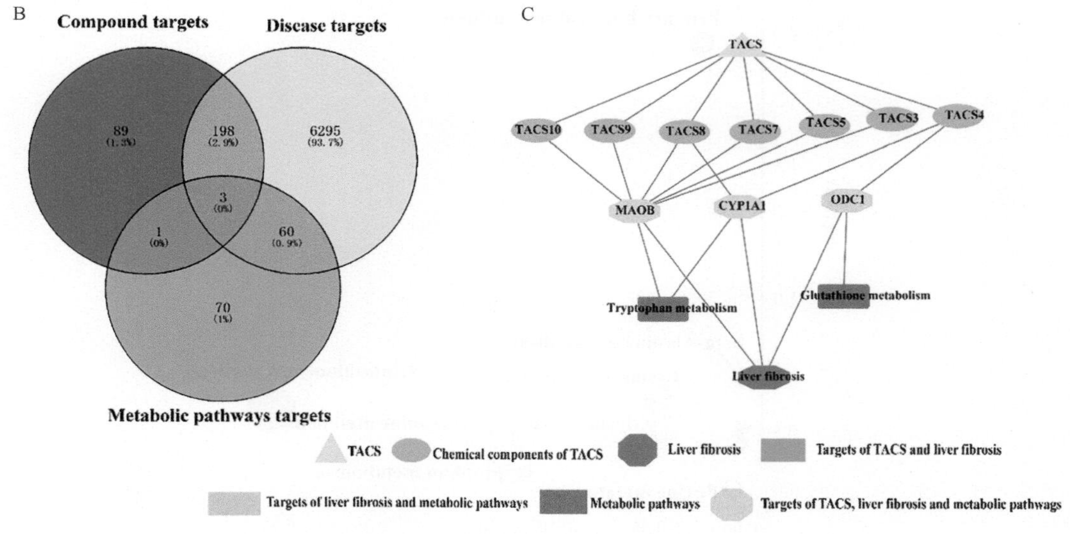

图 4-90 网络药理学分析

A. 化合物-靶点-代谢通路-疾病网络图；B. 化合物-靶点-代谢通路-疾病维恩图；C. 活性成分-相应的靶点-代谢通路-疾病网络图

基于网络药理学和代谢组学的分析结果，作者对潜在的活性成分和三者之间的共同靶点以分子对接的形式进行了验证（图 4-91）。通过评价 Total scores 的大小筛选出 TACS 中主要的起效成分及代谢通路中的关键靶点（表 4-4）。

基于网络药理学和代谢组学技术探讨 TACS 的抗肝纤维化作用结果表明，巴马汀、四氢帕马丁及脱氢卡维丁可能是 TACS 的主要活性成分，CYP1A1、OCD1 和 MAOB 可能是 TACS 潜在的作用靶点。由此推测，TACS 中的潜在活性成分可能通过调节 CYP1A1、OCD1 和 MAOB 酶从而调节色氨酸代谢和谷胱甘肽代谢途径、发挥抗肝纤维作用。网络药理学结合代谢组学的研究方法为阐明 TACS 多组分协同作用的抗肝纤维化作用机制提供了科学而系统的视角。

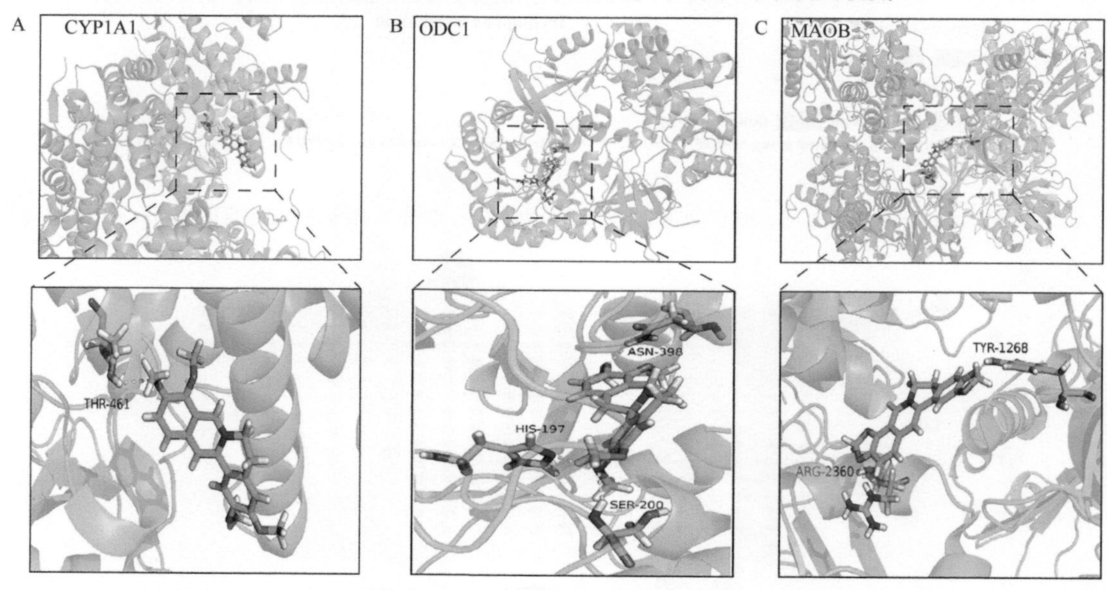

图 4-91 分子对接可视化结果

表 4-4 分子对接的相关信息

Related pathway	Chemical component	Target protein	PDB ID	Total scores	Conformations	Binding energy (kcal/mol)
Tryptophan metabolism	Tetrahydropalmatine	CYP1A1	4I8V	3.7236	10	–21.24
	Palmatine			4.3099	19	–24.59
	Epiberberine	MAOB	1O5W	5.2029	14	–29.68
	Jatrorrhizine			4.8005	11	–27.39
	Dehydrocavidine			5.6463	11	–32.21
	Palmatine			4.0848	15	–27.66
	Berberine			3.9206	5	–22.37
	Chelerythrine			3.9483	9	–22.52
Glutathione metabolism	Tetrahydropalmatine	ODC1	1D7K	5.2303	20	–29.84

4.2.6 中药网络药理学结合微生物组学研究

（1）结合网络药理学和肠道菌群分析阐明宣白承气汤对流感病毒感染小鼠肺和肠道损伤的保护作用

宣白承气汤（xuanbai-chengqi decoction，XBCQ）由石膏、生大黄、杏仁和瓜蒌皮 4 种药材组成，是用于治疗肺部感染的中药复方。尽管 XBCQ 被广泛使用，但其在流感中潜在的保护作用以及与肠-肺轴相关的分子机制仍不清楚。Huo Jinlin 等通过综合网络药理学、肠道菌群分析和通路验证，探讨 XBCQ 对甲型流感病毒致肺和肠道损伤的保护作用及其机制，并鉴定其主要活性成分，研究流程如图 4-92 所示。

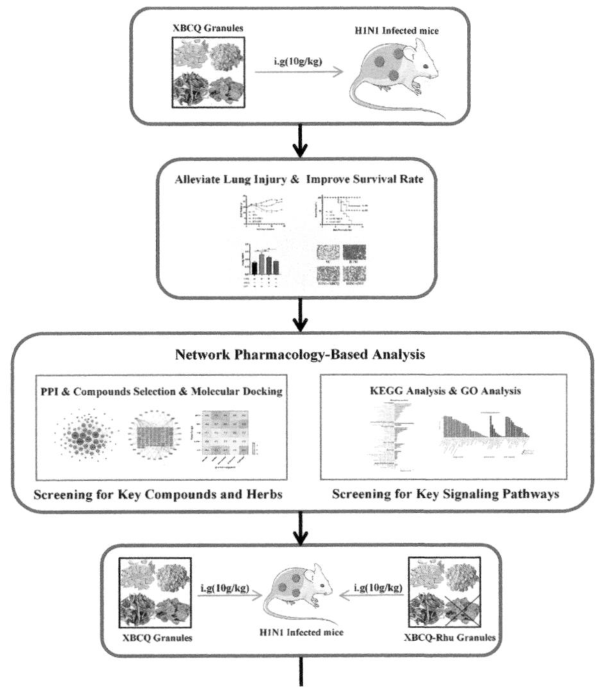

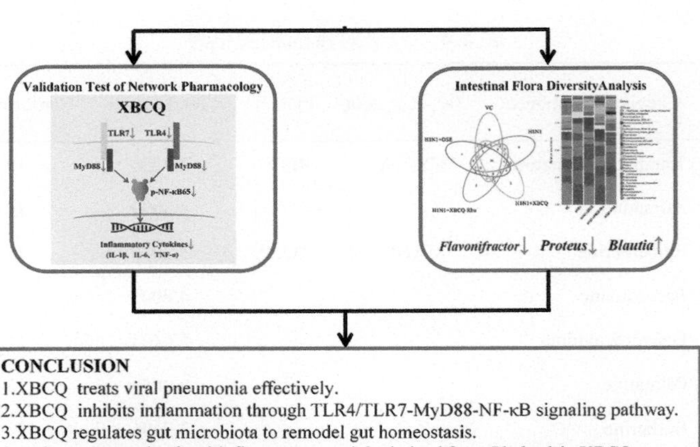

图 4-92 研究流程图

在 $2LD_{50}$ 型 H1N1 感染小鼠模型中评价 XBCQ 对 IAV 感染的保护作用。作者对小鼠的生存率、体重以及肺指数进行了研究，发现 XBCQ 能显著提高小鼠成活率，增加体重并降低肺指数。HE 染色结果显示 XBCQ 治疗能够明显改善 IAV 感染小鼠肺部组织病理学损伤（图 4-93）。

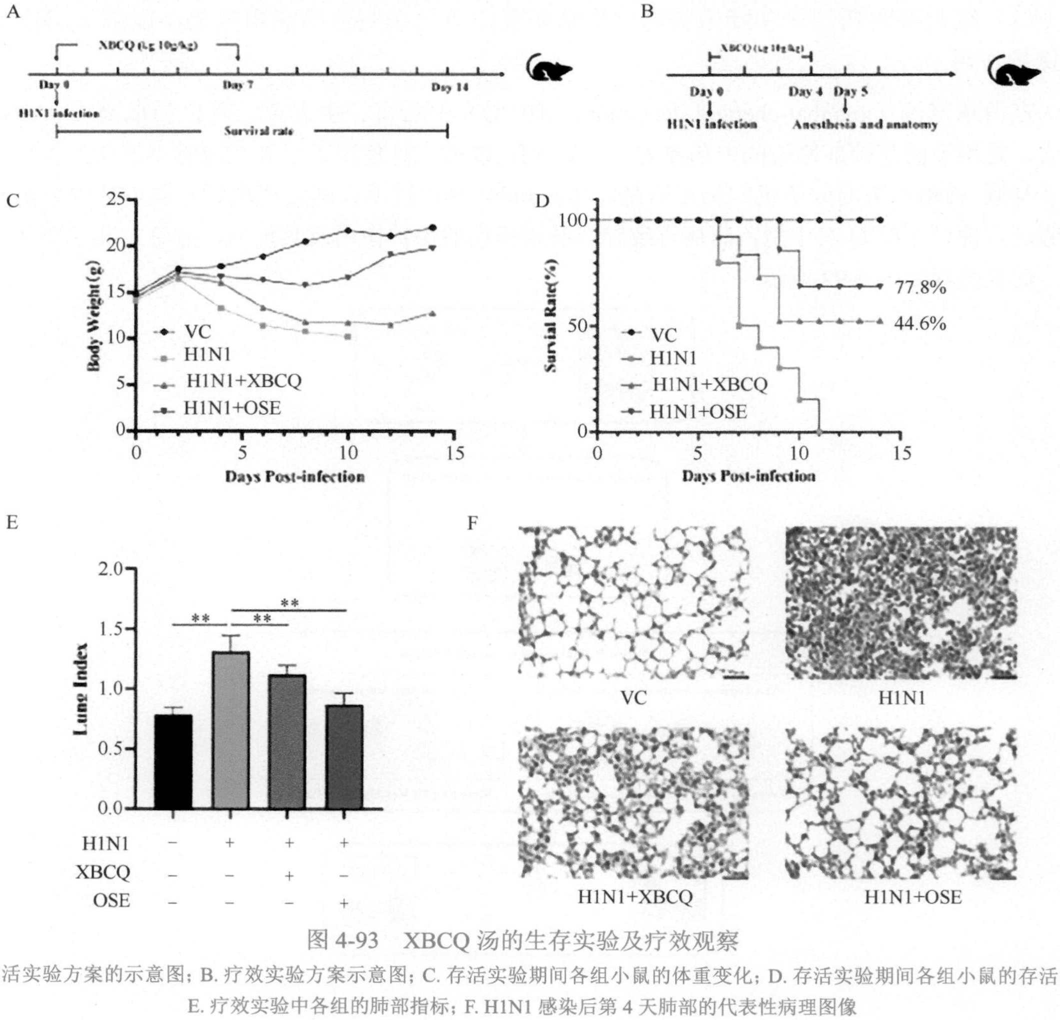

图 4-93 XBCQ 汤的生存实验及疗效观察

A. 存活实验方案的示意图；B. 疗效实验方案示意图；C. 存活实验期间各组小鼠的体重变化；D. 存活实验期间各组小鼠的存活率；E. 疗效实验中各组的肺部指标；F. H1N1 感染后第 4 天肺部的代表性病理图像

通过 TCMSP 数据库获取了 38 个 XBCQ 的化学成分，筛选条件为 OB≥30%，DL≥0.18。获得 XBCQ 相关化合物之后，使用 TCMSP 和 STICH 数据库收集到 112 个化合物关联靶点。为揭示 XBCQ 多成分、多靶点协同治疗流行性感冒的作用，探讨其分子机制，作者构建了成分-靶点网络。同时，从多个数据库中搜索到 3047 个流感相关靶点，包括 Genecards、OMIM 和 DisgeNet 数据库。为了确定 XBCQ 治疗流感的靶点，取化合物相关靶点与疾病相关靶点的交集作为潜在作用靶标（共 92 个靶点对应 27 个成分）。然后将其导入 STRING 数据库中，构建 PPI 网络，Medium 置信度设为＞0.9（图 4-94）。

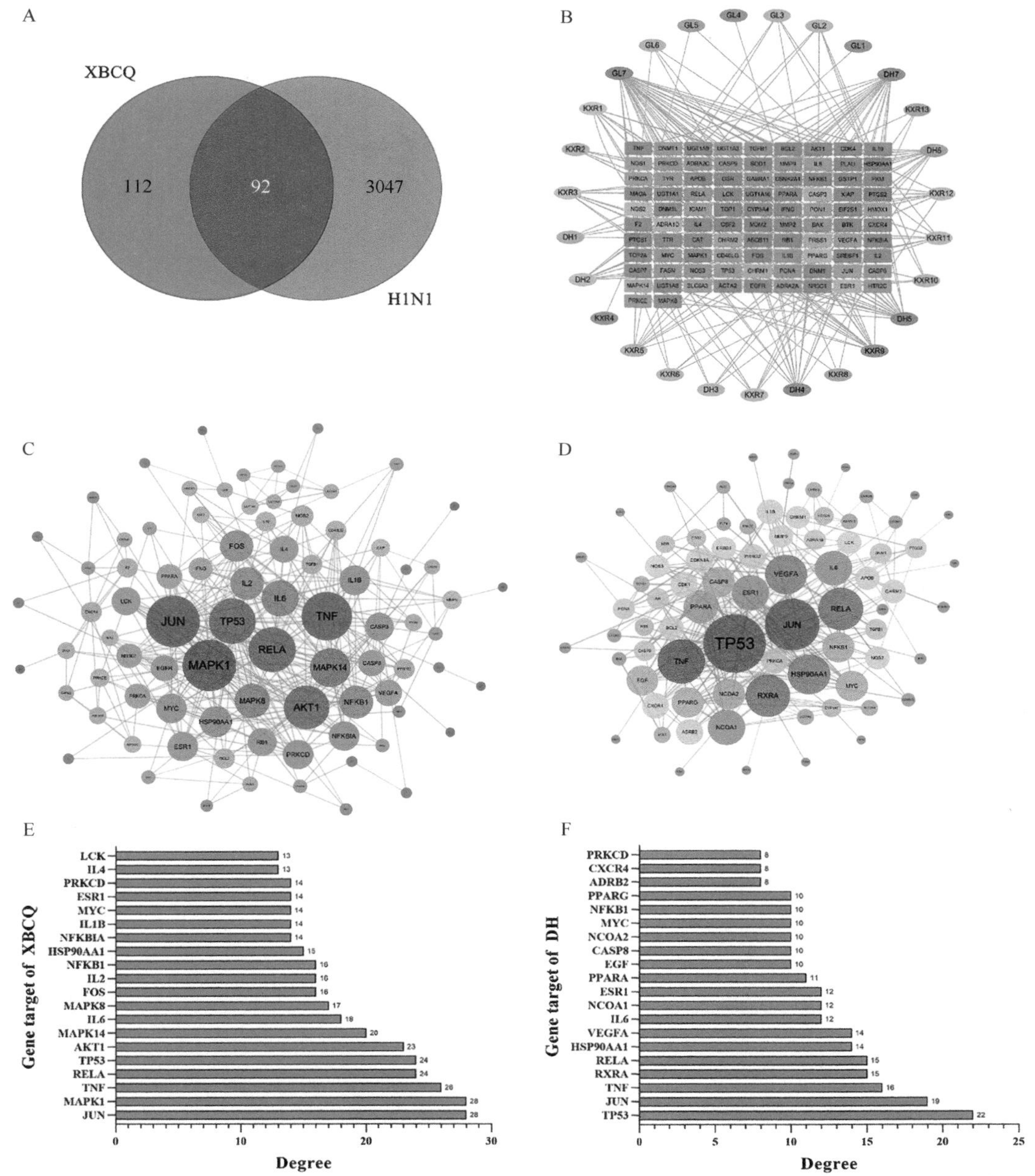

图 4-94　XBCQ 的网络药理学分析

A. 维恩图；B. XBCQ 的 27 个活性成分和 92 个基因靶点的网络构建；C、D. XBCQ 和 DH 的 PPI 网络；E、F. PPI 网络中确定的 XBCQ 和 DH 的前 20 个基因靶标

通过 DAVID 数据库进行 GO 功能和 KEGG 通路富集分析，GO 结果显示 XBCQ 可能通过调节细胞凋亡、增殖、LPS 应答、蛋白结合、染色质结合、药物结合等发挥其治疗作用。KEGG 结果提示 XBCQ 治疗流感的作用可能与其对 TNF 和 NF-κB 信号通路的调控密切相关。另外，对 PPI 网络中具有前 3 自由度值的靶点与木犀草素、大黄素、芦荟大黄素、β-谷甾醇、光甘草定进行分子对接，结果表明，用于治疗流感的核心靶点和组分具有良好的结合性能。集成 PPI、GO 富集、KEGG 通路分析显示 XBCQ 的作用机制与抗病毒、抗炎、免疫功能的调控密切相关（图 4-95）。

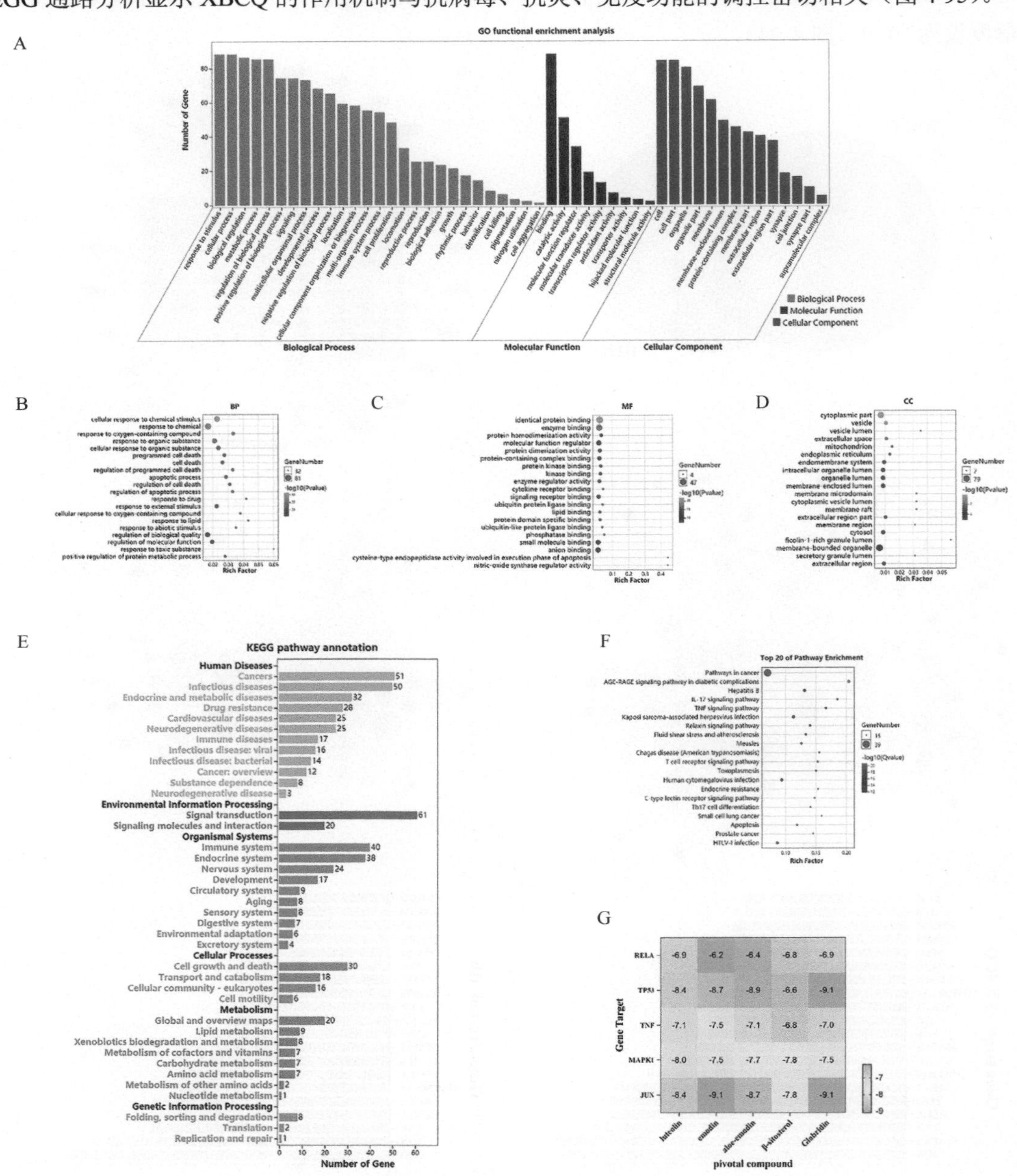

图 4-95　XBCQA 网络药理学分析

A. 92 个基因靶点的 GO 功能富集分析；B. BP 中的前 20 个；C. MF 中的前 20 个；D. CC 中的前 20 个；E. KEGG 通路注释；F. 前 20 个 KEGG 富集通路；G. XBCQ 前 5 个活性成分和 PPI 网络前 5 个基因靶点的分子对接验证

为了验证网络药理学的预测结果，作者通过小鼠实验检测肺指数并观察肺、肠的损伤，实验证明 XBCQ 治疗可减轻 IAV 所致肺、肠损伤水平。由于靶点 IL-1β、IL-6 和 TNF-α 在 PPI 网络中表现出高度的关联性，因此，检测了肺组织中细胞因子的表达情况，结果显示 XBCQ 能显著抑制炎症细胞因子 IL-1β、IL-6、TNF-α 的分泌。另外，作者使用肺组织验证了 TLR7/MyD88/NF-κB 信号通路上的关键靶点的蛋白表达水平，结果提示 XBCQ 可能下调该信号通路关键蛋白的表达，从而有效抑制过度免疫应答（图 4-96）。

肠道内稳态包括肠道微生物群、代谢产物和免疫原性成分，控制着肠道屏障功能和免疫防御。作者每组选取盲肠样本 3 份，进行 16S rRNA 测序，获得 OTU 数据。通过生物信息学分析，以 >97% 的相似性阈值将序列划分为 OTUs，鉴定出 52 个 OTUs，其中有 34 个在 5 组中均检测到。5 组间肠道菌群在门水平上无显著差异。测序结果表明，在 H1N1 感染后，肠道屏障的通透性增加，并伴有细菌菌群的不平衡，XBCQ 可以调节肠道菌群，维持肠上皮屏障功能，在此过程中，过量的致病菌被清除，有益菌的数量恢复正常（图 4-97）。

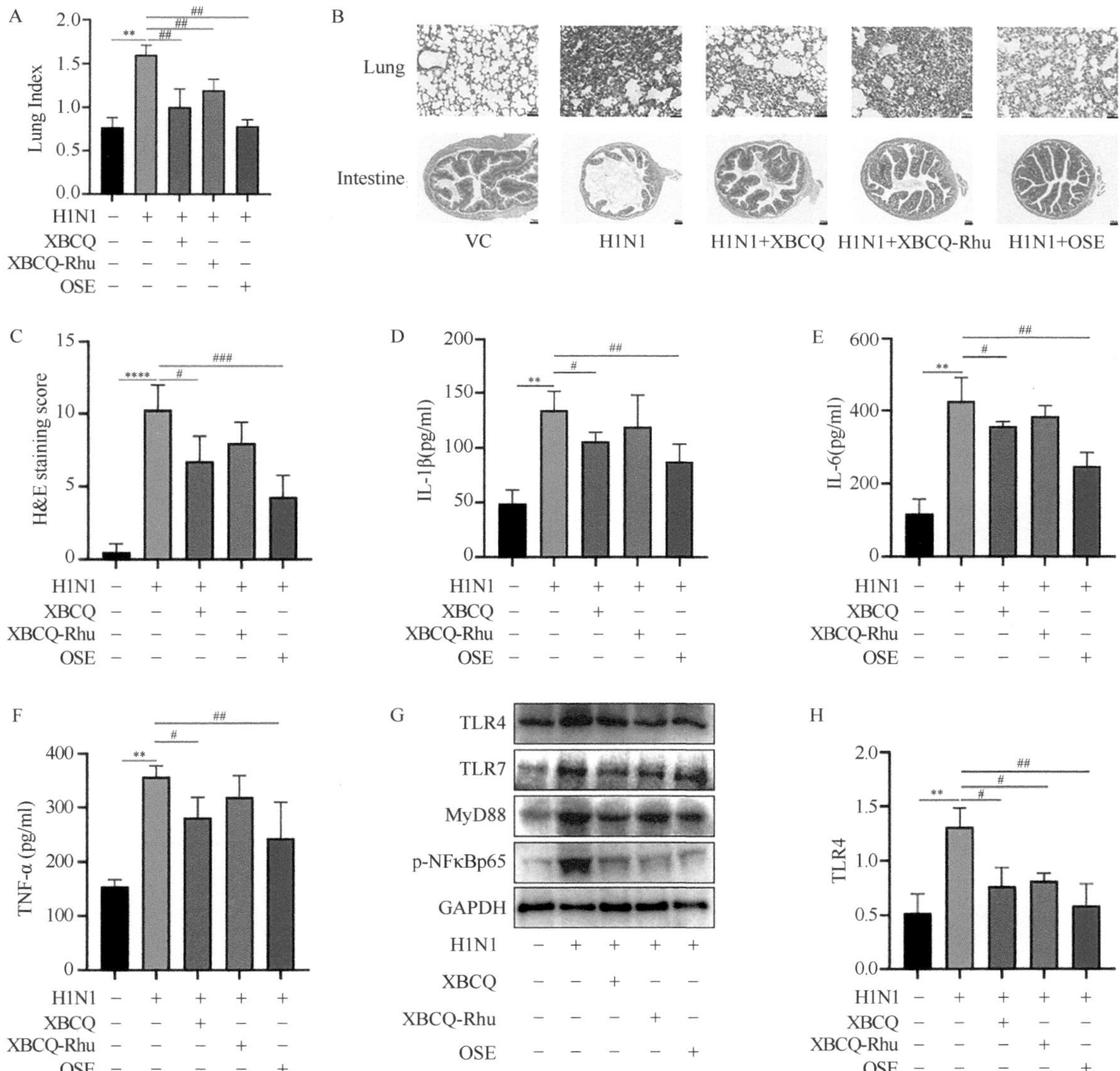

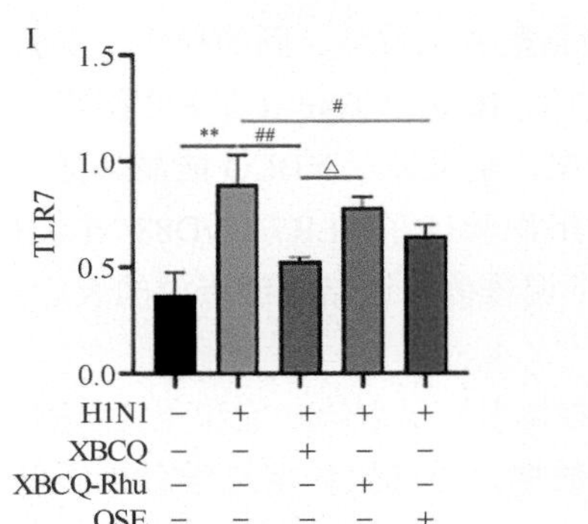

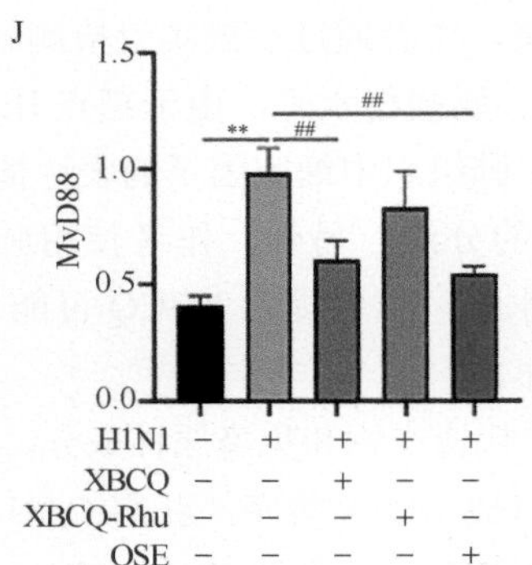

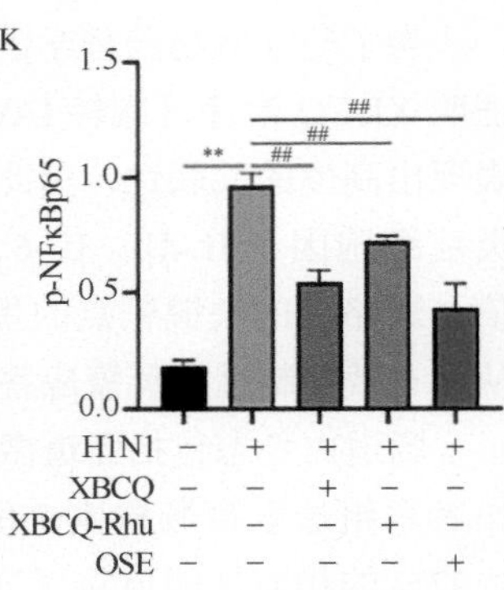

图 4-96 网络药理学预测结果实验验证

A. 验证实验中各组的肺部指标；B. H1N1 感染后第 4 天肺和肠的代表性病理图像；C. 各组 HE 染色肺切片的评分；炎症细胞因子（D）IL-1β、（E）IL-6 和（F）TNF-α 的 ELISA 分析；G. 肺匀浆中通过蛋白质印迹测定的 TLR4、TLR7 和 pNFκBp65、MyD88 以及 TLR4（H）、TLR7（I）、MyD88（J）和 p-NFκBp65（K）的定量分析

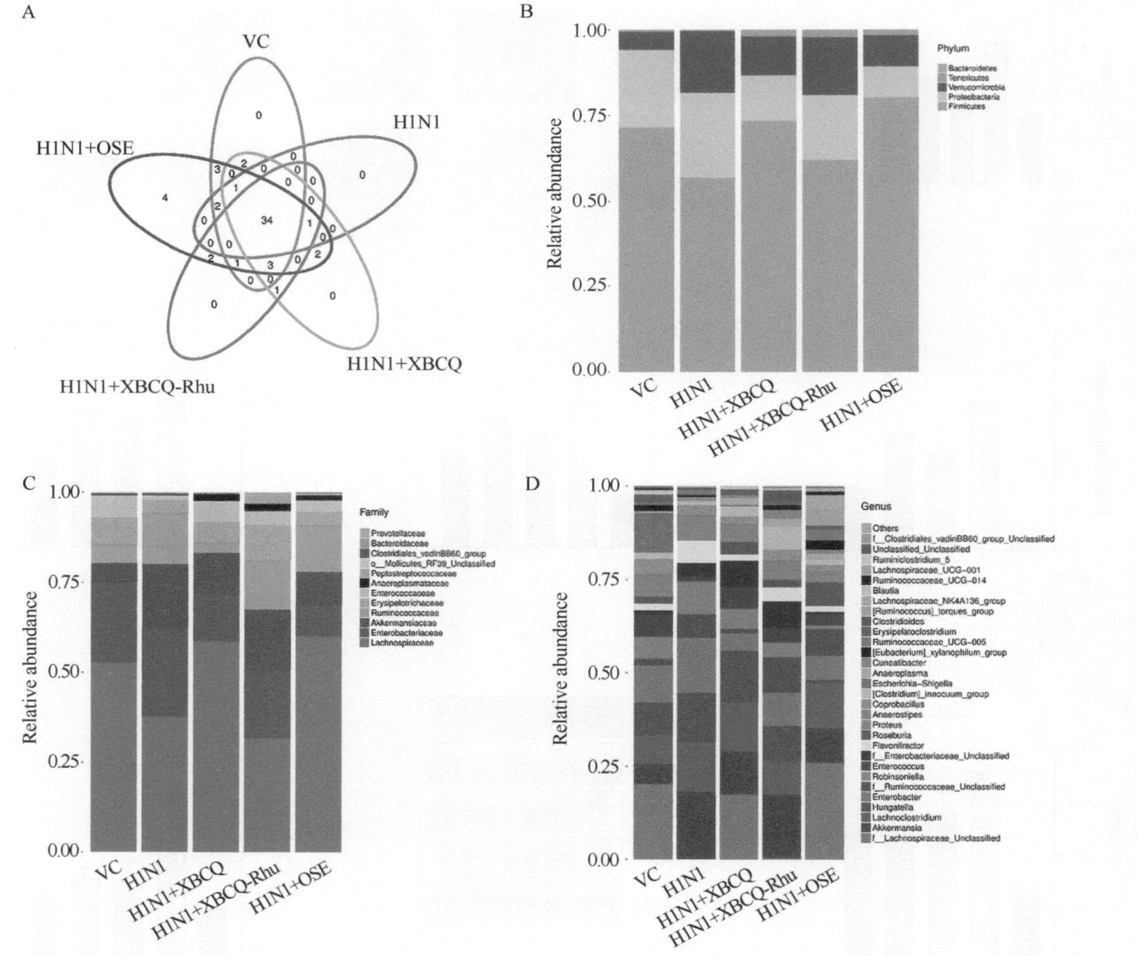

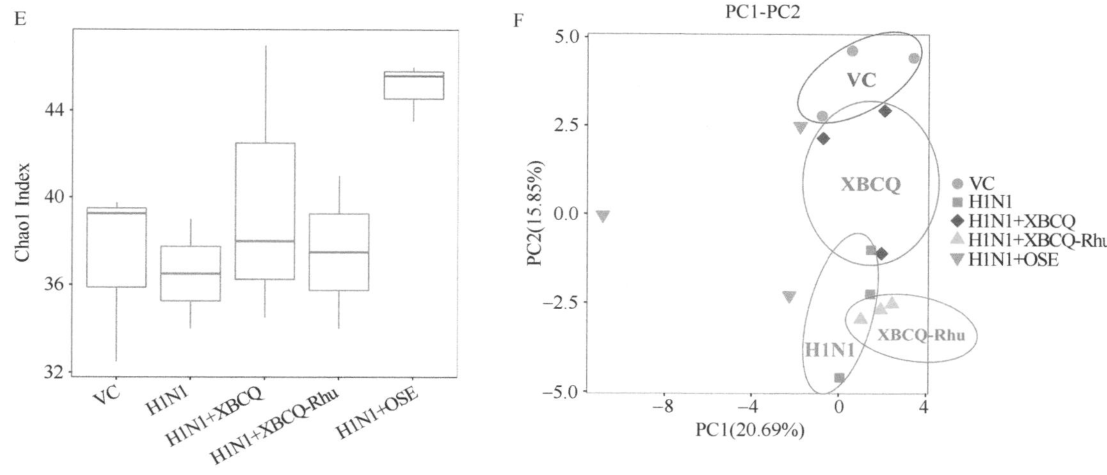

图 4-97　肠道菌群多样性分析

A. 描述 OUT 分析中应变类型的维恩图；B. 微生物群落组成和门水平的相对丰度；C. 微生物群落组成和家族水平的相对丰度；D. 属水平的微生物群落组成和相对丰度；E. 基于香农（Shannon）指数的 5 组间 α 多样性分析；F. 基于 OUT 水平的 PCA 分析

采用 LDA 效应量（LEfSe）分析群落结构差异。结果表明 H1N1 和 XBCQ 组之间的微生物群组成存在显著差异。XBCQ 具有切断肠-肺轴正反馈通路，阻断肠道细菌进入血液的作用，这可能与缓解肠屏障渗漏，清除致病菌密切相关。该研究为 XBCQ 治疗由不同呼吸道病毒诱导的病毒性肺炎提供了证据（图 4-98）。

（2）基于网络药理学、肠道菌群和实验验证探讨黄芩苷治疗肝纤维化的潜在机制

黄芩苷（baicalin，BA）是黄芩中含量较高的黄酮类化合物之一，可用于治疗肝纤维化（hepatic fibrosis，HF）。Liu Sujie 等开展研究，通过网络药理学、肠道菌群及实验验证，阐明 BA 对 HF 的多靶点作用机制。实验流程如图 4-99 所示。

每 2 周评估一次体重，持续 8 周，以确定 BA 如何影响 CCl_4 诱导的 HF 小鼠的生理改变。造模 4 周后，模型组大鼠体重与对照组大鼠有明显差异，BA 组大鼠用药后体重明显增加。BA 给药后肝纤维的 4 项指标均有所减轻。HE 染色结果显示模型组肝细胞斑坏死，核碎裂或解体，局部结缔组织增生。提示 CCl_4 诱导的大鼠 HF 模型已经成功建立（图 4-100）。

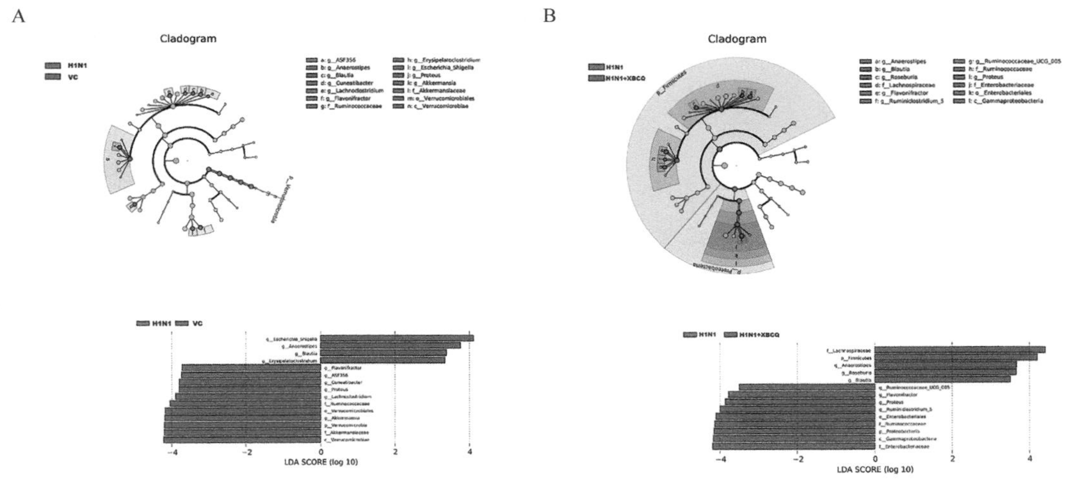

C
D
Cladogram
Cladogram
H1N1
H1N1+XBCQ-Rhu
H1N1+OSE
LDA SCORE (log 10)
LDA SCORE (log 10)

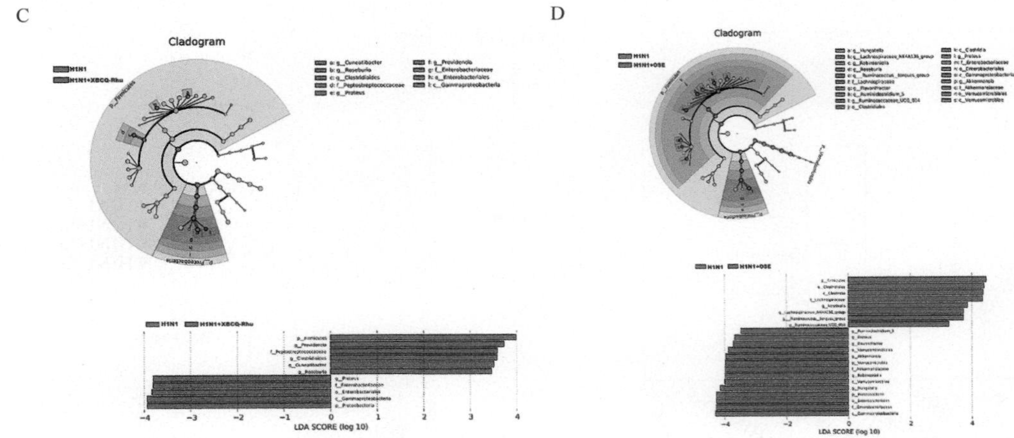

图 4-98 LEfSe 分析群落结构差异

A. H1N1 和 VC 组之间的 LEfSe 分析；B. H1N1 和 H1N1+XBCQ 组之间的 LEfSe 分析；C. H1N1 和 H1N1+XBCQ-Rhu 组之间的 LEfSe 分析；D. H1N1 和 H1N1+OSE 组之间的 LEfSe 分析

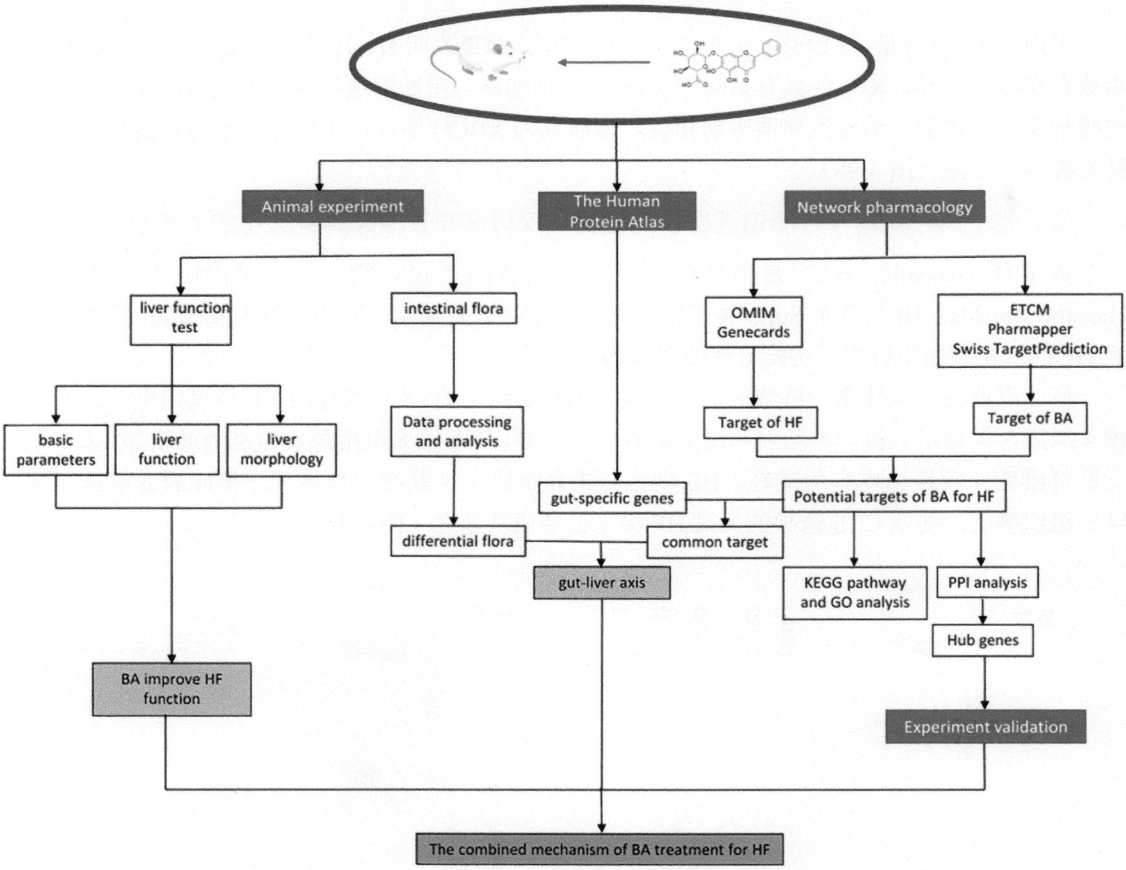

Animal experiment
The Human Protein Atlas
Network pharmacology
liver function test
intestinal flora
OMIM Genecards
ETCM Pharmapper Swiss TargetPrediction
basic parameters
liver function
liver morphology
Data processing and analysis
Target of HF
Target of BA
gut-specific genes
Potential targets of BA for HF
differential flora
common target
gut-liver axis
KEGG pathway and GO analysis
PPI analysis
Hub genes
BA improve HF function
Experiment validation
The combined mechanism of BA treatment for HF

图 4-99 实验流程图

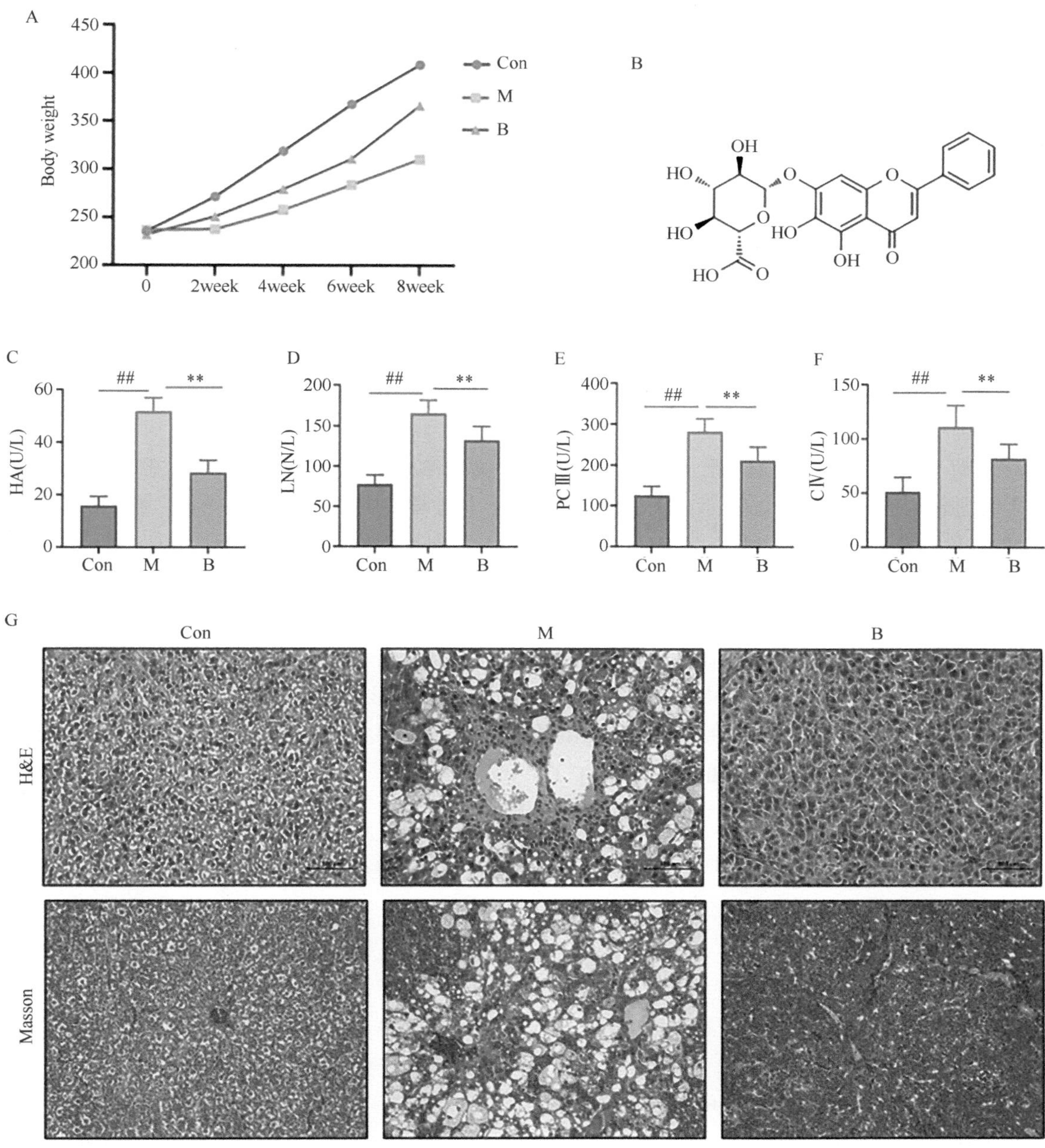

图 4-100 HF 模型的建立及 BA 的疗效观察

A. 体重；B. BA 化学结构；C. 血清 HA（U/L）；D. 血清 LN（U/L）；E. 血清 PC Ⅲ（U/L）；F. 血清 CIV（U/L）；G. 苏木精-伊红（HE）染色和 Masson 染色

从 pharmMapper、SwissTargetPrediction、STITCH 和 ETCM 数据库中去除重复的 BA 靶点后，共发现 442 个不重复的 BA 蛋白靶点。此外，使用 OMIM 和 GeneCards 数据库提供的评分筛选假定的疾病基因，然后将这两个数据库中的靶标合并，去除重复值，最终确定 1813 个 HF 相关靶标。将 191 个 BA 抗 HF 靶点输入 STRING 数据库，收集蛋白质相互作用数据。利用 Cytoscape 3.8.0 软件，将这些靶点映射到人类蛋白质-蛋白质相互作用网络中，共得到 156 个靶点和 3539 条边（图 4-101）。

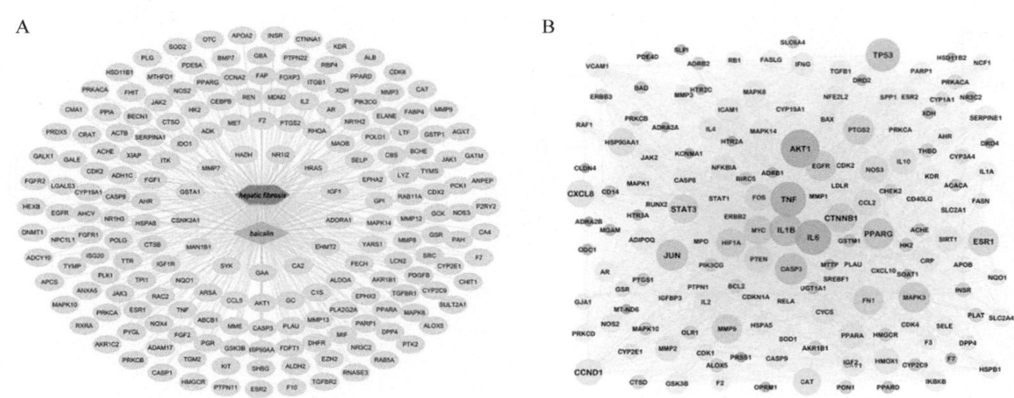

图 4-101　靶标预测和 PPI 核心网络分析

A. BA 靶点；B. PPI 网络图

继而，利用 191 个抗 HF 靶点和 941 个肠道升高的 BA 基因建立了维恩图，共得到肠道中 9 个优先表达的靶点。数据显示，BA 在 HF 的治疗中与肠道中的靶点相互作用。抗 HF 的肠道特异性表达为 PTGS1（结肠）、XDH（小肠）、NOS2（结肠）、DPP4（小肠）、MGAM（结肠）、MTTP（小肠）、APOB（小肠）、UGT1A1（小肠）、HSD11B2（小肠），确定了由 9 个肠道特异性靶点组成的子网络，大多数成分是相互联系的，这表明它们具有类似的生物活性。作者从人类蛋白图谱数据库中获得了 9 个肠道特异性表达靶点的免疫组织化学染色以进一步检查，证明这些蛋白在病变组织和正常结肠样本中存在差异表达；同时，肠道形态的变化提示可能涉及肠道功能，如肠道屏障系统、肠道代谢或通透性。由以上结果可知，BA 的抗 HF 机制可能与其在肠道微生物和宿主健康中的关键功能密切相关（图 4-102）。

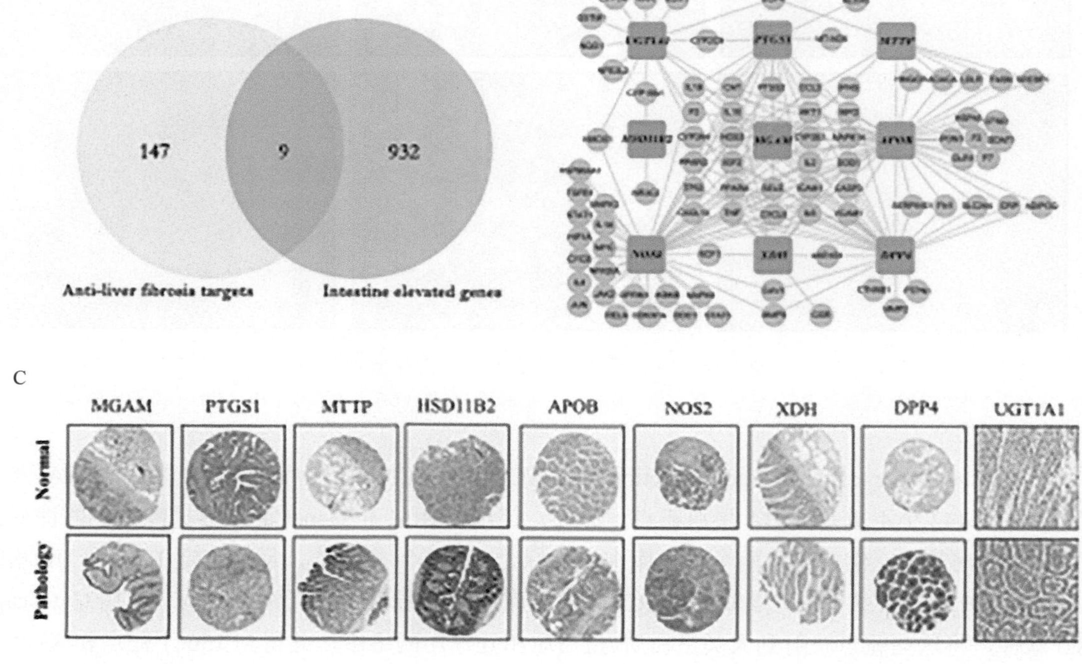

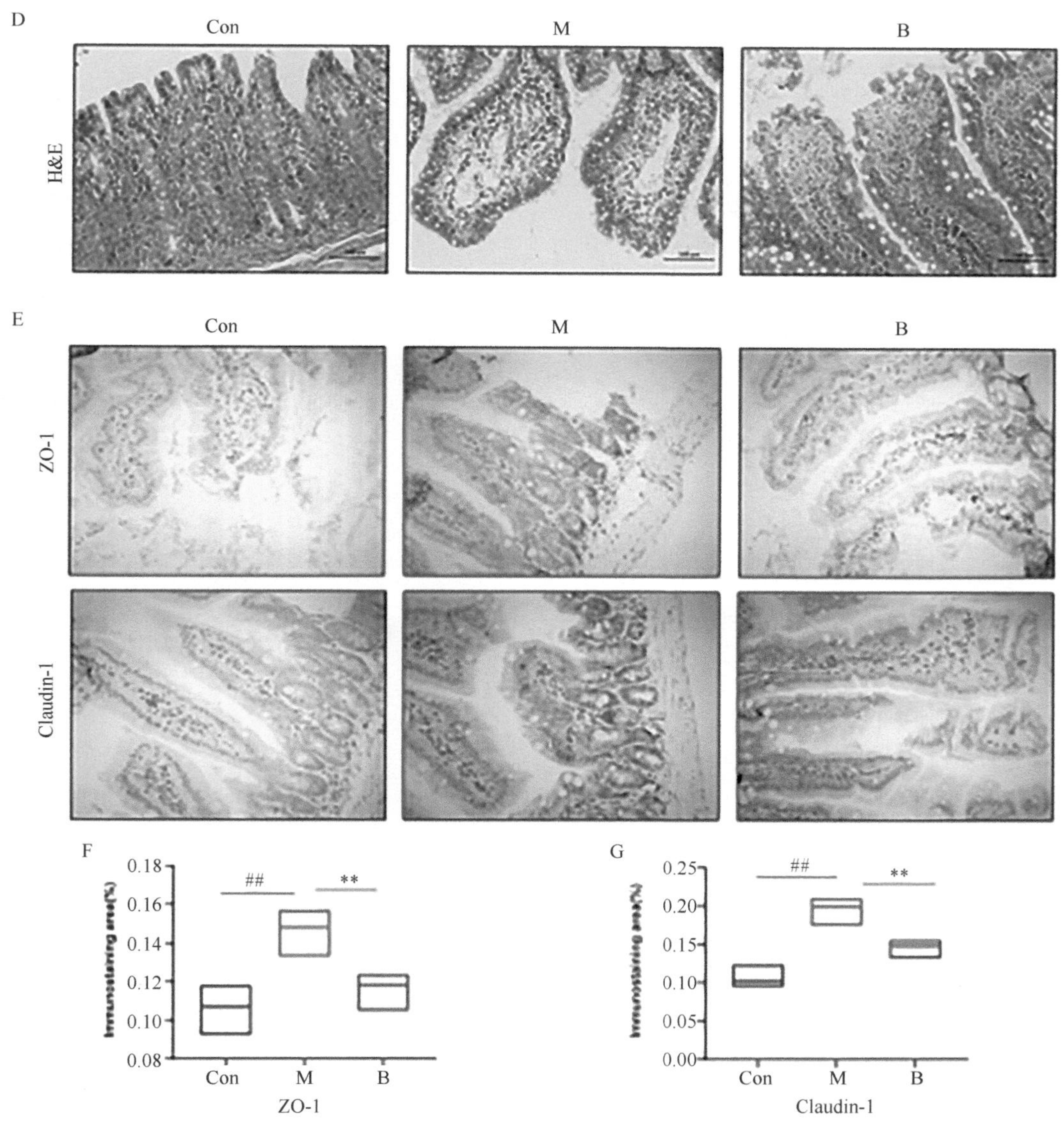

图 4-102　肝组织中靶点表达

A. 肠道表达基因和抗 HF 靶标的维恩图；B. 9 个靶点的子网络：PTGS1、XDH、NOS2、DPP、MGAM、MTTP、APO、UGT1A、HSD11B2；C. 在正常和病理组织上，9 个肠道异常表达靶点的免疫组织化学染色；D. 肠壁 HE 染色；E～G. 肠壁通透性的免疫组织化学染色

大多数肠道细菌可以标注到属水平，排序丰度曲线可以显示肠道菌群的种类数量。通过等级丰度曲线、稀疏曲线、种积累曲线、α 多样性、门水平、属水平、热图、乳杆菌（相对丰度）、摇螺（相对丰度）等研究，探讨肠道菌群的改变和变异。这些数据表明，肠道微生物群可能在调节 BA 的抗 HF 作用中起作用。这表明 BA 作为一种天然化合物，可以有效地改变肠道菌群，重塑肠道微生物生态系统（图 4-103）。

通过基因富集分析，研究了 191 个关键靶点的生物学过程和信号通路，以了解 BA 的潜在抗 HF 作用。结果显示其生物学过程主要参与控制细胞凋亡和细胞增殖，信号通路主要参与 IL-17 信号通路和 VEGF 信号通路（图 4-104）。

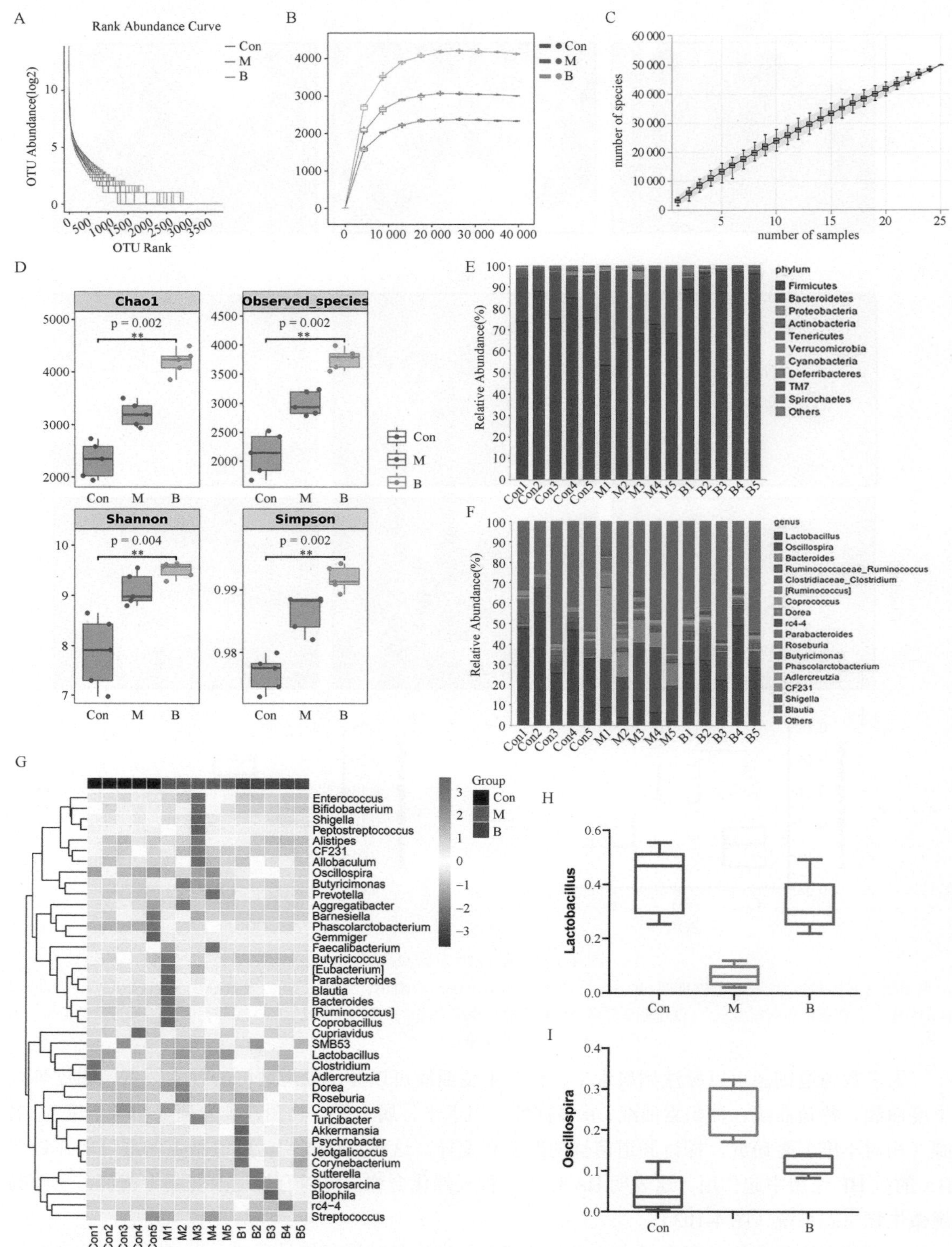

图 4-103　肠道菌群的改变和变异

A. 丰度等级曲线；B. 稀疏曲线；C. 物种积累曲线；D. α 多样性；E. 门水平；F. 属水平；G. 热图；H. 乳杆菌（相对丰度）；I. 示波螺旋菌（相对丰度）

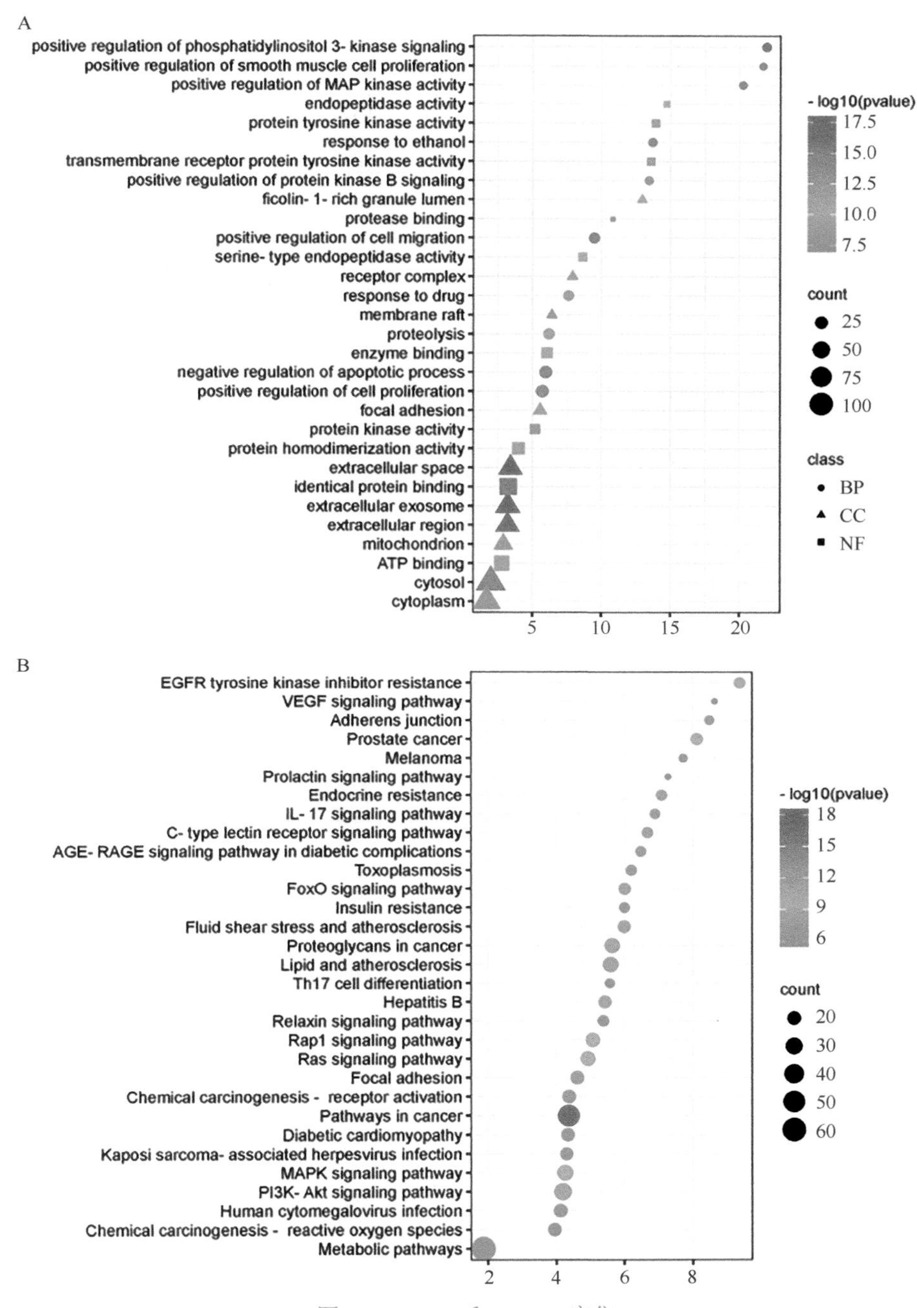

图 4-104 GO 和 KEGG 富集

A. HF 的 BA 富集分析；B. HF 上受 BA 影响的信号通路的富集分析

Western blotting 验证了 BA 抑制 HF 的机制。与对照组相比，模型组显著提高了 PI3K、Akt、mTOR 的磷酸化水平以及 IL-17、VEGF 的表达。BA 组显著降低了 PI3K、Akt、mTOR、IL-17、VEGF 的磷酸化水平。结果表明 BA 可直接抑制 PI3K/Akt、IL-17 和 VEGF 信号通路（图 4-105）。

综上所述，获得肠道微生物生态系统与 PI3K/Akt、IL-17 和 VEGF 信号通路的关系（图 4-106）。

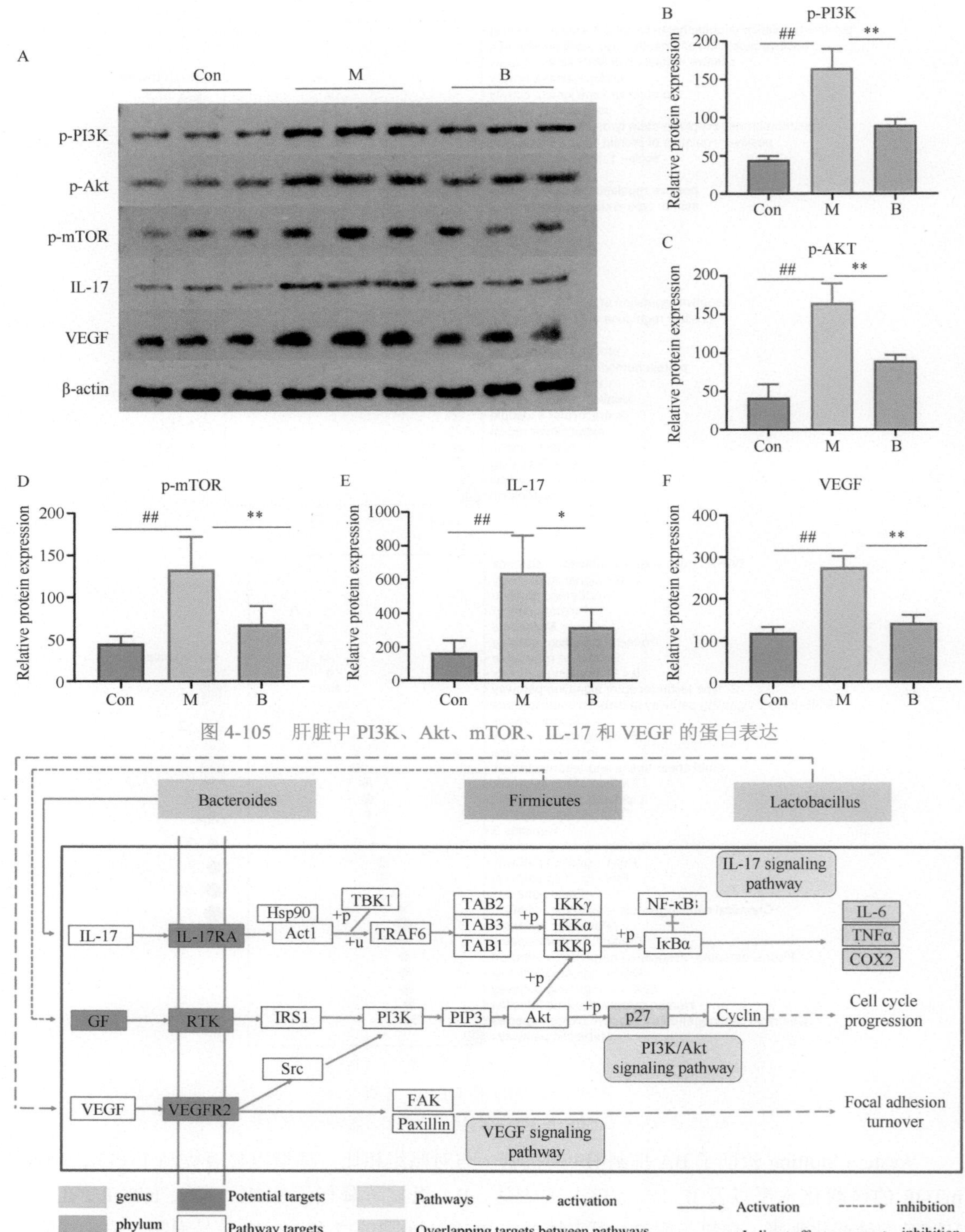

图 4-105　肝脏中 PI3K、Akt、mTOR、IL-17 和 VEGF 的蛋白表达

图 4-106　肠道微生物生态系统与 PI3K/Akt、IL-17 和 VEGF 信号通路的关系

参考文献

郭玥, 王倩怡, 莫祎祎, 等, 2021. 基于网络药理学探讨牛大力治疗抑郁症的活性成分及分子机制 [J]. 广西医科大学学报, 38(01): 76-83.

CAO S, HAN Y, LI Q, et al., 2020. Mapping pharmacological network of multi-targeting litchi ingredients in cancer therapeutics[J]. Frontiers in Pharmacology, 11: 451.

CHANG M, ZHU D, CHEN Y, et al., 2021. Total flavonoids of Litchi seed attenuate prostate cancer progression via inhibiting Akt/mTOR and NF-κB signaling pathways[J]. Frontiers in pharmacology, 12: 758219.

CHENG J, ZHANG M, ZHENG Y, et al., 2022. Integrative analysis of network pharmacology and proteomics to identify key targets of Tuomin-Zhiti-Decoction for allergic rhinitis[J]. Journal of ethnopharmacology, 296: 115448.

CUI D, LUO Z, LIU X, et al., 2023. Combination of metabolomics and network pharmacology analysis to decipher the mechanisms of total flavonoids of Litchi seed against prostate cancer[J]. The Journal of pharmacy and pharmacology, 75(7): 951-968.

FENG L L, HUANG Z, NONG Y Y, et al., 2023. Evaluation of aristolochic acid Iota nephrotoxicity in mice via 1H NMR quantitative metabolomics and network pharmacology approaches[J]. Toxicology research, 12(2): 282-295.

HUO J, WANG T, WEI B, et al., 2022. Integrated network pharmacology and intestinal flora analysis to determine the protective effect of Xuanbai-Chengqi decoction on lung and gut injuries in influenza virus-infected mice[J]. Journal of ethnopharmacology, 298: 115649.

LI Q, LAN T, HE S, et al., 2021. A network pharmacology-based approach to explore the active ingredients and molecular mechanism of Lei-gong-gen formula granule on a spontaneously hypertensive rat model[J]. Chinese medicine, 16(1): 99.

LI X, HE S, LIANG W, et al., 2023. Marsdenia tenacissima injection induces the apoptosis of prostate cancer by regulating the Akt/GSK3beta/STAT3 signaling axis[J]. Chinese journal of natural medicines, 21(2): 113-126.

LI X, WEI S, NIU S, et al., 2022. Network pharmacology prediction and molecular docking-based strategy to explore the potential mechanism of Huanglian Jiedu Decoction against sepsis[J]. Computers in biology and medicine, 144: 105389.

LIU S, CHEN P, MOHAMMED S A D, et al., 2022. Exploration of the potential mechanism of Baicalin for hepatic fibrosis based on network pharmacology, gut microbiota, and experimental validation[J]. Frontiers in microbiology, 13: 1051100.

LUO Q, HUANG S, ZHAO L, et al., 2022. Chang qing formula ameliorates colitis-associated colorectal cancer via suppressing IL-17/NF-kappaB/STAT3 pathway in mice as revealed by network pharmacology study[J]. Frontiers in pharmacology, 13: 893231.

SUN J, TANG L, SHAN Y, et al., 2023. TMT quantitative proteomics and network pharmacology reveal the mechanism by which asiaticoside regulates the JAK2/STAT3 signaling pathway to inhibit peritoneal fibrosis[J]. Journal of ethnopharmacology, 309: 116343.

WANG Q, LUO Z, LI D, et al., 2022. Investigation of the Therapeutic Effect of Total Alkaloids of Corydalis saxicola Bunting on CCl(4)-Induced Liver Fibrosis in Rats by LC/MS-Based Metabolomics Analysis and Network Pharmacology[J]. Metabolites, 13(1): 9.

WU Y Z, ZHANG Q, WEI X H, et al., 2022. Multiple anti-inflammatory mechanisms of Zedoary Turmeric Oil Injection against lipopolysaccharides-induced acute lung injury in rats elucidated by network pharmacology combined with transcriptomics[J]. Phytomedicine, 106: 154418.

ZHANG C, MO Y Y, FENG S S, et al., 2021. Urinary metabonomics study of anti-depressive mechanisms of Millettia speciosa Champ on rats with chronic unpredictable mild stress-induced depression[J]. Journal of Pharmaceutical and Biomedical Analysis, 205: 114338.

ZHI-LING JIN, KE HAN, HAO-YANG CHEN, et al., 2023. Exploration of phytochemicals and biological functions of Kadsura coccinea pericarpium based on LC-MS and network pharmacology analysis and experimental validation[J]. Journal of Functional Foods, 103: 105493.

第五章　中药网络药理学应用研究案例

5.1　中药网络药理学在中药药性理论方面的应用研究

5.1.1　中药网络药理学在四性方面的应用研究

近代以来，随着现代生物技术和检测分析方法的发展，中药四性研究逐渐从通过临床用药实践总结的四性分类体系，转向为从细胞实验、动物实验层面探索药物四性，从整体、器官、细胞和分子水平上开展具体的生物靶标、共性效应群、特征组分的物质实证的中药药理研究。在开展中药四性现代化研究进程中，研究层面主要可划分为微层级、小层级、中层级和大层级研究，研究类别大致可分为模拟研究和实验研究，研究技术包括网络药理学、生物热力学、细胞学、蛋白质组学、代谢组学技术、文献数据研究等。网络药理学在中药四性领域应用十分广泛，在中药性味理论的研究过程中主要针对中药的“寒、热、温、凉”四种属性的科学内涵展开研究。

李梢团队提出“网络靶标”的研究概念，中药寒热属性的研究也开始从“网络靶点，多成分药物”方向开展；吴钉红等运用网络药理学方法研究清热中药治疗冠心病的作用，发现 5 类清热中药的成分具有差异化；姜淼等将矢量网络药理学引入中药寒热属性研究中，为中药四性的量化提供了参考。

以韩森等“基于网络药理学方法的中药寒/热性药物特异性作用分子机制研究”为例，研究人员首先在《中药大辞典（第 2 版）》中检索典型寒、热性药物大黄、黄芩、黄连、黄柏、龙胆、附子、肉桂、干姜、吴茱萸、仙茅的所有化学成分；其次采用中药系统药理学数据库（TCMSP）中的 ADME 参数，遴选活性成分；然后在 PubChem 和 TCMSP 数据库中查找活性成分对应的人类靶蛋白，利用软件 Cytoscape 3.5.1 对数据做网络可视化处理，利用靶蛋白频次分别筛选出寒性药物组与热性药物组的特异性靶蛋白群，并将其导入分子网络分析平台（IPA），构建寒性药物组和热性药物组的分子网络和生物学通路。结果表明寒性药物组主要是通过作用 GSK3、Mapk、G 蛋白偶联受体、CDK 调节糖原合成、自主神经、炎症反应、细胞凋亡等生物学过程；热性药物组主要通过作用 MMP-2、MMP-9、γ-氨基丁酸，调节中枢神经系统、心血管系统功能等生物学过程发挥其药物学功能（图 5-1）。该研究成功预测 GSK3、Mapk、G 蛋白偶联受体、CDK、MMP-2、MMP-9、γ-氨基丁酸（GABA）为区分中药寒热药性的潜在靶标，可作为后续的分子生物学验证的重要切入点。

5.1.2　中药网络药理学在五味方面的应用研究

四气五味是中药药性理论的核心内容，五味又是其中的重要组成部分，其不仅代表中药的基本属性，也是指导临床用药的重要参考。中药五味指酸、苦、甘、辛、咸五种味道，这一方面体现中药的真实滋味，另一方面体现于其性能功效，如葛根具有解肌退热透疹之功，口尝并无辛味，主要因其功效体现为辛味的透散之性。另外，辛味具有气味和口尝味的两重性，即不仅代表口尝味，还与鼻嗅之味有关。如藿香味辛，《本草经疏》云：藿香禀清和芬烈之气，故其味辛。由此可

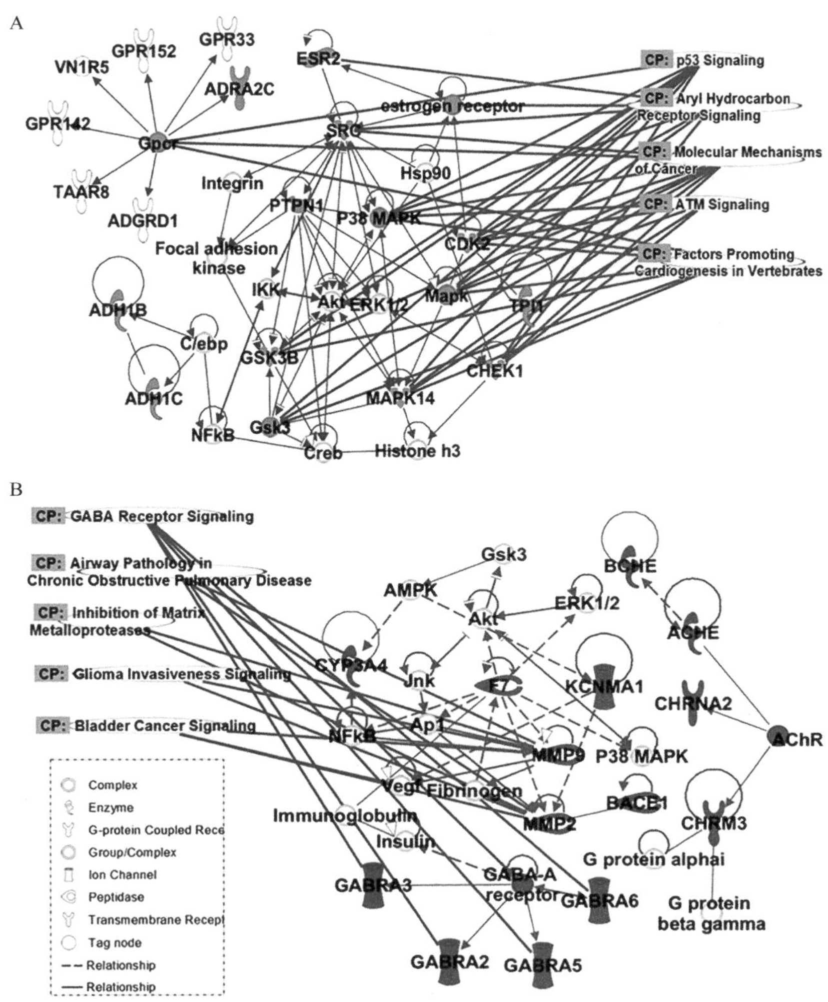

图 5-1 寒性药物组和热性药物组的分子网络和生物学通路

A. 寒性药物组网络及 TOP5 通路图；B. 热性药物组网络及 TOP5 通路图

见气味也是古人判断中药药性的依据。现代研究认为化学成分是一切物质表征及效用的物质基础，即结构决定性质。近年来，人们试图寻找药味表征与其化学成分的规律性以挖掘药性，表征存在的物质基础，结果表明，物质基础的差异与五味表征存在一定关联性，不同“味”的中药含有化学成分的种类和含量也有所差异。

陶瑾等采用网络药理学的方法分析消渴病药方的用药规律，利用 Ch EMBL、CTD、KEGG 等数据库从“药材-化合物-靶点-通路-功能”的相互关联入手，探究药味成分在治疗消渴方面的用药规律和作用机制。研究发现消渴病常用药味以苦甘为主，甘味中的皂苷类成分主要作用于胰岛素分泌等通路，刺激胰岛素分泌，改善胰岛素抵抗，促进葡萄糖利用；苦味中的黄酮和生物碱等成分主要作用于 MAPK、PI3K-Akt 和 PPAR 等通路，参与调控炎症因子、促进糖异生、改善内分泌、调节糖脂代谢等生理过程。

张明晓等开展了对辣木叶五味属性及其物质基础的探索，即一方面采用电子舌和电子鼻仿生传感器技术和模式识别方法对辣木叶的口尝味和气味进行归属研究，进一步利用分子对接技术研究化学配体与嗅味觉受体蛋白的结合情况，明确辣木叶真实味的物质基础；另一方面，以泻下功效作为切入点，通过网络药理学筛选出与该功效密切相关的关键靶点和成分，采用分子对接技术研究化学配体与药效靶标蛋白的结合情况，明确辣木叶功效味的物质基础。提出了一种探究外来药材的药味属性及其物质基础的新思路和新方法，具体研究流程如下。

首先，利用 UPLC-Q-TOF-MS 和 GC-MS 技术分别对 4 个品种辣木叶中的挥发性成分和非挥发性成分进行定性分析，明确其共有成分；其次，采用 UPLC 技术定量分析辣木叶中的硫苷及黄酮类成分，为下一步开展真实味和功效味的物质基础研究提供实验支撑。再次，根据真实味道的感知具有口尝味和气味两方面内涵，一方面采用电子舌技术对具有酸、甘、苦、辛、咸典型味道的 37 种药材和 4 个品种辣木叶进行口尝味的检测，并结合模式判别对辣木叶味道进行归属；另一方面采用电子鼻技术对具有辛味及其兼味的 15 种药材和 4 个品种辣木叶进行气味的检测，并结合模式判别对辣木叶气味进行归属。最后，将 4 种辣木叶中的共有非挥发性成分和挥发性成分，分别与嗅、味觉蛋白进行分子对接，根据结合情况确定真实味的物质基础。根据电子鼻对辛味、辛甘味和辛苦味药材的测定的数据，对数据处理后进行 4 种模式识别。主成分分析和偏最小二乘法判别结果表明辛、辛甘、辛苦味药材各自聚类，且辣木叶分布位于三类药材中间，支持向量机和人工神经网络算法推测辣木叶气味主要为辛味（图 5-2）。

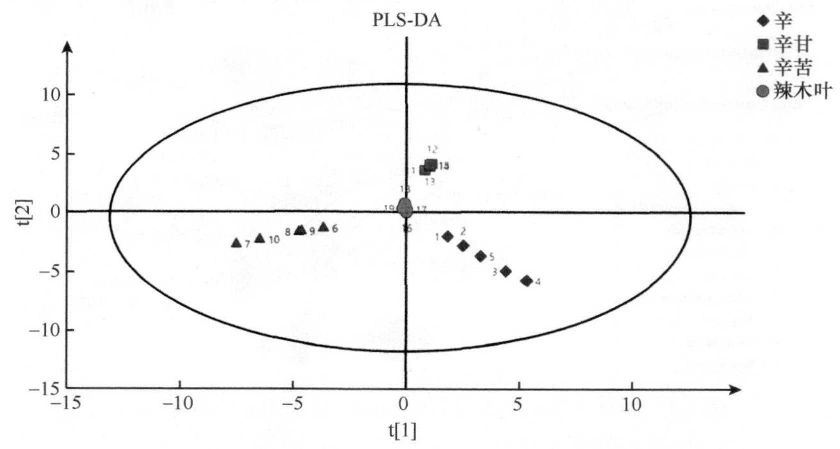

图 5-2 电子鼻测定数据的 PLS-DA 图

选择苦味受体（T2R10、T2R14、T2R38）、甘味受体（T1R2、T1R3）和辛味受体（TRPV1、OR7D4），开展辣木叶的嗅味觉蛋白的分子对接研究。对接结果表明，醛类、酮类、萜类、腈类、酸类、烷烃类和生物碱类可能是嗅觉中产生辛味的物质基础（图 5-3）。

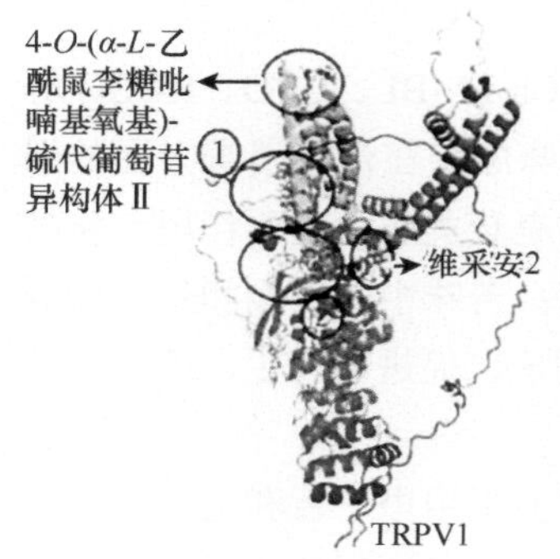

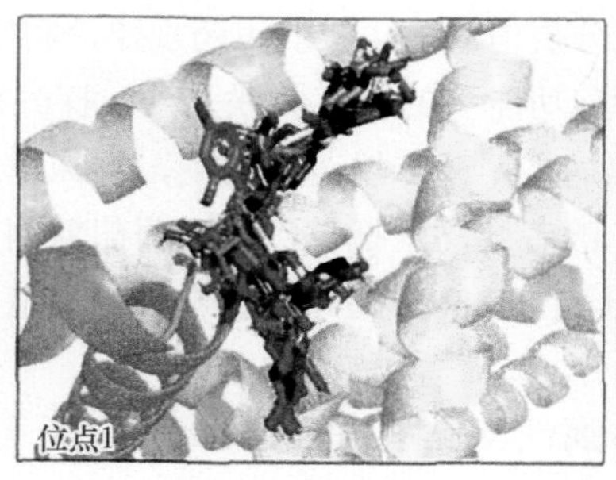

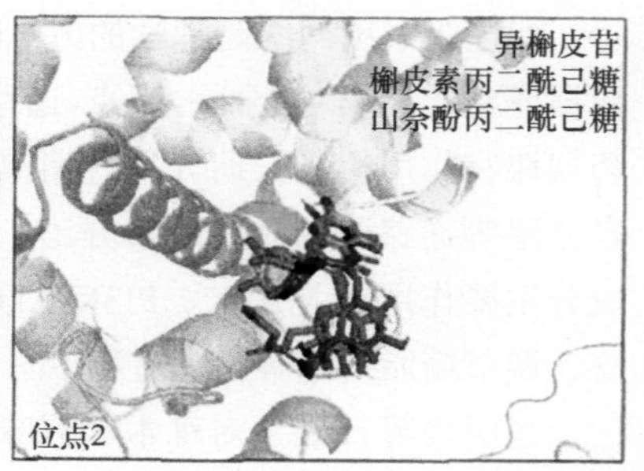

图 5-3 分子对接结果图

进而以辣木叶治疗便秘的药理作用作为其功效的切入点，运用网络药理学和分子对接技术，系统分析辣木叶治疗便秘的相关靶点、通路等效应机制，同时挖掘其功效的物质基础，探讨其功效味的五味表征。分别收集辣木叶和便秘的相关靶点，取交集。发现共有靶点 88 个，通过蛋白质互作网络筛选核心靶点 24 个。对核心靶点进行 GO 分析和 KEGG 通路分析后进行“成分-靶点-通路”网络构建及分析（图 5-4）。

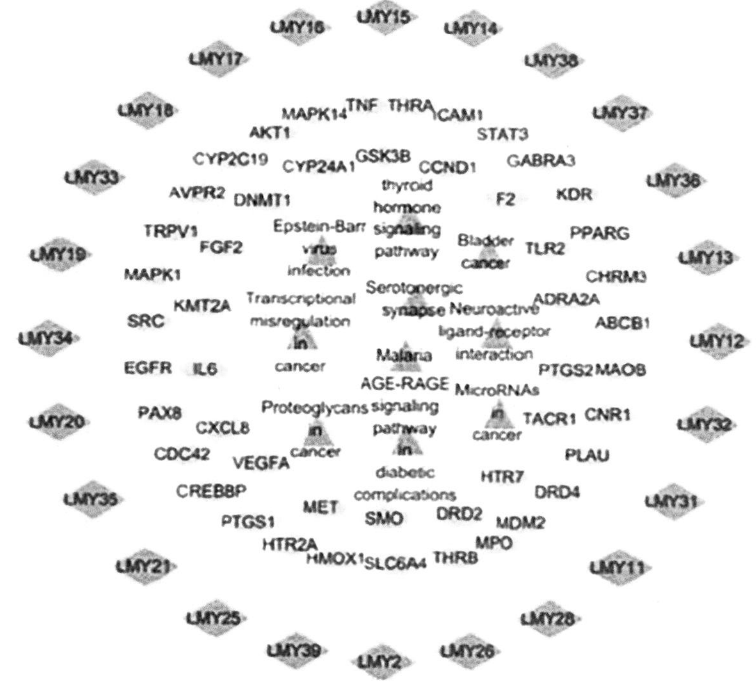

图 5-4 “成分-靶点-通路”网络图

最后，进行基于分子对接技术的辣木叶功效味的物质基础研究。根据网络药理学的结果，推测辣木叶治疗便秘的关键靶点可能为 PTGS2、TNF、MAPK1、ADRA2A、IL-6，故以这 5 种蛋白作为受体分子进行下一步分子对接。同时，网络药理学研究结果提示，腺苷、紫云英苷、香叶基丙酮、2-甲基-3-辛酮、棕榈酸和油酸酰胺可能是辣木叶治疗便秘的潜在活性成分。分子对接结果表明，腺苷、紫云英苷、香叶基丙酮和油酸酰胺可能是辣木叶成分中与 IL-6 蛋白相互作用的物质基础（图 5-5）；腺苷、紫云英苷可能是辣木叶中与 MAPK 蛋白结合的物质基础（图 5-6）；2-甲

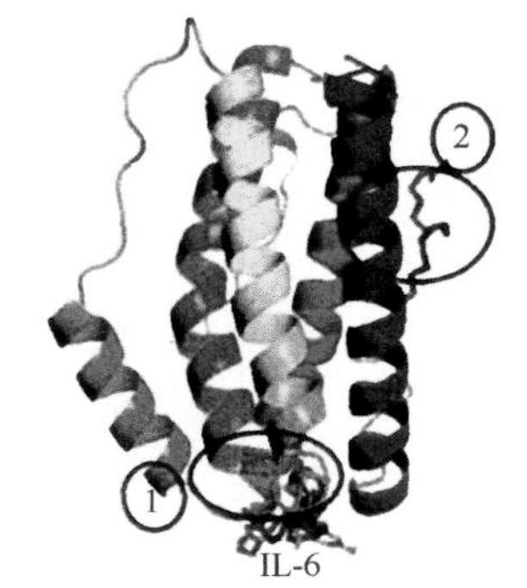

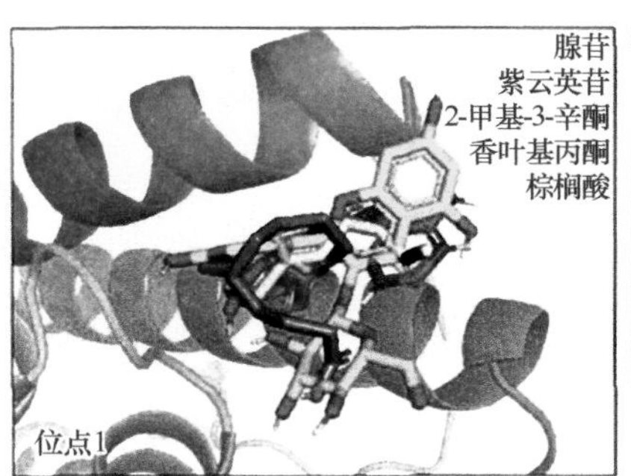

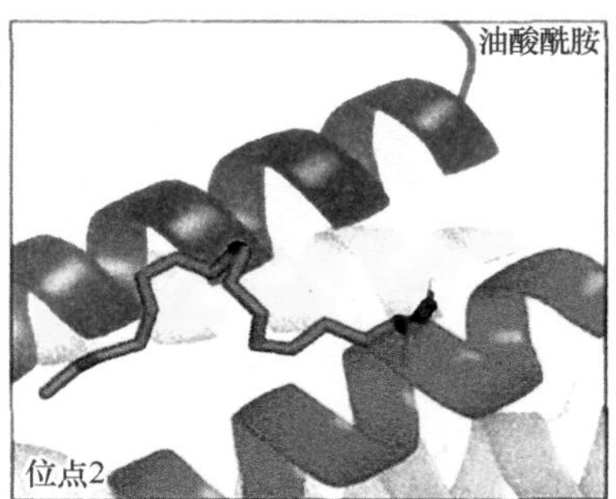

图 5-5 IL-6 蛋白与相应化合物的结合位置

基-3-辛酮、紫云英苷、棕榈酸、油酸酰胺和香叶基丙酮可能是辣木叶中与 PTGS2 蛋白结合的物质基础（图 5-7）；腺苷、紫云英苷、2-甲基-3-辛酮和香叶基丙酮可能是辣木叶中与 ADRA2A 蛋白结合的物质基础（图 5-8）；腺苷、紫云英苷可能是辣木叶中与 TNF 蛋白结合的物质基础（图 5-9）。

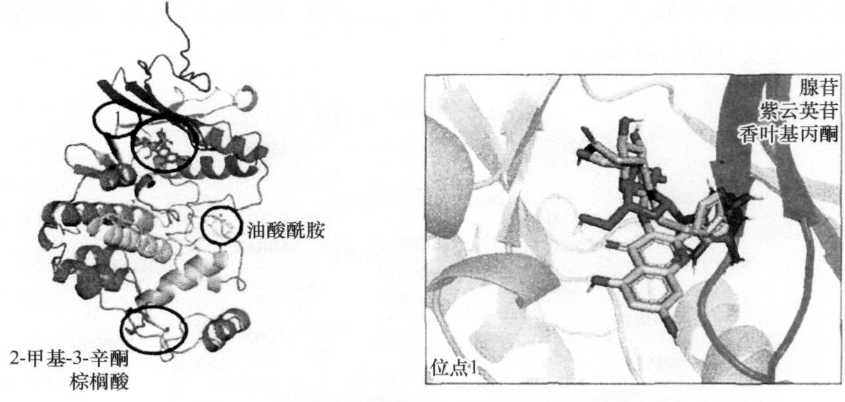

图 5-6　MAPK 蛋白与相应化合物的结合位置

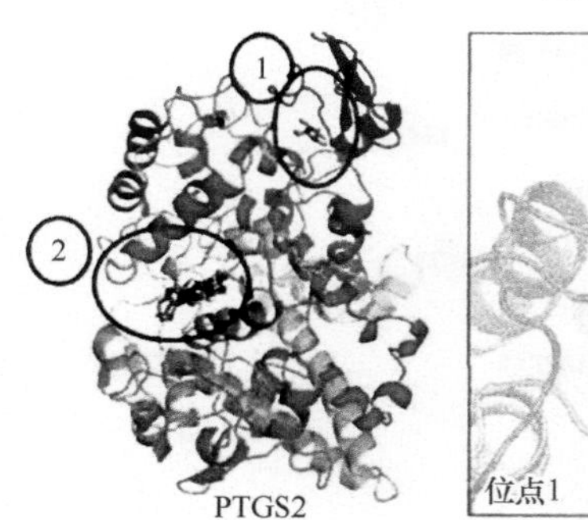

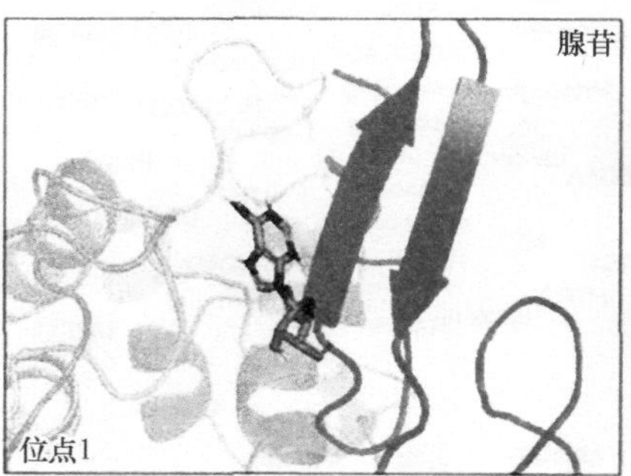

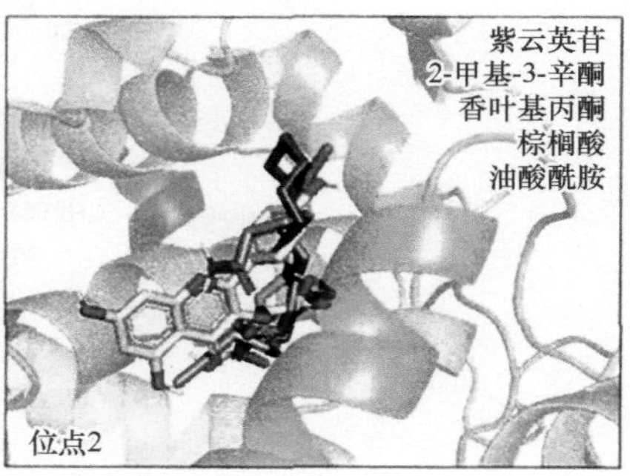

图 5-7　PTGS2 蛋白与相应化合物的结合位置

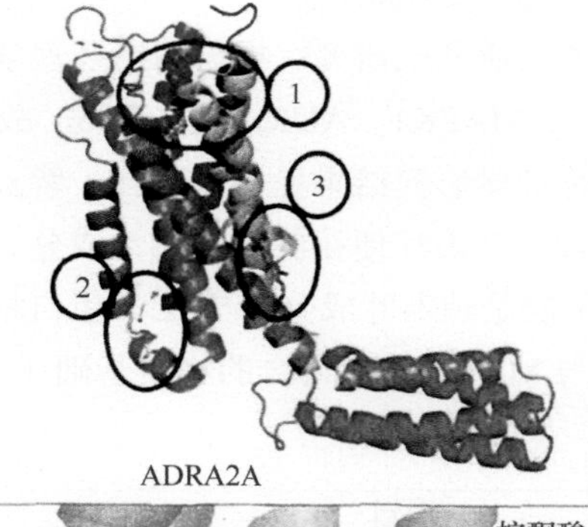

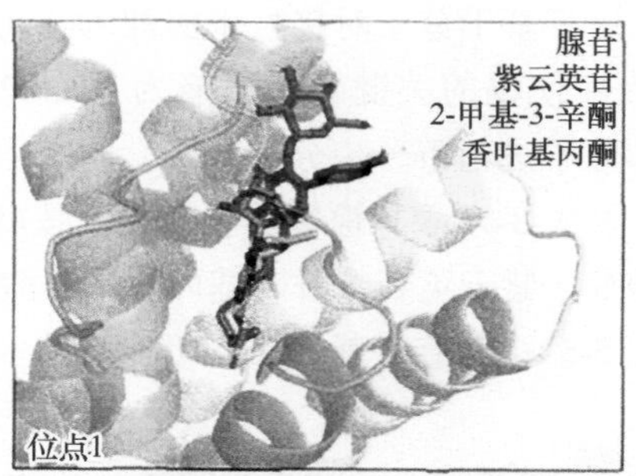

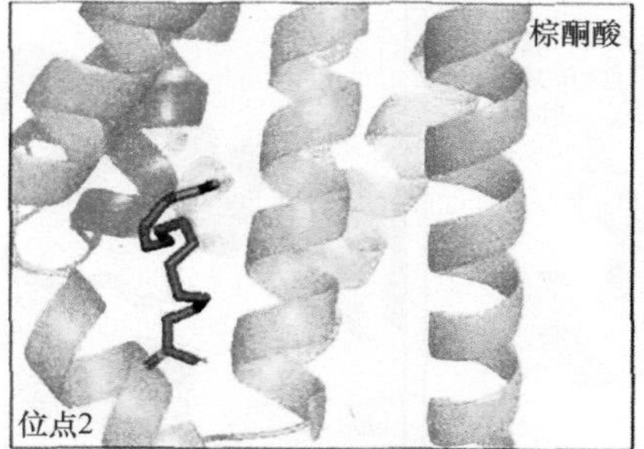

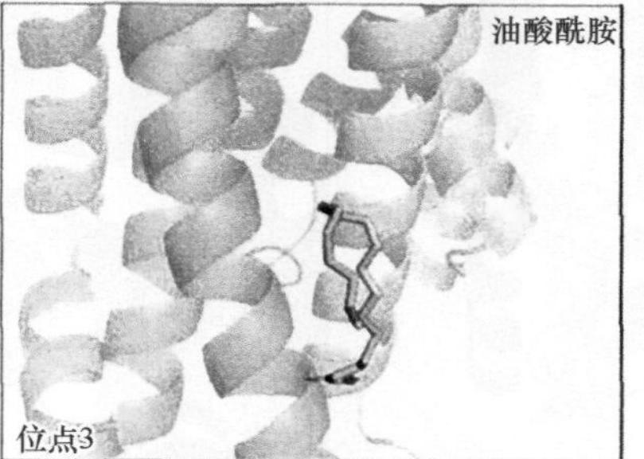

图 5-8　ADRA2A 蛋白与相应化合物的结合位置

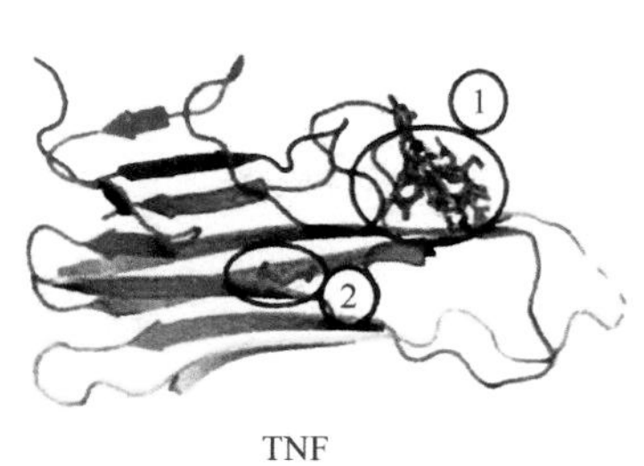

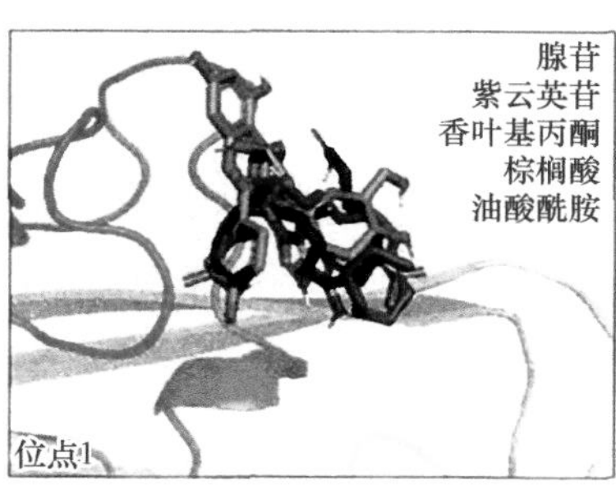

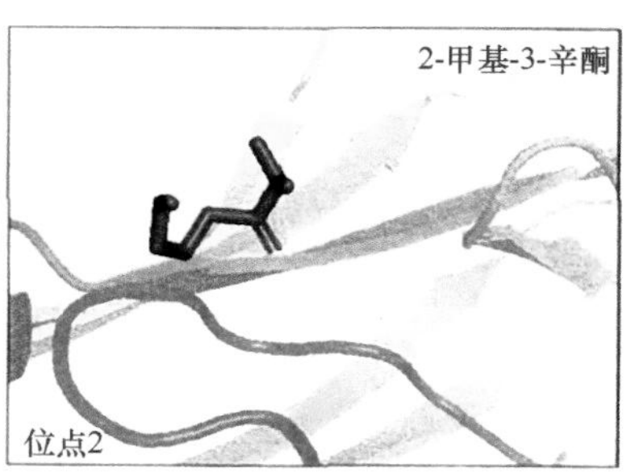

图 5-9 TNF 蛋白与相应化合物的结合位置

辣木叶五味的物质基础分析：辣木叶药味推测具有甘、苦、辛味，采用分子对接技术研究化学配体与嗅味觉受体蛋白的结合情况，结果表明硫苷和黄酮类成分可能是产生苦味的物质基础，硫苷、黄酮、有机酸和生物碱类成分可能是产生甘味的物质基础，硫苷、醛、酮、萜、腈、酸、烷烃和生物碱类成分可能是产生辛味的物质基础，泻下作用在传统中医药理论中归为苦味。采用分子对接技术研究化学配体与药效靶标蛋白的结合情况。结果表明生物碱、黄酮、酮和有机酸类成分可能是辣木叶泻下功效味的物质基础。

5.1.3 中药网络药理学在归经方面的应用研究

归经是中药学的基本理论之一，即药物作用的定位。就是把药物的作用与人体的脏腑经络密切联系起来，以说明药物作用对机体某部分的选择性，从而为临床辨证用药提供依据。如龙胆草归胆经，说明它有治疗胆经病证的功效；藿香归脾、胃二经，说明它有治疗脾胃病证的功效。归经理论与中医药临床实践密切相关，它是伴随着中医理论体系的不断发展而日臻完善的，如《伤寒论》创立了六经辨证系统，临床上便出现了六经用药的归纳方法。如麻黄、桂枝为太阳经药，石膏、知母为阳明经药，等等。药物的归经，主要以其临床疗效为依据，但与药物自身的特性（即形、色、气味、禀赋等）也有一定的联系。如味辛、色白归肺、大肠经；味苦、色赤归心、小肠经等都是以药物的色与味作归经的依据。归经理论只是概括药物性能的一个方面，临床应用时，还必须与四气五味、升降浮沉学说结合起来，才能做到全面准确地应用。

王俊尧等尝试以网络药理学的方法对归肝经中药及治疗疾病的关系进行研究，以探索网络药理学研究中药归经的可能性。研究人员首先收集了 2015 年版《中华人民共和国药典》中收载中药及其归经信息，并通过现有数据库和文献的收集整理，得到中药与化学成分数据；通过 drug bank 数据库收集人类蛋白靶点名称，并从 PDB 数据库上下载人类蛋白靶点结构，通过 TTD 网站收集蛋白靶点与疾病的关系。然后通过分子对接的方法，筛选中药的活性成分和潜在蛋白靶点。通过活性蛋白靶点挖掘中药的适应证，统计各归经中药在不同疾病中出现的频率，探索不同归经中药可能治疗的适应证，并寻找各归经中药的共同作用靶点，通过在 Gene Ontology 网站上富集分析，分析不同归经中药可能的生物学基础。结果显示，肝经中药在皮肤和皮肤下疾病、呼吸系统疾病、泌尿生殖系统疾病、内分泌、营养、代谢类疾病中有较高频率的分布；在分子功能上，归肝经中药主要影响催化活性和抗氧化活性；归肝经中药蛋白靶点在精神和行为障碍疾病、血液及造血器官疾病、涉及免疫机制的某些疾患、妊娠、分娩和产褥期相关疾病上有较高频率的分布。该研究初步探索归经理论的生物学基础，为归经理论的进一步研究提供理论基础。

5.1.4 中药网络药理学在升降浮沉方面的应用研究

中药升降浮沉理论概括了药物对人体作用的趋向性，主要解释中药对于疾病病症、病势发展趋向的影响。“升”即上升提举，趋向于上；“降”即下达降逆，趋向于下；“浮”即向外发散，趋向于外；“沉”即向内收敛，趋向于内。升浮中药多主上行而向外，有升阳、发表、散寒、涌吐等作用；沉降中药多主下行而向内，有潜阳、降逆、泻下、渗湿等功效。因此，在临床用药时，病位在上在表者宜升浮不宜沉降，病位在下在里者宜沉降不宜升浮，病势上逆者宜降不宜升，病势下陷者宜升不宜降。但升降浮沉药性理论仍是抽象的，概念多为医家经验所记载，缺乏具体实验数据的支撑。张贝贝等发表的《基于典型升浮中药和沉降中药潜在作用靶点网络药理学及大鼠体内验证研究》论文，采用网络药理学和体内实验验证的方法探究升浮中药和沉降中药的潜在靶点。具体研究流程如下。

首先，进行典型升浮中药麻黄、柴胡、升麻、葛根、桔梗、薄荷和沉降中药葶苈子、旋覆花、川牛膝、茯苓、丁香、苦杏仁、刀豆相关靶点筛选，病证以风寒表证、风水水肿、痰饮停聚、肺水、胃缓、心衰、呕吐和肝阳上亢为关键词进行疾病靶点检索，筛选升降、浮沉的潜在共有靶点，结果显示典型升浮中药共有的靶点 9 个，为 NCOA1、PRSS1、AR、IGF-2、HK-2、PGR、NCOA2、PTGS1 和 PLAU；典型沉降中药共有的靶点 10 个，为 CHRM1、PPAR-γ、NR3C2、CHRM3、AKR1B1、GSK-3β、PGR、NCOA2、PTGS1 和 PLAU（图 5-10）。升浮中药与病位在表和病势下陷病症的交集靶点有 IGF2 和 HK2，即升浮中药的潜在靶点有 IGF-2 和 HK-2，沉降中药与病位在里和病势上逆病症靶点交集基因有 PPAR-γ、CHRM3、CHRM1 和 GSK-3β，即沉降中药潜在的靶点有 PPAR-γ、CHRM3、CHRM1 和 GSK-3β（图 5-11）。

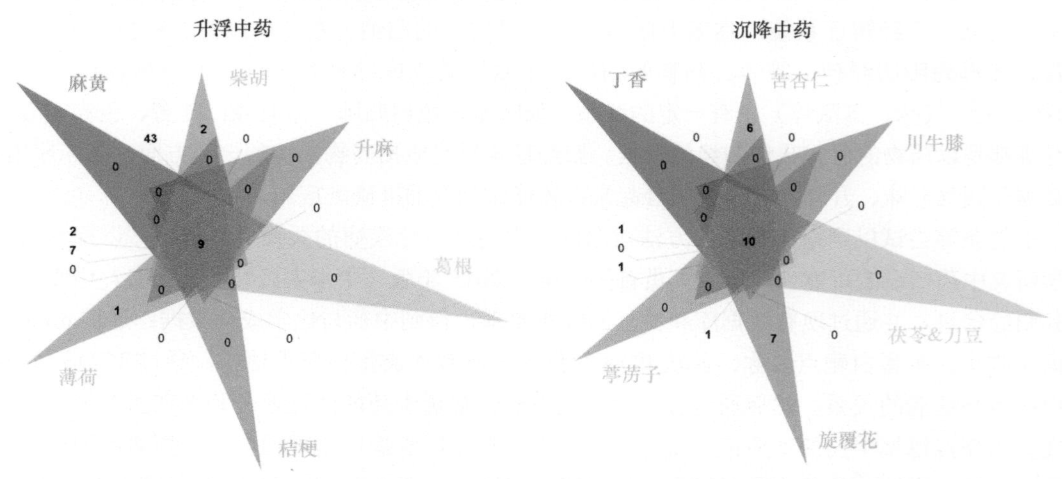

图 5-10 网络药理学预测升浮中药和沉降中药的靶点数量

其次，采用动物实验进行验证。分别采用 RT-PCR、Western blotting 和免疫组化检测典型升浮和沉降中药对 CHRM3、CHRM1、PPAR-γ、GSK-3β、HK-2 和 IGF-2 表达的影响。结果显示，升浮中药中除薄荷外均可显著抑制大鼠肺组织 CHRM3 mRNA 及蛋白的表达，沉降中药中除丁香、苦杏仁和刀豆外其余各药物对 CHRM3 mRNA 及蛋白表达作用不显著。升浮中药中除薄荷和柴胡

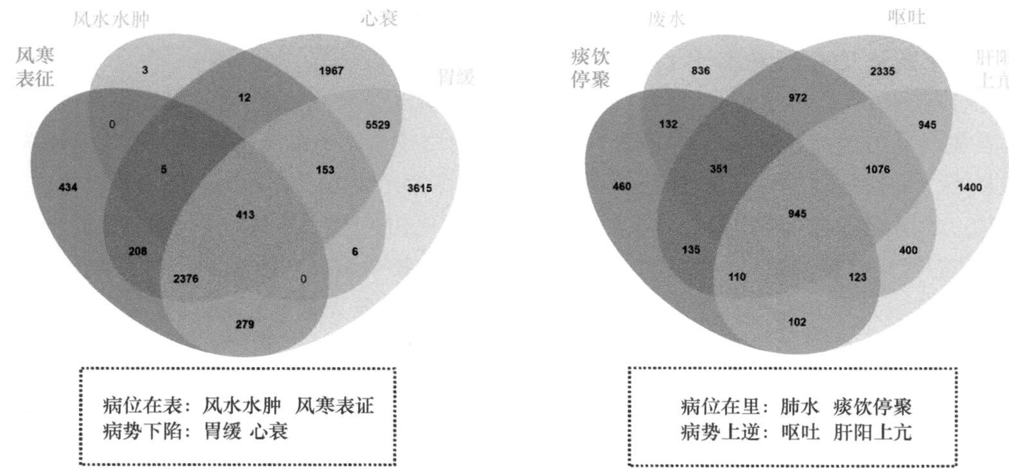

图 5-11 网络药理学预测病位在表在里和病势下陷上逆的疾病靶点

外其余各药物对 PPAR-γ 和 CHRM1 的表达整体呈现抑制作用，沉降中药中除丁香和刀豆外可整体促进大鼠肺组织 PPAR-γ 和 CHRM1 的表达。升浮中药和沉降中药对大鼠肺组织 GSK-3β、HK-2 和 IGF-2 的表达不具明显规律性。升浮中药和沉降中药对网络药理学预测靶点作用规律较为显著的是 CHRM3、CHRM1 和 PPAR-γ。

综上，本研究采用网络药理学方法筛选出 IGF-2 和 HK-2 可能是升浮中药的潜在作用靶点，CHRM3、CHRM1、PPAR-γ 和 GSK-3β 可能为沉降中药的潜在作用靶点。升浮中药和沉降中药对正常动物的影响主要体现在 CHRM3、CHRM1 和 PPAR-γ 靶点。该研究尚存在局限性，因为中药升降浮沉药性理论主要针对疾病而言，所以在正常动物体内研究找到升浮中药和沉降中药的规律后，还需采用相应的动物模型对升浮中药和沉降中药的作用规律进行验证。

5.1.5 中药网络药理学在方剂配伍方面的应用研究

中药配伍不仅是方剂有效性的关键要素，也是研究方剂和提高临床疗效的核心问题。配伍是一个组合过程，通过合理的组织来调制药物的偏性，以增强或改变药物原有功能，消除或缓解药物对人体的不良影响，从而实现药物相辅相成或相反相成的综合作用，最终使得各种特性的药物组合成一个全新的有机整体。古人把单味药的应用和药与药之间的配伍关系总结为“七情”，除了单行（单味药），相须、相使、相畏、相杀、相恶、相反六者都反映药与药之间的配伍关系。通过合理的药物配伍，可以根据病情需要达到以下目的：一方面，产生协同作用以增强疗效；另一方面，通过相互拮抗作用减轻或消除所用药物的毒副作用，用其长而避其短，更好地达到治病的目的。

YueTao Liu 等分别采用基于 UHPLC-Q-Exactive-MS 的血清代谢组学技术和网络药理学方法探讨了当归补血汤治疗贫血的配伍机理及物质基础。结果表明，17 种血清差异代谢产物与贫血有关。当归补血汤、黄芪和当归分别能够显著回调 13、6 和 4 种血清代谢产物。通过 Metscape 数据库可以获得 17 种血清差异代谢产物所对应的 140 个靶点基因。通过网络药理学获得了 6649 个与贫血相关的靶基因。两者取交集后获得 6 个潜在的候选靶基因。分子对接结果进一步阐明了当归补血汤中的 8 种活性成分，包括 mairin、hederagenin 等在治疗贫血方面发挥了重要作用。综上，当归补血汤通过黄芪和当归配伍在治疗贫血方面表现出最佳的治疗效果。该研究为采用网络药理学方法探讨中药复方配伍的机制和物质基础提供了理论参考。

李加会等采用代谢组学和网络药理学的研究方法研究了瓜蒌-薤白药对抗动脉粥样硬化的配伍机制。首先，采用超高效液相色谱-四极杆飞行时间质谱技术对小鼠血清样品进行代谢轮廓分析，结合偏最小二乘判别分析与正交偏最小二乘判别分析等多元数据统计方法，筛选小鼠体内潜在生物标志物；运用网络药理学技术进一步筛选动脉粥样硬化相关的代谢物及其代谢通路的干预靶点，GO生物功能富集分析得到与代谢通路干预靶点相关的生物学途径。结果显示，瓜蒌及“瓜蒌-薤白”可不同程度地减少动脉粥样硬化小鼠主动脉窦斑块及胶原面积；与瓜蒌、薤白相比，“瓜蒌-薤白”减少主动脉窦斑块及胶原面积更为显著（图5-12）。

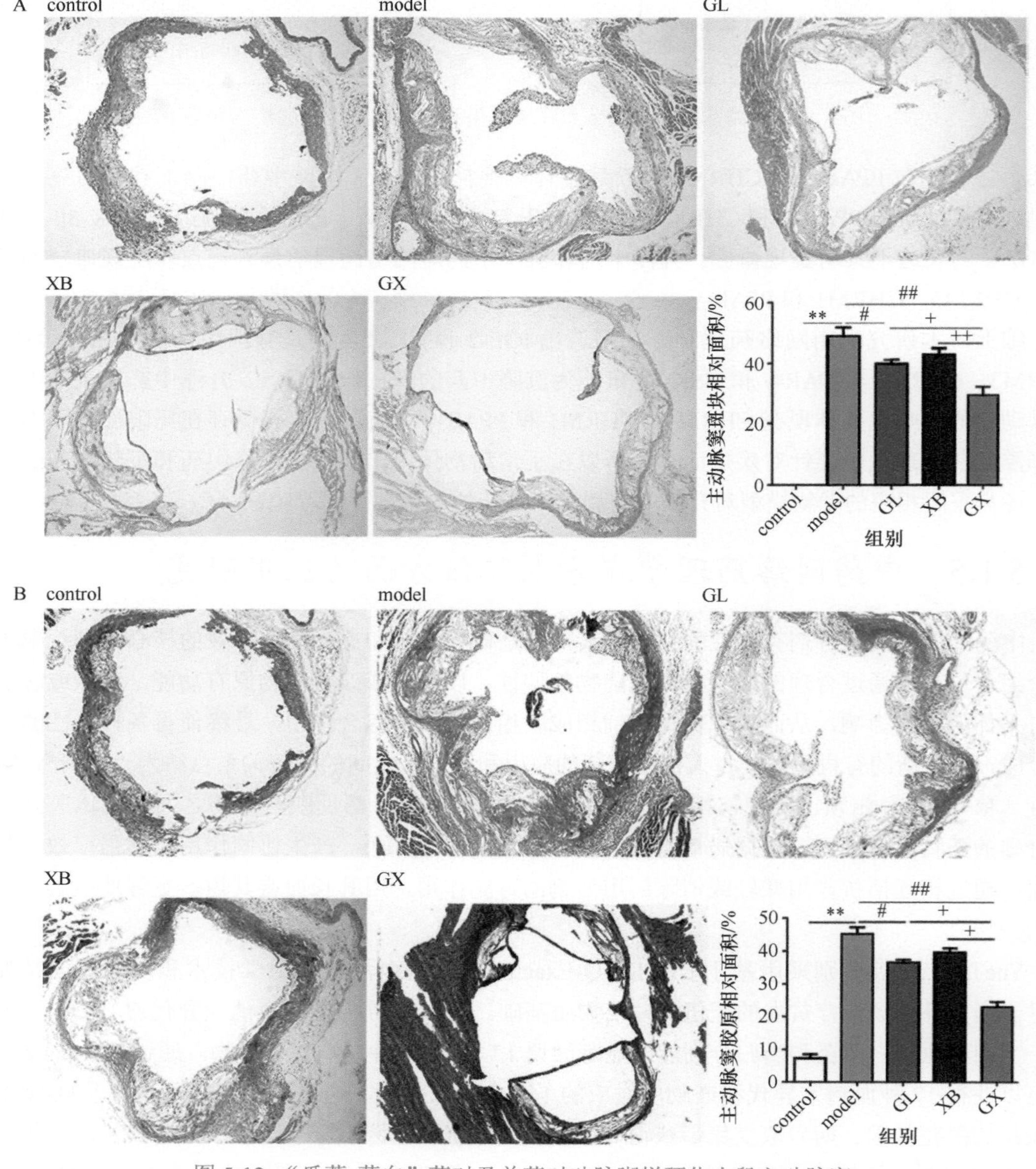

图5-12 “瓜蒌-薤白”药对及单药对动脉粥样硬化小鼠主动脉窦

A. 斑块面积；B. 胶原面积的影响（$^{**}P<0.01$，$^{\#}P<0.05$，$^{\#\#}P<0.01$，$^{+}P<0.05$，$^{++}P<0.01$）

代谢组学检测出 16 种小鼠体内潜在生物标志物，瓜蒌可回调甘油磷脂代谢途径中 4 种代谢物，薤白可回调花生四烯酸代谢途径中 2 种代谢物，“瓜蒌-薤白”药对可回调甘油磷脂、亚油酸、花生四烯酸及嘧啶代谢途径中 8 种代谢物；运用网络药理学筛选与动脉粥样硬化相关的代谢物，发现瓜蒌回调 2 种动脉粥样硬化相关代谢物，与 24 个代谢靶点关联，涉及甘油磷脂代谢相关生物途径；薤白回调 2 种动脉粥样硬化相关代谢物，与 40 个代谢靶点关联，涉及花生四烯酸代谢相关生物途径；“瓜蒌-薤白”药对回调 6 种动脉粥样硬化相关代谢物，与 57 个代谢靶点关联，涉及亚油酸、甘油磷脂、花生四烯酸代谢相关的生物途径（图 5-13）。表明“瓜蒌-薤白”配伍后影响动

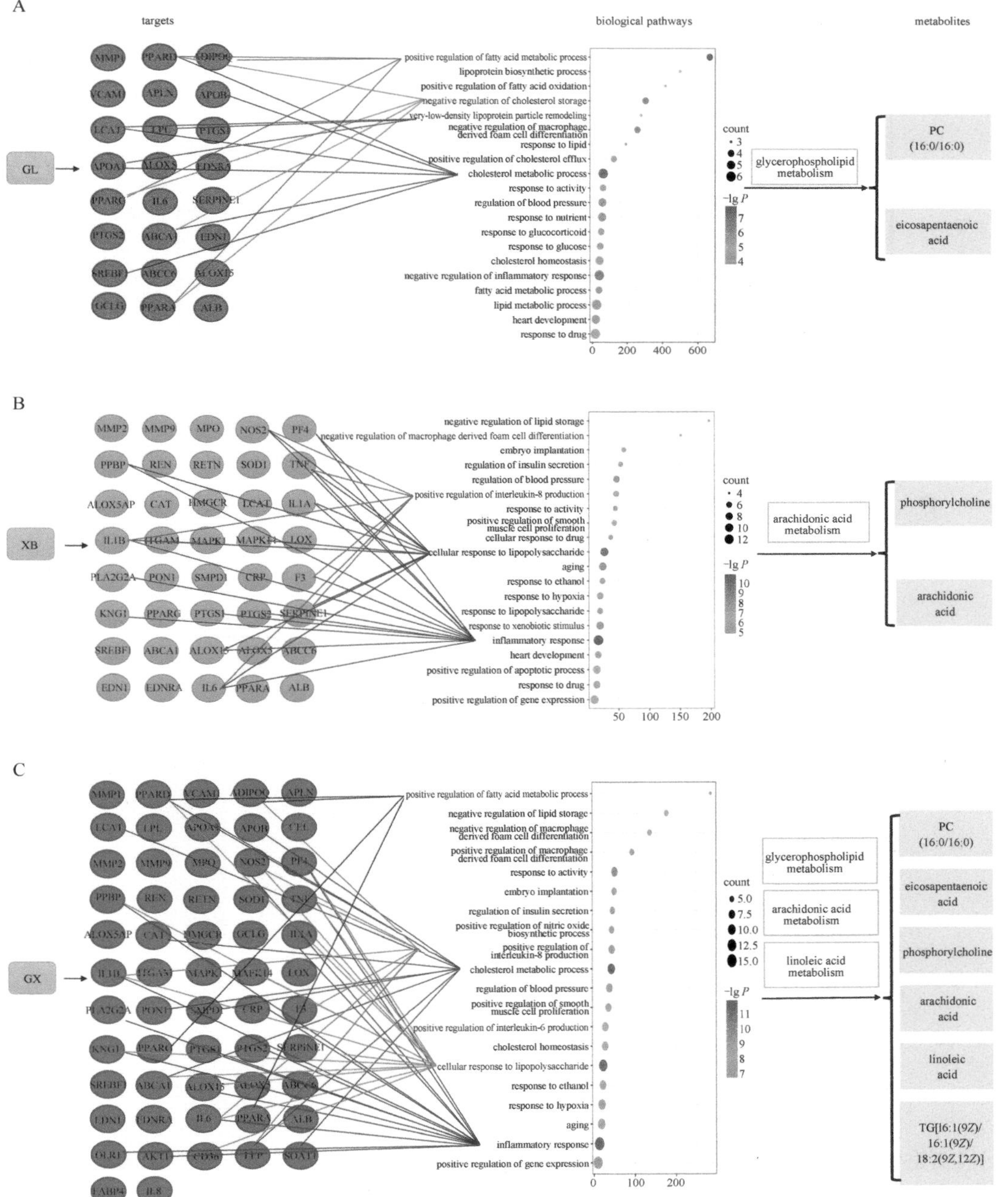

图 5-13 “瓜蒌-薤白”药对及单药的“靶点-生物途径-代谢物”网络

A. 瓜蒌；B. 薤白；C. “瓜蒌-薤白”药对

脉粥样硬化小鼠体内更多的代谢途径，增强对亚油酸代谢、甘油磷脂及花生四烯酸代谢的影响，相互协同改善动脉粥样硬化小鼠体内脂质紊乱及炎症反应，发挥抗动脉粥样硬化的作用。

彭伟等为探讨“附子-甘草”药对在正常生理状态与病理状态下的核心配伍内涵，对比研究附子单煎液、“附子-甘草”合煎液对正常大鼠与心力衰竭模型大鼠血清/心肌组织生化指标、心肌组织病理学形态以及血清代谢轮廓的影响，利用网络药理学与代谢组学关联分析，构建甘草对附子增效减毒的“代谢物-靶点-通路”关联网络，并采用 Western blotting 方法对网络中的代表性通路进行实验验证。结果显示，附子单煎液与“附子-甘草”合煎液均可降低模型大鼠体内肌酸激酶等指标的含量（图 5-14），改善心肌病理损伤，同时也均可使正常大鼠体内肌酸激酶等指标含量异常升高，导致心肌病理损伤，在正常大鼠与模型大鼠组间表现出配伍减毒与配伍增效 2 种结果。

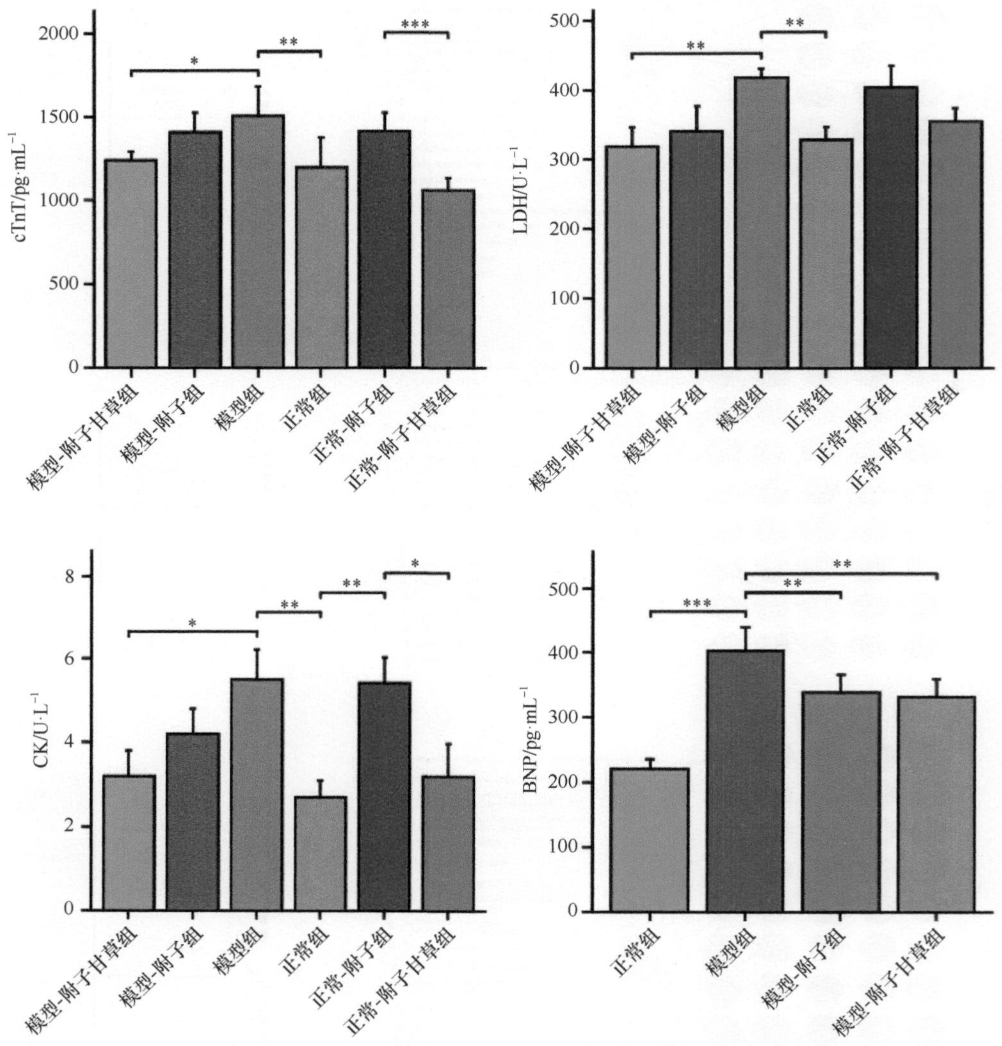

图 5-14　附子单煎液/附子甘草合煎液对正常/模型大鼠肌酸激酶等指标的影响

（$^{*}P<0.05$，$^{**}P<0.01$）

代谢组学结果显示，与附子单煎液相比，“附子-甘草”合煎液回调模型大鼠体内代谢物种类更多，且回调作用更优，同时干扰正常大鼠代谢物水平的作用弱于附子单煎液；关联分析结果显示，甘草增强附子抗心衰药效网络共涉及 112 个代谢物、89 个靶点、15 条通路，包括钙离子信号通路、cAMP 信号通路等；甘草降低附子心脏毒性网络共涉及 36 个代谢物、59 个靶点、11 条通路，包括心肌细胞肾上腺素能信号、三羧酸循环等，相关蛋白表达水平的实验结果验证了关联分析的可靠性。综上，该研究表明“附子-甘草”药对在生理与病理状态下的核心配伍内涵发生改变，同时其配伍增效与配伍减毒结果是基于不同代谢途径与生物通路得以实现。

程邦等基于网络药理学研究技术探讨了当归四逆汤中“当归-桂枝”药对治疗痛经的作用机制。当归四逆汤在临床上已被用作治疗痛经的常用中药，“当归-桂枝”药对为该复方的君药。基于此，研究人员对当归四逆汤中“当归-桂枝”药对治疗痛经的作用机制进行了研究。研究将当归-桂枝药对的 61 个化合物靶点以及痛经相关的 79 个潜在靶点取交集得到 6 个共同靶点。通过构建“当归-桂枝”药对化合物-疾病靶点网络，分析了中药成分与疾病靶点之间的相互关系。富集分析结果表明，“当归-桂枝”药对治疗痛经的基因功能主要体现在一氧化碳生物合成过程的正调控、对雌二醇的反应、酶结合和前列腺素-内过氧化物合酶活动方面。在 KEGG 通路分析中，共筛选得到 6 条通路，包括脂肪细胞中脂肪分解调节、花生四烯酸代谢、利什曼病、雌激素信号通路和血清素的神经突触等通路（图 5-15）。在花生四烯酸代谢通路中，共同基因 PTGS1 和 PTGS2 均在花生四烯酸合成前列腺素类物质过程中扮演着关键性限速酶的异构酶的角色。在细胞因子和生长因子等的刺激下，PTGS2 的正常转录水平会被迅速诱导上调，从而催化花生四烯酸产生多种前列腺素，进而导致疼痛及炎症反应。与此同时，雌激素信号通路可通过雌激素调节前列腺素的生成进而减少痛经的发生。孕激素可促进雌二醇转化为无活性的雌酮，减少前列腺素的生成，降低子宫平滑肌收缩活性，从而缓解原发性痛经。应用网络药理学方法，对当归四逆汤中的关键药对当归-桂枝多成分、多靶点、多途径的复杂网状关系进行梳理，对其治疗痛经的作用机制进行了探讨，为临床上阐明当归四逆汤核心药对“当归-桂枝”治疗痛经的机制提供科学依据。

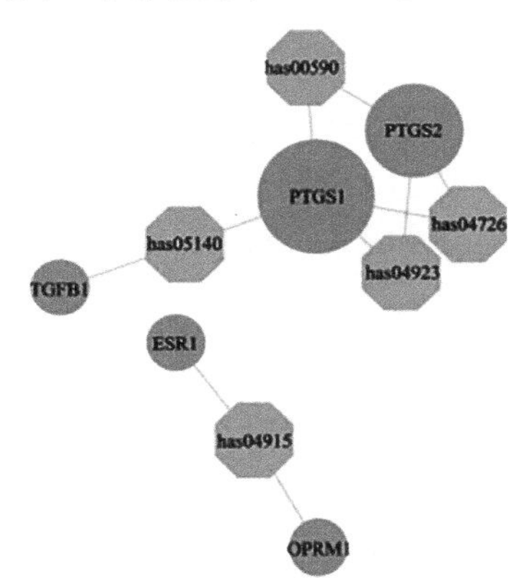

图 5-15 靶点-通路网络图

5.2 中药网络药理学在中药质量标志物方面的应用研究

中药存在多来源、多产地等复杂情况，这也导致中药产品的质量差异悬殊，特别是有效成分的量差异明显。刘昌孝院士于 2016 年提出中药质量标志物（Q-Marker）的概念，中药 Q-Marker 是存在于中药材和中药产品（如中药饮片、中药煎剂、中药提取物、中成药制剂）中固有的或加工制备过程中形成的、与中药的功能属性密切相关的化学物质。中药 Q-Marker 可作为反映中药安全性和有效性的标志性物质进行质量控制。这解决了中药质量研究思路混乱、研究碎片化的现象，开创了中药质量研究新模式。中药质量标志物的研究对规范中药质量控制体系具有重要意义。

Danting Li 等利用网络药理学结合生物活性等效评估的方法，研究了大承气汤干预肠梗阻的中药质量标志物（Q-Marker）。其具体研究过程包括：寻找具有相似病理症状的替代疾病靶点，结合代谢组学数据进行分析，通过成分-靶标网络分析和对与共同靶标相对应成分的功能查询，最终将活性化合物组合作为潜在的 Q-Marker（图 5-16）。从体外肠动力（生长抑素分泌）、炎症（IL-6

分泌）和损伤（伤口愈合测定）等方面评估了活性化合物组合的生物等效性，并在大鼠模型中进一步验证其生物等效性。通过核心靶点的 PPI 网络分析及基因谱系分类和实验验证，阐明大承气汤干预肠梗阻的潜在机制。11 种成分的组合包括大黄素、大黄素甲醚、芦荟大黄素、大黄酸、大黄酚、没食子酸、厚朴酚、厚木酚、柚皮素、橘皮素和川陈皮素最终被证实是大承气汤干预肠梗阻的 Q-Marker。

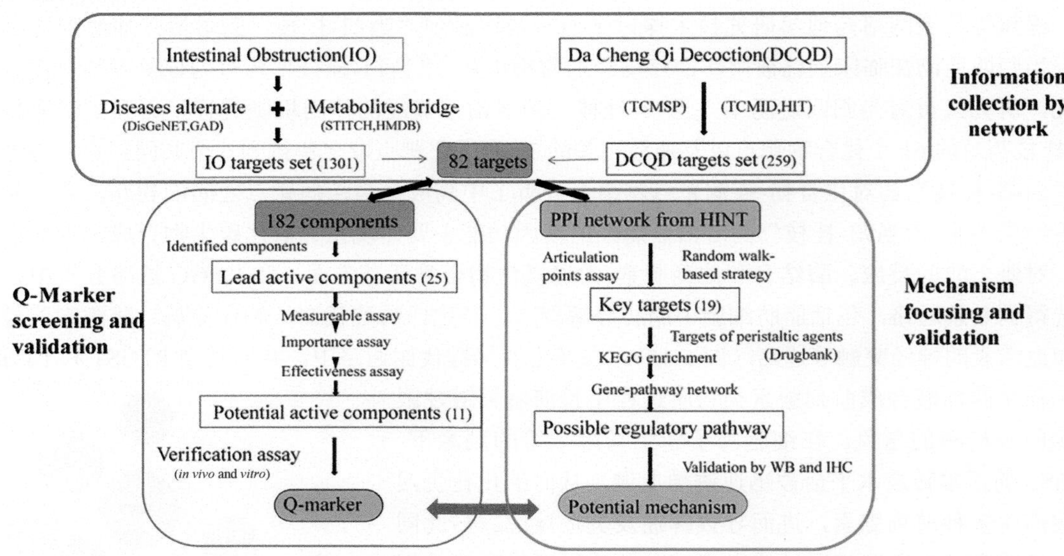

图 5-16 网络药理学和生物活性等效综合策略驱动的 Q-Marker 发现

Meiqi Liu 等基于化学图谱、化学计量学、网络药理学和分子对接等技术研究了中药鹅不食草潜在的 Q-Marker（图 5-17）。首先，建立了不同批次的鹅不食草及其伪品的指纹图谱；其次，进行化学计量分析，以确定不同真伪/批次的药材对质量的影响，并筛选出化学标志物；再次，使用网络药理学和分子对接模拟验证活性成分和靶标之间的关系；最后，根据中医理论筛选出潜在

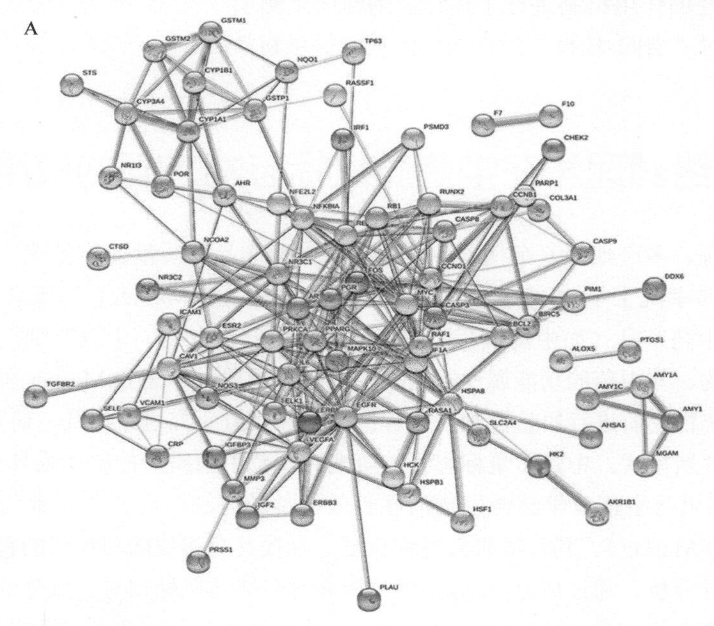

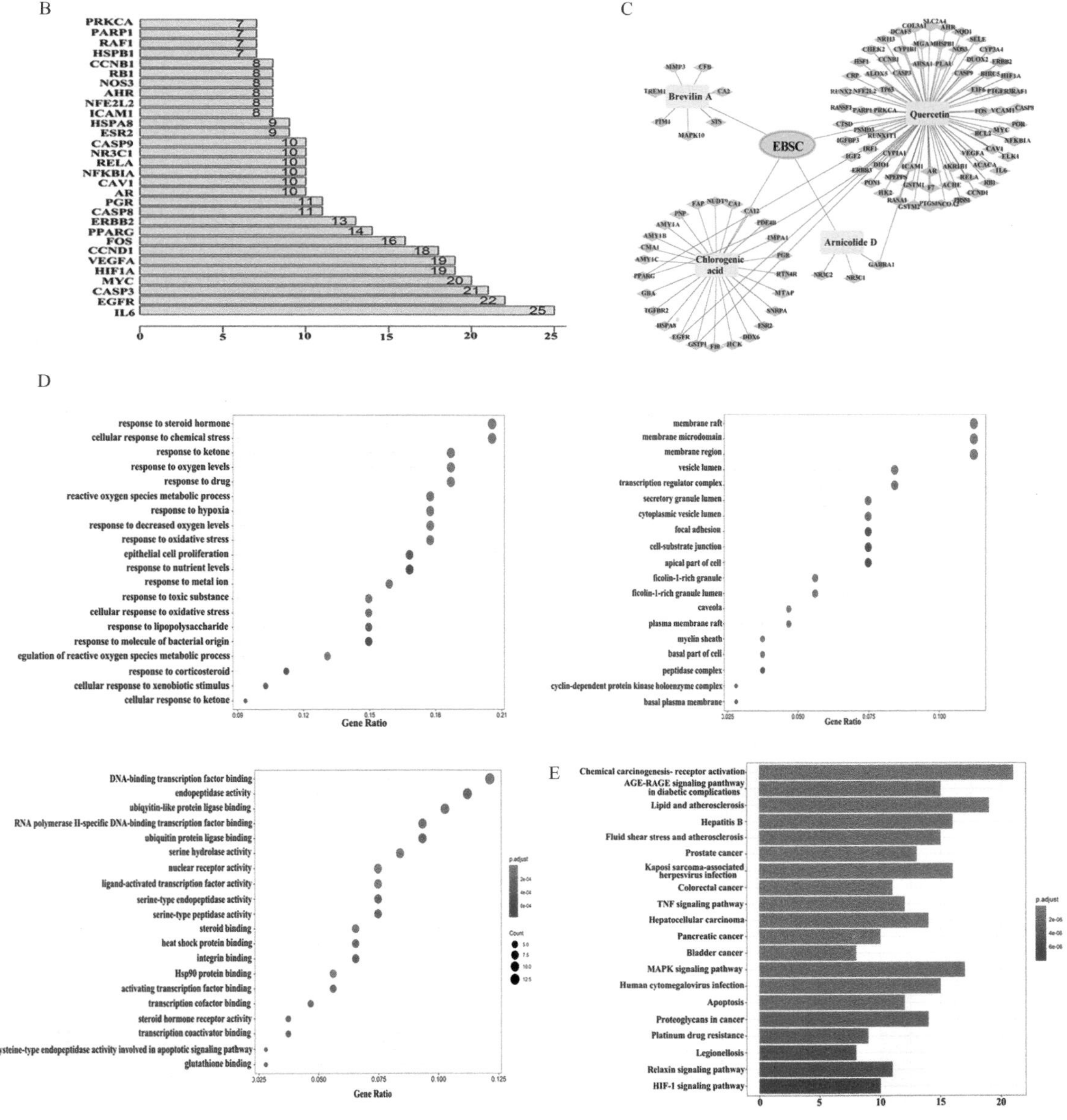

图 5-17　鹅不食草靶点网络图

A. PPI 网络；B. PPI 网络中关键靶点蛋白质水平的测序结果；C.“鹅不食草-活性成分-靶标-通路”网络图；D. GO 分析；E. KEGG 分析

的 Q-Marker。研究发现，不同批次的鹅不食草在化学成分上存在差异。基于化学计量分析，将绿原酸、芦丁、异绿原酸 A、槲皮素、山金酰亚胺 D 和灯盏花素 A 作为候选活性成分。ATIL6、EGFR、CASP3、MYC、HIF1A 和 VEGFA 是主要靶点。分子对接结果表明山金车碱 D 和灯盏花素 A 为鹅不食草的潜在 Q-Marker。

5.3　中药网络药理学在中药安全性评价方面的应用研究

中医药几千年的应用历史，使其积累了丰富的临床经验，近年来在全球范围内越来越备受瞩目，然而少部分中药在使用过程中存在的不良反应也引起了不少学者对其安全性的关注。与化学药物和生物制剂的安全性评价不同，中药毒性和安全性研究的难点主要来自中药的复杂性和药物-机体相互作用的不可预测性。中药包含多种成分，这些成分通过多个靶点和多条通路发挥作用。中药中的活性成分和有毒物质相互作用、相互制约。这种复杂的相互作用系统在机体和多种成分之间呈现为一种非线性的关系。

何首乌（*Polygonum multiflorum* Thunb，PM）的肝毒性一直备受关注，但由于其多组分、多靶点的特点，相关的毒性物质和机制尚未阐明。Jiang Haiyan 等人结合网络毒理学和空间代谢组学策略，探讨 PM 组分 D（PM-D）的肝毒性机制。与对照组比较，给药组肝细胞肿胀，肝窦轻度扩张，少量微肉芽肿，肝细胞轻度变性/坏死。血清生化分析显示给药后 AST 活性和 TBIL 含量显著升高，ALT 和 ALP 活性水平呈上升趋势（图 5-18）。

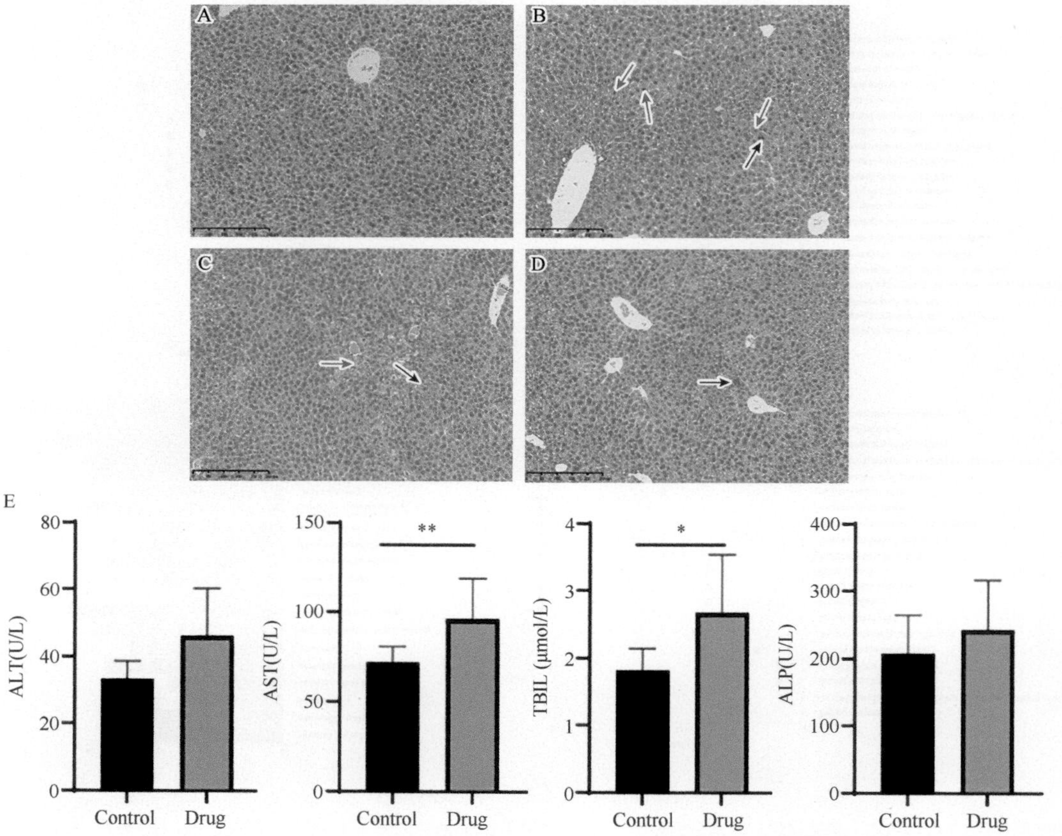

图 5-18　小鼠 PM-D 的组织学和肝功能变化

A. 对照组小鼠肝组织 HE 染色；B～D. 药物组小鼠肝组织 HE 染色；E. 血清生化标志物包括 AST、ALT、TBIL 和 ALP 水平

通过 HPLC 和 MS 分析，进行 PM-D 中有毒成分的定量检测（图 5-19、图 5-20）。

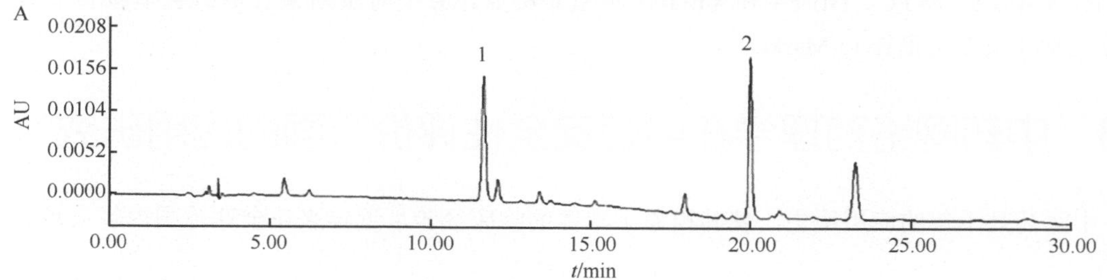

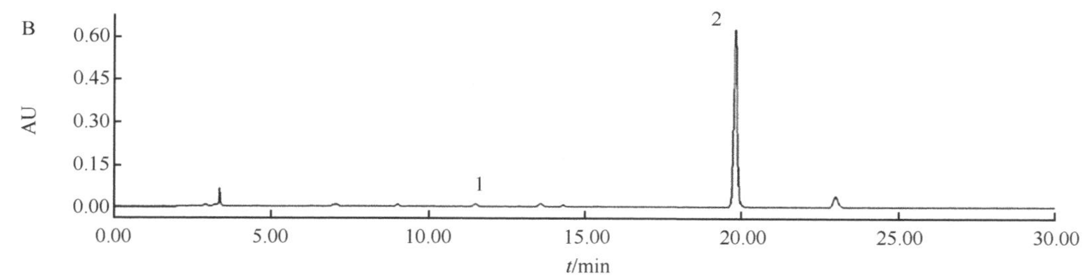

图 5-19　标准溶液（A）和样品溶液（B）的 HPLC 色谱图

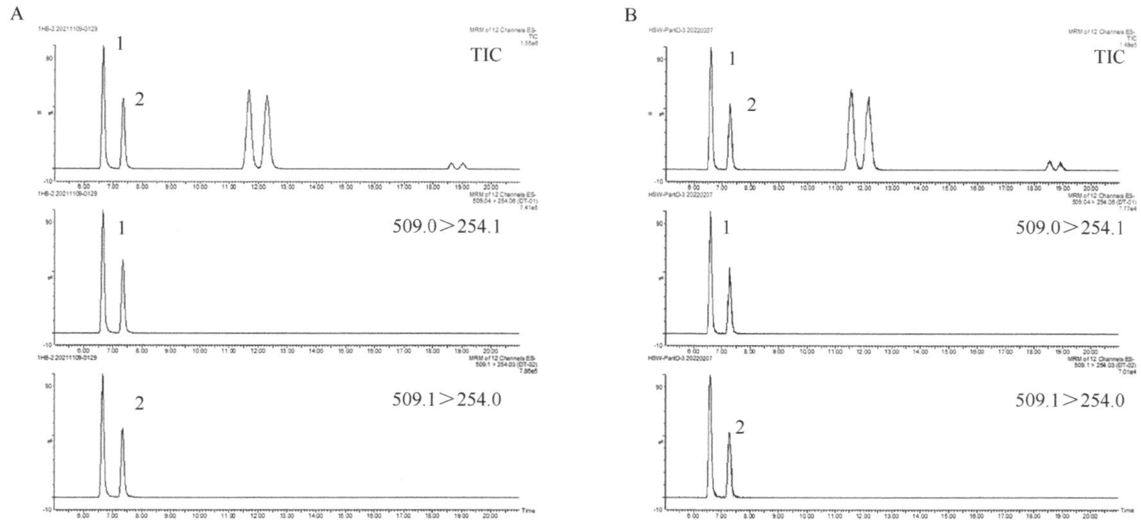

图 5-20　标准溶液（A）和样品溶液（B）的 MS 色谱图

通过网络药理学分析，使用靶点预测数据库对 8 种成分的靶点进行筛选，共鉴定出 146 个药物靶点。以“肝毒性”为关键词，确定了 574 个疾病靶点。药物靶点和疾病靶点的 30 个共有靶点被认为是 PM-D 肝毒性的候选靶点。将上述数据放入 Cytoscape 3.8.2 中，绘制“成分-靶点-疾病”网络图。将 30 个靶点导入 STRING 数据库进行 PPI 分析，通过 cytoHubba 筛选，结果显示 mTOR、PIK3CA、Akt1、EGFR 和 ERBB2 可能是主要靶点（图 5-21）。

通过 GO 和 KEGG 富集分析，获得相关的生物学过程以及通路（图 5-22）。

将 PM-D 的毒性成分与从 PPI 网络中选择的核心靶点进行分子对接（图 5-23）。大部分核心成分与核心靶点紧密结合。二蒽酮在肝毒性中起着更为关键的作用。特别是，具有 mTOR 和 EGFR 靶标的 HY-W-26 和具有 mTOR 靶标的 HY-W-250 具有非常高的结合活性。

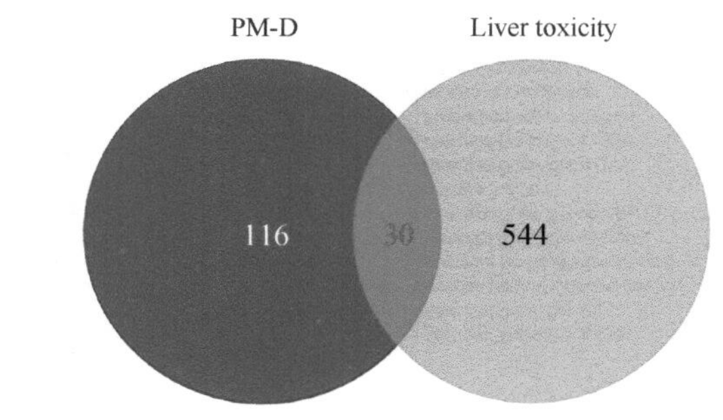

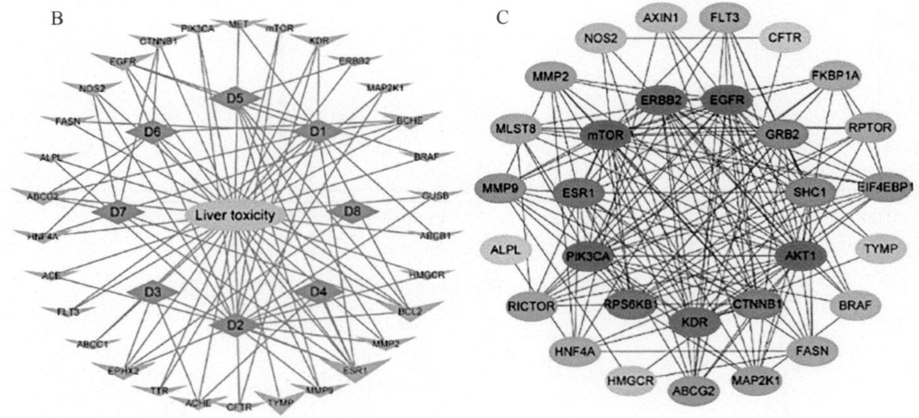

图 5-21　网络毒理学构建和基因靶标分析

A. 用于筛选“共同靶点”的维恩图；B. PM-D 的“成分-靶点-疾病”网络；C. PM-D 诱导肝毒性的候选基因靶标的 PPI 网络

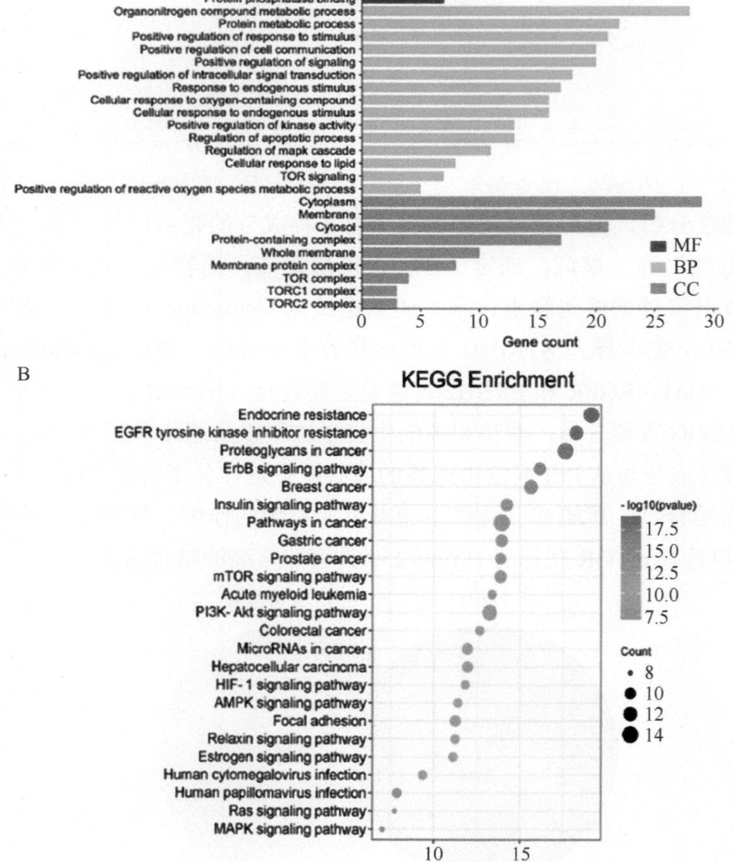

图 5-22　GO 功能富集分析的二次分类直方图（A）和 KEGG 富集分析的气泡图（B）

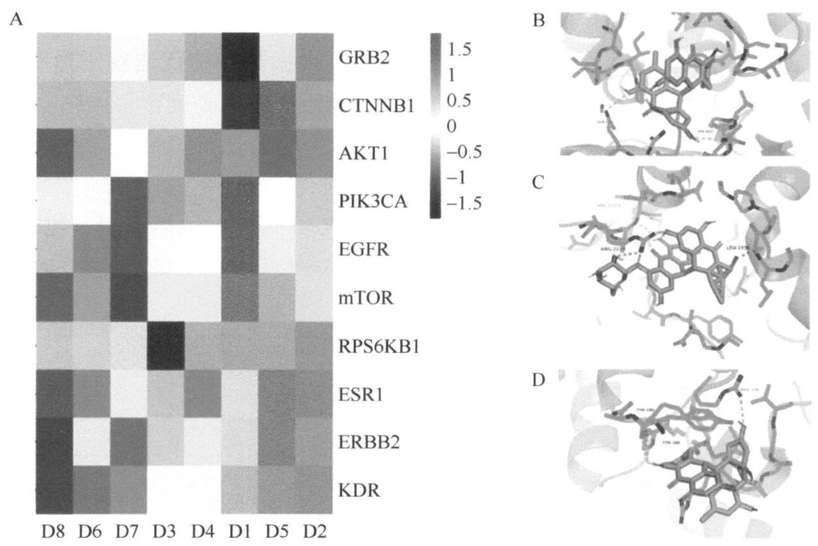

图 5-23　PM-D 成分与核心靶点的分子对接分析

A. 8 种成分与核心靶点结合能的热图；B. mTOR 与 HY-W-26 的对接构象；C. EGFR 与 HY-W-26 的对接构象；D. mTOR 与 HY-W-250 的对接构象

研究对 ICR 小鼠肝组织进行 AFADESI-MSI 分析（图 5-24）。结果显示质谱图像与扫描前的光学图像具有相同的微观结构，表明 MSI 提供了化合物的相对丰度信息，恢复了生物组织切片的完

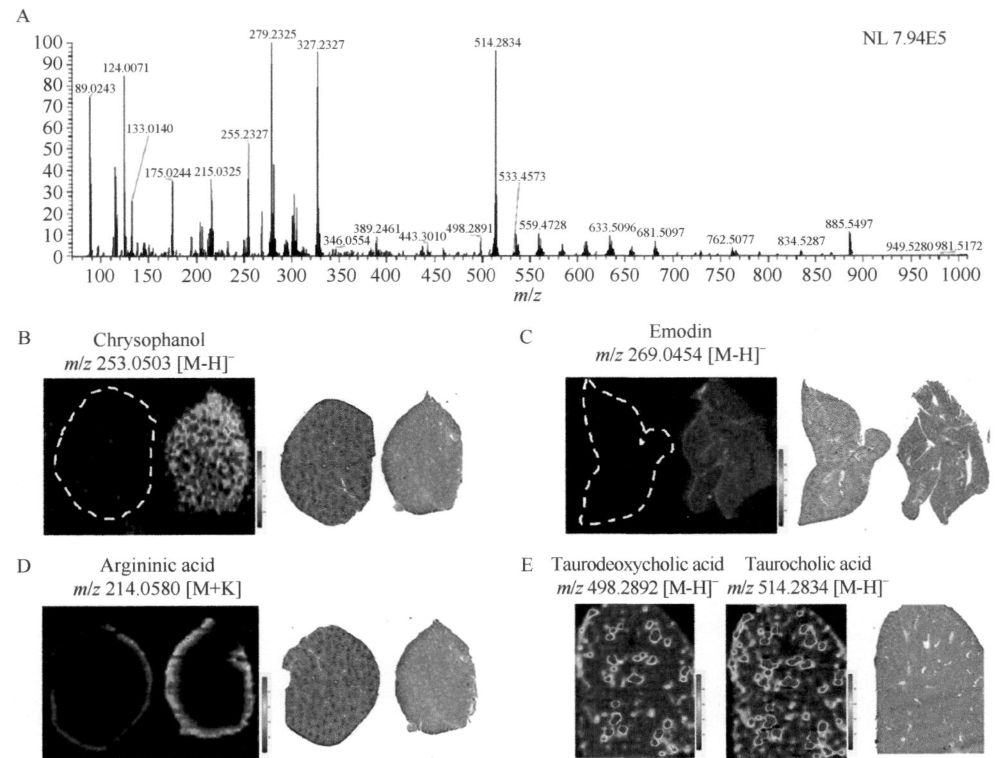

图 5-24　ICR 小鼠肝组织 AFADESI-MSI 分析

A. 负离子模式下背景相减的平均质谱；B、C. PM-D；D. 内源性代谢物的外源性药物成分的代表性 MS 图像和相应的光学图像；E. 胆汁盐种类的代表性质谱图像和相应的光学图像

整形态，并保留了化合物的原位空间信息。在MSI同时检测外源性和内源性化合物的基础上，首先考虑了PM-D中有毒成分相关代谢物的检测和鉴定。根据准确的代谢物质量和片段离子排列，鉴定出两种药物成分（大黄素和大黄酚），它们仅在药物组肝脏中高度富集。精氨酸和鸟氨酸等氨基酸在肝边缘有特异性分布，而其他化合物在肝组织中呈均匀分布。此外，还鉴定了胆盐类化合物，包括牛磺胆酸和牛磺脱氧胆酸，并对其空间分布进行了分析。

采用正交偏最小二乘判别分析（OPLS-DA）揭示各组间代谢物的差异，结果显示对照组与用药组之间存在显著差异（图5-25）。为避免过度拟合，对100个排列进行PLS-DA分析，排

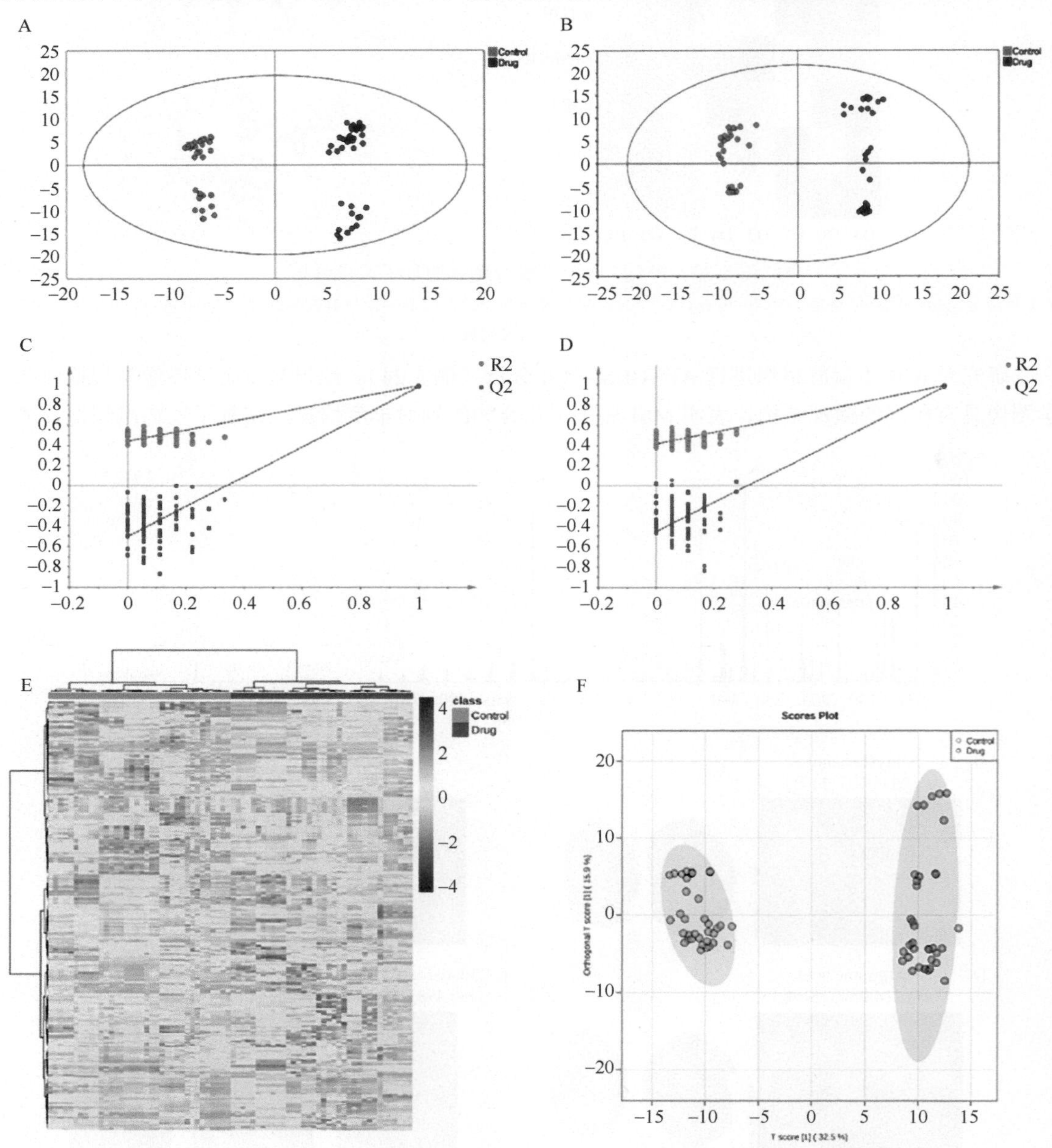

图5-25 给药后小鼠代谢谱分析

阳性（A）和阴性（B）模式下的OPLS-DA评分图；正（C）和负（D）模式下的排列测试；E. 差异代谢产物的热图；F. 差异代谢物的主成分分析

列后的所有排列 R2 和 Q2 值均低于原始值，并且 Q2 点的回归线与垂直轴相交于零以下，说明 PLS-DA 模型不存在过拟合。根据 VIP 值（阈值＞1）、*P* 值（阈值＜0.05）、FC 值（阈值＞1.2 或＜0.8）和成像效果（强度＞1000）选择差异代谢物。此外，差异代谢物的丰度变化的热图表明使用 PM-D 后差异代谢物的丰度发生了显著变化。

根据代谢数据库的初步匹配和 LCMS/MS 结构鉴定，得到了不同种类的代谢物，如氨基酸、甘油磷脂、脂肪酸和胆汁酸。典型差异代谢物的质谱结果表明精氨酸、鸟氨酸、脯氨酸、肉碱、酰基肉碱、牛磺酸及其衍生物的代谢物上调，脂质下调，可作为 PM-D 肝毒性的生物标志物（图 5-26）。

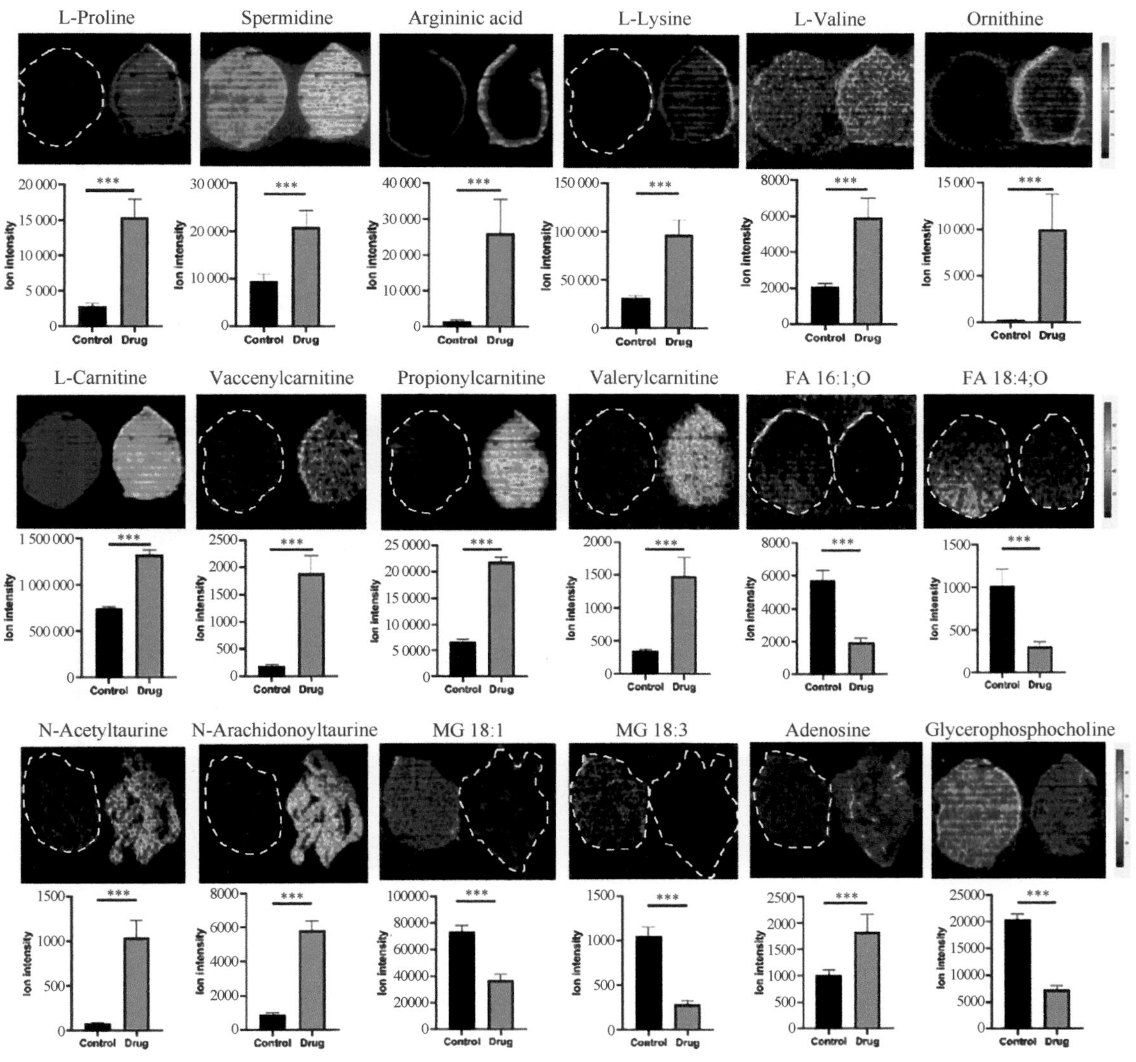

图 5-26 代表性差异代谢物的质谱图

对不同代谢物进行代谢途径分析，根据富集程度，得到前 25 条代谢途径（图 5-27）。

为了全面分析差异代谢产物在生理调节中的作用，基于通路富集的结果，构建了包括关键生物标志物的代谢网络，揭示了胆汁酸合成、嘌呤代谢、三羧酸循环参与 PM-D 诱导的肝毒性过程（图 5-28）。

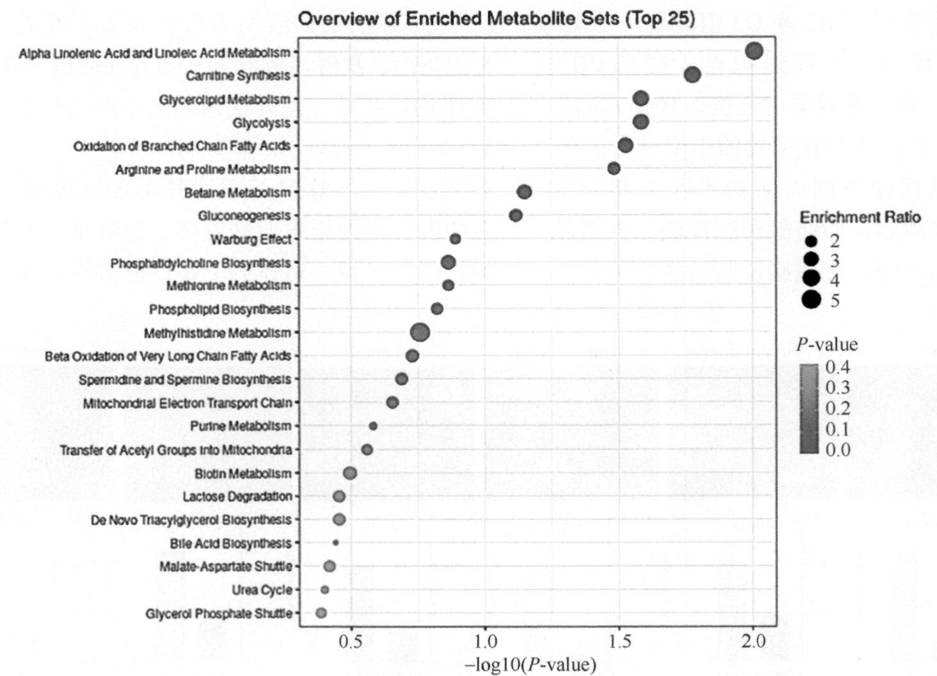

图 5-27　代谢通路富集分析

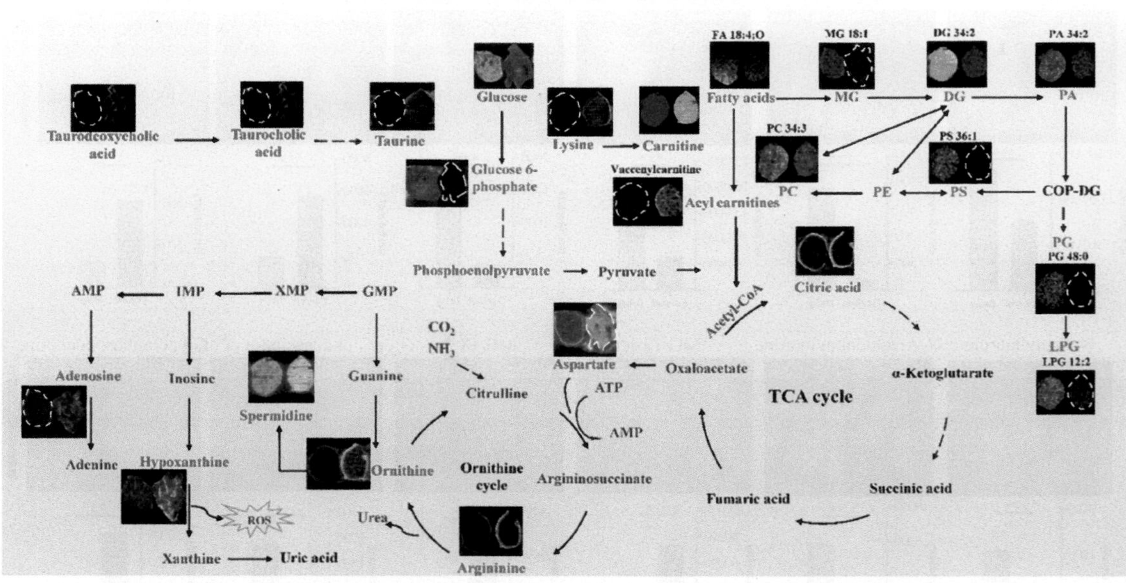

图 5-28　关键生物标志物的代谢网络

5.4　中药网络药理学在中药新药研发方面的应用研究

中医药是我国宝贵的财富，以其独特的临床疗效和理论体系在世界医药体系中独树一帜。对中药新药的研制开发是推动中医药现代化和国际化的重要途径和手段。因此，在保持中药传统特色和优势的同时，充分利用现代科技手段和方法，研发符合市场需求的新一代中药，提高中药产品在国际市场上的竞争力，是当前中药新药开发的重要研究内容之一。

李艳等人利用该课题组自主研发的网络靶标分析专利技术——UNIQ系统，以清络饮组方为基础，从现有中药中全面预测出能够靶向类风湿性关节炎（rheumatoid arthritis，RA）血管新生等关键信号通路的备选中药，结合首届国医大师李济仁、安徽省名中医李艳学术经验从中医理论角度遣方组药，优化开发出一种靶向RA血管新生的新处方“加味清络饮”，进而验证加味清络饮的临床疗效与作用机制，其流程如图5-29所示。

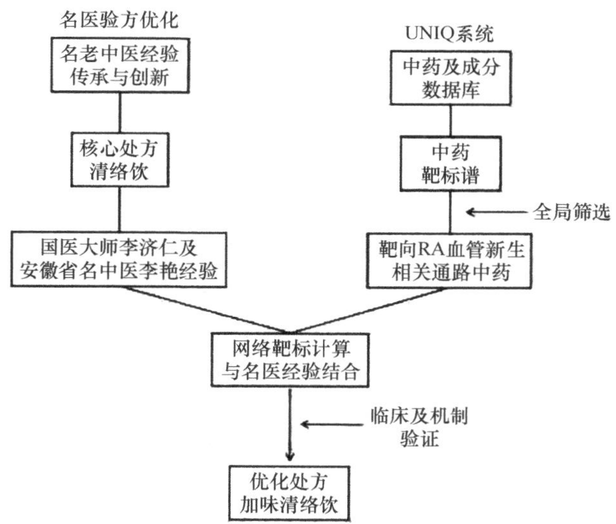

图5-29 优化处方加味清络饮的研究流程图

针对RA血管新生等生物过程，从全局上对所有中药进行筛选。通过网络药理学方法，搜索各中药成分的相关信息，随后利用UNIQ系统预测各成分对应的靶点。进一步分析中药整体调控靶标谱富集的RA相关生物过程和通路。结合首届国医大师李济仁及其学术继承人李艳临床经验，对上述网络靶标方法预测中药进行筛选组方，获得优化处方，即加味清络饮：青风藤10g，苦参10g，知母10g，豨莶草15g，延胡索15g，筋骨草15g，救必应15g，萆薢10g，刺五加12g。临床各项指标证明，加味清络饮对RA疾病缓解疗效明显优于清络饮。

通过构建大鼠胶原诱导型关节炎（collagen-induced arthritis，CIA）疾病模型进一步验证加味清络饮对RA的治疗作用机制。大鼠关节滑膜免疫组化分析结果显示（图5-30），正常大鼠关节滑膜组织几乎无p-p65蛋白的表达，而CIA模型组大鼠滑膜组织中该蛋白显著高表达。与CIA模型组大鼠相比较，治疗组大鼠关节滑膜组织中p-p65的表达水平明显降低。

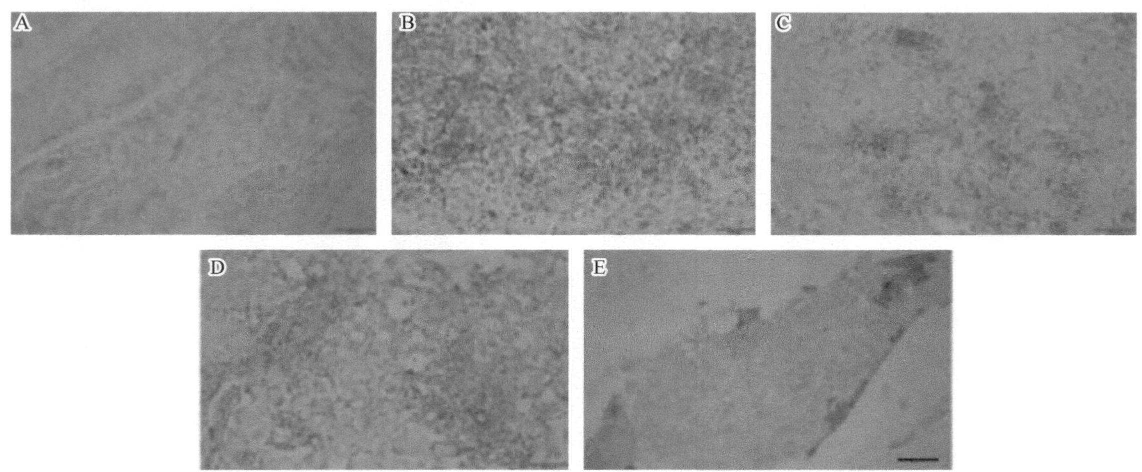

图5-30 大鼠关节滑膜免疫组化分析

A. 正常组；B. 胶原诱导型关节炎（CIA）模型组；C. 清络饮（QLD）组；D. 加味清络饮（MQLD）组；E. 甲氨蝶呤（MTX）组

给药后，大鼠血清内TNF-α浓度较CIA模型组明显降低。说明加味清络饮具有抗炎作用（图5-31）。

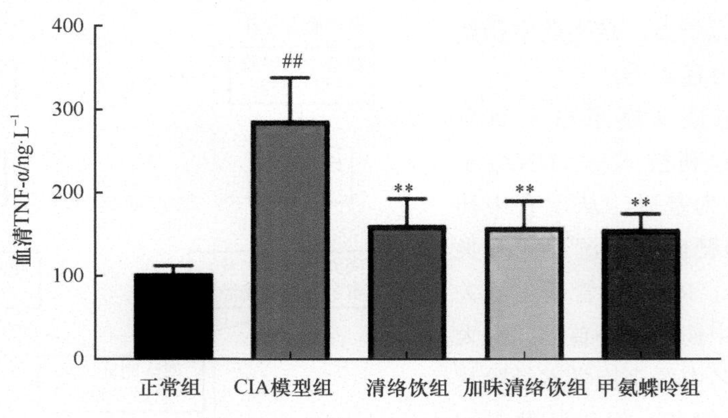

图 5-31 血清 TNF-α 浓度水平

与正常组大鼠相比，CIA 模型组大鼠体内的 IL-17A 含量显著升高，IL-35 含量显著降低。与 CIA 模型组大鼠相比，治疗组大鼠血清中 IL-17A 含量均显著降低。与清络饮组相比，加味清络饮组中 IL-35 含量明显回调，说明加味清络饮发挥的免疫调节作用优于清络饮组（图 5-32）。

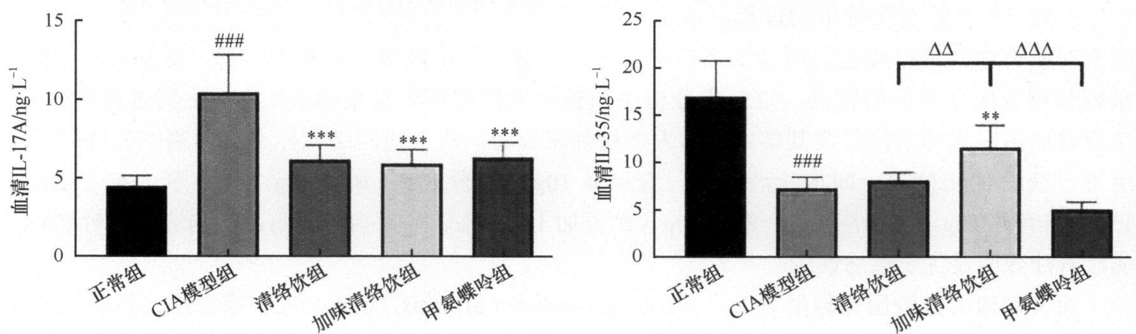

图 5-32 血清免疫细胞因子浓度水平

与正常组相比，CIA 模型组大鼠血清中 VEGF 与 COX-2 含量显著升高。与 CIA 模型组相比，给药组大鼠血清中 VEGF 与 COX-2 含量显著下降，其中加味清络饮组中 COX-2 含量明显低于清络饮组（图 5-33）。

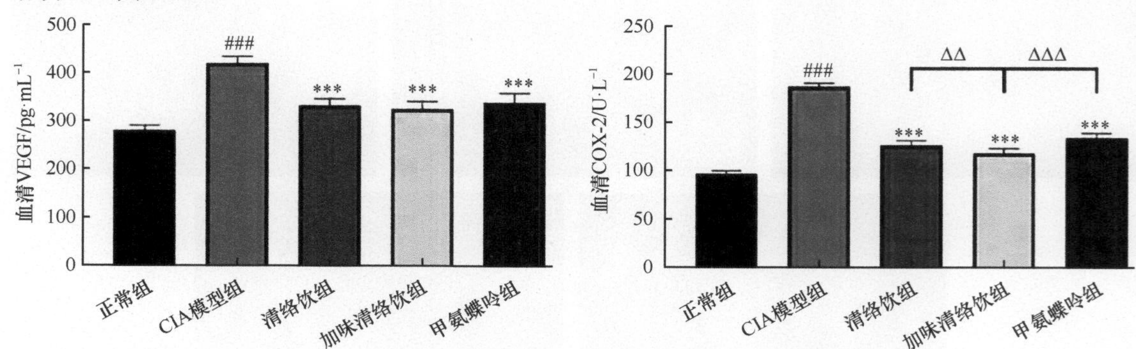

图 5-33 血清 VEGF 与 COX-2 表达情况

综上所述，该研究应用网络药理学技术方法，结合首届国医大师李济仁及其学术继承人李艳的临床经验，获得特色更明显、机制更清晰、定位更精准、疗效更突出的优化处方“加味清络饮”。

5.5 中药网络药理学在中成药二次开发方面的应用研究

传统的中成药研究方法主要依赖于经验和临床观察，通常侧重于单一成分或单一靶点的研究。这种方法在应对中成药复杂的多成分、多靶点、多途径作用机制时存在明显不足，难以揭示其系统性的药理作用机制，限制了中成药的二次开发和创新。

网络药理学的兴起为中成药二次开发提供了新的技术路径。通过构建中药-靶点-疾病网络，可以快速筛选出中药中与特定疾病相关的潜在活性成分，从而指导中成药的二次开发。中药网络药理学可通过构建中药组方网络，揭示中药组方规律，并预测不同中药组合对特定疾病的治疗效果，为中成药的二次开发提供科学依据。中药网络药理学在中成药二次开发方面具有广泛的应用研究价值。

（1）通关藤注射液（MTE）抗前列腺癌二次开发研究

MTE 是从通关藤的藤茎中提取的一种中药注射剂，临床已批准用于食管癌、胃癌、肺癌和肝癌等肿瘤的辅助治疗。以 MTE 为研究对象，Chen Xin 等基于网络药理学联合代谢组学的方法，对其进行二次开发研究，探讨 MTE 在前列腺癌（prostate cancer，PCa）治疗中的作用及潜在机制。首先，作者通过 HPLC-CAD-QTOF-MS/MS 技术捕获 MTE 的化学成分谱，共采用标准品比对发法共鉴定了 21 个化合物（图 5-34）。

其次，作者采用 CCK8 实验探讨了 MTE 体外抑制 PCa 活性的效果，结果表明，MTE 能显著降低 PCa 细胞 PC3、DU145、C4-2 和 LNCaP 的数量和活力，并呈剂量依赖性（图 5-35）。

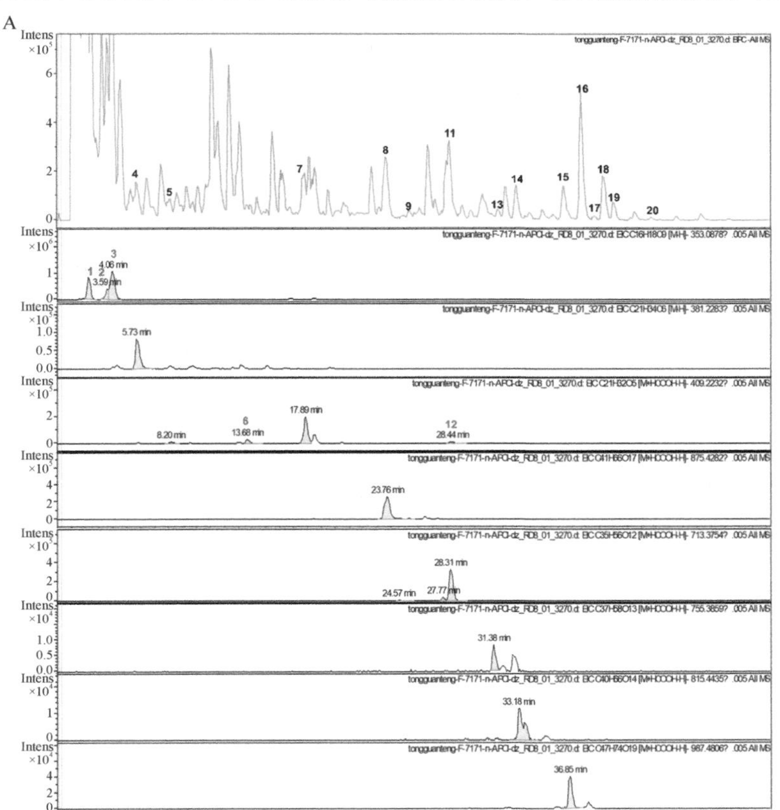

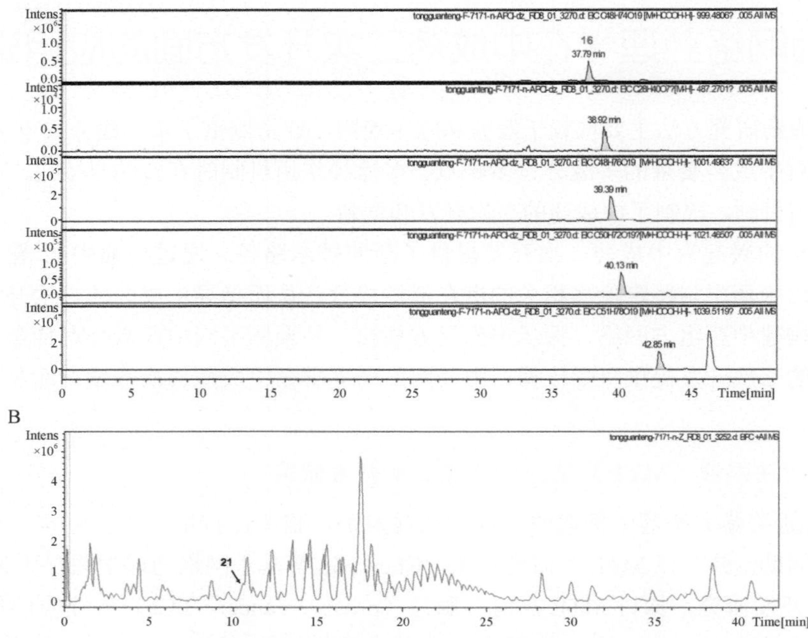

图 5-34 MTE 化学成分图谱的表征

A. 负离子模式；B. 正离子模式

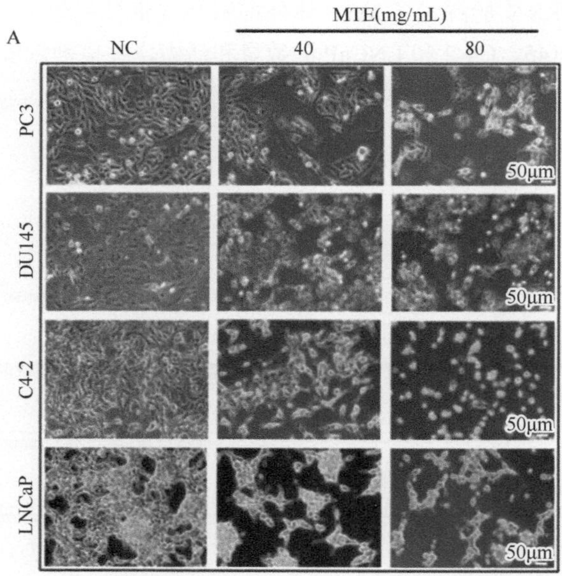

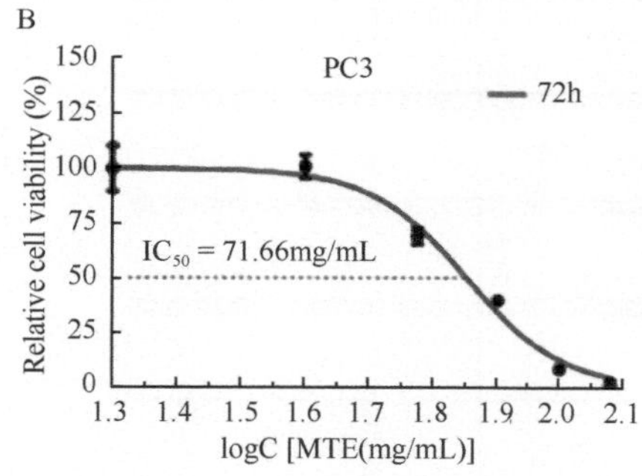

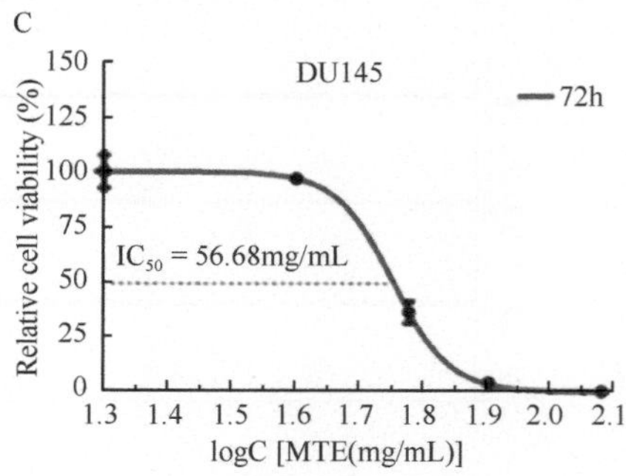

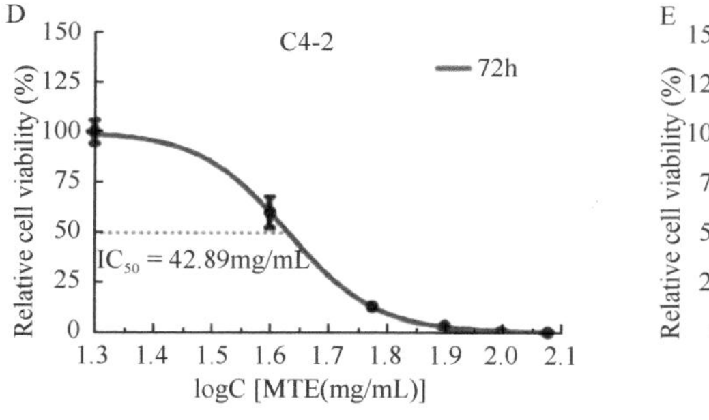

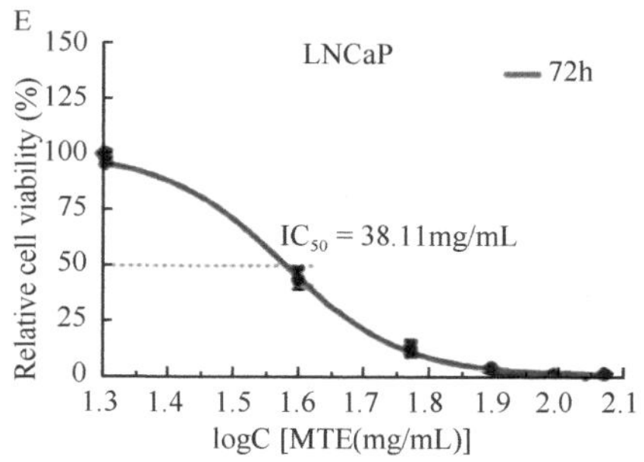

图 5-35 MTE 抑制 PCa 细胞的增殖

A. PC3、DU145、C4-2 和 LNCaP 细胞分别用 0、40mg/mL 和 80mg/mL 的 MTE 处理 72h 后的显微照片；B～E. 用不同浓度的 MTE（0～120mg/mL）处理 PCa 细胞系 72h，并通过 CCK-8 测定法检测细胞活力

通过集落形成试验评估了 MTE 对 PCa 细胞克隆能力的抑制作用。MTE 治疗 12～15 天后，3 种前列腺癌细胞系的克隆能力明显降低，表明 MTE 在体外对 PCa 细胞有较强的生长抑制作用（图 5-36）。

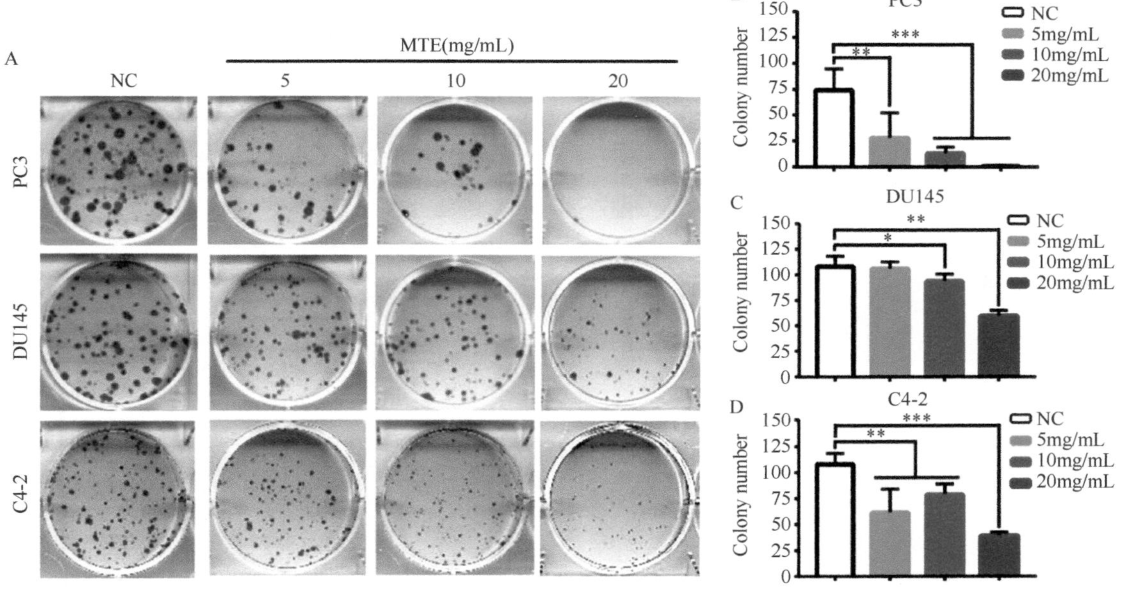

图 5-36 MTE 对前列腺癌细胞克隆能力的影响

A. 用 MTE 处理 12～15 天的 PCa 细胞系（PC3、DU145 和 C4-2）的克隆能力；B～D. PCa 细胞系集落数量的量化

进一步研究采用 UPLC-QTOF-MS/MS 技术捕获正和负离子模式下 MTE 处理的 PC3 细胞的代谢产物谱，并进行代谢组学分析。采用主成分分析和 PLS-DA 分析，以观察各组细胞代谢轮廓的差异和区分情况。结果显示 MTE 可以调节 PC3 细胞的代谢。OPLS-DA 分析，以最大差异化两组间的代谢轮廓，并筛选出造成两组间差异的潜在生物标志物。根据相应的筛选标准，共识别出 MTE 调控 PC3 细胞中 20 种潜在的生物标志物（图 5-37）。

为了进一步探索 MTE 影响的代谢途径，利用 MetaboAnalyst 5.0 数据库对 20 种差异代谢物进行通路富集分析，得到与 MTE 作用于 PC3 相关的代谢途径（图 5-38）。

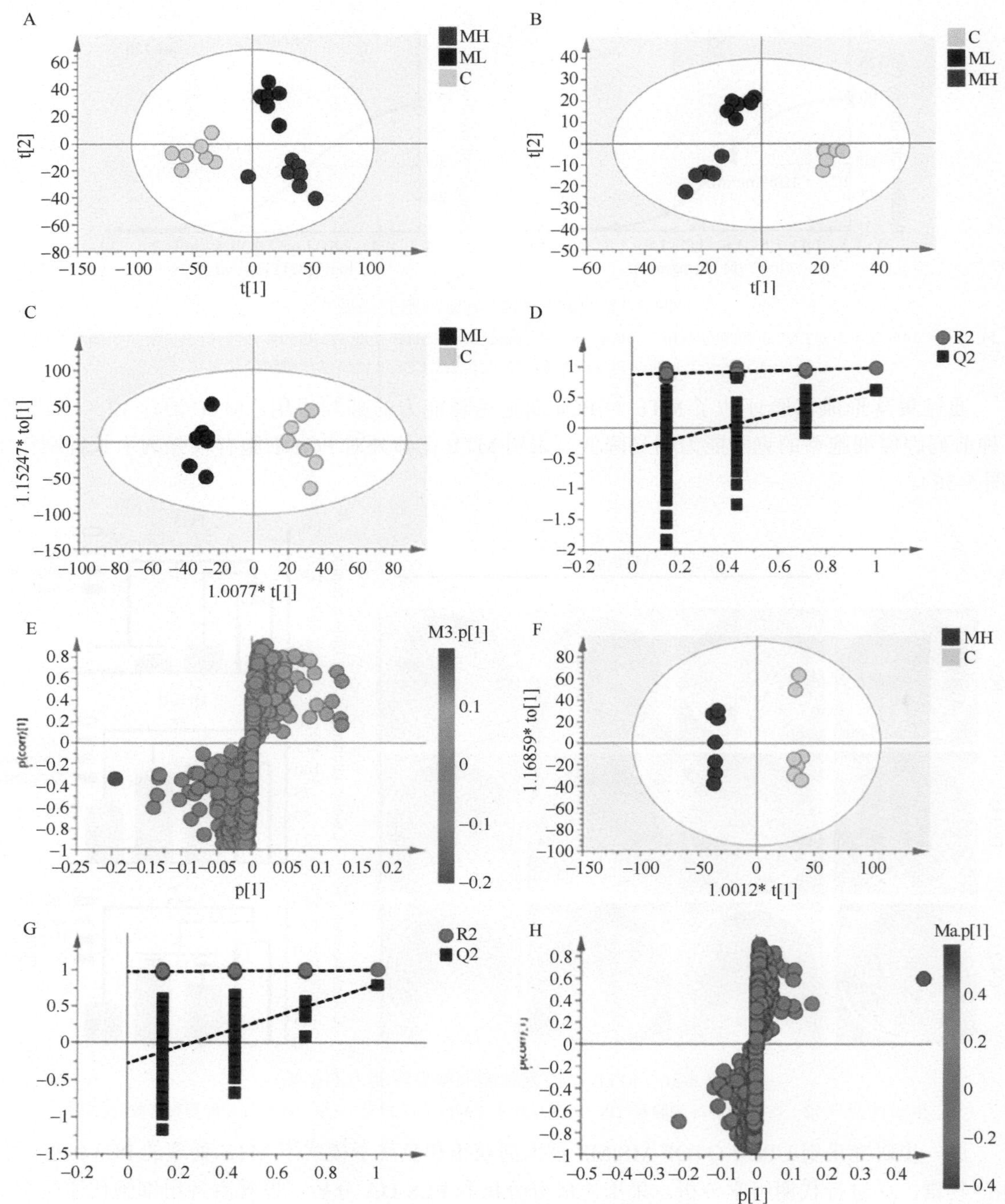

图 5-37　MTE 影响 PC3 细胞代谢物的变化

正离子（A）和负离子（B）模式下对照组、ML 组（低剂量组，13g/kg/day）和 MH 组（高剂量组，26g/kg/day）的 PLS-DA 模型；C. 正离子模式下，对照组和 ML 组之间的成对比较；D. 对照组和 ML 组的 200 次置换检验；E. 对照组和 ML 组的 OPLS-DA 模型的 S-plot 图；F. 负离子模式下，对照组和 MH 组之间的成对比较；G. 对照组和 MH 组的 200 次置换检验；H. 对照组和 MH 组的 OPLS-DA 模型的 S-plot 图

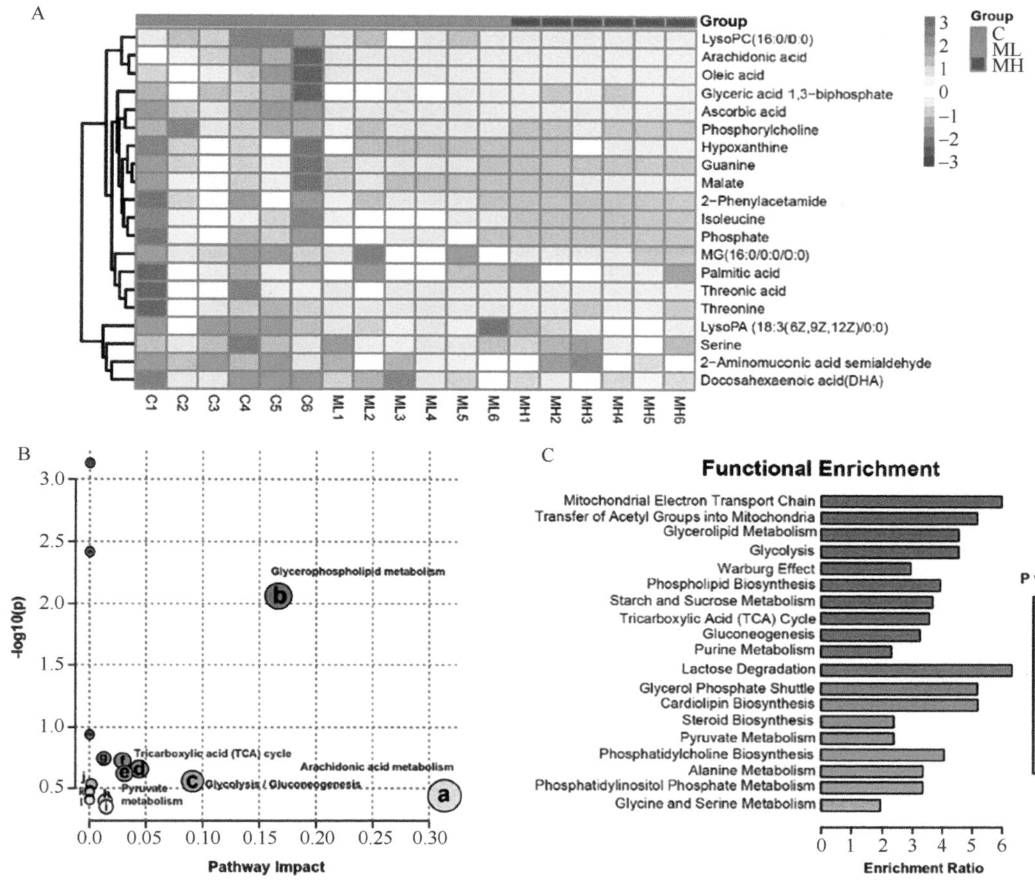

图 5-38　MTE 处理的 PC3 细胞的差异代谢产物及其所涉及的代谢途径和功能富集分析

A. MTE 处理的 PC3 细胞中差异代谢物的热图；B. 差异代谢物的通路富集；C. 差异代谢物的功能富集

在确定 MTE 对 PCa 细胞代谢的影响后，通过网络药理学研究其潜在机制（图 5-39）。首先，使用 KEGG 预测 15 种代谢途径的潜在靶点，然后从 SwissTargetPrediction 和 STITCH 数据库中收集 MTE 相关化合物和基因靶点，同时利用 OMIM、GeneCards 和 MalaCards 数据库获得 PCa 相关基因。最后，通过代谢通路-靶标、化合物-靶标和 PCa-靶标网络中基因的交叉分析，筛选出 ERBB2、GRB2 和 HIF1A 作为 MTE 的潜在靶标。

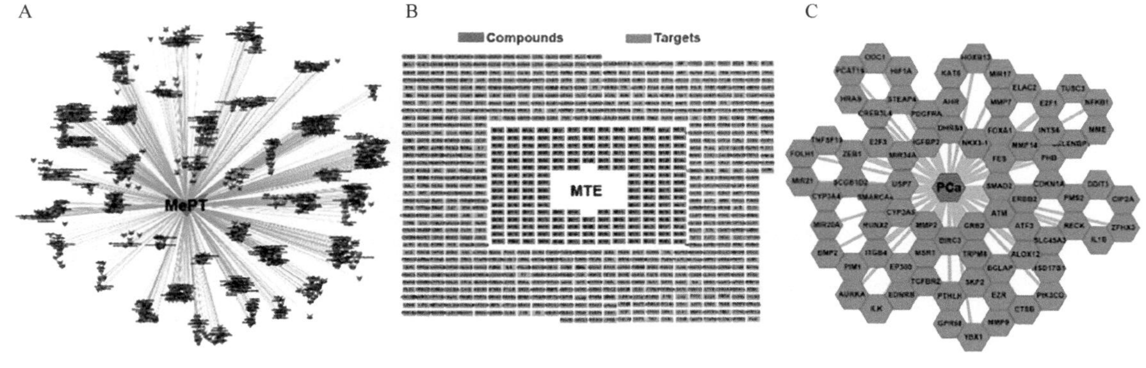

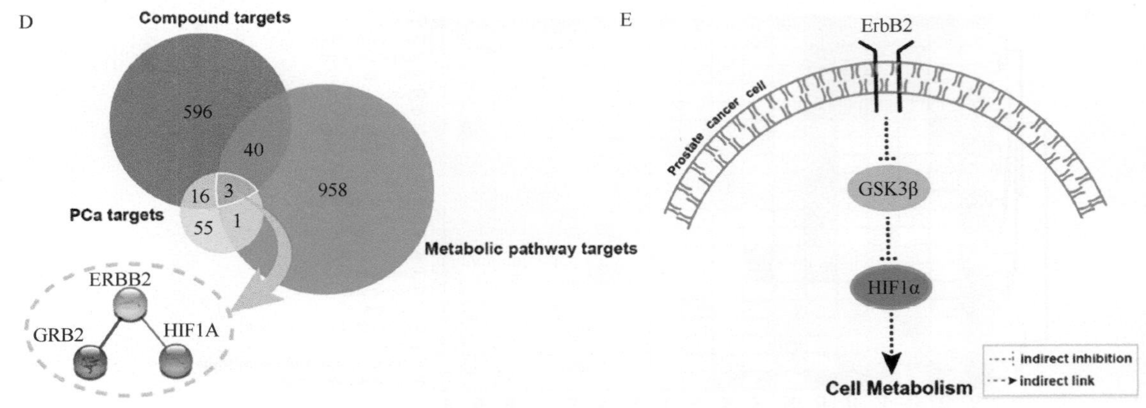

图 5-39 网络药理学预测

A. 代谢途径-靶点网络（红色节点代表代谢途径 MePT，蓝色节点是基因靶点）；B. 化合物-靶点网络（红色节点代表来自 MTE 的化合物，浅蓝色节点代表对应于化合物的基因靶点）；C. PCa 靶点网络（中心的红色节点是 PCa，蓝色节点代表基因靶点）；D. MTE 靶点（红色圆圈）、PCa 靶点（黄色圆圈）和代谢途径靶点（蓝色圆圈）之间共有基因的维恩图和相互作用网络；E. MTE 干扰 PC3 细胞代谢的机制假说图

根据以上预测结果并结合文献查询，作者推测 MTE 可能通过调节 ErbB2-GSK3β-HIF1α 来影响细胞代谢，从而抑制前列腺癌细胞的增殖。为了验证该假设，开展了 WB 实验检测 MTE 处理 24h 后 PC3 细胞中 ErbB2、GSK3β 和 HIF1α 的表达和活性。数据表明，MTE 抑制 PCa 细胞生长的机制可能与 ErbB2-GSK3β-HIF1α 信号轴的下调有关（图 5-40）。

通过 RT-qPCR 检测了 HIF1α 及其下游蛋白 IDH2 和 LDHA 的 mRNA 表达水平。结果表明 MTE 可下调 PC3 和 DU145 细胞中 IDH2、LDHA 和 HIF1A 的表达（图 5-41）。

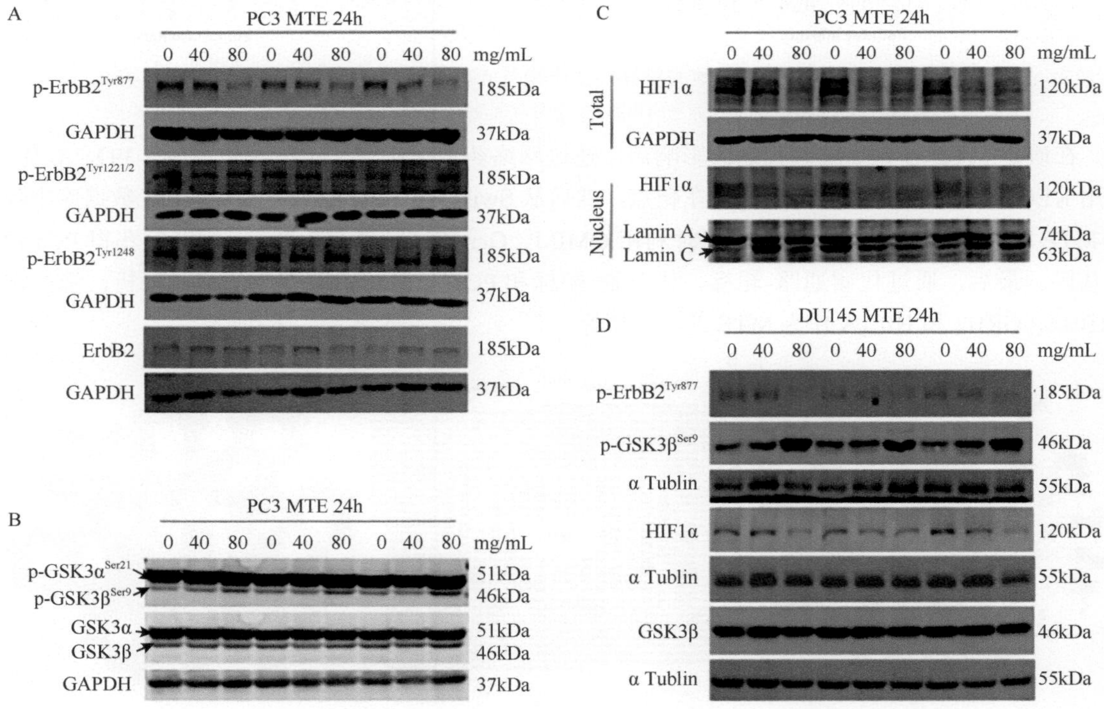

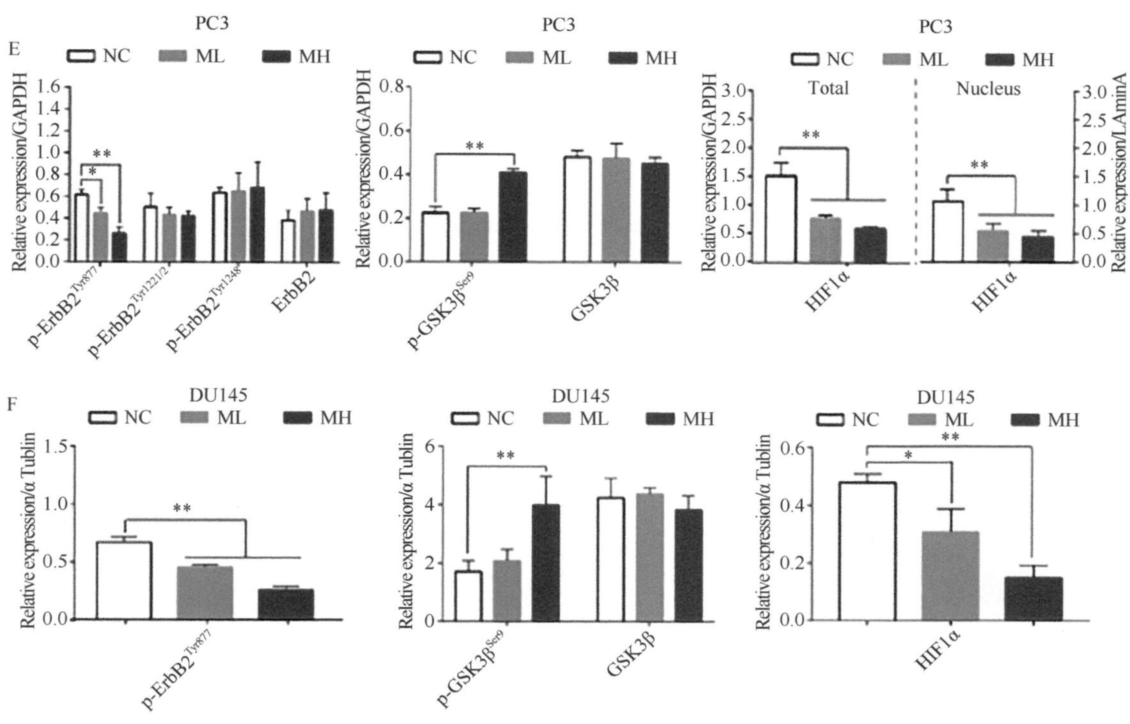

图 5-40　MTE 体外调节 ErbB2-GSK3β-HIF1α 信号轴

MTE 处理 PCa 细胞 24h，Western blotting 检测 PC3 细胞中 ErbB2（A）、GSK3β（B）、HIF1α（C、E）的表达和活性，DU145 细胞（D、F）中 p-ErbB2、p-GSK3、GSK3β 和 HIF1α 的表达。*$P<0.05$，**$P<0.01$

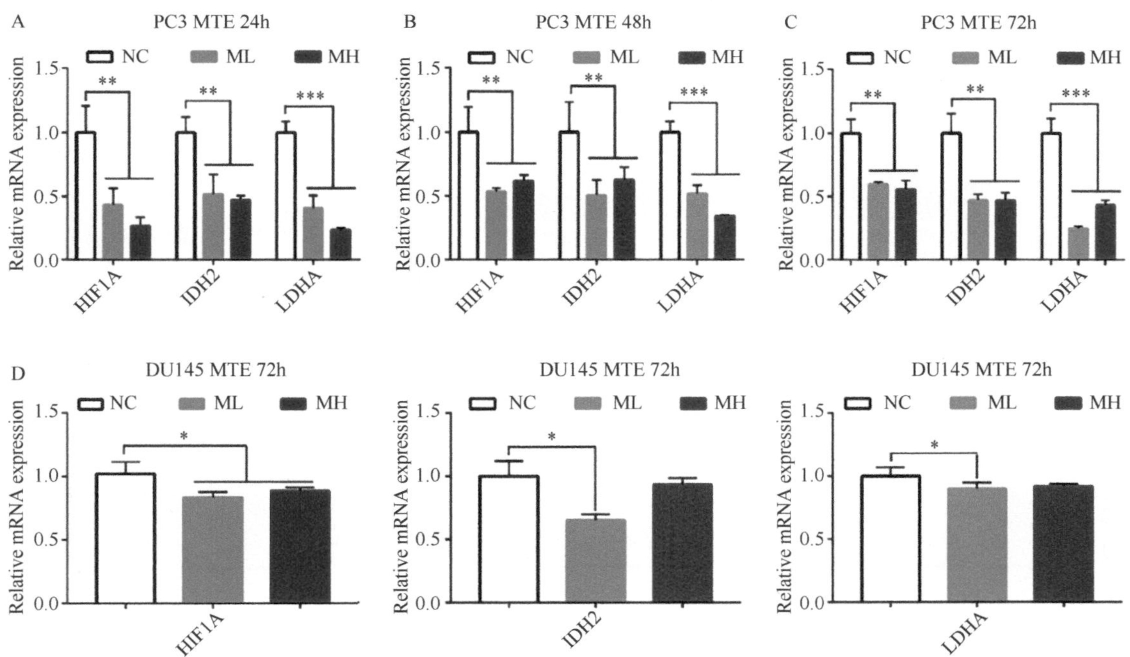

图 5-41　MTE 降低了 PCa 细胞中 HIF1A、IDH2 和 LDHA 的 mRNA 水平

在用 MTE 处理 PC3（A）24h、（B）48h、（C）72h 和（D）用 MTE 治疗 DU145 72h 后，通过 RT-qPCR 检测 HIF1A、IDH2 和 LDHA 的 mRNA 水平。*$P<0.05$，**$P<0.01$，***$P<0.001$

采用 PC3 细胞皮下注射的异种移植模型探讨 MTE 对 PCa 细胞生长的抑制作用及其机制。该实验证实了 MTE 可以抑制肿瘤生长，同时，体内验证了 MTE 对 ErbB2-GSK3β-HIF1α 信号通路的抑制作用，该结果与体外结果一致（图 5-42）。

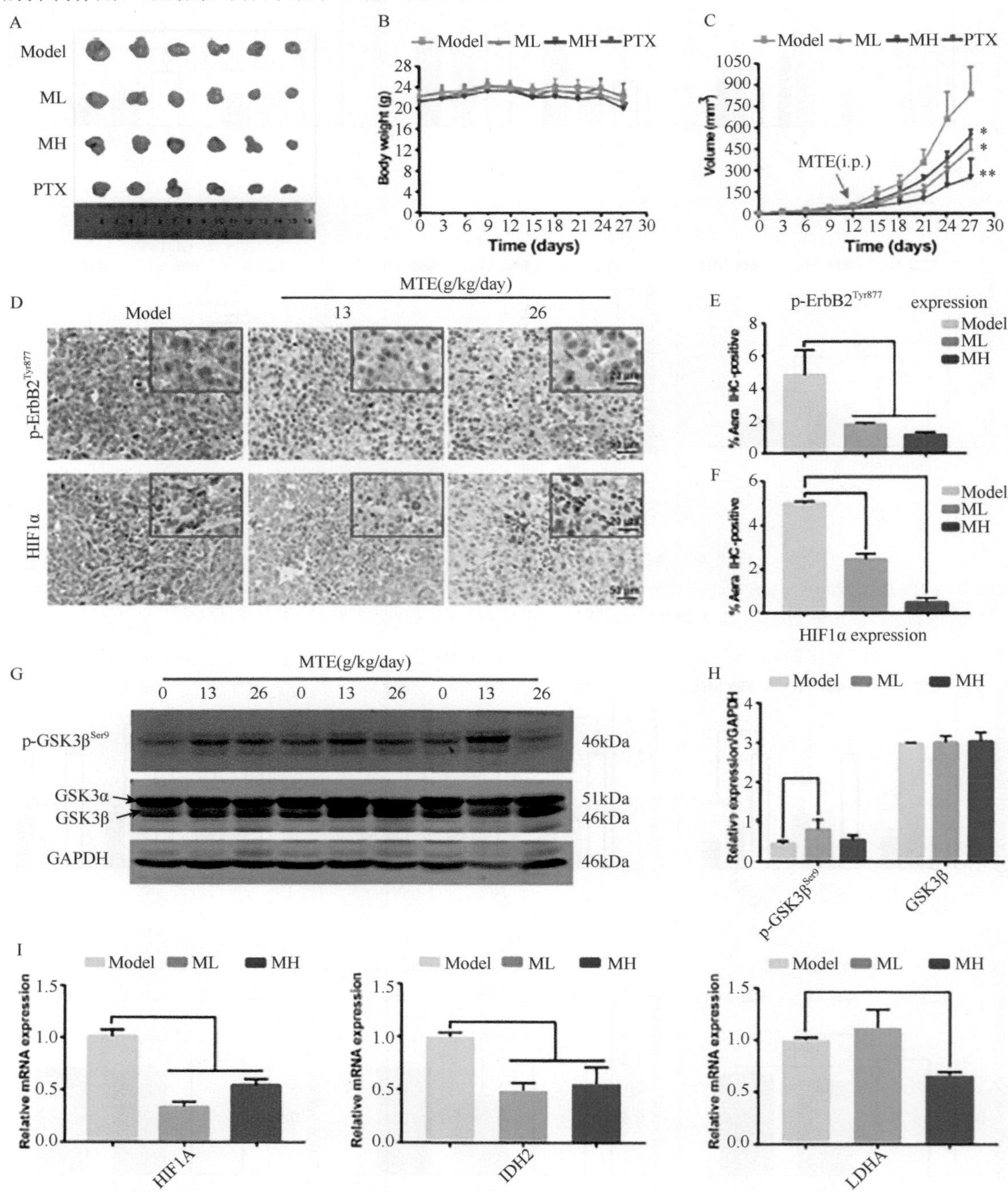

图 5-42 MTE 在体内抑制 PC3 细胞的生长并抑制 ErbB2-GSK3β-HIF1α 信号轴

A～C. PC3 荷瘤小鼠模型中治疗组腹腔注射 MTE，连续给药 17 天，模型组每天腹腔注射等量 0.9% 生理盐水，阳性对照组腹腔注射 PTX（20mg/kg，每周一次）。每三天测量一次小鼠体重和肿瘤体积；D～F. 免疫组织化学染色分析肿瘤组织中的 p-ErbB2^{Tyr877} 和 HIF1α 的丰度；G～H. p-GSK3β^{Ser9} 和 GSK3β 的蛋白表达水平；I. HIF1A、IDH2 和 LDHA 的 mRNA 水平

最后，利用 SeeSAR 软件对三种 MTE 候选化合物与 ErbB2 进行分子对接，预测 MTE 抗 PCa 的潜在活性成分的作用位点（图 5-43）。

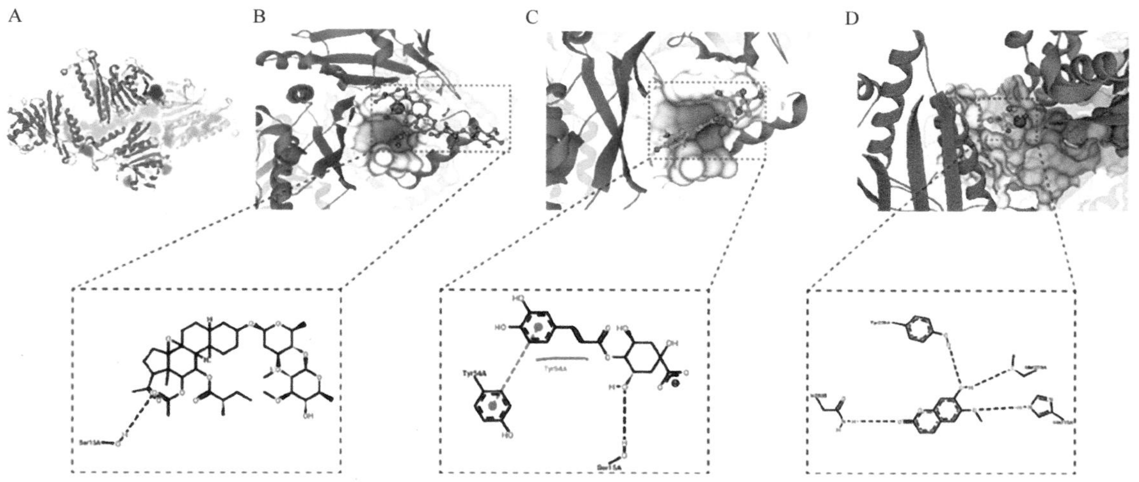

图 5-43 分子对接分析预测 ErbB2 与 MTE 三种成分结合的潜在结合位点

A. 具有预测结合口袋的 ErbB2 蛋白的结构；B. Tenacissimoside E 与 ErbB2 的结合模式；C. Cryptochlorogenic acid 与 ErbB2 的结合模式；D. Scopoletin 与 ErbB2 的结合模式

综上所述，MTE 可以通过 ErbB2-GSK3β-HIF1α 信号轴抑制 PC3 和 DU145 细胞的增殖（图 5-44），这可能为 PCa 的治疗提供参考，也为 MTE 的临床拓展应用提供了理论依据。

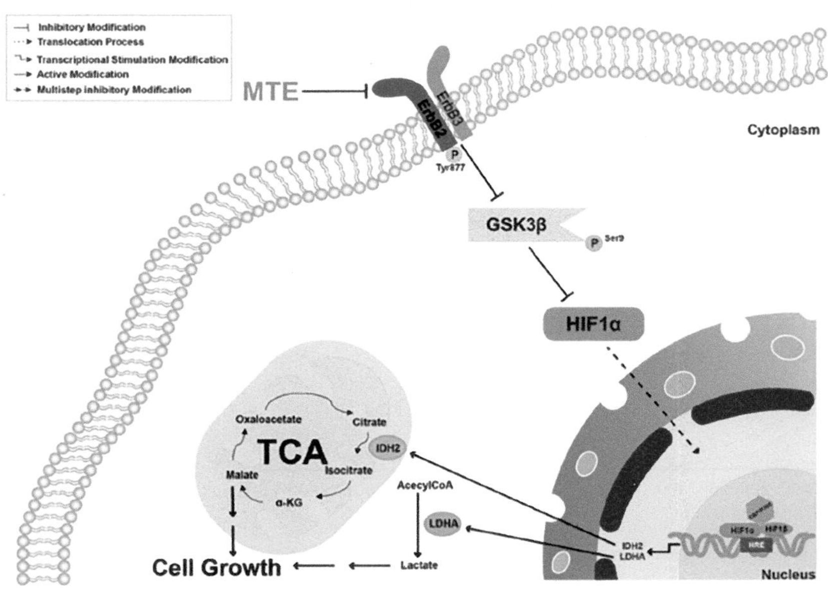

图 5-44 MTE 作用于前列腺癌细胞的机制图

（2）艾迪注射液（AIDI）抗前列腺癌二次开发研究

AIDI 是将斑蝥、人参、黄芪、刺五加等中药中的有效成分应用现代科学技术加以提纯而制成的中药针剂。临床上已将 AIDI 用于多种肿瘤的治疗，包括肺癌、肝癌、结直肠癌、胃癌、卵巢癌等。尽管 AIDI 已被广泛应用于临床肿瘤的治疗及研究，但其作用于 PCa 的研究较少。Sheng Guo 等基于网络药理学探讨 AIDI 治疗 PCa 的物质基础及分子机制，为 AIDI 在临床上拓展应用于

PCa 的治疗提供前期研究基础。

首先，作者采用 UPLC-Q-TOF/MS 分析仪对 AIDI 的化学谱进行表征，分别采集其正、负离子模式下基峰强度色谱图（图 5-45）。

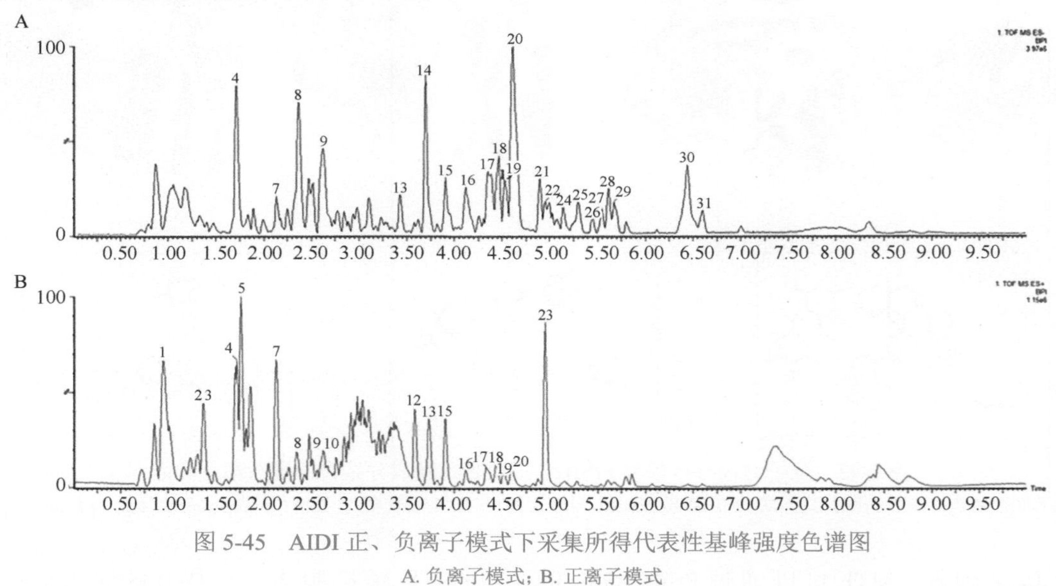

图 5-45 AIDI 正、负离子模式下采集所得代表性基峰强度色谱图

A. 负离子模式；B. 正离子模式

其次，作者采用 CCK-8 法检测 AIDI 对 PC3、DU145 细胞增殖的影响。结果如图 5-46 所示，经 AIDI 处理后，PC3、DU145 细胞增殖明显被抑制，并且呈现一定的浓度及时间依赖性。同时采用了平板克隆实验检测 AIDI 对 PC3、DU145 细胞克隆形成能力的影响。经 AIDI（浓度 20μL/mL、40μL/mL）处理后，PC3 和 DU145 细胞的克隆形成能力均明显降低，其克隆数量及克隆大小均低于对照组，差异有统计学意义（$P<0.01$）。40μL/mLAIDI 处理后 PC3 和 DU145 细胞的克隆形成率分别为 46.66% 和 55.19%；20μL/mLAIDI 处理后 PC3 和 DU145 细胞的克隆形成率分别为 69.06% 和 87.74%。

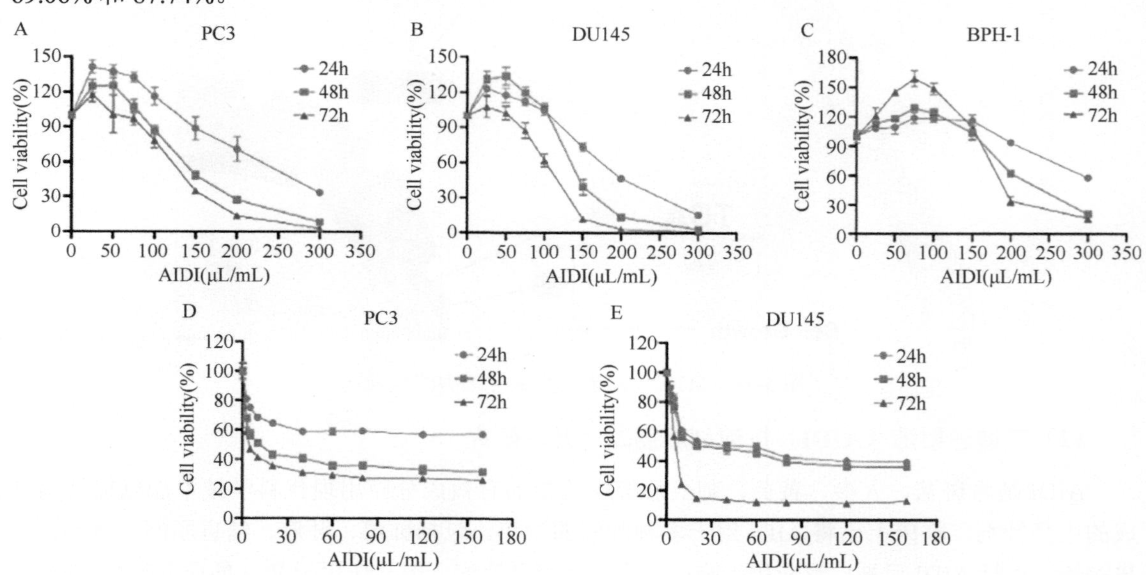

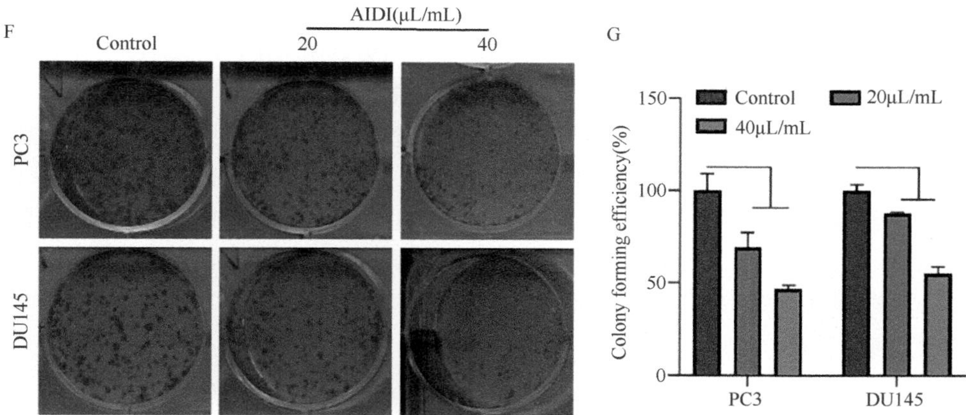

图 5-46　AIDI 抑制 PCa 和 BPH-1 细胞活力的评估

A、B 和 C. 用不同浓度的 AIDI（0～300μL/mL）处理 PC3、DU145 和 BPH-1 细胞 24、48 和 72h，并使用 CCK-8 测定法检测细胞活力；D 和 E. 用不同浓度的 PTX（0～160ng/mL）处理 PC3 和 DU145 细胞 24、48 和 72h，并使用 CCK-8 测定法检测细胞活力；F. 用平板克隆法检测 AIDI 对 PC3 和 DU145 细胞克隆能力的影响；G. PC3 和 DU145 细胞集落形成率的统计图

上述研究表明，AIDI 可以显著抑制 PCa 细胞增殖和克隆，接下来作者进一步探索了 AIDI 是否通过调控 PCa 细胞的周期从而抑制其增殖和克隆形成。流式细胞术结果显示（图 5-47），经 AIDI（浓度 40μL/mL、80μL/mL）处理 48h 后，与对照组相比，DU145 细胞 G0/G1 期比例减少，G2/M 期的分布比例明显增高，提示 AIDI 可能通过 G2/M 期阻滞，进而影响 DU145 细胞的增殖与克隆形成。同时，作者还采用流式细胞仪检测 AIDI 对 DU145 细胞凋亡的影响，经高浓度组

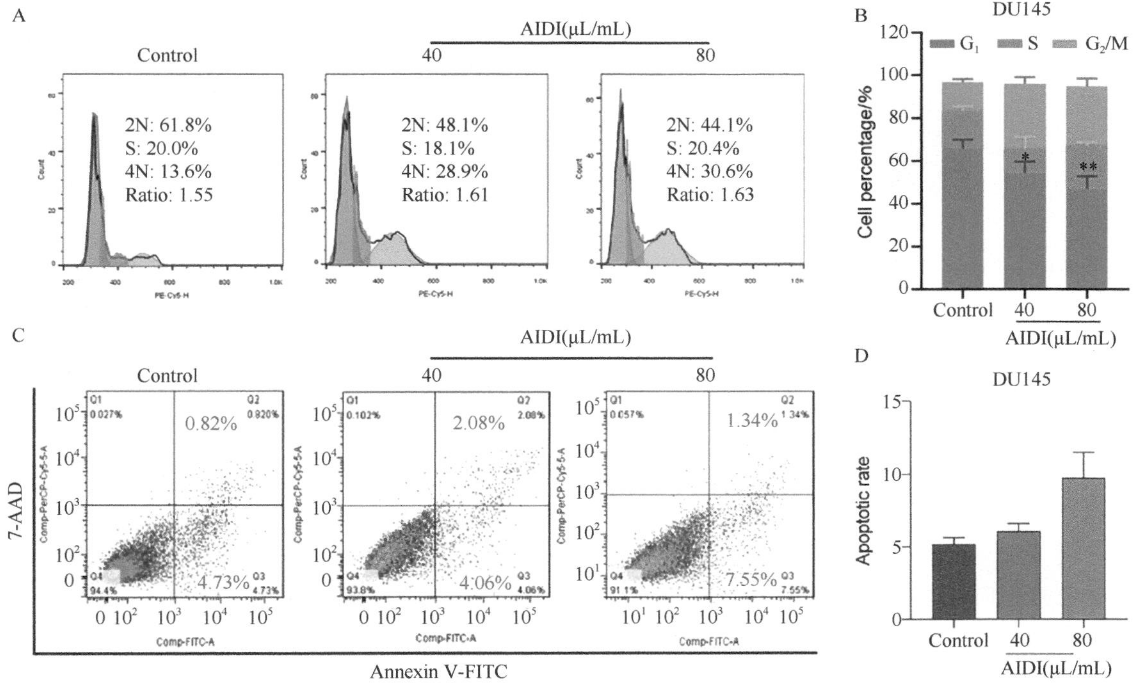

图 5-47　AIDI 诱导 DU145 细胞凋亡和细胞周期阻滞

A. AIDI 处理 DU145 细胞 48h 的细胞周期图；B. DU145 细胞周期分布的统计图；C. 用 AIDI 处理 48h 后 DU145 细胞凋亡的流程图；D. DU145 细胞凋亡率的统计图

80μL/mLAIDI 处理 48h 后，DU145 细胞凋亡率明显高于对照组，表现为右下象限的早期凋亡细胞比例上升为主，差异具有统计学意义（$P<0.01$）。上述结果表明 AIDI 可能通过诱导 DU145 细胞凋亡，进而抑制其增殖和克隆。

为了探索 AIDI 对 PCa 细胞转移的影响，作者先通过细胞划痕实验观察 AIDI 对 PC3、DU145 细胞的迁移能力的影响。结果如图 5-48 所示，AIDI 对 PC3、DU145 细胞的迁移均有不同程度的抑制作用：经 AIDI（浓度 35μL/mL、70μL/mL）分别处理 12h 及 24h 后，PC3 细胞的迁移率均低于对照组，差异皆有统计学意义（$P<0.01$）；经不同浓度 AIDI 处理 24h 后，AIDI 高浓度组 50μL/mL 处理的 DU145 细胞迁移率显著低于对照组（$P<0.01$）。

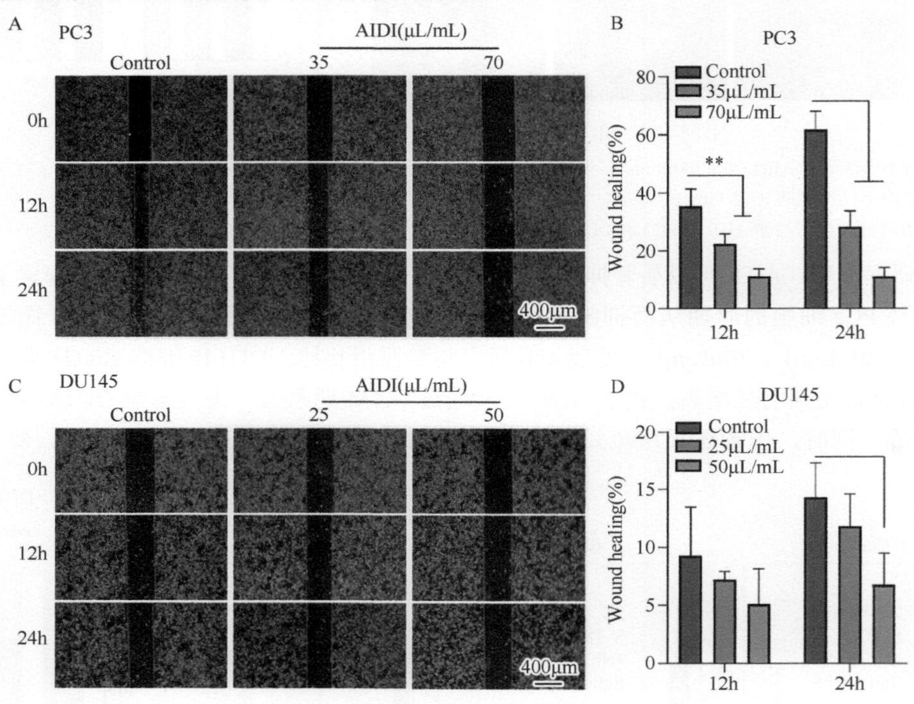

图 5-48 AIDI 对 PCa 迁移能力的影响

A、B. 不同浓度 AIDI 对 PC3 细胞迁移能力影响和划痕实验统计图；C、D. 不同浓度 AIDI 对 DU145 细胞迁移能力影响和划痕实验统计图

进一步，作者采用 Transwell 实验检测 AIDI 对 PC3 和 DU145 细胞侵袭能力的影响。实验结果显示（图 5-49）：AIDI 对 PC3、DU145 细胞的侵袭有不同程度的抑制：经 AIDI（浓度 65μL/mL、130μL/mL）处理 24h、48h 及 72h 后，PC3 细胞的侵袭率明显低于对照组（$P<0.01$）；除 AIDI 低浓度组（40μL/mL）处理 48h 外，AIDI 其余各浓度组作用不同时间（24h、48h 和 72h）后，DU145 细胞的侵袭率均明显低于对照组，差异有统计学意义（$P<0.01$）。

为了进一步探讨 AIDI 抑制增殖和转移的分子机制，作者采用网络药理学方法预测其可能作用的靶点和信号通路。通过 TCMSP 数据库及 TCMID 数据库查找收集 AIDI 的化合物信息，AIDI 全部有效成分相加剔除重复成分，最终获得有效成分共 128 个，有效靶点 430 个。构建药物-有效成分网络图（图 5-50A）、成分-靶点网络图（图 5-50B）。检索 GeneCards 数据库与 OMIM 数据库，输入关键“prostatic cancer”找到前列腺癌生物标记物 1954 个基因，构建 PCa 与其对应的靶点网络图（图 5-50C）。将 AIDI 中 430 个靶基因与前列腺癌 1954 个疾病相关基因进行 Venn 分析，得到148个共有基因（图5-50D）。将148个共有基因在String数据库进行蛋白互作分析，得到蛋白之间相互作用信息并经cytoscape绘制PPI网络图（图5-50E）。将上述36个核心靶点进行KEGG富集，共得到158条信号通路，其中TOP10的信号通路，如图5-50F所示。

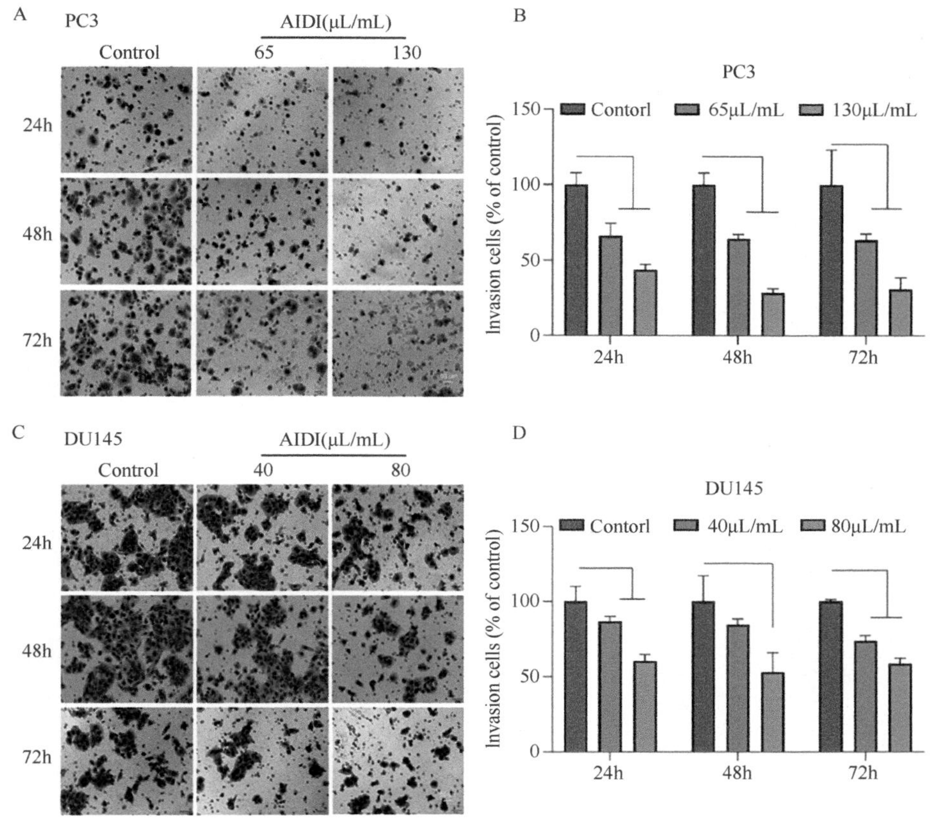

图5-49　AIDI对前列腺癌细胞侵袭的影响

A、B.不同浓度的AIDI处理对PC3细胞侵袭的影响以及显示Transwell测定结果的统计图；C、D.不同浓度的AIDI处理对DU145细胞侵袭的影响以及显示Transwell测定结果的统计图

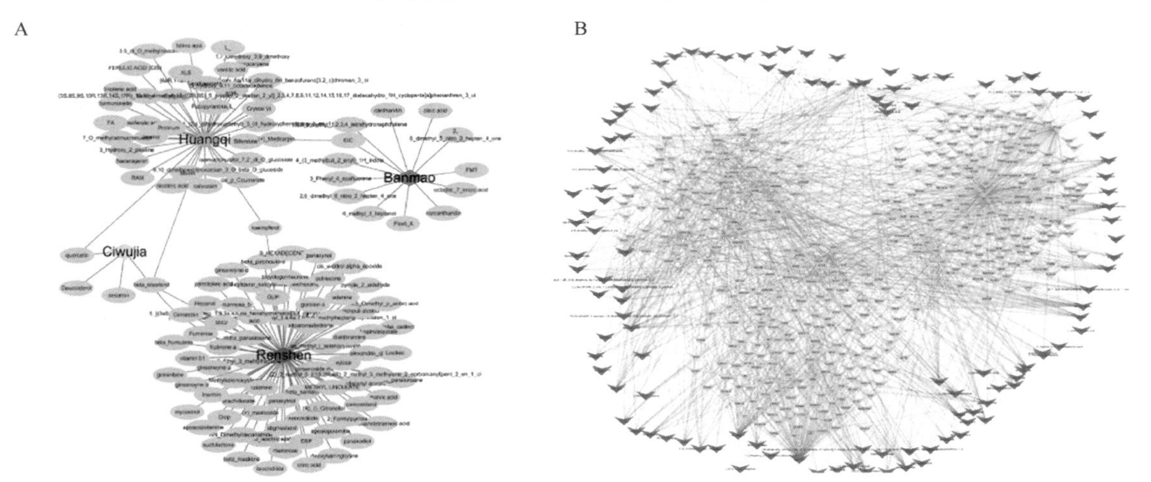

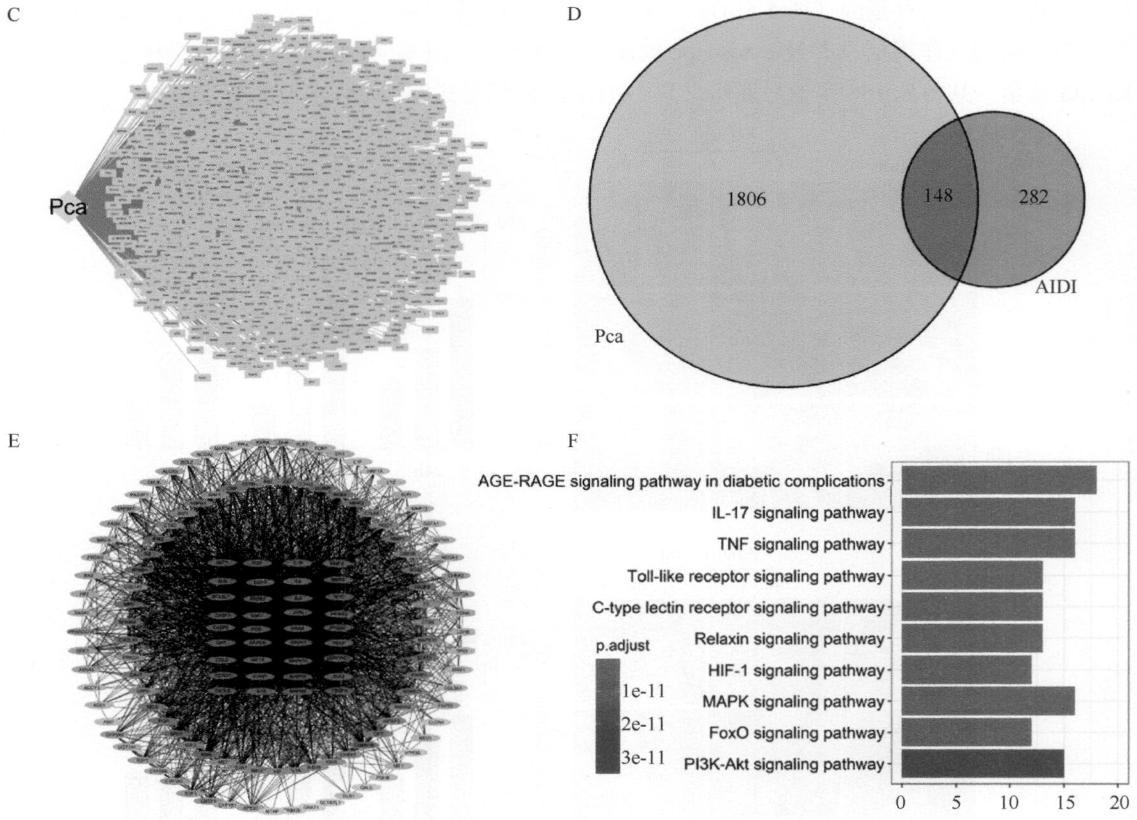

C
Pca
D
1806
148
282
AIDI
Pca
E
F
AGE-RAGE signaling pathway in diabetic complications
IL-17 signaling pathway
TNF signaling pathway
Toll-like receptor signaling pathway
C-type lectin receptor signaling pathway
Relaxin signaling pathway
HIF-1 signaling pathway
MAPK signaling pathway
FoxO signaling pathway
PI3K-Akt signaling pathway
p.adjust
1e-11
2e-11
3e-11
0
5
10
15
20

图 5-50　网络药理学预测结果

A. 药物-有效成分网络图（图中菱形节点为药物，其中红色是斑蝥，紫色是人参，绿色是黄芪，黄色是刺五加，蓝色圆形为其对应的有效成分；B. 成分-靶点网络图（图中紫色节点表示成分，蓝色节点为成分对应的靶点）；C. PCa 与其对应的靶点网络图（图中黄色节点表示 PCa，蓝色节点表示 PCa 对应的靶点；D. AIDI 靶基因与 PCa 疾病相关基因 Venn 图；E. PPI 图；F. KEGG 富集相关信号通路

随后，作者采用蛋白免疫印迹试验，对富集出来的 MAPK 信号通路中的关键蛋白及其磷酸化表达情况进行了实验验证。实验结果表明（图 5-51），AIDI 均能上调 DU145 细胞中的 p-JNK、p-p38、ERK、p-ERK 蛋白的表达（$P<0.01$ 或 0.05）；而对 JNK 和 p38 的表达无影响（$P>0.05$）。上述结果提示，AIDI 可能通过调控 MAPK 信号通路，诱导 PCa 凋亡和周期阻滞，进而抑制 PCa 的生长和转移。

作者经 WB 实验证实 AIDI 调控 DU145 细胞中 MAPK 关键蛋白（ERK、JNK 以及 p38）的表达及活性达到抑制 PCa 的作用。ERK（MAPK1）、JNK（MAPK8）以及 p38（MAPK14）等

A
AIDI(μL/mL)
Control
40
80
KDa
p-JNK
46,54
JNK
46,54
GAPDH
37
AIDI(μL/mL)
Control
40
80
KDa
p-ERK
42.44
ERK
42,44
GAPDH
37
AIDI(μL/mL)
Control
40
80
KDa
p-p38
43
p38
40
β-Actin
45

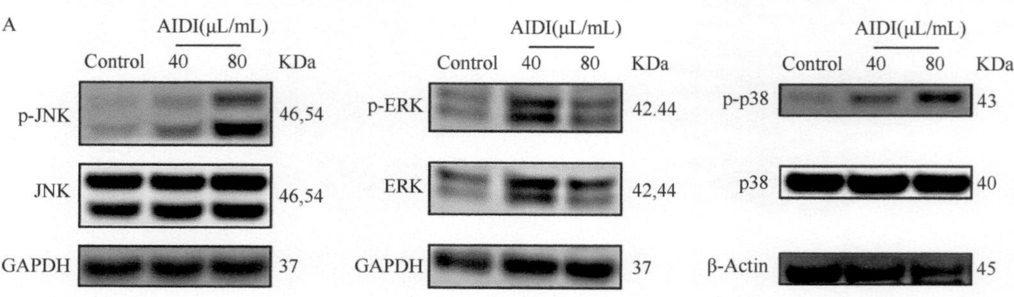

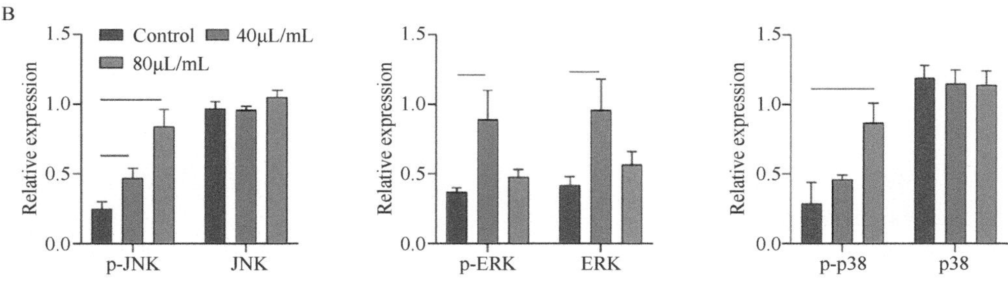

图 5-51 AIDI 在体外上调 MAPK 信号通路

用 AIDI 处理 DU145 细胞 48h，用 Western blotting 法检测 JNK、ERK 和 p38 在 MAPK 信号通路中的表达和活性；A. MAPK 信号通路的代表性蛋白质印迹带；B. Western blotting 印迹结果的条形图

关键蛋白质在网络药理学预测的化学成分中分别对应 9 个化合物，可能是 AIDI 抑制 PCa 的潜在活性成分，见图 5-52。为了进一步研究各靶点（ERK、JNK 以及 p38）与 9 个成分之间相互关系，使用 Sybyl X 2.0 软件进行了分子对接。PDB 数据库中获得的晶体结构分别为 ERK（PDB ID：1TVO）、JNK（PDB ID：3PZE）和 p38（PDB ID：1WBW）。

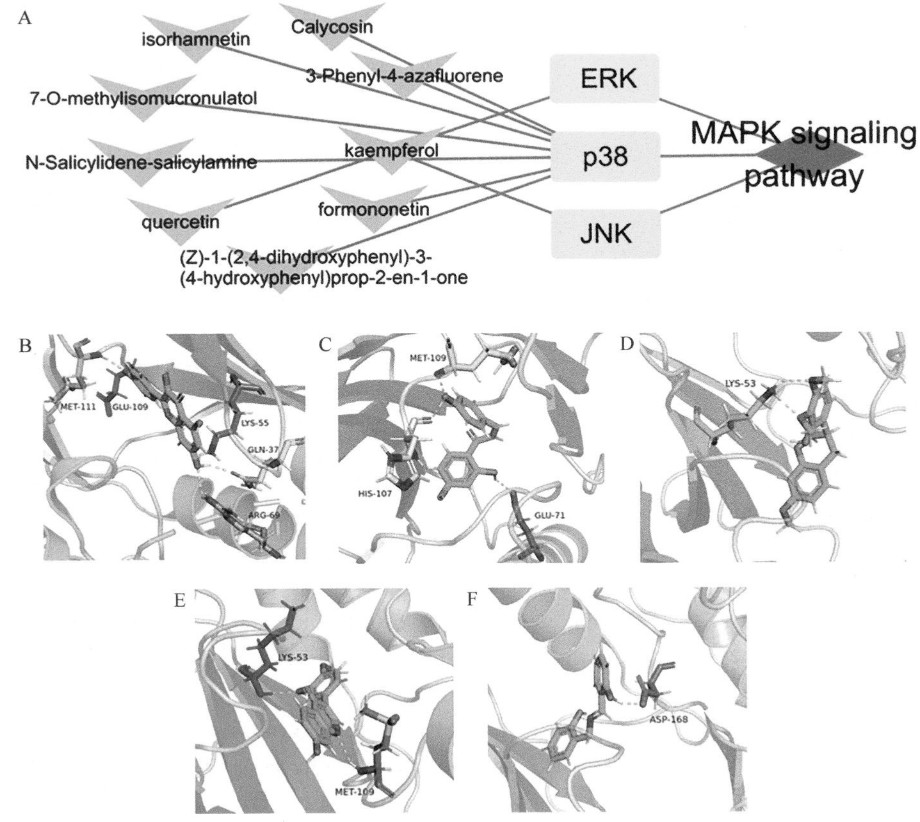

图 5-52 靶点与成分的分子对接结果

A. 成分-靶点-信号通路网络图（其中，紫色节点表示信号通路，黄色节点表示通路蛋白，蓝色节点表示潜在活性成分）；B. JNK（PDB ID：3PZE）与化合物 kaempferol 的结合模式；C～F. p38（PDB ID：1WBW）与分别与化合物 (Z)-1-(2,4-dihydroxyphenyl)-3-(4-hydroxyphenyl)prop-2-en-1-one、7-O-methylisomucronulatol、Calycosin、N-Salicylidene-salicylamine 的结合模式

综上所述，AIDI 可诱导 PCa 细胞的凋亡和周期阻滞，进而抑制 PCa 细胞的生长和转移，其分子机制可能与调控 MAPK 信号通路有关。kaempferol、(Z)-1-(2,4-dihydroxyphenyl)-3-(4-hydroxyphenyl)prop-2-en-1-one、7-O-methylisomucronulatol、Calycosin、N-Salicylidene-salicylamine 等 5 种成分可能是 AIDI 抑制 PCa 的活性成分。

参考文献

程邦, 邓晓童, 肖杰文, 等, 2022. 基于网络药理学的当归四逆汤“当归-桂枝”治疗痛经的作用机制研究 [J]. 中国民族民间医药, 31(19): 40-45.

韩森, 王佃勋, 魏佩煌, 等, 2021. 基于网络药理学方法的中药寒/热性药物特异性作用分子机制研究 [J]. 辽宁中医杂志, 48(08): 186-189.

姜淼, 吕爱平, 2014. 基于药物生物效应的中药寒热属性分类研究策略 [J]. 中国中药杂志, 39(11): 2149-2152.

李加会, 徐鹏博, 钟华, 等, 2022. 代谢组学结合网络药理学技术探究“瓜蒌-薤白”药对抗动脉粥样硬化的配伍机制 [J]. 中国中药杂志, 47 (22): 6207-6216.

李梢, 2011. 网络靶标：中药方剂网络药理学研究的一个切入点 [J]. 中国中药杂志, 36(15): 2017-2020.

李艳, 王鑫, 杨哲, 等, 2022. 基于网络靶标建立名医验方优化的新方法：以“清络饮”优化开发为例 [J]. 中国中药杂志, 47(19): 5264-5273.

林林, 李丽, 赵鹏程, 等, 2023. 中药四性研究进展及方法回顾 [J]. 中国实验方剂学杂志, 29 (15): 267-272.

刘昌孝, 陈士林, 肖小河, 等, 2016. 中药质量标志物 (Q-Marker): 中药产品质量控制的新概念 [J]. 中草药, 47(09): 1443-1457.

彭伟, 王潇, 傅舒, 等, 2023. 基于代谢组学和网络药理学探讨附子甘草药对在生理/病理状态下的核心配伍内涵 [J]. 中国中药杂志, 48(14): 3793-3805.

陶瑾, 姜民, 陈露莹, 等, 2017. 基于中药性味理论和网络药理学方法的治疗消渴方药作用机制研究 [J]. 药学学报, 52 (02): 236-244.

王俊尧, 2018. 基于网络药理学研究中药归经与治疗疾病的关系 [D]. 北京中医药大学.

王俊尧, 陈建新, 赵慧辉, 2019. 基于网络药理学研究肝经中药与治疗疾病的关系 [J]. 世界中医药, 14(03): 581-584.

吴钉红, 丘小惠, 朱伟, 等, 2011. 网络药理学方法探讨清热中药治疗冠心病作用机制 [J]. 中华中医药杂志, 26(5): 1004-1008.

张贝贝, 曾梦楠, 王亚玺, 等, 2023. 典型升浮中药和沉降中药潜在作用靶点网络药理学及大鼠体内验证研究 [J]. 中医杂志, 64(02): 174-185.

张明晓, 2022. 辣木叶“五味”及其物质基础初探 [D]. 中国中医科学院 .

CHEN X, LUO Z, LIU X, et al., 2022. Marsdenia tenacissima (Roxb.) Moon injection exerts a potential anti-tumor effect in prostate cancer through inhibiting ErbB2-GSK3β-HIF1α signaling axis[J]. J Ethnopharmacol, 15; 295: 115381.

GUO S, ZHANG Q, LI X, et al., 2024. A network pharmacology-based approach to explore the molecular mechanism of Aidi injection against prostate cancer[J]. Heliyon, 15;10(8): e29720.

JIANG H, GAO H, LI J, et al., 2022. Integrated spatially resolved metabolomics and network toxicology to investigate the hepatotoxicity mechanisms of component D of Polygonum multiflorum Thunb[J]. J Ethnopharmacol, 15; 298: 115630.

LI D, LV B, WANG D, et al., 2020. Network pharmacology and bioactive equivalence assessment integrated strategy driven Q-markers discovery for Da-Cheng-Qi Decoction to attenuate intestinal obstruction[J]. Phytomedicine, 72: 153236.

LIU M, ZHAO X, MA Z, et al., 2022. Discovery of potential Q-marker of traditional Chinese medicine based on chemical profiling, chemometrics, network pharmacology, and molecular docking: Centipeda minima as an example[J]. Phytochemical analysis : PCA, 33(8): 1225-1234.

LIU Y, JU Y, QIN X, 2021. Studies on the compatibility mechanism and material basis of Danggui Buxue Decoction against anemia mice using metabonomics and network pharmacology[J]. The Journal of Pharmacy and Pharmacology, 73(6): 767-777.

SUN X, LI L, LIU Y, et al., 2021. Assessing clinical effects of Traditional Chinese Medicine interventions: Moving beyond randomized controlled trials[J]. Frontiers in Pharmacology, 12: 713071.

附录　主要英文缩写词英中对照

英文缩写	英文全称	中文全称
AAI	aristolochic acid I	马兜铃酸 I
ACNPD	Anti-Cancer Natural Product Database	抗肿瘤天然产物数据库
AOM	azoxymethane	偶氮甲烷
AR	allergic rhinitis	过敏性鼻炎
ASI	asiaticoside	积雪草苷
ASPL	average shortest path length	平均最短路径长度
ATC	the anatomical therapeutic chemical	治疗学及化学分类系统
BA	baicalin	黄芩苷
BATMAN-TCM	bioinformatics analysis tool for molecular mechanism of Traditional Chinese Medicine	中药分子机制在线生物信息学分析工具
BBB	blood-brain barrier	血脑屏障
BC	betweenness centrality	介数中心性
Binding DB	binding database	药物靶点和小分子互作数据库
BioGRID	biological general repository for interaction datasets	交互数据集生物通用存储库
BP	biological process	生物过程
CancerHSP	anticancer herbs database of systems pharmacology	系统药理学抗癌草药数据库
CC	closeness centrality	贴近度中心性
CC	cellular component	细胞组分
CG	chlorhexidine gluconate	葡萄糖酸氯己定
CIA	collagen-induced arthritis	胶原诱导型关节炎
CNKI	China National Knowledge Infrastructure	中国知网
CQF	chang qing formula	肠清方
CRC	colorectal cancer	结直肠癌
CTD	Comparative Toxicogenomics Database	比较毒理基因组学数据库
DAVID	The Database for Annotation，Visualization and Integrated Discovery	生物信息整合富集分析功能数据库
DEG	Differentially Expressed Gene	差异表达基因
DGIdb	Drug-Gene Interaction database	药物-基因相互作用数据库
DL	drug-likeness	类药性
DSS	dextran sodium sulfate	葡聚糖硫酸钠
EBI	European Bioinformatics Institute	欧洲生物信息研究所
EGFR	epidermal growth factor receptor	表皮生长因子受体
ETCM	the Encyclopedia of Traditional Chinese Medicine	中医百科全书
EVs	extracellular vesicles	细胞外囊泡
FT-ICR	Fourier transform ion cyclotron resonance	傅里叶变换离子回旋共振质谱
FunRich	functional enrichment analysis tool	功能富集和网络分析工具
GABA	γ-aminobutyric acid	γ-氨基丁酸
GC-MS	gaschromatography-mass spectrometry	气相色谱-质谱联用技术
GEO	Gene Expression Omnibus	基因表达综合数据库
GEPIA	gene expression profiling interactive analysis	基因表达水平值的交互式分析平台
GNPS	Global Natural Products Social Molecular Networking	全球天然产物社会分子网络数据库
GO	gene ontology	基因本体
GSEA	gene set enrichment analysis	基因富集分析
HAGR	human ageing genomic resources	人类衰老基因组资源
HF	hepatic fibrosis	肝纤维化
HIF-1	hypoxia inducible factor-1	低氧诱导因子-1
HIT	Herbal Ingredients' Targets Platform	草药成分靶标平台
HLJDD	huanglian jiedu decoction	黄连解毒汤
HPLC	high performance liquid chromatography	高效液相色谱
IL-6	interleukin-6	白细胞介素-6
InTACT	integrative test for associations via cauchy transformation	分子相互作用数据库
KCP	*Kadsura Coccinea* Pericarpium	黑老虎

续表

英文缩写	英文全称	中文全称
KCPCE	chloroform extract of K. Coccinea Pericarpium	KCP 氯仿提取物
KEGG	Kyoto encyclopedia of genes and genomes	京都基因与基因组百科全书
LFG	Lei-gong-gen Formula Granule	复方雷公根颗粒
LPS	lipopolysaccharide	脂多糖
MAPK1	mitogen-activated protein kinase 1	丝裂原活化蛋白激酶 1
MF	molecular function	分子功能
MMP3	matrix metallopeptidase 3	基质金属蛋白酶 3
MMT	mesothelial-Mesenchymal Transition	细胞间皮-间充质转化
MTE	marsdenia tenacissima extact	通关藤提取物
mTOR	mammalian target of the rapamycin	哺乳动物雷帕霉素靶蛋白
MW	molecular weight	分子量
NEI	neuro-endocrine-immune system	神经性内分泌免疫系统
NIST	National Institute of Standards and Technology	美国国家标准与技术研究院
NPACT	naturally occuring plant based anticancerous compound-activity-target database	植物来源的抗癌化合物活性目标数据库
NPASS	NATURAL PRODUCT ACTIVITY & SPECIES SOURCE DATABASE	天然产物活性和物种来源数据库
OB	oral bioavailability	口服生物利用度
OMIM	Online Mendelian Inheritance in Man	在线孟德尔遗传数据库
OPLS-DA	orthogonal partial least squares-discriminant analysis	正交偏最小二乘判别分析
PCa	prostate cancer	前列腺癌
PDB	Protein Data Bank	蛋白数据库
PDTD	Potential Drug Target Database	潜在药物靶标库
PGF	placental growth factor	胎盘生长因子
PI3K	phosphatidylinositol-3-kinase	磷脂酰肌醇-3-激酶
PM	*Polygonum multiflorum* Thunb	何首乌
PMCs	Peritoneal Mesothelial Cells	腹膜间皮细胞
PPI	protein-protein interaction	蛋白质-蛋白质相互作用
ProMENDA	Protein and Metabolite Network of Depression Database	抑郁症相关蛋白质和代谢物网络数据库
Q-Marker	quality marker	质量标志物
Q-TOF	quadrupole-time of flight	四极杆-飞行时间质谱
RA	rheumatoid arthritis	类风湿性关节炎
Reactome	Reactome Knowledgebase	生物过程知识库
SEA	Similarity ensemble approach	相似集成方法数据库
SHR	spontaneously hypertensive rat	自发性高血压大鼠
STRING	Search Tool for the Retrieval of Interaction Gene/Proteins	蛋白质相互作用网络数据库
STZYD	shentong zhuyu decoction	身痛逐瘀汤
TACS	total alkaloids of corydalis saxicola bunting	岩黄连总生物碱
TCMID	Traditional Chinese Medicine Integrated Database	中医药综合数据库
TCMIO	Traditional Chinese Medicine on Immuno-Oncology	中药肿瘤免疫数据库
TCMSP	Traditional Chinese Medicine Systems Pharmacology Database and Analysis Platform	中药系统药理学数据库与分析平台
TFLS	total flavonoid of litchi seed	荔枝核总黄酮
TMT	tandem mass tag	串联质量标签
TOF	time of flight	飞行时间质谱
TTD	Therapeutic Target Database	治疗靶点数据库
TZD	tuomin-zhiti decoction	脱敏止嚏汤
UHPLC	ultra high pressure liquid chromatography	超高压液相色谱
UNIQ	using network target for intelligent and quantitative analysis on drug actions	网络靶标分析专利技术
UPLC	ultra performance liquid chromatography	超高效液相色谱
VEGF	vascular endothelial growth factor	血管内皮生长因子
VIP	variable importance on projection	变量重要性投影
XBCQ	xuanbai-chengqi decoction	宣白承气汤
ZTOI	zdoary turmeric oil injection	莪术油注射液